麻酔科学スタンダード
I 臨床総論

■編集

小川節郎　日本大学教授
新宮　興　関西医科大学教授
武田純三　慶應義塾大学教授
西野　卓　千葉大学教授

克誠堂出版

執筆者一覧 (執筆順)

弓削　孟文	広島大学大学院医歯薬学総合研究科麻酔・蘇生学
大江　容子	東邦大学医学部麻酔科学第二講座
河野　昌史	帝京大学医学部附属溝口病院中央手術部
井上　哲夫	日本医科大学付属千葉北総病院麻酔科
謝　　宗安	帝京大学医学部附属溝口病院麻酔科
浅井　　隆	関西医科大学麻酔科学教室
新宮　　興	関西医科大学麻酔科学教室
村尾　浩平	関西医科大学麻酔科学教室
川口　昌彦	奈良県立医科大学麻酔科学教室
古家　　仁	奈良県立医科大学麻酔科学教室
風間　富栄	浜松医科大学医学部麻酔・蘇生学教室
坂井　哲博	弘前大学医学部麻酔科学教室
西野　　卓	千葉大学大学院医学研究院麻酔学領域
岡本　浩嗣	北里大学医学部麻酔科学教室
外　須美夫	北里大学医学部麻酔科学教室
瀬川　　一	京都大学医学部附属病院集中治療部
寺井　岳三	大阪鉄道病院麻酔科
浅田　　章	大阪市立大学大学院医学研究科麻酔・集中治療医学
西川　精宣	大阪市立大学大学院医学研究科麻酔・集中治療医学
高崎　眞弓	宮崎医科大学麻酔学教室
笠羽　敏治	宮崎医科大学麻酔学教室
佐伯　　茂	日本大学医学部麻酔科学教室（駿河台日本大学病院麻酔科）
野村　　実	東京女子医科大学医学部麻酔科学教室
長沢千奈美	東京女子医科大学医学部麻酔科学教室
宮尾　秀樹	埼玉医科大学総合医療センター麻酔科
巌　　康秀	杏林大学医学部麻酔科学教室
岡崎　　敦	順天堂大学医学部附属順天堂伊豆長岡病院麻酔科
小松　　徹	愛知医科大学医学部麻酔科学教室
西岡　憲吾	中電病院麻酔科
石原　　晋	県立広島病院救命集中治療科
釘宮　豊城	順天堂大学医学部麻酔科学講座

序　文

　平成12年，本郷三丁目のTYビル・日本麻酔学会（当時）事務局で開かれた広報委員会が終了したある日，克誠堂出版，故・今井　彰社長からお声がかかり，「最新の麻酔の知識を取り入れた上級者向きの麻酔科学の教科書を作りたい。読者対象は麻酔指導医試験受験者」「編集者は55歳以下で，執筆者もできるだけ現役の方」というものであった。私のようなものでは無理と思っていたが，その後，間もなくして3名の編集者のお名前が挙がってきた。すなわち，千葉大学の西野　卓教授，慶應大学の武田純三教授，それに関西医科大学の新宮　興教授である。これらの方々のお力があれば，今井氏の思い描くすばらしい麻酔科学の教科書を作ることが可能であると確信した。以降，御茶ノ水の山の上ホテルにて数回の編集会議を経てその骨格ができ上がった。このような経緯によって本書が企画され発刊となった次第である。本書は4巻から構成されるが，第1巻目の発刊を待たずして今井氏がご他界されたのはいかにも残念なことである。氏のご霊前に本誌を謹んでお供えしたい。

　麻酔科学の分野はあまりにも広い。解剖学，生理学，薬理学など基礎医学の知識の上に構築されていることはもちろん，内科学の広い知識を必要とする学問でもある。鍛練の必要な技術の習得も課されている。しかし，だからこそ麻酔科学がおもしろく，興味の尽きない学問であることを物語っていよう。麻酔科医といっても施設や，おかれた環境によって，習得できる知識に偏りができてしまうことはいたしかたないことである。そして多くの麻酔科医は日常の臨床業務を行いながら知識の習得を行い，そして麻酔指導医試験に備えている。そのような状況にある麻酔科医にとって，程度の高い麻酔科学の知識を分かりやすく習得できる教科書が必要である。本書のコンセプトは，書名「麻酔科学スタンダード」のとおり，麻酔科医にとって日々の教育，臨床において必要な基礎的知識とともに，現在この分野で標準的であると考えられている知識・情報を分かりやすく提供することにある。従って，エキスパート・オピニオンによる情報・知識は避け，EBMの立場からもできるだけ質の高い新しい知識を掲載することを各ご執筆者の方々にお願いした。同時に過去の麻酔指導医試験問題を参考とし，本書の内容が指導医試験に十分対応できるものであることを前提としてご執筆いただいている。

　第1巻は「臨床総論」，第2巻は「臨床各論」，第3巻は「基礎」そして第4巻は「関連領域」とした。各巻それぞれの項目は，その分野を得意とする方々にご担当いただいた。脱稿された原稿は4名の編集者が必ず全員で目を通して，本書のコンセプトに見合ったものかをチェックさせていただいている。加筆，修正をお願いした先生には，この紙面をもって失礼の段おわび申し上げる次第でありますが，どなたも快く応じていただき，編集者一同，こころより感謝の意を表するものであります。

　毎年，新しい薬が世に出てきたり新しい麻酔法やモニター機器が開発されてきたりと，麻酔科学の分野でもその内容は日々大きく変化している。今の時点でより優れた方法とされているものも，数年後には別の評価を得るということもまれではない。読者の皆様からのご批判に答えながら，今後そのような変遷にも目を向けて本書が長い命を受け継いでくれることを願いつつ，序文としたい。

　最後に，本書の編集に甚大なるご努力を頂いた克誠堂出版，栖原イズミ氏，土田　明氏，および石井秀幸氏，そして出版の機会をお与え下さいました故今井　彰社長，および現・今井　良社長へ心からの感謝の意を表します。

2003年1月

小川　節郎

I 臨床総論　序　文

　麻酔科学の知識や技術は日進月歩である．例えば，経食道エコーのように10年前までは特殊な病院で特殊なケースにしか使用されなかった技術が，今や一般病院でモニターの一つとして使用されるようになってきているのがその一つの例である．一方，最近のEBMの普及により，われわれが長年，常識と考えてきた知識や治療法が実はそれほど根拠があったものではなかったというようなことにもたびたび遭遇する．このような状況下で古くなった知識や技術を定期的に新しいものと置き換えることは必須であると言える．しかし，麻酔科学は比較的新しい学問であるが，その守備範囲は広く，その根底には膨大な情報が横たわっている．したがってわれわれ個人がそのような膨大な情報を収集処理できる能力には限りがあり，膨大な情報の中から必要な情報を効率良く取捨選択するには専門家の助けを得ることが必要となる．このようなコンセプトに基づいて麻酔科領域のほとんどすべてを網羅した「麻酔科学スタンダード」の発刊が計画された．当然ながら，厳選したにも関わらずその情報量は多く，一冊には収まりきらない内容となった．本書は4巻から成る「麻酔科学スタンダード」の先陣をきる巻「臨床総論」として発刊された．本書はその表題のように臨床麻酔全般にわたる知見がまとめられており，この一冊で臨床麻酔の概要を掴める形になっている．しかし，本書の各章はそれぞれ独立した形で書かれており，読者が個別に読みたい章だけを読むこともちろん可能である．内容的には麻酔科の専門医あるいは専門医を目指す医師を対象としており，学生や研修医用の教科書以上のものが含まれているが，重箱の隅を突っつくような内容は避けてある．より高度の内容が必要な場合には続いて発行される「臨床各論」や「基礎」あるいは「関連領域」を参照することを推奨したい．

　終わりに，忙しい中にも貴重な時間と労力をさいて執筆を分担してくださった先生方と本書の出版に尽力を惜しまなかった克誠堂出版の編集部および制作部の関係各位に心から御礼申しあげたい．

2003年1月

編集者一同

目　次

第1章　術前管理

1-A　術前評価とインフォームドコンセント
弓削　孟文／3

1 術前回診 3
- A．術前回診は安全な麻酔管理の出発点である／3
- B．術前回診は何のために行うか？／3
- C．術前回診のポイント／3
- D．術前回診の際の患者の診方／6

2 術前評価 7
- A．中枢神経機能／9
- B．呼吸機能／9
- C．心・血管機能／10
- D．肝機能／13
- E．腎機能／13
- F．内分泌機能／13
- G．体液・電解質バランス調節機能／14
- H．酸塩基平衡調節機能／14
- I．栄養・代謝機能／14
- J．出血・凝固・線溶系機能／14
- K．感染防御（免疫）機能／14

3 術前合併症と術前使用薬 14
- A．物理化学的な相互作用／15
- B．薬物動態学的相互作用／16
- C．薬物力学的相互作用／16

4 手術リスクと麻酔リスク 17
- A．得られた情報から麻酔管理計画（麻酔方法や全身管理計画全般を意味する）を組み立てる／17
- B．患者本人および家族への麻酔管理に関するインフォームドコンセント／21

1-B　術前準備と麻酔前投薬
大江　容子／24

1 前投薬の目的 24
- A．不安の除去／24
- B．有害反射の抑制／25
- C．唾液・気道内分泌物の抑制／25
- D．吸引性肺炎の予防／25
- E．悪心・嘔吐の予防／26
- F．その他／26

2 薬物の種類と効果 26
- A．ベンゾジアゼピン系薬物／26
- B．バルビタール薬／27
- C．α_2アドレナリン受容体刺激薬／28
- D．ヒスタミンH_2遮断薬／28
- E．制酸薬／29
- F．制吐薬／29
- G．抗コリン薬／30

3 前投薬の投与法 31

4 禁飲食 32

第2章 全身麻酔に使う装置と器具　35

2-A　麻酔器 ──── 河野　昌史／37

1 麻酔器へのガス供給システム 37
- A. ガスボンベ（gas cylinder）／37
- B. 中央配管システム／38

2 麻酔器の基本構造 40
- A. ガス供給システムからの接続部／40
- B. 圧力調整器（減圧弁）／41
- C. 流量調節装置／42
- D. 緊急酸素供給弁（酸素フラッシュ）／44
- E. 安全装置／44

3 呼吸回路の種類 46
- A. 吸気弁と呼気弁／47
- B. 蛇管，Yピース，アングルピース，バッグ／47
- C. APL弁／47
- D. カニスタ／47
- E. その他の呼吸回路／49

4 気化器 50
- A. 気化器の構造とガスの流れ／50
- B. 最新型気化器Tec6®／51
- C. 人工呼吸時の間欠的逆圧防止システム／51
- D. 誤注入防止システム／52
- E. インターロック機構／52

5 麻酔器の始業点検 53

2-B　麻酔器具 ──── 井上　哲夫／55

1 マスク 55

2 気管チューブ 56

3 喉頭鏡 59

4 マスク換気，気管挿管の補助器具 60
- A. エアウェイ類／60
- B. スタイレット類／60

5 その他のエアウェイ器具 61
- A. ラリンジアルマスクエアウェイ（laryngeal mask airway：LMA）／61
- B. カフ付き口咽頭エアウェイ（cuffed oropharyngeal airway：COPA）／62
- C. コンビチューブ（combitube）／62
- D. その他／62

第3章 気道確保と気管挿管　謝　宗安／65

1 歴史 67

2 気道の解剖 68
- A. 口腔の解剖／68
- B. 鼻腔の解剖／68
- C. 咽頭の解剖／69
- D. 喉頭の解剖／69
- E. 気管・気管支の解剖／69

3 気管挿管の適応 71

4 挿管ルート 71
- A. 気管挿管／71
- B. 気管切開／75

第4章 挿管困難時における対応　　　浅井　隆／77

1. はじめに 79
2. 挿管および換気困難の頻度 79
3. 挿管困難な症例における各器具の役割 80
   - A. 喉頭鏡／80
   - B. ブジーおよびスタイレット／80
   - C. ファイバースコープ／81
   - D. ラリンジアルマスク／81
   - E. その他の器具／82
   - F. 逆行性気管挿管／82
   - G. 経皮気管換気／82
   - H. 体外循環／82
4. 術前気道評価 83
5. 気道確保困難な症例の管理 84
   - A. 挿管, 換気困難が予測されている場合／84
   - B. 麻酔導入後の挿管, 換気困難／87
   - C. 挿管困難であった症例における抜管／88
   - D. 術後の対応／88
6. 結語 88

第5章 麻酔深度と徴候　　　新宮　興, 村尾　浩平／89

1. 麻酔深度に関する考え方の変遷 91
2. MAC および MACawake など 92
3. MAC 概念の仮説への疑問 94
4. 静脈麻酔における麻酔深度 95
5. 各種生命徴候による麻酔深度判定 96
   - A. 体動／96
   - B. 前腕分離法（isolated forearm technique）／96
   - C. 自律神経反応／98
   - D. 食道下部自発性収縮／98
6. 脳波とその応用 98
   - A. パワースペクトル解析／99
   - B. 脳波による麻酔深度モニタリングの問題点／99
   - C. バイスペクトラル・インデックス（bispectral index：BIS）モニター／101
   - D. 聴覚誘発電位／101
7. 術中覚醒 101
8. 適正な麻酔深度 104

第6章 麻酔中のモニタリング　　　川口　昌彦, 古家　仁／107

1. 呼吸のモニタリング 109
   - A. 酸素濃度計／109
   - B. 胸郭の動き, 呼吸パターン／110
   - C. 呼吸バッグの手ごたえ／110
   - D. 呼吸音の聴取／110
   - E. 回路内圧計／110
   - F. 換気量計／110
   - G. パルスオキシメータ／110
   - H. カプノメータ／111
   - I. 血液ガス／112
   - J. 胸部X線写真／113
   - K. 気管支鏡／113
2. 循環モニタリング 113
   - A. 触診, 聴診, 視診／113
   - B. 心電図／113
   - C. 血圧／114
   - D. 中心静脈圧／115

  E．肺動脈カテーテル／115
  F．経食道心エコー法／116

3 神経筋接合部のモニタリング 118
  A．筋弛緩モニター／118
  B．刺激と反応パターン／118

4 体温・代謝のモニタリング 119
  A．体温のモニタリング／119
  B．代謝のモニタリング／120

5 止血・凝固系のモニタリング 120
  A．出血時間／121
  B．プロトロンビン時間（prothrombin time：PT）／121
  C．活性化部分トロンボプラスチン時間（activated partial thromboplastin time：APTT）／121
  D．トロンビン時間／121
  E．活性化凝固時間（activated clotting time：ACT）／121
  F．ヘパリナーゼACT／121
  G．フィブリノーゲン／121
  H．フィブリン分解物（fibrin degradation product：FDP）/Dダイマー／121

第7章　吸入麻酔法　　風間　富栄／123

1 吸入麻酔の歴史 125
  A．麻酔作用とその構造／125
  B．現在求められる吸入麻酔薬の条件／126

2 吸入麻酔の分類 127
  A．吹送法／127
  B．開放法／128
  C．半開放法／128
  D．半閉鎖法／128
  E．閉鎖法／128

3 吸入麻酔による麻酔導入，覚醒 129
  A．緩徐導入と急速導入／129
  B．Volatile Induction Maintenance Anesthesia（VIMA法）／129
  C．麻酔導入時間に与える因子／130

4 吸入麻酔による麻酔維持 132
  A．同じMAC相当であっても個々の麻酔薬によって異なる麻酔深度／132
  B．鎮痛と鎮静の相互作用／132
  C．手術侵襲によって変化する麻酔深度／133
  D．術中覚醒／133
  E．麻酔深度のモニター／133
  F．脳波，脳圧に関する影響／134
  G．血圧に対する作用／134
  H．心拍数に対する作用／134
  I．冠循環に及ぼす作用／134
  J．低酸素性肺血管収縮に及ぼす作用／134
  K．エピネフリンに対する心臓の感受性／135
  L．気道刺激性／135

5 吸入麻酔薬の摂取と排泄および代謝 135
  A．代謝される吸入麻酔薬／135
  B．ハロタン肝炎／136
  C．ハロタン肝炎の分類／136
  D．他の吸入麻酔薬による肝炎／137
  E．吸入麻酔薬と腎障害／138

6 各種吸入麻酔薬 139
  A．ガス吸入麻酔薬／139
  B．揮発性吸入麻酔薬／139

第8章　静脈麻酔法　　坂井　哲博／143

1 静脈麻酔法の利点と欠点 145
  A．TIVAの利点／145
  B．TIVAの欠点／146
  C．TIVA（PFK）の利点／146
  D．TIVAにケタミンを用いていることの利点／147

2 静脈麻酔薬の種類 148

3 バルビツレート麻酔 148
- A．歴史／148
- B．薬物動態／148
- C．薬力学／148
- D．臓器機能に及ぼす影響／148

4 プロポフォール麻酔 149
- A．歴史／149
- B．薬物動態／149
- C．臓器機能に及ぼす影響／149

5 ケタミン麻酔 150
- A．歴史／150
- B．薬物動態／150
- C．臓器機能に及ぼす影響／151

6 全静脈麻酔法（TIVA）..............................152

7 標的濃度調節持続静注（target controlled infusion：TCI）.......................................153
- A．TCIの利点と問題点／154

第9章　麻酔による呼吸系の変化　　　西野　卓／157

1 麻酔による呼吸調節系の変化 159
- A．麻酔下における呼吸調節／159
- B．麻酔下でのCO_2応答と低酸素応答／160
- C．CO_2無呼吸域値／160
- D．各種麻酔薬の呼吸調節系への影響／162

2 麻酔による呼吸メカニックスの変化 164
- A．麻酔による機能的残気量の変化／165
- B．麻酔関連薬物の気道抵抗に与える影響／166

3 麻酔による肺循環の変化 166
- A．肺内血流分布／166
- B．低酸素性肺血管収縮／167

4 麻酔による呼吸合併症 167
- A．換気障害／167
- B．酸素化障害／168

第10章　麻酔による循環系の変化　　　岡本　浩嗣,外　須美夫／171

1 麻酔薬の心血管系への影響 173
- A．麻酔薬と心臓／173
- B．麻酔薬と血管系／173

2 麻酔による循環調節系の変化 174
- A．麻酔薬と神経性制御系／174
- B．麻酔薬と脳循環制御系／175

- C．麻酔薬と体液性制御系／175

3 麻酔による循環器合併症 175
- A．不整脈／175
- B．心筋虚血／175
- C．心停止／176

第11章　麻酔による神経内分泌系の変化　　　瀬川　一／179

1 内分泌系の機能と調節機構 181
- A．ホルモンの分泌調節機構／181

2 麻酔・手術侵襲ストレスと内分泌系の変化 182
- A．ストレスが内分泌系に及ぼす影響／182

- B．手術侵襲と内分泌反応／183
- C．麻酔薬による内分泌反応の修飾／184
- D．内分泌ストレス反応の意義／186
- E．副腎皮質ホルモンの補充療法／187

3 麻酔とサイトカイン 187

- A. サイトカインとは／187
- B. 急性期反応／188
- C. 麻酔, 手術とサイトカイン／188
- D. サイトカインバランス／189

4 最後に 190

第12章 局所麻酔法　　193

12-A 局所麻酔法の定義と分類
　　　　　寺井　岳三, 浅田　章／195

1 表面麻酔（topical anesthesia）..............195

2 浸潤麻酔（infiltration anesthesia）........195

3 静脈内区域麻酔（intravenous regional anesthesia）...................................196

4 伝達麻酔（conduction anesthesia）.....197
- A. 上肢の神経ブロック：腕神経叢ブロック（brachial plexus block）／198
- B. 下肢の神経ブロック／200
- C. 胸部の神経ブロック／202
- D. 局所麻酔薬の選択／203

12-B 局所麻酔法の合併症と局所麻酔薬中毒
　　　　　西川　精宣, 浅田　章／205

1 手技に伴う合併症 205

2 使用する薬物に基づく合併症 205
- A. 局所麻酔薬中毒／205
- B. アレルギー反応／209
- C. メトヘモグロビン血症／209
- D. 局所毒性／209
- E. 添加エピネフリンによる合併症／210

第13章 硬膜外麻酔法　　高崎　眞弓, 笠羽　敏治／211

1 歴史 213
- A. 外国／213
- B. 日本／214

2 解剖 214
- A. 硬膜外腔の広がり／214
- B. 硬膜外腔の圧／216

3 作用機序 216

4 器具と局所麻酔薬 217
- A. 器具／217
- B. 局所麻酔薬／218

5 手技 220
- A. 硬膜外穿刺／220
- B. 仙骨硬膜外穿刺／221

6 生理学的変化 222

7 適応と禁忌 222
- A. 適応／222
- B. 禁忌／223

8 硬膜外麻酔と全身麻酔の併用 223
- A. 硬膜外麻酔の長所／223
- B. 硬膜外麻酔の短所／223
- C. 全身麻酔との併用／223

9 合併症と対策 224
- A. 手技に基づいて起こる合併症／224
- B. 薬理学的合併症／224
- C. 生理学的合併症／224
- D. 神経系の合併症／225

第14章 脊髄くも膜下麻酔法　　　　　佐伯　茂／227

1 脊髄くも膜下麻酔の歴史 229

2 脊髄くも膜下麻酔に関連した解剖と生理 .229
- A．解剖／229
- B．生理／231

3 脊髄くも膜下麻酔用器具と使用局所麻酔薬
....235
- A．脊髄くも膜下麻酔用器具／235
- B．脊髄くも膜下麻酔薬／236

4 脊髄くも膜下麻酔の適応と禁忌 238
- A．脊髄くも膜下麻酔の適応／238
- B．脊髄くも膜下麻酔の禁忌／238

5 脊髄くも膜下麻酔の手技 239
- A．準備／239
- B．手技／239
- C．穿刺が成功しない場合の対策／240
- D．麻酔効果が不十分な場合の原因と対策／241
- E．麻酔高に影響を与える因子／241

6 脊髄くも膜下麻酔の合併症と対策 242
- A．脊髄くも膜下麻酔により早期に起こる合併症／242
- B．術後に認められる脊髄くも膜下麻酔の合併症／242

7 脊髄くも膜下麻酔と硬膜外麻酔の比較 ...245

第15章 低体温麻酔法と低血圧麻酔法　　　　247

15-A　低体温麻酔法 ── 野村　実／249

1 はじめに 249

2 低体温麻酔法の目的および適応 249

3 低体温麻酔の分類 249
- A．体温による分類／249
- B．冷却方法による分類／249

4 低体温麻酔の生理 250
- A．冷却による寒冷反応／250
- B．代謝／250
- C．循環器系／250
- D．不整脈／250
- E．中枢神経／250
- F．呼吸機能／251
- G．血清電解質，血液凝固／251
- H．肝・腎機能／251

5 麻酔方法の実際 251
- A．麻酔前投薬／252
- B．麻酔薬／252
- C．冷却・加温法／252
- D．モニター／252

6 低体温麻酔の各論 252
- A．開心術／252
- B．脳神経外科／254

7 おわりに 254

15-B　低血圧麻酔法
── 野村　実，長沢千奈美／255

1 低血圧麻酔法とは 255

2 低血圧麻酔の適応 255
- A．血管外科手術／255
- B．著しい血圧上昇が予想される疾患／256
- C．輸血／256

3 低血圧麻酔の方法 256
- A．血液脱血還血法／256
- B．トリメタファン／256
- C．ニトロプルシド（sodium nitroprusside：

SNP）／258
D．ニトログリセリン／258
E．アデノシン三リン酸（adenosine triphosphate：ATP）／258
F．プロスタグランジンE_1（prostaglandin E_1：PG E_1）／259
G．ニカルジピン／259
H．ジルチアゼム／259
I．麻酔薬による低血圧麻酔／259

4 低血圧麻酔法の病態生理と禁忌 260
A．低血圧に伴う生体の諸変化／260

5 おわりに 261

第16章 輸 液
宮尾　秀樹／263

1 体液調節 265
A．体液分画と電解質組成／265
B．体液量の調節／265

2 血液製剤の種類 267
A．アルブミン製剤／267

3 術前輸液 269
A．必要水分量／269
B．電解質必要量／269

4 術中輸液 269
A．術中輸液の考え方／269
B．細胞外液／271
C．膠質輸液／271

5 術後輸液 273
A．経口投与開始までの輸液／273
B．術後の栄養基質の代謝／275

6 ショック時の輸液 276
A．出血性ショック，循環血液量減少／276
B．心原性ショック／277
C．敗血症性ショック／277

7 新生児，幼児の輸液管理の特殊性 278
A．健康乳児，小児の水分と電解質の必要量／278
B．水分と電解質の経口摂取／278
C．水分と電解質の非経口的投与／279
D．乳児，小児の脱水／279

8 輸液の合併症 279
A．穿刺に伴うもの／279
B．製剤そのものに伴う合併症／280
C．量的な合併症／280

第17章 輸 血
巖　康秀／283

1 輸血を必要とする病態 285

2 輸血の種類と適応 287

3 輸血準備 287

4 輸血の副作用 288
A．免疫反応／288
B．感染症／290
C．大量輸血時の合併症／292

第18章 各種輸血法
岡崎　敦／293

1 自己血輸血法 295
A．自己血輸血法の分類／295
B．貯血式自己血輸血法／296
C．希釈式自己血輸血法／297
D．回収式自己血輸血法／297

2 血液希釈法 ....300　　3 人工血液 300

第19章　麻酔と体位
小松　徹／303

1 基本的体位 305
　A．仰臥位／305
　B．腹臥位／305
　C．側臥位／305
　D．砕石位（切石位）／305
　E．坐位／305

2 適切な体位－手術操作をするのに最適な体位と患者の安全性の調和－ 305

3 体位変換の準備 307

4 患者に装着している医療器具の保護 307

5 体位変換により起きる生理的変化 307
　A．仰臥位／308
　B．頭部低位－トレンデレンブルグ体位／309
　C．腹臥位／309
　D．側臥位／310
　E．坐位／311
　F．砕石位（切石位）／311

6 末梢神経障害 311

7 術後末梢神経障害の起こりやすい神経 313
　A．尺骨神経障害／313
　B．腕神経叢障害／313
　C．橈骨神経障害／313
　D．腓骨神経障害／313
　E．大腿神経障害／313
　F．大伏在神経障害／314

8 体位による神経以外の障害 314

9 まとめ 314

第20章　滅菌・消毒と感染防止
西岡　憲吾，石原　晋／315

1 滅菌・消毒の定義 317
　A．滅菌／318
　B．消毒／318

2 滅菌法 319

3 消毒薬の種類と効果 321

4 手指と術野の消毒法 323
　A．手指の消毒／323
　B．術野の消毒／324

5 感染症患者対策 325
　A．標準予防策／326
　B．針刺し事故対策／326
　C．結核菌対策／328

第21章　手術室安全対策
釘宮　豊城／331

1 麻酔ガスによる手術室汚染とその対策 333
　A．麻酔ガスによる手術室汚染／333
　B．麻酔ガスによる手術室汚染対策／333
　C．余剰ガス排除装置の問題／333

2 医療ガスの取り扱いと安全管理 334
　A．医療ガスとは：その種類と性質／334
　B．医療ガスの供給と配管／336

3 電気系統の管理と事故防止対策 345
　A．電撃事故／345
　B．停電／347

4 手術室内汚染とその管理（空調管理を含む） 348
　　A．手術室の空調／348
　　B．空気中の汚染／348
　　C．クリーンルームの空調／351

和文索引／353
欧文索引／359

Chapter 1

術前管理

STANDARD

1-A 術前評価とインフォームドコンセント

1 術前回診

A. 術前回診は安全な麻酔管理の出発点である

術前回診は，手術患者に麻酔を担当する医師として，初めて自己紹介をする機会である。

施設によっては実際の麻酔担当者ではない麻酔科医が術前回診をする施設もあるが，原則として担当医自身が行うべきものである。

患者に安心感を与えるための病院のサービスとして，手術の間際になって麻酔科医が回診するのではなく，何日か前から麻酔科医として手術患者との接触が可能なシステムを構築することが必要である。

もう一つ大切なことは，術前回診の短い患者との接触において手術・麻酔を受ける患者に「安心感」を与え，麻酔管理に関する理解を深めてもらえるような教育的対応をすることである。

B. 術前回診は何のために行うか？

術前回診は「麻酔」の計画を立てるうえでの必須業務である。

侵襲としての「手術侵襲」の程度・質を把握し，侵襲を受ける生命体，つまり「患者」の全身状態，特に重要臓器機能の予備力を評価し麻酔法を含む周術期管理計画を立てることは，手術・麻酔が安全に終了するための出発点といえる。

回診時の患者情報収集のポイントは，① 意識レベル，② 呼吸と循環の機能，③ 肝・腎機能，④ 栄養・代謝機能，⑤ 体液・電解質や酸塩基平衡の調節機能，⑥ 凝固機能，⑦ 感染防御機能などの全身機能の評価をコンパクトに，そしてできるだけ短時間に，しかも正確に評価しなければならない。

さらに侵襲としての「手術術式」の把握も術前回診時のポイントである。術前回診のポイントについて臨床的な見地から概説する。

C. 術前回診のポイント

患者に会う前に，手術申込書，麻酔申込書（図1）[1]，患者カルテ，ナース記録に目をとおす。

予定手術の術前検査はどこまでやるか？ に付いては各施設でガイドラインを作る必要がある。

一般には，成人予定手術，成人緊急手術，乳幼児・新生児予定手術，乳幼児・新生児緊急手術の4群に分けられる。

末梢血検査（赤血球数，白血球数など），電解質（Na, K, Ca, Cl），肝機能（AST, ALT, LDHなど），腎機能（BUN, Cr, CCrなど），心

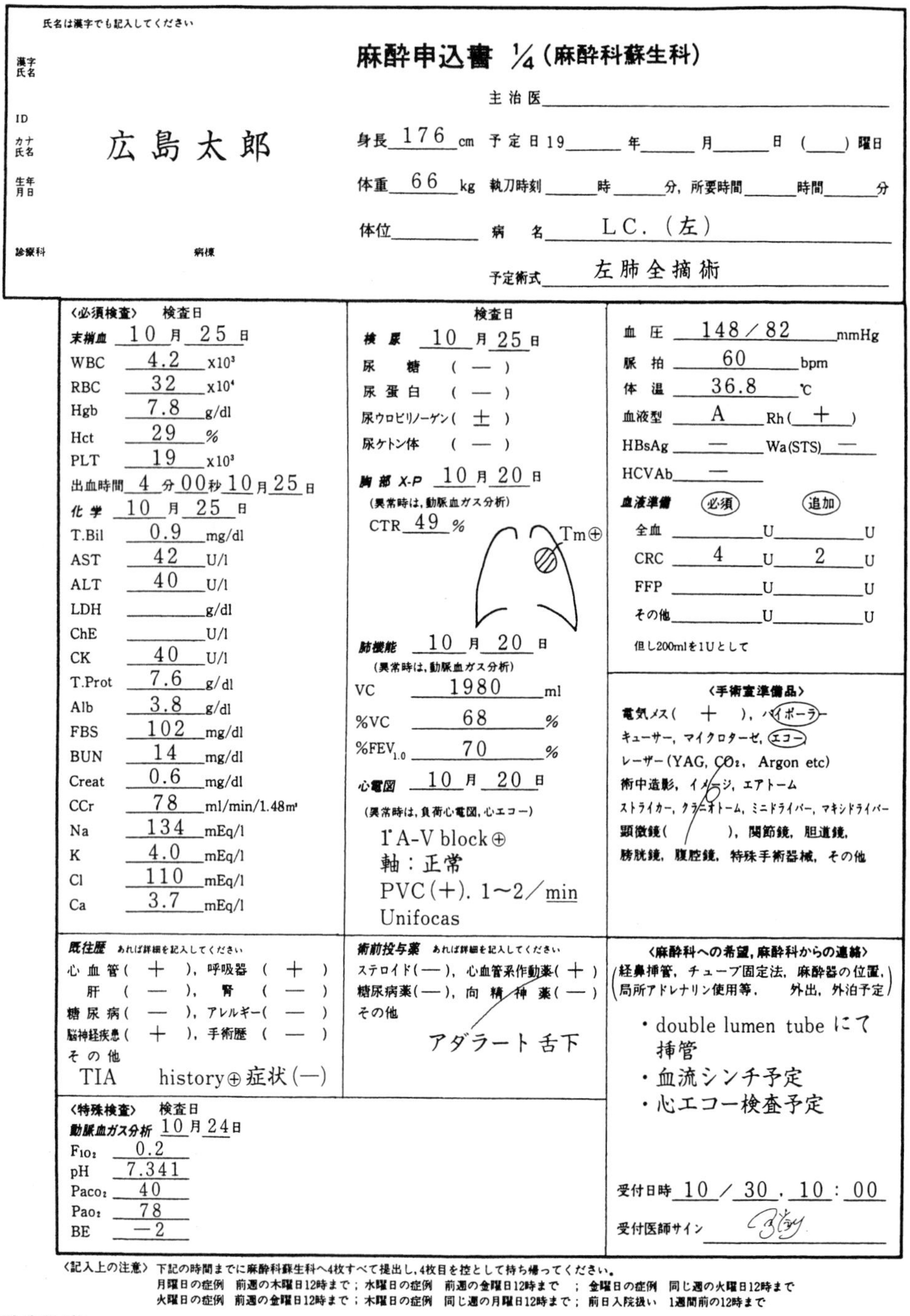

氏名は漢字でも記入してください

漢字氏名

ID

カナ氏名　広島太郎

生年月日

診療科　　　病棟

麻酔申込書 1/4（麻酔科蘇生科）

主治医＿＿＿＿

身長 176 cm　予定日19＿年＿月＿日（＿）曜日

体重 66 kg　執刀時刻＿時＿分，所要時間＿時間＿分

体位＿＿　病名 LC．（左）

予定術式 左肺全摘術

〈必須検査〉　検査日

末梢血 10 月 25 日

WBC 4.2 x10³

RBC 32 x10⁴

Hgb 7.8 g/dl

Hct 29 %

PLT 19 x10³

出血時間 4 分 00 秒 10 月 25 日

化学 10 月 25 日

T.Bil 0.9 mg/dl

AST 42 U/l

ALT 40 U/l

LDH ＿ g/dl

ChE ＿ U/l

CK 40 U/l

T.Prot 7.6 g/dl

Alb 3.8 g/dl

FBS 102 mg/dl

BUN 14 mg/dl

Creat 0.6 mg/dl

CCr 78 ml/min/1.48m²

Na 134 mEq/l

K 4.0 mEq/l

Cl 110 mEq/l

Ca 3.7 mEq/l

検査日

検尿 10 月 25 日

尿糖（—）

尿蛋白（—）

尿ウロビリノーゲン（±）

尿ケトン体（—）

胸部 X-P 10 月 20 日

（異常時は，動脈血ガス分析）

CTR 49 %

Tm⊕

肺機能 10 月 20 日

（異常時は，動脈血ガス分析）

VC 1980 ml

%VC 68 %

$\%FEV_{1.0}$ 70 %

心電図 10 月 20 日

（異常時は，負荷心電図，心エコー）

1°A-V block⊕

軸：正常

PVC（＋）．1〜2／min

Unifocas

血圧 148／82 mmHg

脈拍 60 bpm

体温 36.8 ℃

血液型 A Rh（＋）

HBsAg — Wa(STS) —

HCVAb —

血液準備　（必須）　（追加）

全血 ＿U＿U

CRC 4 U 2 U

FFP ＿U＿U

その他 ＿U＿U

但し200mlを1Uとして

〈手術室準備品〉

電気メス（＋），バイポーラー

キューサー，マイクロターゼ，エコー

レーザー（YAG，CO_2，Argon etc）

術中造影，イメージ，エアトーム

ストライカー，クラニオトーム，ミニドライバー，マキシドライバー

顕微鏡（　），関節鏡，胆道鏡，

膀胱鏡，腹腔鏡，特殊手術器械，その他

既往歴　あれば詳細を記入してください

心血管（＋），呼吸器（＋）

肝（—），腎（—）

糖尿病（—），アレルギー（—）

脳神経疾患（＋），手術歴（—）

その他

TIA　history⊕ 症状（—）

術前投与薬　あれば詳細を記入してください

ステロイド（—），心血管系作動薬（＋）

糖尿病薬（—），向精神薬（—）

その他

アダラート舌下

〈麻酔科への希望，麻酔科からの連絡〉

（経鼻挿管，チューブ固定法，麻酔器の位置，局所アドレナリン使用等，　外出，外泊予定）

・double lumen tube にて挿管

・血流シンチ予定

・心エコー検査予定

〈特殊検査〉　検査日

動脈血ガス分析 10 月 24 日

F_{IO_2} 0.2

pH 7.341

Pa_{CO_2} 40

Pa_{O_2} 78

BE −2

受付日時 10／30，10：00

受付医師サイン

〈記入上の注意〉 下記の時間までに麻酔科蘇生科へ4枚すべて提出し，4枚目を控として持ち帰ってください。

月曜日の症例　前週の木曜日12時まで；水曜日の症例　前週の金曜日12時まで　；金曜日の症例　同じ週の火曜日12時まで

火曜日の症例　前週の金曜日12時まで；木曜日の症例　同じ週の月曜日12時まで；前日入院扱い　1週間前の12時まで

図1　麻酔申込書

電図，胸部X線写真撮影，呼吸機能検査（スパイログラフィ），尿検が一般的であるが，これらはおのおの4群間で多少の違いがある（表1）[2]。

時間的な問題や，検査に協力してもらえ，評価に値する検査データがとれるかどうかは，重要な問題である。検査データが一つ不足しているということに固執するあまり，大切な手術のタイミングを逃すことがあってはならないし，検査データ

表1　手術と必要な検査（広島大学医学部付属病院麻酔科蘇生科の基準）

	成人予定手術	成人緊急手術	乳幼児予定手術 （新生児も含む）	乳幼児緊急手術 （新生児も含む）
末梢血検査	○	○	○	○
電解質検査	○	○	△	△
肝機能検査	○	△	—	△
腎機能検査	○	△	△	△
心電図	○	△	—	—
呼吸機能検査	○	—	—	—
胸部X線写真撮影	○	○	○	○または△
尿検査	○	○	○	○
血液ガス分析	△	○		○

○は必須，△は場合により必要であるが原則的には不要，—は必要ないと考えられる検査
（弓削孟文．術前準備．ビジュアル臨床麻酔入門．東京：南山堂出版；2001．p.4-7より引用）

はなくても理学的所見として麻酔科医の「頭」で評価できるものは代用することもできる．その旨の記載が必要となる．

おのおのの検査値に問題があれば，さらなる検査を指示することになる．また，専門家の意見を聞くことも必要である．

1）チェックポイント

(a) チェックポイント1：全身状態の把握

全身状態に関する手術患者の全体的な把握は大切である．細かい検査データではなく，日常生活の質を把握することから評価できるものである．

●日常生活はどの程度できるか？

Ⅰ：まったく正常．

Ⅱ：軽度制限あり．

Ⅲ：トイレ歩行や平地歩行は可能であるが，階段は上れない．

Ⅳ：ベッド上安静

●栄養状態はどうか？

体重の変動，経口摂取状況

(b) チェックポイント2：検査成績をチェック

血液検査，肝機能検査，腎機能検査，心電図検査，呼吸機能検査，胸部X線写真撮影など一般的な術前検査に加え，特殊検査としてはCT，MRI，血管造影，胸壁・腹壁エコー検査などの画像検査がある．

心電図においても負荷心電図，ホルター心電図，などがある．そのほかに心筋シンチグラフィや骨シンチグラフィ，血流シンチグラフィなどがあるが，患者の手術や合併疾患の違いによって種々である．術前の患者に施行されている検査はすべてチェックする．また，術前に必要な検査で未検査のものがある場合，その必要性が高いものは依頼する．また，異常値がみられる場合は，手術日までの余裕があれば再検査を行い，その変動をチェックする必要がある．

(c) チェックポイント3：既往歴または合併疾患を把握

心・血管系疾患（虚血性心疾患，高血圧，不整脈，弁疾患，血栓症など），呼吸器疾患（喘息，肺気腫，気管支炎など），代謝性疾患（糖尿病，痛風，高脂血症など），肝疾患や腎疾患，アレルギー疾患，神経・筋疾患，手術歴など，全身麻酔歴，薬物アレルギーなどをチェックする．

既往歴がある場合には，現在の治療や調節状況を詳細にチェックする．

(d) チェックポイント4：投与薬物を確認

冠血管拡張薬，カルシウム遮断薬，β遮断薬，ジギタリス製剤，抗不整脈薬，降圧薬，気管支拡

張薬，向精神薬，ステロイドホルモン，インスリン，抗凝固薬や血小板凝集抑制薬，末梢血管拡張薬などが全身疾患コントロールのために投薬されている（後述）ことが多い．

後述するが，周術期には特殊な配慮が必要となる薬物も多く，術前回診時のチェックポイントである．

2）麻酔計画を立てるうえで大切なそのほかの術前評価事項

チェックポイントで挙げた4項目に加え，全般的な注意事項として以下の7項目を挙げておく．

① 意思疎通は十分にとれるか？　② 聴力や視力に問題はないか？　③ 出血傾向はないか？　④ 消毒薬や絆創膏アレルギーはないか？　⑤ 上肢や下肢知覚障害，運動障害，肘や膝，股関節の伸展・屈曲障害はないか？　⑥ 義歯やぐらぐらした歯はないか？　⑦ 感染症疾患を保有しているか？　その対策は周知徹底できているか？

D. 術前回診の際の患者の診方

1）患者訪床

自己紹介を最初に行い，訪床の目的について説明する．この説明は大変重要である．

われわれ麻酔科医の臨床業務は，一般の患者にはほとんど理解されていない．麻酔科医という臨床医の存在と役割（機能）を最初に分かりやすく説明することから術前回診は始まる．

2）現在麻酔科医がもっている情報の説明

術前回診時に収集した患者カルテ内の記述や種々の検査データの，麻酔科医としての評価を説明する．

3）理学的な診察

これまで説明してきた患者の状態や検査の結果を確認すると同時に，麻酔科医としての理学的な診察が必要である．

(a) 問診

既往歴，家族歴を聞く．特に手術歴・麻酔歴は大切〔家族，つまり血縁者の手術歴・麻酔歴は悪性高熱症（malignant hyperthermia：MH）と関連して重要である〕．

体質・習慣（酒やタバコなど）の情報聴取，常用薬物（＋，－）は大切な情報である．アレルギー疾患（＋，－）も大切な情報である．血が止まりにくい傾向があるか？　採血したり，点滴をしたりしたあと血が止まりにくいか？　全身疾患の合併があるかないか？　など，対話をしながら必要な情報を聞き出す．

大体の情報は主治医が麻酔申込書に記載しているが，主治医がまったく認識していない場合もある．「主治医から連絡はなかった」というのは，麻酔管理上の問題が起こった時の理由にはならない．

(b) 視診

表情，栄養状態，皮膚の色調，末梢静脈の具合（血管確保はできそうかどうか？），呼吸の具合，頸静脈の怒張の程度，甲状腺の腫れ具合，瞳孔異常の有無，眼球結膜，口腔内の異常，歯の状態のチェックは必須である．

気道確保（気管挿管）が困難と思われるような状態は，視診での評価でほぼできる．

Mallampatiの分類評価（表2）は重要な情報で

表2　Mallampatiの分類（開口して口腔内を視診したときに）

クラス I：軟口蓋，口峡，口蓋垂，口蓋舌弓，口蓋咽頭弓が見える（後壁まで空間があってすべて見通せる）
クラス II：軟口蓋，口峡，口蓋垂は見えるが他は見えない（扁桃が見えない）
クラス III：口蓋垂の基部と軟口蓋しか見えない
クラス IV：軟口蓋も見えない

＊クラスが上がるごとに気管挿管が困難と予想される

ある。加えて頸部の可動はどうか，開口は十分かの情報も重要である。

そのほかに胸郭の変形や脊柱の変形，関節の変形，皮膚に異常はないか，出血斑はないか，高カロリー輸液（intravenous hyperalimentation：IVH）カテーテルはどこから，そして左右どちらに入っているか，ドレーンが入っていないか，会話をするだけで頻呼吸になったりしないかなど，見るだけでたくさんの情報を得ることができる。

(c) 触・打診

「触る」ことで評価できることは多い。皮膚の乾燥の程度や下肢の浮腫の程度，動脈硬化の程度や動脈の蛇行，血管の硬さなど。

Allenのテスト（図2）は，橈骨動脈にカニューレ挿入する，しないにかかわらず，施行すべきテストである。

肝臓や脾臓の触診，腹腔内の腹水（＋，－），胸水（＋，－）などは，触・打診により情報が得られる。

硬膜外穿刺や硬膜穿刺（脊髄くも膜下麻酔）のための体位はとれるか，脊柱を曲げることができるか，棘突起はよく触れるかなどの情報は大切である。

硬膜外穿刺が難しいようであれば，腰椎の単純X線写真を撮っておくと便利である。

(d) 聴診

心音と呼吸音は必ず聞いておかねばならない。術前には聞かれなかった心音や呼吸音が術中・術後に聴取されたときには，原因を取り除かなければならない。

心音に雑音があれば，① 坐位と仰臥位で聴く，② バルサルバ負荷をかけて聴く。無害性（機能性）の心雑音かどうか。無害性の雑音は坐位で減弱・消失，仰臥位で聴取する場合が多い。器質的な雑音であれば負荷（バルサルバ負荷）で増強することが多い。患者の訴えや自覚症状を参考に評価する。収縮期にしろ拡張期にしろ雑音が聴取されるときには，胸壁心エコー検査を行って実際に心臓の動きや弁の状態，逆流の有無，心筋の厚さなどを確認する。

呼吸音は両側対象に聴いていく。深吸気・深呼気時の音を聴く。呼気の延長やラ音はないか，呼吸音の欠損はないか，最後に頸部に聴心器を当て気管の音を聴いておくと参考になる。消化管雑音も聴取する。腸管が動いているかどうかは，緊急手術患者においては必須の情報である。

2 術前評価

術前の患者の全身状態の評価は，後述の①～⑪

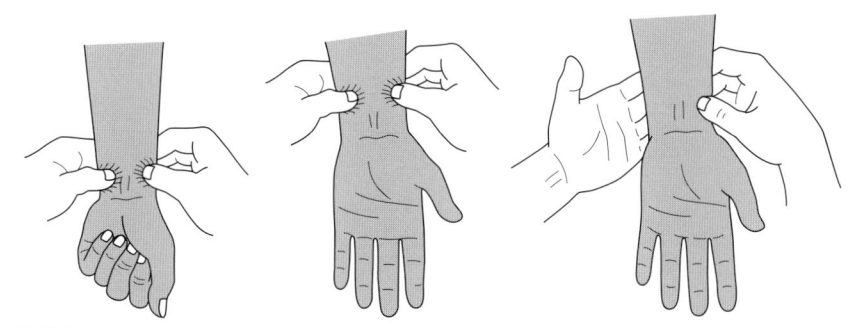

図2　Allenのテスト
検査側の手をしっかりと握る，そして橈骨動脈と尺骨動脈を検者が圧迫する（左図），被検者の手掌を開く（中央の図）。血流がなく白くなっていることを確認して，尺骨動脈の圧迫を解除する（右図）。15秒以内に血流が回復して赤化すればAllenテスト陰性，赤化が見られなければ陽性と判断し橈骨動脈穿刺やカニュレーションは行わない。
パルスオキシメータの指尖容積脈波を観察しながら行う方法もある。

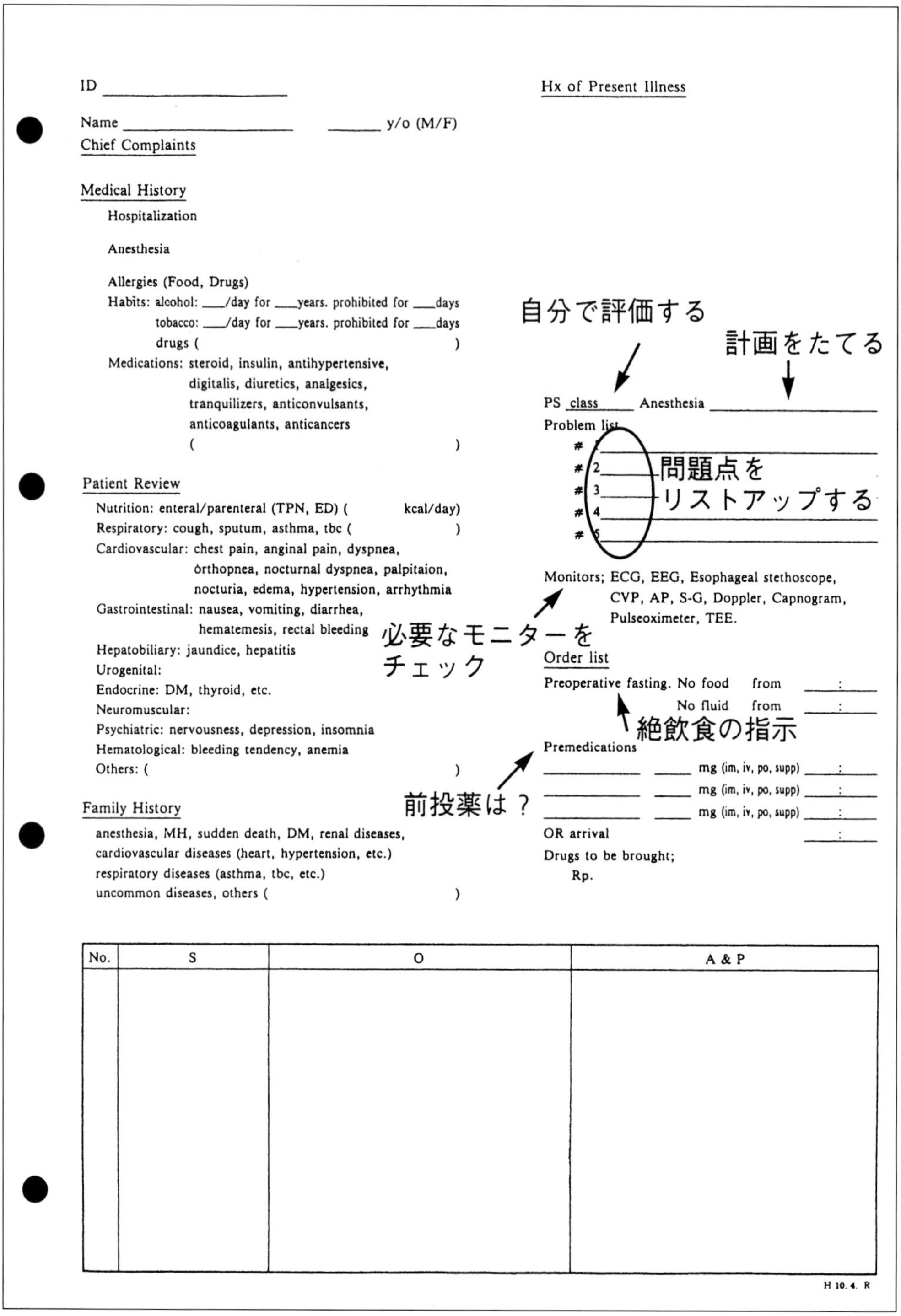

I 臨床総論

```
ID _____                    Hx of Present Illness
Name _____  ____ y/o (M/F)
      Chief Complaints

      Medical History
         Hospitalization
         Anesthesia
         Allergies (Food, Drugs)
         Habits: alcohol: ___/day for ___years. prohibited for ___days
                 tobacco: ___/day for ___years. prohibited for ___days
                 drugs (                                        )
         Medications: steroid, insulin, antihypertensive,
                      digitalis, diuretics, analgesics,
                      tranquilizers, anticonvulsants,          自分で評価する    計画をたてる
                      anticoagulants, anticancers
                      (                                    )   PS class ____  Anesthesia _____
                                                               Problem list
                                                                # 1 _____
      Patient Review                                            # 2 _____     問題点を
         Nutrition: enteral/parenteral (TPN, ED) (   kcal/day)  # 3 _____     リストアップする
         Respiratory: cough, sputum, asthma, tbc (          )   # 4 _____
         Cardiovascular: chest pain, anginal pain, dyspnea,     # 5 _____
                         orthopnea, nocturnal dyspnea, palpitaion,
                         nocturia, edema, hypertension, arrhythmia
         Gastrointestinal: nausea, vomiting, diarrhea,          Monitors; ECG, EEG, Esophageal stethoscope,
                           hematemesis, rectal bleeding                   CVP, AP, S-G, Doppler, Capnogram,
         Hepatobiliary: jaundice, hepatitis          必要なモニターを         Pulseoximeter, TEE.
         Urogenital:                                  チェック
         Endocrine: DM, thyroid, etc.                           Order list
         Neuromuscular:                                         Preoperative fasting. No food  from  __:__
         Psychiatric: nervousness, depression, insomnia                            No fluid from  __:__
         Hematological: bleeding tendency, anemia                 絶飲食の指示
         Others: (                                )             Premedications
                                                                _____ ___ mg (im, iv, po, supp) __:__
      Family History                                            _____ ___ mg (im, iv, po, supp) __:__
         anesthesia, MH, sudden death, DM, renal diseases,  前投薬は？  _____ ___ mg (im, iv, po, supp) __:__
         cardiovascular diseases (heart, hypertension, etc.)    OR arrival                            __:__
         respiratory diseases (asthma, tbc, etc.)               Drugs to be brought;
         uncommon diseases, others (            )                 Rp.
```

No.	S	O	A & P

H 10. 4. R

図3 診察用紙
　裏面が理学的所見の記録用紙になっている，広島大学医学部付属病院麻酔科蘇生科の術前診察用紙。
　表のサマリーを見ただけである程度の評価ができるようにまとめる。

の機能に関し，予備力を各種の検査データと麻酔　　科医の術前回診の際の問診・視診・触診・聴診な

表3　ASAのリスク1-5の分類

ASAリスク	疾　患　状　態
1	術前の状態として器質的，生理的，生化学的また精神的に問題がない
2	軽度から中等度の全身的な障害がある
3	重度の全身的な障害がある
4	生命に影響する高度の障害があり手術をしたからといってその病変を治療できるとはかぎらないもの
5	生存する可能性はないが手術をしなければならない瀕死の状態

＊緊急手術に関しては上記のクラス分類の右上にEという字を付ける。

どの身体的な理学所見からの情報を総合して評価する（図3）。一般にAmerica Society of Anesthesiologists（ASA）リスク分類1-5（表3）[3]の分類が使用されている。

これら術前に得られる患者情報を十分考慮して麻酔計画を立てる。

われわれが生きていくために必要な機能は，①中枢神経機能，②呼吸機能，③心・血管機能，④肝機能，⑤腎機能，⑥内分泌機能，⑦体液・電解質バランス調節機能，⑧酸塩基平衡調節機能，⑨栄養・代謝機能，⑩出血・凝固・線溶系機能，⑪感染防御（免疫）機能である。

術前回診における理学的なチェックと検査結果から，上記の11の機能がどのような状態であるかを客観的に評価しておく。

A. 中枢神経機能

麻酔科医にとって大切なことは，意識レベルのチェックである。術前回診で患者との対話の中からチェックする。グラスゴー昏睡尺度（Glasgow coma scale：GCS）や（日本式昏睡尺度（Japan coma scale：JCS）がある。

全身麻酔や硬膜外麻酔で行うにしても，鎮静を行う患者においては術前の意識レベルの評価は重要な項目となる。また，運動神経や知覚神経機能の評価も大切である。

中枢神経障害がある場合には，意識レベルの評価と同時に運動神経・知覚神経の機能評価を必ず麻酔科医の手・目で行い記録しておく。術後の麻酔合併症の早期発見，早期治療につながる大切な情報である。

これらの情報は，なんらかの方法で客観的な数値で示せる情報として収集することが大切である。例えば，上肢の運動機能異常があれば握力や可動域を測定しておく，下肢の運動障害の場合はBromage scaleを用いて数値化しておくことなどである。知覚障害は知覚検査でどの程度の知覚麻痺がどこの領域にあるか？　をチェックしておく。そして，必ず術後に同様の検査を自分の手・目で行い変化を検討する姿勢が大切である。

B. 呼吸機能[4]

日常生活の程度（ヒュー・ジョーンズの分類がある），理学的なスパイロメータを用いた呼吸機能検査（1秒率と％肺活量）に問題があれば，必ず動脈血液ガス分析検査を行って酸素化能を評価しておく。

拘束性障害と閉塞障害の程度を正確に評価しておく。

場合によっては，①陽圧呼吸の訓練を1週間前から行う，②ネブライザなどの理学的な治療を行い喀痰排泄を容易にする前処置を行う，③抗生物質や気管支拡張薬（ステロイドホルモンの投与を含む）の投与などの呼吸機能改善策を行う，などの対応が必要な症例もある。可能であれば，これらのサポートにより，どの程度の改善が得ら

呼吸機能に問題がある肺疾患を合併している患者の場合は，できるだけ全身麻酔や鎮静薬の使用を避ける。やむをえず全身麻酔を行う場合には，硬膜外麻酔を併用するように計画し，術後の鎮痛対策を十分視野に入れた麻酔計画を立てる。

呼吸機能に影響する全身疾患としては，① 高度肥満（BMI＞30），② 腹部の腫瘍や妊娠後期の腹圧上昇，③ 心不全，④ 低タンパク血症，などがある。

動脈血液ガス分析でPa_{O_2}が低い場合は，酸素を吸入した状態での動脈血液ガス分析を行ってみると酸素化能の予備力を評価できる。

酸素化能の予備力が低い患者の全身麻酔管理においては，術後の呼吸管理計画を立てて手術に臨む。

C．心・血管機能

心・血管系機能の評価は，日常生活の程度，血圧・脈拍数，心電図（安静時），病歴から一般的には判断する。ニューヨーク心臓協会（New York Heart Association：NYHA）分類を用いて，大まかな評価をする。

これらの情報から，さらに何か検査が必要な場合には各種負荷心電図，ホルター心電図，胸壁心エコー検査，冠動脈造影などの施行計画を立てる。

これらの検査結果から心・血管機能を評価し管理計画を立てるがポイントは5つである。1) 高血圧対策，2) 不整脈対策，3) 虚血性心疾患対策，4) 心不全対策に加え，5) 血栓予防対策である。

1）高血圧対策[5]

生活習慣病として，動脈硬化，高脂血症，高コレステロール血症，糖尿病，高尿酸血症，肥満などに合併する循環器疾患として，高血圧，虚血性心疾患，不整脈，血栓症は60歳以上の手術患者に合併する確率の高いものである。

収縮期圧で140 mmHg 以上，拡張期圧で90 mmHg 以上の血圧を高血圧という。

血圧を上げている原因を治療しなければ調節できないが，一般に① 食事療法としての減塩食（10g・day^{-1}），② 薬物療法としては鎮静薬，利尿薬，亜硝酸薬やカルシウム遮断薬，β遮断薬，アンギオテンシン変換酵素（angiotensin converting enzyme：ACE）阻害薬などで調節される。

高血圧患者は，全身麻酔の導入や気管挿管時，麻酔覚醒時に異常に高血圧になることが多い。また，全身麻酔の導入時や脊髄くも膜下麻酔や硬膜外麻酔時に異常な低血圧になったりすることが多く，血圧の変動が激しい。

また，臓器の血流が高血圧患者では高いところで維持されていることから，異常な低血圧は臓器血流維持が困難になり，特に脳の虚血を招来することから要注意である。

高血圧はコントロールして手術に臨まなければならない。

2）不整脈対策（表4）

術前に治療を要する不整脈かどうかの評価が大切である。

麻酔管理上で注意を要する不整脈を表4にまとめたが，これらの不整脈が術前にみられる場合には他の合併疾患をよく調べ，術前に処置できるものは行って手術に臨む。不整脈は高血圧や虚血性心疾患，心不全など循環系の疾患に合併して現れることが多い。

3）虚血性心疾患対策[6]〜[8]（図4）

虚血性心疾患を有する患者は，周術期に心筋梗塞を発生する頻度が高い。したがって，術前にできるだけ正しい評価を行い，薬物治療や外科的治療が必要な症例においては，治療を行って手術に臨むことが大切である。

胸痛の病歴がある患者で，安静時心電図では特に異常がない患者においては，負荷心電図検査を行いST-Tの変化を評価する。

陽性の場合は薬物治療（ニトログリセリンなど

表4 麻酔管理上問題として評価し，対策を計画しておかなければならない不整脈

1. 心室性不整脈
    多源性心室性期外収縮
    Short run 型心室性期外収縮
    R on T 型心室性期外収縮
2. 心室性頻拍症
3. 心房性不整脈
    心房細動
    心房粗動
    発作性上室性頻拍症
4. 房室ブロック
    I度房室ブロック
    II度房室ブロック－ウェンケバッハ型
    　　　　　　　　　モビッツII型
    III度房室ブロック（アダムス・ストークス症候群）
5. その他の注意を有する不整脈
    QT延長症候群
    ウォルフ・パーキンソン・ホワイト（WPW）症候群
    洞不全症候群

の亜硝酸薬とカルシウム遮断薬やβ遮断薬など）を十分に行って，手術侵襲度や手術の必要性との兼ね合いで手術を計画する。手術を計画する場合は，胸壁心エコー検査で実際の心臓の動きを評価しておくことが望ましい。

場合によっては，冠血管造影を行い狭窄部位を拡張する処置が必要な症例もあるし，経皮経管的冠動脈形成術（percutaneous transluminal coronary angioplasty：PTCA）や経皮経管的冠動脈再開通行術（percutaneous trans-luminal coromary recanalization：PTCR），冠動脈再建術を先に行ってから原疾患の手術を計画する場合もある。

心筋梗塞を発症した既往がある患者の場合は，3カ月以内に手術を計画すると，術中・術後に再梗塞を発症する率が高いとされている。

Goldmanら[9]により提唱された心臓リスク係数をチェックして評価する方法もある。

4）心不全対策

心筋症，弁疾患などで心不全状態の患者はグルコース・インスリン・塩化カリウム（GIK）療法，利尿薬，ジギタリス飽和などの薬物療法で心臓の収縮力を上げる対策を講じて手術計画を立てる。

近々に手術をどうしても行わなければならない場合には，カテコラミン（ドパミンやドブタミン）を用いて調節しながら手術に臨むことになる。

術中においてはスワン・ガンツカテーテルによる心拍出量や肺動脈楔入圧のモニター，経食道心エコーモニターなどを用いて，心臓の収縮力をモニターしながら麻酔管理を行う。

5）血栓予防対策（表5）

近年，周術期の血栓症による合併症が増加している。血栓症発生に関する危険因子を有する患者が増加していることが原因として考えられている。血栓症の危険因子としては，動脈硬化，高脂血症や高コレステロール血症，多血症，糖尿病，高尿酸血症，肥満，静脈瘤などがあり，これらの疾患を有する患者は全身麻酔下に侵襲度の大きい手術を受けたり，長時間の手術を受けると血栓が末梢に発生し，その血栓が体動時（覚醒時や術後離床時）に遊離し肺塞栓となり肺梗塞を惹起する。

これらの危険因子がある場合には，①下肢に

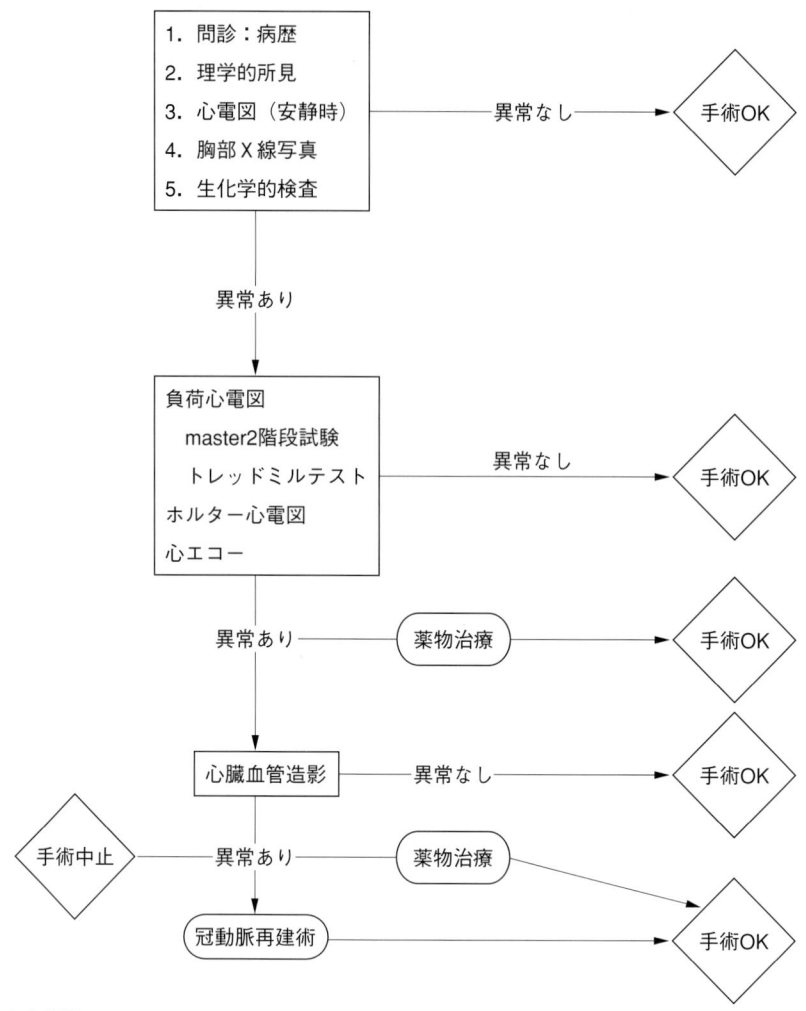

```
        ┌─────────────────┐
        │ 1. 問診：病歴    │
        │ 2. 理学的所見    │         ◇
        │ 3. 心電図（安静時）│─異常なし─→ 手術OK
        │ 4. 胸部X線写真   │
        │ 5. 生化学的検査  │
        └─────────────────┘
              │ 異常あり
              ▼
        ┌─────────────────┐
        │  負荷心電図      │
        │  master2階段試験 │         ◇
        │  トレッドミルテスト│─異常なし─→ 手術OK
        │  ホルター心電図  │
        │  心エコー        │
        └─────────────────┘
              │
    異常あり──→薬物治療──→ 手術OK
              ▼
        ┌─────────────┐
        │ 心臓血管造影 │──異常なし──→ 手術OK
        └─────────────┘
              │
   ◇        異常あり──薬物治療─┐
 手術中止───              │    │
              ▼           ▼
        ┌───────────┐
        │ 冠動脈再建術 │─────→ 手術OK
        └───────────┘
```

図4　虚血性心疾患対策

表5　動脈硬化, 高脂血症, 高コレステロール血症, 糖尿病, 高尿酸血症, 肥満, 静脈瘤を有する患者への血栓予防対策

術前
　1）運動療法（理学療法）
　2）弾性ストッキングの使用（うっ血防止）
　3）場合により抗凝固療法を行う
術中
　1）静脈路は上肢に確保
　2）やむをえず下肢に確保した場合は24時間を超えて留置しない
　3）循環血液量を維持する（輸液を十分に）
　4）デキストランを$1ml \cdot kg^{-1} \cdot hr^{-1}$程度, 術中点滴する
　5）フットポンプ（間欠的な下肢のマッサージ器）
　6）ACTを測定しながら積極的に抗凝固療法をヘパリンを用いて行う
術後
　術後も術前・術中の対策を引き続いて行う

静脈路を確保しない，② 輸液を十分に行ってヘマトクリット値を上げないような管理をする，③ デキストランやヒドロキシエチルデンプンを持続的に微量投与を行う，④ ヘパリン投与を活性凝固時間（activated coagulation time：ACT）を測定しながら行う，などの方法がある。

理学的な対策としては，術前から① 弾性ストッキングをはく，② 術中にA-Vインパルスで連続的にマッサージを行う，などの対策が有効とされている[10]。

D. 肝機能

肝機能に関しての評価は，① 血液検査による肝機能評価，② 肝予備能検査〔インドシアニングリーン試験（indocyanin green test：ICG），経口ブドウ糖負荷試験（oral glucose tolerance test：OGTT）など〕，③ CT検査やエコー検査などの画像診断を総合して評価する。

アミノ基転移酵素の異常値（100U以上）は肝細胞障害の指標である。LDHが高値を示す場合は，肝臓の炎症や障害が存在する状態であると判断し対応を考える。

手術までの間に再検を行い変化の方向を確かめる。低下傾向にあれば，手術侵襲度や手術の必要性から判断する。上昇傾向にある場合は，緊急性がある場合を除いて，延期して経過を観察する必要がある。

ICG試験のR値，K値が異常を示す場合は，肝臓の予備力が低下していると評価する。プロトロンビン時間（prothrombin time：PT），活性化部分トロンボプラスチン時間（activated partial thromboplastin time：APTT）が延長している場合やPT活性が低下している場合には，凝固因子の生成が低下していると判断する。

肝臓の機能は体全体の多くの機能に密接に絡み，体液電解質のバランスや内分泌機能，さらには酸-塩基平衡の調節，凝固機能や栄養代謝機能に関係している。これらの機能を司る肝臓の予備能が低下している場合には，手術侵襲の大きな手術ではリスクが大きくなることを示している。

E. 腎機能

1日尿量が$1ml \cdot kg^{-1} \cdot hr^{-1}$程度維持されているかどうか，BUNやCrの上昇があるかどうかは評価が必要である。特に高齢者や腎疾患の既往歴がある手術患者においては，この評価は必須である。

Ccrは上記の評価で異常がある場合や，手術侵襲が大きい手術が予定されている場合は必須である。

腎細胞の分泌機能を評価する試験として，フェノールスルホンフタレイン排泄試験（phenol sulfon phthalein test：PSP）がある。

周術期には細胞外液系に大きな変動が襲い，体液・電解質のバランスが大きく乱れる。この乱れを調節するのが腎臓の機能であるが，侵襲前から腎臓機能の予備力が低下している患者の場合，術中・術後の体液バランスをいかにして維持するかを十分に検討・計画する必要がある。術中から血液透析や血漿交換を行いながら管理をしなければならない症例もある。

F. 内分泌機能[11]

特に病歴や合併疾患として内分泌疾患がある場合は，機能評価をするために特殊な検査が必要である。

甲状腺機能や下垂体機能の評価は，麻酔管理と関係して大切である。

生活習慣病としての糖尿病は，合併患者が増加していることから空腹時血糖（fasting blood sugar：FBS）のチェック→尿糖チェック→血糖日内変動チェック・HbA_{1C}のチェック→OGTTの順に検査を行い，術前に血糖調節を十分に行って手術に臨む。血糖調節は経口薬でも問題はない（血糖が調節されていれば）が，周術期はインスリンで調節する（内服できない期間は）のが一般

G. 体液・電解質バランス調節機能

術前評価として大変重要である。体液・電解質バランス調節には，広く考えれば全身のすべての臓器機能が関与して調節されるものであるが，特に肝臓機能，腎臓機能，内分泌機能，栄養代謝機能が複雑に関与して体液・電解質バランスは調節されている。

手術侵襲は細胞外液系に大きな変動を起こす侵襲である。サードスペース形成や出血による細胞外液の変動を輸液や輸血で補正するが，最終的には生体がもつ調節機能で正常化するのを助ける対応が必要である。

H. 酸塩基平衡調節機能

酸塩基平衡の調節も呼吸機能，肝腎機能，内分泌機能などが複雑に関与して調節されている。

評価は，血液ガス分析，電解質検査のデータから行う。

酸塩基平衡に大きく影響する因子は，Pa_{CO_2}の変化，HCO_3^-の変化，電解質（特にカリウム，クロールイオンの変化）である。

これらの影響でpHが大きく変動している場合には，術前にその原因を可能なかぎり是正して手術に臨む。

I. 栄養・代謝機能

栄養・代謝機能の評価は，特に術後の合併症予防計画を立てるうえで重要である。

血清総タンパク質とアルブミン，体重変化，経口摂取の状況などから評価する。

血清総タンパク質は$5g·dl^{-1}$以下，血清アルブミン$2.5g·dl^{-1}$以下は低栄養状態と評価し，このままで侵襲が大きな手術を行うと術後に①酸素化不全，②縫合不全，③感染の3大術後合併症を起こす可能性が大きく，術前に①IVHを行うか，②アルブミンの補充療法を行って手術に臨む計画が必要となる。

IVHを術前に行う場合には，いきなり高カロリーを投与すると肝臓に大きな負担をかけ肝機能が悪化する場合があるため，徐々にカロリーを上げていく配慮が必要であることから2週間程度の期間が必要である。

消化管手術でない場合には，術後早期に経口摂取を開始することが重要である。

J. 出血・凝固・線溶系機能

手術という外傷を加える患者の凝固機能に関する評価は大切である。麻酔管理に関しても硬膜外麻酔や脊髄くも膜下麻酔，中心静脈確保を安全に施行する観点からも必須の評価である。

出血時間はもっとも簡単な検査であるが，その評価は議論のあるところである。

一定のセットを用いて正確に行われなければ意味をなさないが，他覚的・自覚的な出血傾向が見られるときや，血小板数が$80,000·mm^{-3}$を切っている場合には術前に正確な凝固機能の検査を行う必要がある。PTやAPTT，プロトロンビン活性の測定に加え，われわれ[12]はトロンボエラストグラムを行って総合的な凝固能の評価を行っている。

K. 感染防御（免疫）機能

術後の合併症で問題になるのは，なんといっても感染である。易感染性宿主であるかどうかの評価は，術前あらゆる角度から行って手術に臨む必要がある。

3 術前合併症と術前使用薬[13)14)]

術前に合併している全身疾患のコントロールのために使用される薬物で，麻酔管理と関連して大切な薬物を表6にまとめた。手術患者が全身疾患を合併している場合，表6にまとめたようなたくさんの薬物が治療目的で投与されている。

表6 術前合併全身疾患と服用薬

●脳血管疾患	－脳代謝改善薬 　抗血小板薬 　抗凝固薬		●末梢血管障害（動・静脈系） 　　　　　　　　－抗血小板薬 　　　　　　　　　抗凝固薬 　　　　　　　　　血管拡張薬	
●呼吸器系：喘息	－β₂刺激薬 　ステロイドホルモン 　キサンチン誘導体 　抗生物質		●代謝系：糖尿病　－経口血糖降下薬 　　　　　　　　　インスリン製剤 　　　　　痛風　　－消炎鎮痛薬 　　　　　　　　　アロプリノール 　　　　　高脂血症　－抗高脂血症薬	
肺気腫	－去痰薬 　抗生物質		●内分泌：甲状腺機能異常（低下，亢進） 　　　　　　　　　　－甲状腺末 　　　　　　　　　抗甲状腺ホルモン 　　　　　　　　　ステロイドホルモン	
慢性気管支炎	－去痰薬 　抗生物質		副甲状腺機能異常（低下，亢進） 　　　　　　　　　－ステロイドホルモン 　　副腎機能異常　－ステロイドホルモン	
感冒	－消炎鎮痛薬 　抗生物質		●神経・筋疾患 　：パーキンソン病－抗パーキンソン病薬 　　悪性高熱症　　－ダントロレン 　　先天性筋疾患	
●循環器系：高血圧	－鎮静薬 　利尿薬 　ACE阻害薬 　β遮断薬 　カルシウム遮断薬 　ニトログリセリン 　抗血小板薬 　抗凝固薬		●精神神経系疾患　　－α遮断薬 　　　　　　　　　　精神安定薬 　　　　　　　　　　抗うつ薬 　　　　　　　　　　抗てんかん薬	
不整脈	－リドカイン 　プロカイン 　カルシウム遮断薬 　ジソピラミド		●体液電解質異常　－電解質製剤 ●酸塩基平衡障害　－重炭酸ソーダ ●悪性疾患　　　　－抗癌薬 　　　　　　　　　免疫抑制薬	
虚血性心疾患	－ニトログリセリン 　カルシウム遮断薬 　抗凝固薬 　抗血小板薬		●感染性疾患（肝炎，エイズ等） 　　　　　　　　　－抗ウイルス薬	
●弁・心筋疾患による心不全 　　　　　　　　　－ジギタリス 　　　　　　　　　カテコラミン 　　　　　　　　　抗凝固薬 　　　　　　　　　抗不整脈薬 　　　　　　　　　β遮断薬				

　特殊な薬物（後述）を除いて，原則的に手術直前まで内服させ，術後は可能なかぎり早期に内服を開始することが大切である。また，術中は内服できないことから，同様の効果をもつ注射薬を用いて対応する必要がある薬物もある。

　さらに，麻酔管理と関係して問題があるのは，合併全身疾患の治療として投与されているこれらの薬物と，麻酔中に使用される種々の薬物との相互作用である。薬物の相互作用はA．物理化学的な相互作用，B．薬物動態学的相互作用，C．薬物力学的相互作用があるが，時にこれら三者が複雑に絡み合って影響し合うことにより起こる反応がある。

A. 物理化学的な相互作用

　投与する前に薬物を混注したりすることによって，直接的にもたらされる反応によるものをいう。pHが変わったり，白濁ができたりするものをい

B. 薬物動態学的相互作用

　一つの薬物を投与することにより，他の投与されていた薬物の体内での吸収，分配，代謝，排泄の過程が影響を受ける．これには，① 吸収部位での相互作用，② 運搬や分配過程での相互作用，③ 代謝過程での相互作用，④ 排泄過程での相互作用がある．

C. 薬物力学的相互作用

　一つの薬物の効果が同時に投与した他の薬物の影響で増強されたり，反対に抑制されたりする相互作用がある．

　これらの見地から，術前投与薬を1）投与を継続するもの，2）投与量を増量するもの，3）投与を中止して他の対策を講じるもの，4）麻酔中に注意を有するもの，の4群に分けられる．

1）投与を継続するもの

　降圧薬（鎮静薬，利尿薬，ACE阻害薬，カルシウム遮断薬，亜硝酸薬），冠血管拡張薬，抗不整脈薬，抗痙攣薬（抗てんかん薬），気管支拡張薬，経口血糖降下薬などは継続して手術直前まで服用して差し支えない．

2）投与を増量するもの

　ステロイドホルモンである．一般にステロイドカバーとして術前使用量の1.5倍量を術直前に投与している．

3）投与を中止して他の対策を講じるもの

　厳密な意味で中止しなければならない薬物は，抗凝固薬のみである．

　ワルファリン，ジピリダモール，チクロピジン，アスピリンなどは，出血時間，PT，APTT，ACT，トロンボエラストグラムなど多面的な評価を行いながら，ヘパリンによる管理に周術期には移行する．

　アスピリンなどの非ステロイド性抗炎症薬（nonsteroidal anti-inflammatory drugs：NSAIDs）が鎮痛薬として投与されている場合には，出血傾向がないかどうかの確認が重要である．NSAIDsの長期服用は，腎機能を障害することも知られているので，確認することが大切である．

　以前は，ジギタリス，抗パーキンソン病薬や抗精神病薬などは必ず術前には中止していたが，近年ではできるだけ直前まで血中濃度を測定しながら内服して症状をコントロールし，術中は種々のモニターや調節しやすい循環作動薬を用いて調節し，術後早期に内服を開始する方向に変わりつつある．もちろん程度問題であるから，中毒域に達している場合にはいずれの薬物も中止する．

　また，経口血糖降下薬による血糖コントロールは，周術期にはインスリンによる調節に代えるとされていたが，近年は血糖測定も手術室内で簡便に行える環境になり，良好に調節されている場合には手術直前まで経口薬でコントロールし，術中や術直後はインスリンの静注や皮下注で調節するのが一般的である．

4）麻酔中に注意を有するもの

　1）～3）で述べた薬物は，すべて麻酔中に注意を必要とする術前使用薬である．

　麻酔管理と関係してまとめると，降圧薬や血管拡張薬が投与されている場合は，術中に使用する循環作動薬の効果が強く出たり，反対に弱かったりすることが多い．したがって，循環作動薬の使用にあたってはtitration（滴定）の姿勢が大切である．

　三環系，四環系抗うつ薬，パーキンソン病薬も循環作動薬の作用を増強または減弱する．全身麻酔薬との相互作用もあるので，注意深い管理が必要となる．また，鎮静薬や向精神薬は，ほとんどの薬物が肝臓での薬物代謝の酵素誘導を起こすので，全身麻酔薬の生体内代謝が促進される．

　また，α遮断作用を強力に呈する薬物は，全身麻酔中に著明な低血圧や心停止に至る徐脈を呈したりする症例があることが報告されている．

4 手術リスクと麻酔リスク

さて，ここまで術前患者の全身状態の評価が完成すると，次はこれらの情報から実際の麻酔管理全般（麻酔方法は？　手術室への搬送前の準備・手術室内の準備は？　など）の具体的な計画を立てる。

われわれ麻酔科医は，常に手術という外傷侵襲の患者へ与える影響と，それを迎え撃つ麻酔の患者への影響を両者の観点から考慮して計画を立てる必要がある。

手術と麻酔のリスクは，おのおのが別々に患者に現れるのではなく，複雑に影響しあって一つの反応として現れる。

A. 得られた情報から麻酔管理計画（麻酔方法や全身管理計画全般を意味する）を組み立てる

術前回診で得られる情報（表7）を，麻酔計画を立てる観点から考えてみると，次の3つの群からなる。

- ●手術侵襲の大きさ（手術時間，出血量，どの臓器に障害が加わるのか，悪性疾患の場合リンパ節郭清の程度）
- ●全身状態（ASAリスク分類，合併疾患の種類とコントロールの状態）
- ●患者および家族の希望

上記3つの群からの情報で麻酔計画を立てる。麻酔計画は，どのような麻酔方法で行うかにかぎらず，周術期の患者管理全般にわたり周到な計画を立てる。もちろん術前に解決できる問題は可能なかぎり解決して手術に臨む（表8）。

1）麻酔法の決定：全身麻酔か局所麻酔か

下腹部，骨盤内，下肢の手術は，硬膜外麻酔または脊髄くも膜下麻酔で可能である。患者が全身麻酔を希望する場合も，局所麻酔に鎮静薬を使用することにより意識をなくして管理できることを十分に説明し，利点を強調する。

他の神経ブロックで手術可能な場合は，できるだけ十分説明をして計画を立てる。

全身麻酔は可能なかぎり避けるべきであることを説明する。

全身麻酔が必要な場合も，頸から下の手術で出血傾向や脊髄奇形，感染症があり硬膜外麻酔が禁忌となる場合を除いて，硬膜外麻酔の利点を十分に説明し併用することが原則である。全身麻酔薬の選択として，ガスの麻酔薬か静脈麻酔薬かは麻酔科医の慣れたものを特別な禁忌がないかぎり選択してよい。

特殊な選択として，MH患者は揮発性吸入麻酔薬が禁忌，喘息にバルビツレートは禁忌，脳外科手術はイソフルランが良い，MHや神経・筋疾患，熱傷初期患者，除神経された患者（脊損や下肢麻痺患者）はスキサメトニウムが禁忌，てんかん（+）の患者にエンフルランは避ける，肝障害患者，肥満患者，抗精神薬長期服用患者にはハロタンを避ける，など常識的な選択基準がある。

2）術式の検討

全身状態に問題があり，予定している術式を計画することが危険である場合は，患者（または家族）と外科系主治医と麻酔科医の三者が十分に検討する必要がある。術後鎮痛法を含め，術後管理をどのようにするかなども大切な検討課題である。重要臓器障害があり全身状態が悪い患者は，手術侵襲が小さい場合でも術後は集中治療管理が必要となる。

3）周術期の全身管理全般に関係した計画

麻酔管理はどう計画するかの具体的なチェックリスト（表9）を作成して臨む。

静脈確保はどこに何本必要か，中心静脈経路は必要か，モニターは基本的なものでよいか〔基本：①心電図，②血圧計，③パルスオキシメータ，④ Et_{CO_2}（呼気終末二酸化炭素濃度），⑤尿量，⑥体温〕，直接動脈圧測定は必要か，他のモニターの準備（スワン・ガンツカテーテル挿入，

表7　術前回診で収集できる情報

1. 血液検査の異常
    1) 貧血（＋）
    2) 血小板数減少・増加
    3) 白血球数減少・増加
    4) 肝逸脱酵素上昇
    5) ビリルビン値上昇
    6) 空腹時血糖上昇・低下
    7) ICG15分値異常
    8) 出血時間異常
    9) PT，APTT異常
    10) HbA_{1C}異常
    11) 電解質異常
    12) 血液ガス分析値異常
    13) BUN，Cr，Ccrの異常

2. 尿検査異常
    1) 尿量（↓，↑）
    2) タンパク尿（＋）
    3) 糖尿（＋）

3. 理学的検査の異常
    1) %VC低下
    2) %$FEV_{1.0}$低下
    3) 心電図異常
    4) 胸部X線単純写真異常

4. 問診
    1) 合併全身疾患（病歴）
        ① 呼吸器疾患
        ② 循環器疾患
        ③ 肝疾患
        ④ 腎疾患
        ⑤ 代謝疾患
        ⑥ 血液疾患
        ⑦ 神経・筋疾患
        ⑧ 精神科疾患
        ⑨ 中枢神経系異常
    3)「胸痛」の病歴がある
    2) 家族歴
    3) アレルギー体質
    4) MH

5. physical check（理学的診察）
    1) 心雑音が聞こえたら
    2) 呼吸音に異常があれば
    3) 胸水・腹水があれば
    4) 血圧が異常に高い
    5) 不整脈があれば
    6) 頻呼吸があれば
    7) 出血斑が見られたら
    8) 末梢静脈が見えない
    9) 知覚麻痺・運動麻痺がある場合
    10) 黄疸がある
    11) IVHが行われている場合
    12) 意識レベルに問題がある場合
    13) 気道のトラブルが予想される場合
        小顎，顔面・口腔内病変，気管の変位や狭窄

6. 術前投与薬
    1) 感冒薬
    2) 降圧薬
    3) 冠血管拡張薬
    4) 抗生物質
    5) 気管支拡張薬
    6) 抗不整脈薬
    7) 利尿薬
    8) ジギタリス製剤
    9) 消炎鎮痛薬
    10) ステロイドホルモン
    11) ホルモン製剤
    12) 血糖降下薬（内服薬，注射薬）
    13) 血栓予防薬（抗凝固薬）
    14) 抗てんかん剤
    15) 抗うつ薬
    16) H1拮抗薬
    17) 抗精神薬（トランキライザなど）
    18) 抗パーキンソン病薬
    19) 子宮収縮薬
    20) そのほか麻酔管理と関連する薬物
        ① 抗癌薬
        ② タンパク分解酵素阻害薬
        ③ ホスホジエステラーゼ阻害薬
        ④ カテコラミン

経食道心エコーなど），使用薬物の準備（カテコラミン，昇圧薬，降圧薬，冠血管拡張薬，抗不整脈薬，気管支拡張薬，ステロイドホルモン，その他），使用機器の準備〔保温器，ペースメーカ，バイオポンプ，経皮的心肺補助（percutaneous cardiopulmonary support：PCPS），大動脈内バルーンポンプ（intraortic balloon pump：IABP）など〕，輸血の種類と量〔自己血，MAP血，新鮮凍結血

表8　手術患者の術前対策リスト

術前対策が講じられる問題点に関しては可能なかぎり解決して臨む（主治医と十分解決策を練る）

(1) 貧血がある→術前輸血をするか？　術中必須血を準備するか
(2) 風邪を引いている→手術を延期するか？
(3) 感染がある→抗生物質の投与などの対症療法
(4) 血小板数が10万を割っている→術前にγグロブリン療法をする？　血小板輸血をする？　トロンボエラストグラムを行う
(5) 肝逸脱酵素が上昇している→肝保護剤の投与，経過観察，手術延期？　原疾患による上昇であれば手術を行う
(6) ビリルビン値が上昇している→減黄術を行う，手術を延期して経過観察，減黄術を施行して手術に臨む
(7) CK値が高い→再検をとりあえず行う，MHSか？
(8) BUN，クレアチニンが高く，クレアチニンクリアランスが低い→低血圧，循環血液量減少を避けて $1ml\cdot kg^{-1}\cdot hr^{-1}$ の尿量を確保すべく努める
(9) FBS（空腹時血糖）が高く尿糖がでている・血糖コントロールができていない→コントロールして手術計画を立てる
(10) PT，APTTが延長または活性が低下している→出血時間を測定し，トロンボエラストグラムをチェックする
(11) ICG 15分値が10％以上→肝硬変（+）と判断して対応
(12) OGTT（ブドウ糖負荷試験）で直線型→FBSは調節されているかどうか？
(13) 心電図でST変化あり→負荷をかけて変化を見る
(14) 心室性期外収縮が頻発している→ホルター心電図でチェックする
(15) 異常Q波がある→負荷に耐えられるか？　CAGや心筋シンチが必要か？
(16) 胸痛がある→負荷心電図・ホルター心電図→CAG→PTCA・PTCR→手術計画
(17) 出血傾向がある→硬膜外・脊髄くも膜下麻酔は慎重に！　原因を究明し対策を講じる
(18) 1秒率が低下している→スーフルまたはアイディーセップで陽圧呼吸の練習を十分に行う
(19) 肺活量が正常の60％以下である→（18）と同様の訓練をする
(20) 血液ガス分析でPa_{O_2}が低くPa_{CO_2}が高い→酸素化改善策を考える
(21) 湿性肺である→排痰を促す支援
(22) heavy smokerである→禁煙指導
(23) 放置された高血圧がある→薬物療法
(24) 尿量が異常に多い→ホルモン検査
(25) 自尿がでていない→BUN？　クレアチニンは？
(26) 尿タンパクがでている→感染か？　他に全身疾患があるか？
(27) 尿糖がでている→（9）と同様
(28) 虚血性心疾患がある→（16）と同様
(29) 心筋症がある→心予備能を評価
(30) 心不全である→予備能の評価と収縮力をあげる対策
(31) 低タンパク血症がある→酸素化低下？　出血傾向？　感染に注意
(32) ウイルス感染のキャリアである→感染力は？
(33) 現在出血している→尿量？　Hbは？　Htは？→対策が必要か？
(34) ショック状態である→ショック治療のVIP
(35) 敗血症になっている→予後は？
(36) 人工呼吸中である→BGA（血液ガス分析）
(37) フルストマックである→全身麻酔の導入法を検討
(37) 電解質異常が見られる→術前に補正！
(38) 意識障害がある→原因は？　程度は？
(39) 知覚麻痺・運動麻痺がある→原因は？　程度は？
(40) ペースメーカが入っている→タイプとモード，作動状況確認

I　臨床総論

表8　手術患者の術前対策リスト（つづき）

- （41）患者・家族が手術を納得していない→主治医とともに対話
- （42）気道のトラブルが予想される→対策と家族へのリスク説明
- （42）「気になる薬物」が長期間投与されている→対策
- （43）MHまたはMHを疑わせる家族歴がある→MHの説明と術前確定診断の必要性？
- （44）腹水・胸水がある→術前に排液するかどうか？
- （45）硬膜外・脊髄くも膜下麻酔の体位がとれそうにない→全麻導入後に？　全麻のみか？
- （46）喘息の発作が起こっている→対症療法
- （47）TIAの病歴がある→血液粘稠度を下げる対策と抗凝固療法
- （48）心症状はないが心房細動がある→洞調律に戻ると危険
- （49）心室性期外収縮が頻発している→抗不整脈薬の投与が必要か？
- （50）外科医がリスクを認識していない→対話

注：対策として→で示してあるものは一般的なもののみを記述した。

表9　麻酔管理計画（チェックリスト）

Ⅰ：病棟で
- □ 1）術前の絶飲食時間
- □ 2）前投薬は何が必要か
   　鎮静薬とアトロピン（スコポラミン）だけでなく，種々の合併全身疾患のコントロールのための薬物を術前にどうするかは大切な計画である
   　内服薬は少量の水で内服してもらう，または注射に切り替えて指示する
   　午後の手術は午前中輸液指示
- □ 3）持参薬品の指示（麻薬や特殊薬品）
- □ 4）手術室に持参してもらう資料の指示（カルテ，X線フィルム，心電図など）
- □ 5）手術室出し時間（手術室着の時間で指示）

Ⅱ：手術室で
- □ 1）患者出迎え
- □ 2）申し送り
- □ 3）ベッドへの移動
- □ 4）手術室入室
- □ 5）モニター装着（心電図，血圧計，パルスオキシメータ，尿量，体温は基本）
- □ 6）末梢静脈路確保
- □ 7）硬膜外カテーテル挿入・脊髄くも膜下麻酔
- □ 8）全身麻酔の導入
- □ 9）気管挿管
- □10）Et_{CO_2}モニター装着
- □11）他のモニター（CVP経路，直接動脈圧測定，スワン・ガンツカテーテル挿入）
- □12）導尿（意識下に行うことは極力避ける）
- □13）電気メス対極版装着
- □14）手術体位（良肢位に固定）
- □15）消毒
- □16）清潔野の確保
- □17）手術開始

漿（fresh frozen plasma：FFP），アルブミン製剤，血小板血漿などの特殊血〕，術後管理の計画（ICUへの連絡，術後管理中のモニター，術後検査の種類と日時，術後痛対策など）。

表10 術前患者（および家族）に麻酔科医が説明する内容

1) 術式を担当科主治医に確認後，簡潔に説明する
2) 患者の合併疾患のコントロール状況を麻酔科医の立場から説明する
3) 全身状態の総合評価を説明する
4) 麻酔法について説明する
   患者の希望を確認する（全麻か？ 局麻か？ 局所麻酔であっても眠っていたい，覚醒していたい，輸血はしてほしくないなど）
5) 手術室入室前の処置について説明する（前処置，術前の絶飲・絶食，前投薬，手術室出しの時間）
6) 麻酔導入時に起こりうる合併症について説明する
7) 局所麻酔（硬麻・脊麻，その他の神経ブロック）の合併症について説明する
8) 術中に起こりうる合併症を説明する
9) 合併症については患者の不安感を駆り立てるような説明をしてはならない
10) 術後に起こりうる問題点を簡潔に説明する
11) 術後痛管理について説明する

合併全身疾患の調節としての薬物（血糖調節のためのインスリンなど）の準備も大切である。

4）緊急手術の特殊性

原則的には，予定手術と同様，麻酔管理に必要な術前回診を行うが，時間が十分取れないことが多く，また患者情報も不十分なことが多い。

コンパクトにテキパキと大切な項目を見逃さないように行う必要がある。

問題点をまとめて回診に入る。

① 全身状態，特に呼吸と循環のバイタルサインのチェックが大切である。
② 意識レベルのチェック。
③ 最終食事摂取時間と内容。
④ 発症時間（症状の発症や外傷の受傷）。
⑤ 既往歴と常用薬，タバコ，アルコール。
⑥ アレルギー疾患の有無。
⑦ 麻酔歴。
⑧ 遺伝的疾患。
⑨ 自尿はあるか。
⑩ 輸液経路は確保されているか，どのような輸液製剤がどのくらいの量投与されているか。

手術侵襲の程度，全身状態，緊急度を考慮して術前回診を行う。

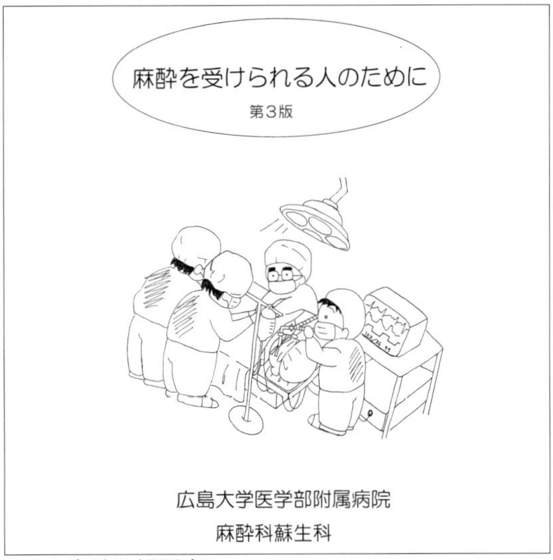

図5 麻酔の解説書
広島大学医学部付属病院麻酔科蘇生科使用

B. 患者本人および家族への麻酔管理に関するインフォームドコンセント

ここまでの検討と計画が立って初めて準備が整い，患者や患者家族へのインフォームドコンセントになる。自分の言葉で平易に解説する。患者に「安心感」と「信頼感」を与えることが一番大切である。

インフォームドコンセントは表10に従って行う。十分説明をしたのち，病院規定の承諾書にサインをもらう。各病院で麻酔の解説書（図5）と承諾書（図6）を作成する必要がある。

麻酔承諾依頼書

平成　　年　　月　　日

広島大学医学部附属病院長殿

患者氏名

明・大・昭・平　　年　　月　　日生

この度，私の症状に関し貴院の　　　　医師から「麻酔を受けられる人のために 第3版」を用いて麻酔に関する説明を受け，その必要性を理解し，その理由・目的・方法・期待しうる成果並びにできる限りの準備をしても起こりうる合併症と後遺症の予測等についても十分な説明を受けました．

- □ 全身麻酔　　□ 硬膜外麻酔・仙骨麻酔　　□ 脊椎麻酔
- □ 伝達麻酔（腕神経叢ブロック）　□ 局所浸潤麻酔　□ ＿＿＿＿

の実施を依頼します．

患者署名　氏名

親族署名　住所

　　　　　氏名

（患者との続柄）

説明実施
医師署名　氏名

説明実施
医師署名　氏名

(注) 1. 患者署名欄には，本人が署名して下さい．
　　　2. 親族署名欄には，患者が未成年または意識障害などで本人が署名できない場合に，その親権者，後見人，扶養義務者，または配偶者，親，子，兄弟姉妹の成年者等が署名して下さい．

(2001年1月版)

図6　麻酔承諾書
広島大学医学部付属病院使用

参考文献

1) 弓削孟文. 術前回診で何を診るか？. 日臨床会誌 1999 ; 19 : 267-75.
2) 弓削孟文. 術前準備. ビジュアル臨床麻酔入門. 東京：南山堂出版 ; 2001. p.4-7.
3) From information in American Society of Anesthesiologists. New classification of physical status. Anesthesiology. 1963 ; 24 : 111.
4) 左利厚生, 鳥海　岳. 呼吸障害合併患者の周術期麻酔管理. 麻酔 2000 ; 49（増刊）: S205-17.
5) Michael J, Murray MJ. Perioperative Hypertension : Evaluation and Management 2000 Annual Meeting Refresher Course Lecture Proccedings. 2000 ; 131 : 1-7.
6) 山野上敬夫, 田中裕之, 弓削孟文. 非心臓手術の術前心血管系評価の集計. 循環制御 1997 ; 18 : 369-75.
7) 田中裕之, 弓削孟文, 山野上敬夫. 非心臓手術の術前心血管系評価のガイドラインの検討. Cardiovascular Anesthesia 1998 ; 2 : 88-97.
8) 弓削孟文.　第III編臨床的戦略. 術中の心停止はかなりの頻度で起こるか？　弓削孟文編集. 優れ

た臨床麻酔科医となるための戦略. 東京：真興交易医書出版部；1998. 107-8.
9) Goldman L. Cardiac risk in noncardiac surgery：An up-date. Anesth Analg 1995；80：810-20.
10) 河本昌志，弓削孟文. 肺塞栓症. Anesthesia 21 Century, 2001；3：548-54.
11) 谷口一男. 内分泌異常（DMを含む）患者の周術期管理. 麻酔 2000；49（増刊）：S176-87.
12) 森脇克行. 4. 止血機構　小川　龍編, 手術侵襲とその防御. 東京：真興交易医書出版部；2001. 119-43.
13) 岩崎　寛. 麻酔管理に必要な薬物相互作用の知識. 麻酔 2000；49（増刊）：S152-9.
14) Bruce F.Cullen BF. Drug interaction for the anesthesiologist. 2000 Annual Meeting Refresher Course Lecture Proccedings. 2000；161：1-7.

〔弓削　孟文〕

STANDARD

1-B 術前準備と麻酔前投薬

　麻酔準備の基本は，手術侵襲と患者の術前状態の評価から麻酔計画を立て，周術期の患者管理を円滑にするために，あらかじめ必要なことを術前に行うことである．さらに手術を受ける患者の生活の質（quality of life：QOL）を念頭においた管理が求められている．この意味からも，手術の準備段階における麻酔前投薬の役割は重要であり，適切な麻酔前投薬の投与は手術実施前後のストレス反応を軽減する役目も果たしている．

1 前投薬の目的

　麻酔前投薬は手術や麻酔の導入にあたり，それを受ける患者の不安を取り除き，導入を安全かつ円滑に行い，術中・術後の副作用および合併症の発生を予防する目的で，術前に投与される．麻酔前投薬が一般的になったのは，エーテル麻酔が導入されるようになった1920年以降である．当初の目的は，全身麻酔の導入を円滑に行うために，麻酔導入時間の短縮，唾液や気道内分泌物の抑制が第一の目標であった．近年では，麻酔導入が迅速で円滑な吸入麻酔薬の開発，全静脈麻酔，脊髄くも膜下麻酔や硬膜外麻酔と全身麻酔の併用など麻酔法も変化に富み，また高齢者やプアリスク患者の手術適応や日帰り手術が増加している．

　前投薬の目的も手術に対する不安の除去や鎮静，さらに不快となる記憶の消失，有害反射の抑制，吸引性肺炎の予防などが主な目的となっている．麻酔前投薬も型どおりの投薬ではなく，個々の症例に見合った投薬がなされるべきである．

A. 不安の除去

　手術を受ける患者は多かれ少なかれ術前に不安を抱いている．患者の不安や恐怖心を除去することは，単に患者の精神的安定を図るにとどまらず，麻酔の導入を円滑かつ安全に行うためにも必要なことである．また，術前の好ましくない記憶を思い出させないことも大切なことである．点滴確保，硬膜外麻酔や脊髄くも膜下麻酔時の穿刺に対する恐怖心や痛みを忘れることは，術後管理のうえでも有用であり，麻酔科医にとっても好都合かもしれない．

　術前の不安を取り除くには，必ずしも薬物が必要というわけではない．事前に麻酔科医の術前訪問や診察による詳しい説明が行われれば，患者の不安は有意に軽減され，術後のストレスも軽減されることが確認されている．また，患者の信頼を得ることができれば，麻酔導入時の患者協力も得られ，円滑な導入が可能となる．

　この種の薬物には，鎮静催眠作用と不安除去作

用を有するものが多く，最近では作用持続時間が短く，健忘作用を有するベンゾジアゼピン系薬物が広く用いられるようになった。そのほか，鎮静・催眠作用をもたらすバルビタール系薬物やフェノチアジン誘導体，ブチロフェノン誘導体薬物が用いられる。抗ヒスタミン薬であるヒドロキシジンも用いられている。$α_2$受容体作動薬であるクロニジンやデキサメデトミジンは高血圧や精神障害の治療薬として使用されてきたが，鎮静・鎮痛，抗不安，循環安定化，唾液分泌抑制，麻酔薬必要量の減少などを有していることから麻酔前投薬として用いられている。

B. 有害反射の抑制

麻酔や手術操作に伴う有害反射である副交感神経性の反射は阻止する必要がある。麻酔導入時の徐脈や血圧低下，手術操作による迷走神経を介する反射の予防には抗コリン作動薬であるアトロピンが有効である。しかし，前投薬の標準とされている用量（アトロピン0.4-0.6 mg）の術前筋肉内投与では，術中に生じる迷走神経反射を抑制するには不十分である。刺激の直前での静脈内投与で十分効果が期待できるので，麻酔導入直前の静脈内投与や必要に応じた投与がなされている。

C. 唾液・気道内分泌物の抑制

唾液や気道内分泌物の抑制のための前投薬は，気道刺激の少ない吸入麻酔薬や静脈麻酔薬による急速導入が普及してルーチンに使用する必要がなくなった。特に硬膜外麻酔や脊髄くも膜下麻酔での必要性については否定的である。気道分泌物が増加するケタミン麻酔の導入時や喫煙者では必要である。唾液・気道内分泌物の抑制には抗コリン作動薬のベラドンナ薬であるアトロピンやスコポラミンが使用されるが，術前に極度の脱水状態や心房細動を有する患者でのアトロピン投与は，頻脈発作を誘発することがある。高齢者でのスコポラミン投与は錯乱状態を起こしやすい。気道内分泌物の抑制が必要な場合は，頻脈や鎮静作用の少ないグリコピロレートが有用であるが，わが国では入手できない。グリコピロレートは唾液分泌抑制作用が強く，作用発現が緩徐で持続時間が長い。また，胃酸分泌を抑制し，pHを上昇させる作用もある。

D. 吸引性肺炎の予防

細心の注意を払い，繊細な麻酔管理を行えば，麻酔の導入挿管時または抜管時に胃内容物の嘔吐による誤嚥を起こすことは少ないが，酸度の高い胃内容の誤嚥は重篤な肺炎を引き起こす。胃液による吸引性肺炎の重症度を決定する因子には，胃液のpH，量，残渣の有無や性状が関与してくる。胃液のpH2.5以下で，胃液量25 ml（$0.4\ ml\cdot kg^{-1}$）以上では，吸引性肺炎を起こす危険性が高いとされている。胃液の酸度は，年齢や患者の状態によって異なる。若年者は胃液pHが低く胃液量が多いが，誤嚥の頻度は高齢者のほうが多い。肥満者は非肥満者に比べて胃液量が多く，胃液pHも有意に低い。妊婦や糖尿病患者では胃内容の排泄時間が延長している。待機手術を受ける患者の80％で胃液のpHは2.5以下であり，吸引性肺炎を起こす可能性を秘めている。

吸引性肺炎の予防的処置は，第1に誤嚥をさせないことであるが，胃液量を減少させ，胃液pHを上昇させることで，誤嚥時の重症度を軽減させることができるかもしれない。ヒスタミンH_2遮断薬や制酸薬は胃液量を減少させ，胃液pHを上昇させることにより，誤嚥した場合の肺炎を軽減する可能性がある。しかし，アメリカ麻酔科学会（American Society of Anesthesiologists：ASA）の1999年の前投薬についてのガイドライン[1]では，ヒスタミンH_2遮断薬の吸引性肺炎に対する効果が不明瞭なため，術前投与の必要性を否定している。ただし，それはあくまで合併症のない健康患者の場合であって，誤嚥の危険性がある患者では投与すべきであるとしている。国内のアンケート

でも多くの施設で，術前にH_2遮断薬が投与されている[2]。制酸薬の投与は，緊急手術における胃内容の酸度を下げるのに有用である。また，メトクロプラミドは胃腸の自動運動作用を高め，幽門を弛緩することから，胃内容の排泄を促進させる。

E. 悪心・嘔吐の予防

手術前後に悪心・嘔吐を起こす頻度は報告者によって異なるが，10-55%といわれている。意識低下や喉頭反射低下時の嘔吐は，吸引性肺炎や無気肺の原因となる。特に緊急手術や胃内容充満時の麻酔では危険性が増加する。特に日帰り麻酔での術後悪心・嘔吐は，予後を大きく左右することとなる。このような合併症の頻度を低下させる目的で，制吐薬の術前予防的投与が推奨されている。

制吐薬には，抗ドパミン作用のドロペリドール，抗ドパミン作用と消化管運動促進作用をもつメトクロプラミド，セロトニン3型受容体拮抗薬が有効である。ヒドロキシジンも制吐作用を有する。ただし，術後の悪心・嘔吐の頻度を減らすには，麻酔中に少量の静脈内投与が有効である。

F. その他

アレルギーの予防としての抗アレルギー薬，感染予防のための抗生物質が手術部位，術式に応じて投与される。特に心内膜炎の予防には重要である。そのほか，麻酔前投薬と術前に投与されている薬物などとの相乗作用，相互作用も念頭におかなければならない。

2 薬物の種類と効果

A. ベンゾジアゼピン系薬物

ベンゾジアゼピン誘導体の作用は中枢神経系への作用によるもので，その効果は鎮静，催眠，不安の軽減，筋弛緩，前向性健忘，抗痙攣活性であり，鎮痛作用はない。これら作用はγアミノ酪酸（gamma-aminobutyric acid：GABA）を介した神経抑制の増強作用であるとされている。催眠・鎮静作用は脳幹網様体に，抗不安作用および抗痙攣作用は大脳皮質および辺縁系に，筋弛緩作用は延髄および小脳に作用している。呼吸・循環系への抑制は比較的少ないが，高齢者では一過性の錯乱状態や呼吸停止の報告がみられる。慢性呼吸器疾患や中枢神経抑制薬を服用している患者では，呼吸抑制が生じやすい。一般に吸収が速く0.3-3時間で最高血中濃度に達し，効果発現が速やかである。血中半減期により，超短時間型（2-4時間）のミダゾラム，トリアゾラム，短時間型（6-10時間）のロラゼパム，ブロチゾラム，中間型（12-24時間）のニトラゼパム，フルニトラゼパム，長時間型（24時間以上）のジアゼパムに分けられる（表1）[3)4)]。

ジアゼパムは5-10 mgの経口投与が有効である。水に溶けにくく，筋肉内投与では吸収が一定でないこと，静脈内投与では血管痛と静脈炎を来すことから，経口投与以外では用いられなくなってきている。前投薬に用いられる用量で低酸素症による換気促進の低下がみられる。慢性閉塞性肺疾患患者では，肺胞換気の減少，Pa_{O_2}の低下，Pa_{CO_2}の上昇を来す。オピオイド系薬物と一緒に投与すると，無呼吸発作を起こすことがある。

ロラゼパムはジアゼパムの4倍の力価をもち，健忘は強力である。経口投与，筋肉内投与で用いられ，しばしば長時間鎮静作用を有するので，速やかな覚醒を必要としない長時間手術や処置を受ける患者に適している。

ミダゾラムは水溶性であるため，他のベンゾジアゼピン系薬物に比べて筋注時の疼痛が少なく，速効性であり，持続時間は短く，吸収が一定しているので，麻酔前投薬として広く用いられるようになった。前向性健忘はジアゼパムよりも強く，用量依存性である。0.05 mg・kg^{-1}の投与で60%

表1 催眠・鎮静に用いられる薬物

	薬物名	投与経路	投与量 (mg)	発現時間 (分)	効果時間 (分)	持続時間 (時間)	薬物相互作用
ベンゾジアゼピン系	ジアゼパム	経口	5-10	15-45	30-90	20-60	シメチジン, テオフィリン, ヘパリン
	ミダゾラム	経口	7.5-15	15-30	15-30	2-4	
		筋注	5-7	15-30	15-30	2-4	オピオイド鎮痛との相乗作用, 呼吸抑制
		静注	1-2	1-5	1-2	1-2	
	ロラゼパム	経口	1-2	15-45	120	10-20	テオフィリン
	ニトラゼパム	経口	5-10		15-45	6-8	
	フルニトラゼパム	経口	0.5-2		30	6-8	
	トリアゾラム	経口	0.125-0.25	15-30	15	3(半減期)	
	ブロチゾラム	経口	0.25-0.5		15-30	7-8	
バルビタール系	セコバルビタール	経口	50-100	10-15	15-30	1-4	ワーファリン, フェノチアジン
	ペントバルビタール	経口	50-100	10-15	30-60	3-4	
麻薬系	モルヒネ	筋注	7-15	60-90	60-120	4-5	抗コリン薬, MAOI*
	ペチジン	筋注	50-125	10-15	30-50	2-4	
α₂受容体刺激薬	クロニジン	経口	5 μg·kg⁻¹	45-60	90-120	8-13 (半減期)	徐脈, 血圧低下
	デキサメデトミジン	筋注	50-70 μg	20-60			
その他	ヒドロキシジン	経口・筋注	50-100	15-30	30	8-12	オピオイドの鎮痛作用増強

*：モノアミン酸化酵素阻害薬（monoamine oxidase inhibitor）
（Janet M. Outpatient anesthesia. In Miller RD editor. Anesthesia. 5th ed. New York : Churchill Livingstone ; 2000. p.2217-23 より一部改変引用. Kathleen RR. Preoperative medication. In : Liu PL editor. Principles and proceduresin anesthesiology. Philadelphia : Lippincott Company ; 1992. p.61-70 より改変引用）

の患者に，0.15 mg·kg⁻¹では96％の患者に健忘が得られる。ジアゼパムと同様の呼吸抑制を生じる。本邦ではミダゾラムの経口薬は市販されていないので，注射薬が経口投与されている。経口投与での生物学的利用能は15-27％で，投与量は成人で0.2-0.3 mg·kg⁻¹，小児で0.4-0.75 mg·kg⁻¹で，効果発現時間は筋注と同等である。ただし，注射薬は苦味が強いためにシロップや果汁ジュースなどに溶解して投与されている。小児用としてキャンディータイプに工夫している施設もある。経口ミダゾラムには，グレープフルーツジュースや抗真菌薬などとの相互作用の報告があり，その使用には注意を要する。なお，経口投与は適応外使用となるため，医師の判断と責任において用いることとなる。

B. バルビタール薬

バルビタール薬の主な効果は鎮静・催眠作用で，鎮痛作用はほとんどない。しかし，患者に疼痛があると，鎮静よりも見当識障害を起こすことがある。前投薬としては，ペントバルビタール，セコバルビタールが用いられる。通常，手術前夜の就寝時，あるいは麻酔導入2時間前の経口投与，または1時間前の筋肉内投与が行われる。呼吸・循環系に対して軽度の抑制があり，まれに悪心・嘔吐がある。作用時間が短いものほど副交感神経反射を高める。高齢者では興奮状態を来すことがある。

C. α_2アドレナリン受容体刺激薬

　α_2アドレナリン受容体刺激薬は，高血圧や精神障害の治療薬として使用されてきたが，鎮静・抗不安・循環安定化作用などを有することから，麻酔科領域で利用されるようになった．経口投与での吸収は良好で生体利用率は100％に近く，血漿中のピーク濃度は経口投与後1-3時間にみられる．この薬物の半減期は平均12時間（6-24時間）である．α_2アドレナリン受容体刺激薬であるクロニジンが，その作用を利用して麻酔前投薬として広く用いられている[5]．

　クロニジンは2-5 $\mu g \cdot kg^{-1}$が経口投与される．鎮静効果は用量依存性で，6時間以上持続するが，麻酔覚醒に与える影響は少ない．腎臓から排泄されるので，腎機能低下患者では作用が遷延する．胎盤を容易に通過するが，胎児に対する影響は少ない．唾液分泌抑制作用を有するが，アトロピンほどではない．クロニジン自体は胃液の量やpHに影響を与えない．

　クロニジンと麻酔薬との相互作用に関する論文は多く，麻酔導入に必要な吸入麻酔薬や静脈麻酔薬の投与量を減少させる．クロニジン5 $\mu g \cdot kg^{-1}$経口投与は，静脈麻酔薬プロポフォールの麻酔導入量を約30％程度減少させ，ラリジアルマスク挿入時の必要量を約20％減少させた[6]．また，カテコラミン分泌を鈍化させることにより，気管挿管に伴う血圧上昇を抑制する．脊髄くも膜下麻酔でも効果発現時間を速め，感覚・運動遮断時間を延長させる．また，脊髄くも膜下腔に投与されたフェンタニルやモルヒネの鎮痛効果を増強させる．しかし，麻酔中の徐脈や低血圧の発生頻度が40-50％生じるといわれ，注意が必要である．

　デキサメデトミジンは単独で，鎮静，鎮痛，唾液分泌抑制，循環安定化，麻酔薬必要量の減少など，麻酔前投薬としての目的を兼ね備えている．デキサメデトミジン2.5 $\mu g \cdot kg^{-1}$筋肉内投与は，ミダゾラム0.07-0.08 $mg \cdot kg^{-1}$と同程度の鎮静およ び抗不安効果を示すが，ミダゾラムより精神運動障害や逆行性健忘を来しにくい．

D. ヒスタミンH_2遮断薬

　ヒスタミンH_2遮断薬は，胃酸分泌を用量依存的かつ競合的に抑制し，その程度は薬物の血漿濃度と相関する．また，ガストリンによって惹起される胃酸分泌やムスカリン性作動薬による酸分泌も抑制する．就寝前と手術1-2時間前の投与により，胃液のpHを2.5以上に保つことが可能である．

　ヒスタミンH_2遮断薬の種類と投与量は表2[7]に示した．

　シメチジン，ラニチジン，ファモチジンの消失半減期は2-3時間である．ただし，ラニチジンは肝機能不全患者では有意に延長する．

　シメチジンは酵素チトクローム P-450を阻害することによって，ジアゼパムやミダゾラムなどの薬物代謝を抑制し，その血漿濃度を上昇させる．また，肝血流を約30％減少させるので，肝臓での代謝が肝血流に依存している薬物（クロニジン，プロプラノロール，リドカイン，ブピバカインなど），ワルファリン，テオフィリン，フェニトインなどの作用も助長する．ラニチジンやファモチジンは，酵素チトクローム P-450を阻害しないので，これらの薬物との併用は可能である．

　ラニチジンの胃酸分泌抑制作用は，シメチジンの約8倍ある．心血管系および中枢神経系への影響は，シメチジンより少ない．ファモチジンのそれはシメチジンの約30倍で，持続時間も長い．内分泌系への影響はない．水なしで飲める口腔内崩壊錠も存在するので，内服不可能な患者でも注射をせずに投与可能である．

　徐放製剤のロキサチジンアセタートは，作用時間が約20時間と長期にわたる．胃酸分泌抑制作用はシメチジンの約6倍で，粘膜保護作用があり，内分泌系，肝薬物代謝酵素には影響を及ぼさない．

表2 胃液の調節に用いる薬物

	薬物名	投与経路	1回投与量
ヒスタミン H_2 遮断薬	シメチジン	筋注	200 mg
	ラニチジン	経口	150 mg
		筋注・静注	50 mg
	フェモチジン	筋注	20 mg
		静注	20 mg
	ロキサチジン	経口	75 or 150 mg
		静注	75 mg
	ラフチジン	経口	10 mg
制酸薬	クエン酸ナトリウム	経口	10-20 ml (0.3M)
	メトクロプラミド	経口・点滴	$0.15-0.3\ mg \cdot kg^{-1}$
制吐薬	ドロペリドール	筋注・静注	0.25-2.5 mg
	メトクロプラミド	経口・点滴	$0.15-0.3\ mg \cdot kg^{-1}$
セロトニン3型受容体拮抗薬	オンダンセトロン	経口・静注	4 mg
	グラニセトロン	経口	2 mg
		静注・点滴	$40\ \mu g \cdot kg^{-1}$
	トロピセトロン	経口	5 mg

(水島 裕編. 今日の治療薬2001. 東京；南光堂：2001. p.658-60より改変引用)

E. 制酸薬

制酸薬は胃腔内の酸を中和する塩基性化合物で，一般的にはアルミニウムとマグネシウムの水酸化物が使用される。制酸薬の効果は，誤嚥が生じた場合の病変を軽減する可能性はあるが，胃内容量を減らすわけではない。制酸薬がもっとも有用なのは，緊急手術においてヒスタミン H_2 遮断薬を効かせる時間がない場合である。8.4％重炭酸ナトリウムを数ml投与することにより胃の酸度を中和できるが，胃内容物と完全に混じり合うには20分かかる。胃液酸度の中和には，0.3Mクエン酸マグネシウムまたは0.3Mクエン酸ナトリウムを麻酔導入15-60分前に10-20 ml投与する。

F. 制吐薬

術後の悪心・嘔吐（postoperative nausea and vomiting：PONV）予防には，メトクロプラミド，ドロペリドール，セロトニン3型受容体拮抗薬が用いられる。特に近年，セロトニン3型（5-HT_3）受容体拮抗薬の有効性がいわれている。PONVの予防効果を5-HT_3受容体拮抗薬であるオンダンセトロンとドロペリドール，メトクロプラミドで比較すると，オンダンセトロンとドロペリドールはメトクロプラミドよりも有効であるとされた[8]。

5-HT_3受容体拮抗薬の作用点は，腸管の5-HT_3受容体レベルでのセロトニン情報の遮断にある。つまり迷走神経求心性線維を化学的に切離し，嘔吐中枢での5-HT_3上昇と活動を抑制したものと考える。経口投与と静脈内投与では，吸収率が経口投与で60％，静脈内投与で100％であるにもかかわらず，制吐作用は経口投与のほうが良いことが分かった[9]。5-HT_3受容体拮抗薬としては，オンダンセトロン，グラニセトロン，トロピセトロン，ドラセトロン，ラモセトロンがある。オンダンセトロンの至適投与量は，成人で4 mg，小児で0.1 $mg \cdot kg^{-1}$とされている。

抗ドパミン作用と消化管運動促進作用をもつメ

トクロプラミド（10 ml経口または静脈内投与）は胃の運動を高め，幽門括約筋を弛緩して胃内容の排出を促進する。静脈内投与後1-3分内，経口投与後30-60分以内に作用が発現する。大量投与も可能で，副作用は通常軽度であるが，腹痛やドパミン作用の遮断による中枢神経症状を来す。本薬物の作用は，アトロピンによって消失する。ヒスタミン H_2 遮断薬や制酸薬と併せて用いると有効である。待機的手術では，前日夜のヒスタミン H_2 遮断薬経口と当日朝のメトクロプラミド投与の組み合わせが有効である。

ドロペリドールは麻酔領域でもっとも盛んに用いられている有効な制吐薬である。術後の悪心・嘔吐の頻度を減らすには，ドロペリドールを術前投与するのではなく，麻酔中に少量（0.125-0.25 mg）を静脈内投与するほうが有効である。

G. 抗コリン薬 (表3)[4) 10)]

アトロピンは延髄や高位大脳中枢を刺激し，迷走神経遮断効果を示す。通常前投薬として投与される0.5-0.6 mgの筋肉内投与では，眼内圧上昇，内臓牽引，スキサメトニウムによる徐脈などの副交感神経性作用を抑えるには不十分である。アトロピンの作用としては，細気管支拡張に伴う生理的死腔を増大，気道内分泌物の抑制，心血管系では頻脈になるが，一過性の脈拍数減少を呈する。また，心房心室結節の機能的不応期を短縮し，心房細動や粗動を示す患者では心室拍動数を増加させる。緑内障患者での使用は，狭隅角性緑内障で眼内圧を上昇させる危険性があるが，広隅角性緑内障では眼圧が上昇することはほとんどない。通常の投与量では問題にならないといわれている。中毒量では中枢興奮状態を示し，不安，過敏性，指南力消失，幻覚，譫妄を来す。体温上昇を来し，皮膚血管を拡張させる。顔面の特定箇所に著明に現れてアトロピン潮紅といわれる。

スコポラミンは血液脳関門を容易に通過し，低用量で中枢作用を呈する。

表3 抗コリン薬物の比較

	投与経路	投与量 (mg)	発現時間 (分)	効果時間 (分)	持続時間 (時間)	鎮静	心拍数増加	有害反射抑制	唾液・気道内分泌物抑制	胃液分泌抑制	気管支拡張	散瞳
アトロピン	経口	0.4-0.6	30-60	60-120	4		++	+	+	+	+	+
	筋注	0.4-0.6	30	60-120	4	+						
	静注	0.4-0.6	1	2-4	0.5							
スコポラミン	経口	0.4-0.8	15-30	60	2-3		+	++	++	+	++	+
	筋注	0.3-0.6	30-60	60-120	1	++		++	++			
	静注	0.3-0.6	10	50-80	4-6							
グリコピロレート	筋注	0.1-0.3	15-30	30-45	4-6	−	+	+	++	++	+	+−
	静注	0.1-0.3	1	3-5	2							

(Kathleen RR. Preoperative medication. In : Liv PL editor. Principles and proceduresin anesthesiology. Philadelphia : Lippincott Company ; 1992. p.61-70 より改変引用および丸山洋一. 前投薬. 下地恒毅編. アトラス麻酔学. 東京 : 金原出版 ; 1989. p.17-23 より改変引用)

傾眠，記憶喪失，疲労，REM睡眠の減少とともに，夢のない睡眠を来す。常用量で瞳孔は明らかな散瞳と調節麻痺を来す。少量ではアトロピンより徐脈を来しやすい。

グリコピロレートは血液脳関門を通過しないので，スコポラミンのような鎮静作用はない。作用発現は，アトロピンより緩徐なため頻脈を起こすことが少なく，作用時間も長い。胃液の分泌量を減少させ，pHを上昇させる作用がある。

3 前投薬の投与法

麻酔前投薬の投与は，目的に合った薬物を，個々の患者に合わせて投与すべきである。一般的な投与方法は，経口投与，筋肉内投与，静脈内投与，直腸内投与が挙げられる。通常は目的に応じて2-3薬が併用され，投与時期は手術当日および前日（前夜）に行われる。予定手術のように麻酔導入時間が決定している場合は，麻酔前投薬の投与時間も指定できるが，緊急手術や入室時間が未定の症例では，投薬時間を指定することが困難である。術前の患者負担を考慮すれば，可能なかぎり経口投与とすべきである。経口投与が不可能な場合は，筋肉内投与が行われる。薬物の種類によっては，手術室搬入後の静脈内投与でその役目を果たすことが可能である。直腸内投与は小児を除いて一般的ではない。

抗不安薬や催眠薬，鎮静薬は，手術前日の就寝時および手術当日に投与される。手術当日は，経口投与可能であれば導入2時間前に投与する。経口が不可能な場合は，麻酔導入30分前に筋肉内投与または皮下投与が行われる。ベンゾジアゼピン系薬物は，胃からの吸収がよいので，血中への移行時間（約1時間）を考慮して投与すればよい。また，前向性健忘作用を利用して，麻酔導入直前の静脈内投与も効果があるかもしれない。鎮静，麻酔導入を円滑にする目的でのベンゾジアゼピン系薬物やバルビツレート薬，ヒドロキシジンは，経口投与では2時間前に，筋肉内投与では麻酔導入30分前に用いられる。また，必要に応じで前夜就寝時に睡眠薬として投与される。麻酔の円滑導入，導入薬の減量目的で投与されるクロニジンは，麻酔導入2時間前に$5\ \mu g \cdot kg^{-1}$が経口投与される。開心術では，麻酔薬が麻酔導入30分前に用いられる。

麻酔前投薬の適切な投与量を決めることは，個人差があるので容易でない。個人個人に適した鎮静度を決定する方法の一つにpatient-controlled premedicationの概念が導入されている。つまり患者自身が鎮静の要求に応じで鎮静薬の投与量を決定するものである。成人においては，疼痛管理に使用するPCAポンプ（patient-controlled analgesia：PCA）を用いて，ジアゼピンやミダゾラムが投与されている[11]。この方法は鎮静，抗不安をもたらすのに必要な鎮静薬の量が少なくてすみ，かつ患者の満足度が高い。小児でのpatient-controlled premedicationには，ミダゾラムキャンディーやミダゾラム・アトロピン含有キャンディーの調剤で検討されている。

抗コリン薬は，麻酔導入30分前に筋肉内投与がされている。しかし，その効果と副作用から必要な症例において麻酔導入直前の静脈内投与が普及しつつある。

ヒスタミンH_2遮断薬は，手術前日就寝時の内服と麻酔導入2時間前の内服か30分前に筋注される。1回投与でも胃液量の減少とpHの上昇は認められるが，吸引性肺炎予防の安心感を得るためには2回にわたる投与が推奨される。悪心・嘔吐予防としては，メトクロプラミド，ドロペリドールが使用される。術後の嘔吐予防ならば，術中ドロペリドール0.25 mg静脈内投与のほうが有効である。セロトニン3型受容体拮抗薬は，術後の嘔吐予防や治療には有効であるが，本邦では適応が承認されていない。

リドカイン含有テープ薬は，治験時のデータでは30分から90分の貼付での効果が同等であった

ことから，効能書きには穿刺30分前の貼付が勧められている。完全なる効果を得るには，2時間以上の貼付が必要である。

前投薬の第1の目的は，患者に不安を与えないことである。前投薬の投与法も患者に負担のかからない方法を選択すべきである。

4 禁飲食

予定手術では，吸引性肺炎の予防のために術前の禁飲食が行われ，教科書的には麻酔導入の最低8時間前からの禁飲食が命じられている。通常，胃内容は，胃液によりでい粥状から液状となってから2-3時間で排出される。炭水化物がもっとも速く，タンパク食，脂肪食の順に排出される。禁食時間が長ければ胃内容量は減少する。一方，水やその他の液体物は，幽門括約筋の収縮にかかわらず流出し，清澄な液体は摂取後2時間でほぼ完全に排泄される。禁食の間の胃液分泌は著明に低下しているが，約 $0.6\ ml\cdot kg^{-1}\cdot hr^{-1}$ 程度の胃液が分泌され，一部は十二指腸に排泄されるが，残りは胃内に貯留する。

長時間の禁飲は，むしろ胃液量を増量し，術後の嘔吐の頻度も高かったとの報告もある。最近の研究でも，麻酔導入2時間前に150 mlの水または清涼飲料水を飲ませても，胃液の量とpHは長時間禁飲症例と差がなく，術前2時間前の少量の飲水は吸引性肺炎の危険性を増大させることにはならないとしている。

ノルウェーの術前経口摂取ガイドライン[12]では，軽食摂取6時間後での胃内食物残渣物は存在せず，健康成人では十分麻酔導入が可能であるとしている。軽食は麻酔導入6時間前，ミルクは4時間前，清澄水は2時間前まで摂取可能とし，導入1時間前での経口的前投薬投与においても，150 mlの水分は良いとしている。小児では麻酔導入直前でも，75 mlまでの水分投与が許可されている。

長時間の禁食は必要ないが，数時間の禁食であれば患者の不快感も少なく，誤嚥などの副作用を考えれば，従来どおり健康成人での固形物の禁食時間は術前8時間，水分制限は2-3時間前までとし，麻酔直前での内服薬投与時の水分は最高30 mlとするのがよい。

ただし，胃内容排泄が遅延する可能性があるときは，禁飲食時間を延長させるべきである。術前の不安や痛みは胃液分泌を抑制し，胃内容排泄遅延を起こすとされていたが，従来いわれているほどの影響は及ぼさない。そのほか，麻酔前投薬として使用される麻薬は胃内容排泄を著明に抑制し，ヒスタミン H_2 拮抗薬は胃酸分泌を抑制するが，胃内容排泄は遅延する。また，妊婦はプロゲステロンにより胃の緊張性および運動性が低下し，さらに物理的圧迫により胃内容の排泄は抑制される。これら胃内容排泄を抑制する因子を有する症例では，禁飲食に対する注意が必要である。

参考文献

1) A report by the American Society of Anesthesiologists Task Force on Preoperative Fasting. Practice guidelines for preoperative fasting and the use of pharmacologie agents to reduce the risk of pulmonary aspiration : Application to healthy patients undergoing elective procedures. Anesthesiology 1999 ; 90 : 896-905.
2) 中木敏夫．LiSA編集部「麻酔前投薬に関するアンケート」結果報告，こだわりの麻酔前投薬は？ LiSA 2000 ; 7 : 142-6.
3) Janet M, van Vlymen, Paul FW. Outpatient anesthesia. In : Miller RD editor. Anesthesia. 5th ed. New York : Churchill Livingstone ; 2000. p.2217-23.
4) Kathleen RR, David AR. Preoperative medication. In : Liu PL editor. Principles and proceduresin anesthesiology. Philadelphia : Lippincott Company ; 1992. p.61-70.
5) 西川俊昭, 土肥修司. 臨床麻酔における α_2 アドレナリン受容体作働薬の有用性と使用上の問題点 —I. 麻酔前投薬，麻酔補助効果および循環作用について—. 麻酔　1996 ; 45 : 1490-502.
6) Goyagi T, Tanaka M, Nishikawa T. Oral clonidine

premedication reduces propofol requirement for laryngeal mask airway insertion. Can J Anaesth 2000 ; 47 : 627-30.
7) 水島　裕編. 今日の治療薬2001. 東京 ; 南光堂 : 2001. p.658-60.
8) Domino KB, Anderson EA, Polissar NL, et al. Comparative efficacy and safety of ondansetron, droperidol, and metoclopramide for preventing postoperative nausea and vomiting : A meta-analysis. Anesth Analg 1999 ; 88 : 1370-79.
9) 南　勝, 遠藤　秦, 大桶華子. セロトニン・アンタゴニスト : 制吐薬の薬理―嘔気　嘔吐とセロトニン系の役割―. LiSA 2001 ; 8 : 306-16.
10) 丸山洋一. 前投薬. 下地恒毅編. アトラス麻酔学. 東京 : 金原出版 ; 1989. p.17-23.
11) Galletly DC, Short TG, Forrest P. Patient-administered premedication by iv midazolam for ambulatory surgery. Acta Anaesthesiol Scand 1996 ; 40 : 331-7.
12) Soreide E, Hausken T, Soreide JA, et al. Gastric emptying of a light hospital breakfast a study using real time ultrasonography. Acta Anaesthesiol Scand 1996 ; 40 : 549-53.

（大江　容子）

Chapter 2

全身麻酔に使う装置と器具

STANDARD

2-A 麻酔器

　麻酔器は酸素や吸入麻酔ガスを供給し，安全に全身麻酔を行うことを目的に設計されたものである．その詳細は，国際標準化機構（International Standards Organization：ISO）と日本工業規格（Japan Industrial Standard：JIS）により規定されている[1]．複雑な機構を備えた最新の麻酔器には，種々の安全機構が完備している反面，ガス供給源の誤接続，警報装置の故障，安全機構の誤動作などの障害は時として直面する問題である．麻酔科医は，麻酔器の個々の構造や医療ガスの供給環境を熟知し，点検不備による麻酔器の故障事故は重大な事故につながる危険性があることを念頭におく必要がある．

1 麻酔器へのガス供給システム

　麻酔器に医療ガスを供給する源は，以下の2つがある．

A. ガスボンベ（gas cylinder）（表1）

　気体を高圧下に詰めて貯蔵する金属製容器である．ボンベから供給される圧は高いので，使用の際は減圧弁で適当な放出圧に調節しながら用いる．ボンベは充填するガスの種類に応じて外面が塗色され，口金に近い斜面に容器番号，ボンベ容積〔V l（V：volume）〕，質量〔W kg（W：weight）〕，耐圧試験圧力〔TP kg・cm^{-2}（TP：test pressure）〕，最高充填圧力〔FP kg・cm^{-2}（FP：filling pressure）〕などが刻印されている．

1）酸素

　酸素の液化臨界温度は－118.8℃のため常温では気体として圧縮される．最高充填圧力は150 kgf・cm^{-2}（35℃）で，耐圧試験圧力はその5/3倍と決められている．使用するに従い充填圧が減少するので残量はボンベ容積とボンベ内圧の積から求められる．

2）亜酸化窒素

　液化臨界温度が36.5℃と高いため，室温では液体である．ボンベ内のすべてを液体で充填すると，温度上昇時に液体が膨張し内圧上昇によるボンベ破裂の危険があるため，通常90％まで充填するようになっている．高圧ガスが急に膨張する際周囲から気化熱（41 cal・g^{-1}）を奪い温度が下がるため，減圧弁の周囲には大気中の水蒸気が冷やされて結露が生じる（Joule-Thomson効果）．液化亜酸化窒素ガスがあるかぎりボンベ圧は温度により一定である（20℃で50.3 kgf・cm^{-2}，30℃で62.6 kgf・cm^{-2}）．したがって，ボンベ残量を知るには重量を量る必要がある．液体が消費されガスのみになると内容量の80％が消費されたことに

表1 各種ガスボンベの特徴

種類	色（日本）	色（ISO）	内部の状態	最高充填圧 ($kgf \cdot cm^{-2}$)	ボンベ 内容積	ボンベ 空重量	ボンベ 充填量
酸素	黒（医療用：緑）	白	気体	150	3.5 l 10 l 47 l	6 kg 15 kg 57 kg	500 l 1500 l 7000 l
亜酸化窒素	灰（医療用：青）	青	液体	50.3 (20℃)	3.5 l 10 l 40 l	6 kg 15 kg 50 kg	2.5 kg 7.5 kg 30 kg
空気	灰（医療用：黄）	黒/白	気体	150	3.5 l 10 l 47 l	6 kg 15 kg 57 kg	500 l 1500 l 7000 l

高圧ガス取締法に基づく容器保安規則では，空気も窒素もその他のガスとして灰色になっており医療ガスの識別に困るので，JIS T7201では医療用特定色を定めている。酸素は緑，亜酸化窒素は青で，ボンベには上1/2以内にこの色を重ねて判別に役立てている。その他，配管，コネクタ部なども医療用特定色を用いている。

〔参考〕ガス圧力単位の換算表

$kgf \cdot cm^{-2}$	KPa	mmHg	atm	psi*
1	98.1	736	0.968	14.2
0.0102	1	7.5	0.00987	0.145
0.00136	0.133	1	0.00132	0.019
1.033	101.3	760	1	14.7
0.07	6.89	51.,7	0.068	1

＊：pounds per square inch

ガスの圧力単位として，一般に$kg \cdot cm^{-2}$が使われてきたが，kgは質量の単位であり，重力の影響を受ける。このため，力（force：f）の要素を取り入れて圧力は$kgf \cdot cm^{-2}$と表すのが正しく，近年麻酔器では$kgf \cdot cm^{-2}$が慣用表示されている。しかし圧力の国際単位（SI）はパスカル（Pa：$N \cdot m^{-2}$）であり，100kPa＝1.02$kgf \cdot cm^{-2}$の関係にあり，両者併用されていることも多い。

なり，ボンベ内圧は急速に減少し始める。亜酸化窒素のような液体ボンベは直立して使用し，転倒防止に留意する。臨界温度を超えても理想気体にはならず安全弁が噴くほどの内圧上昇は起こりにくいが，直射日光が当たる場所は避け通風のよい40℃以下の場所に保管する。

3）混合ガス

2種類以上のガスが一定の割合で混合充填されている。30％あるいは50％亜酸化窒素＋酸素のものが，歯科や産科で用いられている。その他，ガス分析校正や吸入療法用に5％二酸化炭素やヘリウム混合ガスが日常使用されている。

B. 中央配管システム（表2）

ガス供給源をまとめて専用機械室や屋外に設置し，パイプラインで手術室や病室壁面にガスを導

表2 わが国の医療ガス配管

種類	識別色	記号	標準圧力	配管末端器最大流量 ($l\cdot min^{-1}$)
酸素	緑	O_2	$4.0\pm 0.5\ kgf\cdot cm^{-2}$	≥ 60
亜酸化窒素	青	N_2O	$4.0\pm 0.5\ kgf\cdot cm^{-2}$	≥ 40
空気	黄	AIR	$4.0\pm 0.5\ kgf\cdot cm^{-2}$	≥ 60
窒素	灰	N_2	$7.5\pm 1.5\ kgf\cdot cm^{-2}$	≥ 300
吸引	黒	VAC	$-400\pm 100\ mmHg$	≥ 40
余剰麻酔ガス	赤	AGS	$-450\pm 100\ mmHg$	≥ 400

く方法である．麻酔器へのガス供給は，現在ほとんどの病院でこの中央配管システムが採用されている．酸素は内容積175 l の可搬式超低温液化酸素ボンベをマニフォールドシステムで貯蔵している施設が増加している．この方法は酸素消費量が多い大病院では経済的で，交換の手間がかからず設置スペースも縮小化できるからである．マニフォールドシステムとは，高圧ガスボンベおよび，可搬式超低温容器の集合装置のことで，左右それぞれに複数のボンベ（バンクという）を並列に連結して，中央部に圧力制御器と自動切換器を設置し，ガスを持続的に供給する方法である．亜酸化窒素や窒素もこのシステムで貯蔵されている．たとえば，Aバンクの圧が低下すると（通常7 $kgf\cdot cm^{-2}$以下），自動切換器によりBバンクからガスが供給され始める．平成9年改正のJIS T7101（医療ガス配管設備）[2]では，第1および第2供給装置のほかに，当該病院の予想使用量の1日分以上を供給できる予備供給装置の設置も義務付けられている．液化酸素はボンベ内では-183℃で貯蔵され，熱交換器で気化させる．定置式超低温液化酸素貯槽（CEシステム）のタンクは，パーライト粉が詰められた二重ステンレス槽で，250 psi（17.5 $kgf\cdot cm^{-2}$）の内圧に耐えられるように設計されている[3]．通常の内圧は7-8 $kgf\cdot cm^{-2}$で，減圧弁にて中央配管圧力の4 $kgf\cdot cm^{-2}$に減圧される．液化酸素1 l は気化すると，室温，1気圧下で860.6 l の酸素ガスになる．可搬式超低温液化酸素ボンベ1本は132 m^3の酸素ガスに気化し，これは容積47 l の高圧酸素ボンベ（酸素7000 l）の18.9本に値する．医療ガスの配管は脱酸銅管が用いられ，吸引用は対腐食性の観点からステンレス管も認められている．配管端末器（アウトレット）は手術室や病室の壁に自動休止型のソケットアセンブリとして取り付けられるか，天井などからホースリール式として接続するのが一般的である．壁面のソケットアセンブリは左側あるいは上側から，酸素，亜酸化窒素，圧縮空気，吸引の順に取り付けることになっている．配管端末のソケットアセンブリとアダプタプラグの接続は，ガスの種類別に特有の形状を用いて他のガスとの互換性をなくしている．代表的なものはピン・インデックス・セイフティシステムである（図1）．これは，ソケットアセンブリのピンの穴の数や配列方法をガスごとに区別する方法である．この方式は簡便であるが，アダプタ側のプラグピンの折損などにより誤接続が起こりえることが一番の問題である（日本麻酔科学会の医療ガス設備に関する異常調査の中でもっとも頻度が多い）．このほかには，ソケットアセンブリのはめあいリングの口径で区別するシュレーダー方式が普及している．このほかISOでは，ネジ式接合でガス漏れや誤接続事故が少ないアメリカ中心のdiameter index safety system（DISS）方式，欧州中心のnon-interchangeable screw threads（NIST）方式が採用されている．

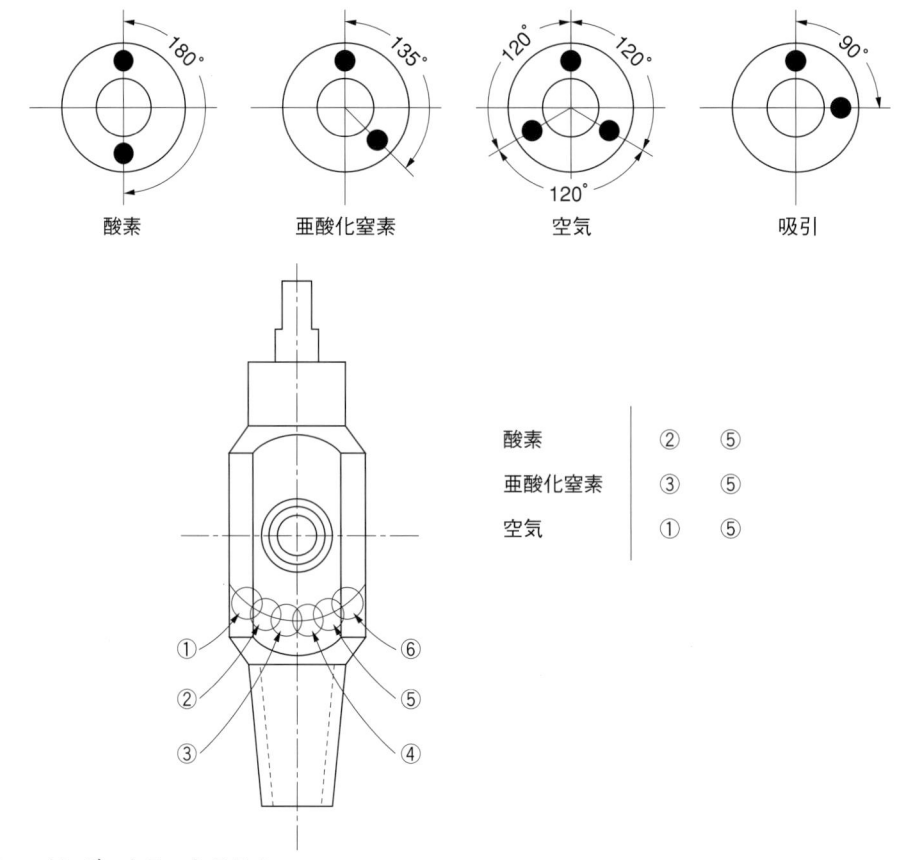

図1 ピン・インデックス・システム
上図 ソケットアセンブリ（中央配管）
下図 ガスボンベ

2 麻酔器の基本構造

　麻酔器は本体と回路部分の2つの主要な部分に大きく分けられる。本体の基本構成は，① ガス供給システムからの接続部，② 圧力調整器（減圧弁），③ 流量調節装置，④ 緊急酸素供給弁（酸素フラッシュ），⑤ 安全装置（酸素供給圧警報装置，ガス供給遮断安全装置，低酸素混合ガス防止装置），⑥ 気化器などである[4]。図2に本体部分の構造図を示した。

A. ガス供給システムからの接続部

　麻酔器へのガス供給源は中央配管とガスボンベである。

1）ガスボンベとの連結部（図3）

　ニップルおよびインデックス・ピン部にガスボンベのアウトレットとインデックス・ピン穴をヨークに固定し，減圧弁は麻酔器に内臓されたものを用いる。ガスボンベのピン・インデックス・セイフティシステムは図1のように，ニップルを中心とした同心円状にピンが配列され，ガスにより2点が異なるようになっている。麻酔器には，必ず中央配管以外にも酸素ガスボンベ連結部が備わっていないといけない。同一ボンベを2本取り付けるときは，ボンベ間におけるガスの移行を防ぐために逆止弁が設けられている。取り付けの際は，出口を安全な方向に向けて瞬時微開してゴミ

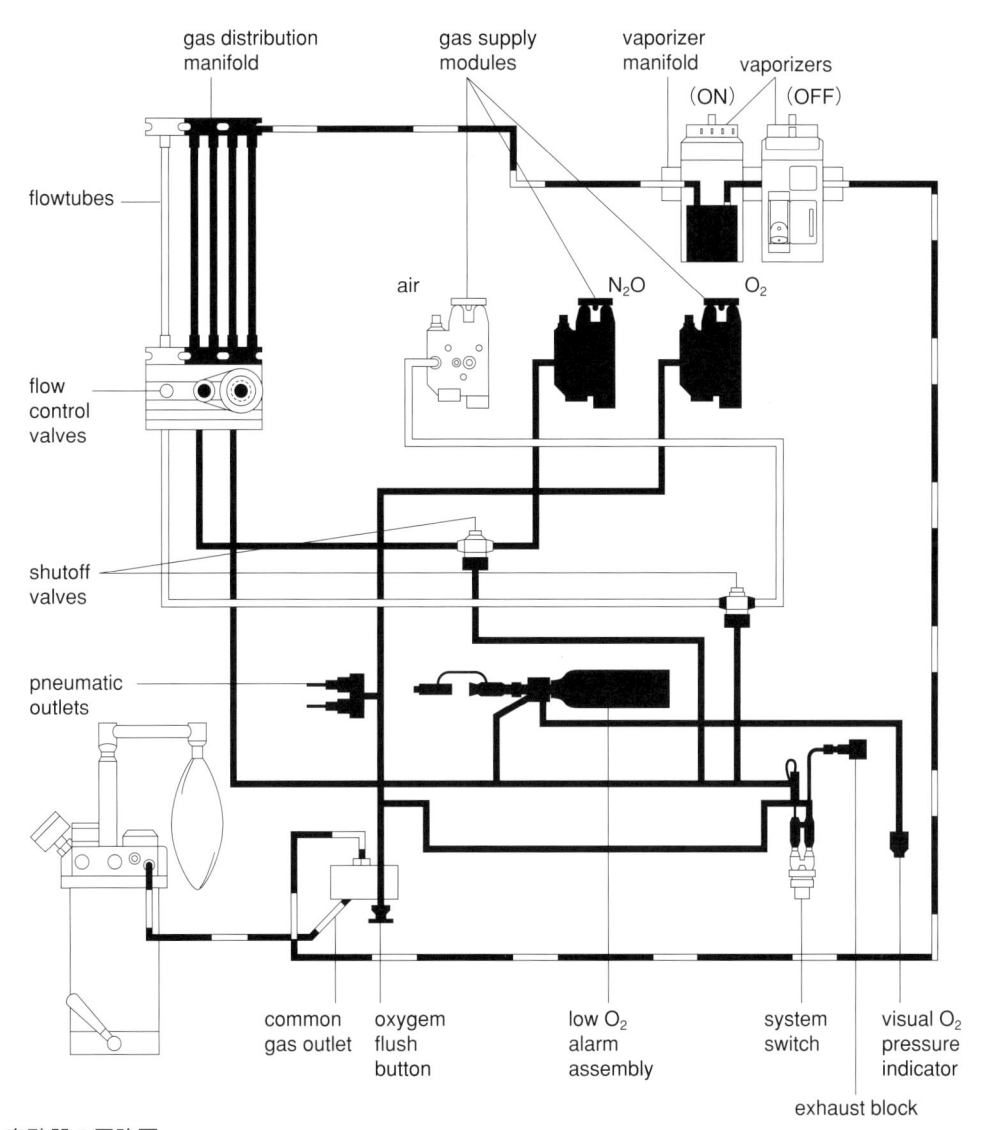

図2 麻酔器の回路図
(Sheplock GJ. EXPLORE™, The Anesthesia System. Ohmeda Education Services より引用)

を吹き飛ばしてから減圧弁を連結し，可燃性の油脂，ゴムのパッキングなどは絶対に用いてはならない。

2）中央配管との連結部

麻酔器と中央配管の配管端末器はガス別に識別色にされたホースアセンブリで接続される。ホースと麻酔器は誤接続を防ぐため，DISS方式またはNIST方式のいずれかのネジ式を用いることがJISにより定められている。本邦ではDISS方式が圧倒的に多い。

B．圧力調整器（減圧弁）（図4）

高圧ボンベ内，配管設備内などはそれぞれガス圧が異なっているので，麻酔器内のガス圧を一定に調整する必要がある。麻酔器に取り込まれたガスは，麻酔器内の圧力計を通り，まず減圧弁に向かう。減圧弁は高圧ガスの圧力を減少させるとともに，減圧弁前の一次圧が変動しても次の二次圧

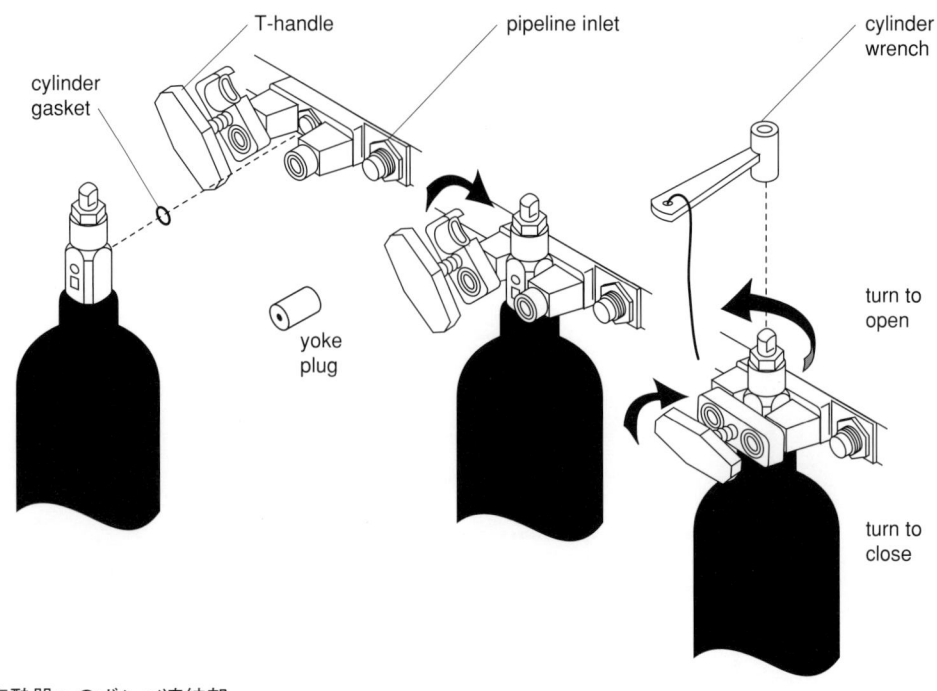

図3 麻酔器へのボンベ連結部
(Sheplock GJ. EXPLORE™, The Anesthesia System. Ohmeda Education Services より引用)

を安定して供給できるようにするためのものである。ボンベ内は酸素など満タンの場合150 kgf・cm^{-2}と非常に高圧なのでまず一次減圧を受け、中央配管のガス圧とほぼ同じ圧にされるが、必ず中央配管圧より上限圧が低くなるよう設定されている。このあと中央配管からのガスと同様にさらに減圧を受ける。医療ガス配管設備においてはJISにより、酸素の配管圧力が他のガスより0.3 kgf・cm^{-2}以上高くなるように定められている。米国規格では中央配管が接続されているときは、ボンベを開けても中央配管からの酸素が優先的に使用されるように定められ、ボンベ内圧が低下していくと一次減圧後の調整圧もそれに従い低下していくような減圧弁が取り付けられている(オメダ社製麻酔器)。本邦では、特にこのことは定められていない。

C. 流量調節装置(図5)

1) 流量計

流量計は麻酔回路に送られるガス流量を決める装置で、ガスの生理学的性質に基づき特殊な管と浮子が要求される。図5は流量計の構造図であるが、代表的なものは上方から底部に行くにしたがい内径が狭くなっているテイパー型ガラス管で構成される乾式流量計である。流量計の目盛りは$l・min^{-1}$に統一され、低流量用と高流量用の2本の管があるものは、前者を左、後者を右にして直列に配列し、1つのノブで調節する。ガスは管の底部から入り上方に向かい、回転型浮子(ボビン型ロタメータ)の重さと浮子周囲を吹き上がる気流の力が均衡するところまで持ち上げられる。ボビン型浮子はアルミニウムで作られており、体部に斜溝が彫られているので管が垂直ならガスが管壁と浮子の間の間隙を通るときに回転し管腔の中央を安定する。ボール型浮子も垂直位では精度が高

第2章 全身麻酔に使う装置と器具

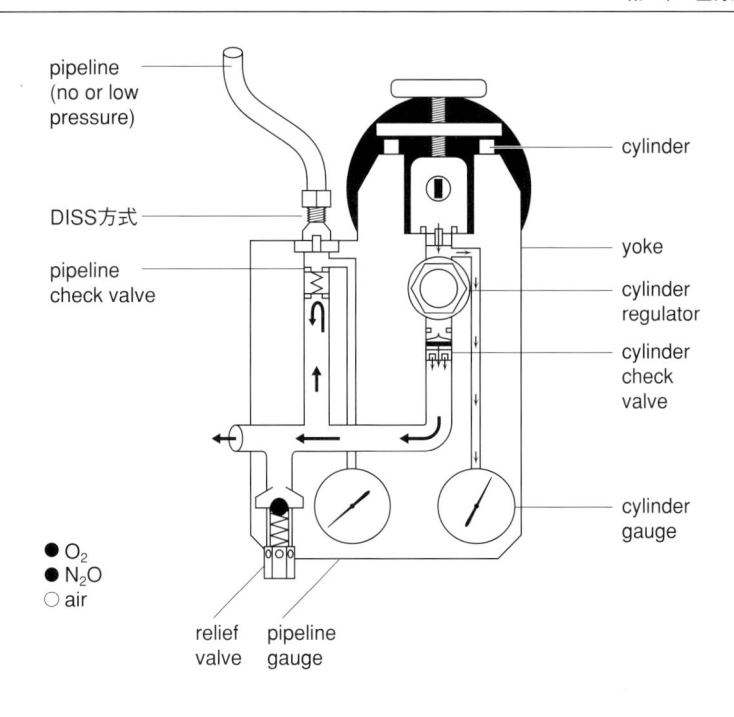

```
pipeline
(no or low pressure)
DISS方式
pipeline check valve
● O₂
● N₂O
○ air
relief valve
pipeline gauge

cylinder
yoke
cylinder regulator
cylinder check valve
cylinder gauge
```

ガス圧の分布

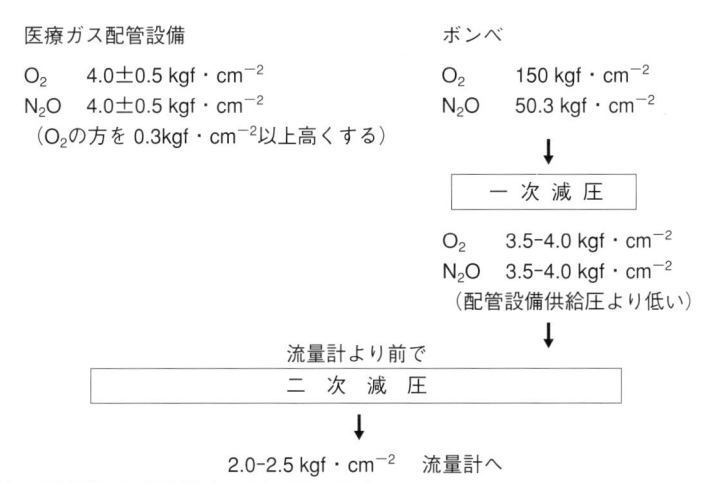

医療ガス配管設備

O_2　　4.0±0.5 kgf・cm^{-2}
N_2O　4.0±0.5 kgf・cm^{-2}
（O_2の方を 0.3 kgf・cm^{-2}以上高くする）

ボンベ

O_2　　150 kgf・cm^{-2}
N_2O　50.3 kgf・cm^{-2}

↓

一 次 減 圧

O_2　　3.5-4.0 kgf・cm^{-2}
N_2O　3.5-4.0 kgf・cm^{-2}
（配管設備供給圧より低い）

↓

流量計より前で

二 次 減 圧

↓

2.0-2.5 kgf・cm^{-2}　流量計へ

図4　供給ガス連結部（上図）と麻酔器内のガス圧の分布
（Sheplock GJ. EXPLORE™, The Anesthesia System. Ohmeda Education Services より引用）

い。乾式流量計では，低流量部では浮子と管壁の間隙が狭く気流の通り道は細長い管状となるため，流量はガスの粘性に規定される。しかし，高流量部では浮子と管壁の間隙が広くなるため，ガスの密度（分子量）に左右される。例えば酸素とヘリウムは粘性は類似しているが，密度はまったく異なる。このため 0.5 l・min^{-1}程度に設定した低流量では浮子はほぼ同じ高さになるが，高流量では酸素はヘリウムの半分程度にしか上がらない。これが，ガスの種類を間違って測定してはならない理由である。気圧も流量計の読みに影響を与える。粘性は気圧に無関係だが，密度は気圧依存性なので，標高の高い場所で気圧が 630 mmHg 以下では，設定流量より 9-20％高めに浮子が上が

43

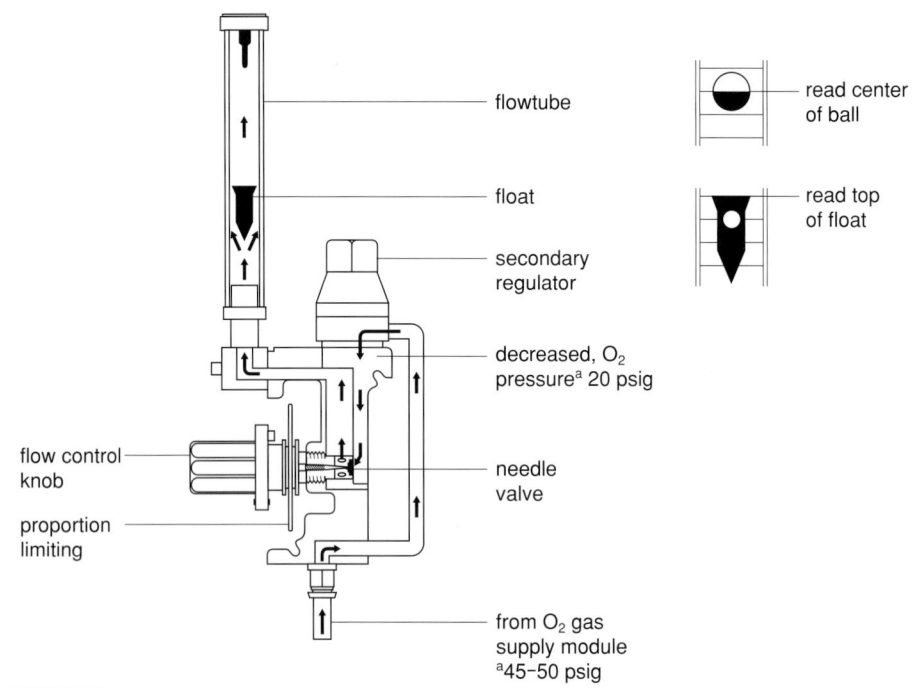

図5 流量調節装置
(Sheplock GJ. EXPLORE™, The Anesthesia System. Ohmeda Education Services より引用)

る[5]。流量計の精度は±10％（JIS）に決められている。

2）流量調節ノブと調節弁

調節ノブを反時計回りに回すと調節弁のノズルが受座から外れ，ガスが流量計の管腔に向かって流れる。調節ノブは非常に微細な機器でガスを閉めるときに過剰な力を加えると簡単に壊れるので丁寧に扱う。各調節ノブは色別にされ，さらに酸素ノブは緑色にカラーコートされた八角形の特有な形（他のガスノブは円形鋸歯状）で，ガス共通アウトレットにもっとも近い最右端に取り付けられている。さらにノブは前方に突出しており，触れただけで容易に他のガスノブと区別できるようになっている。

D. 緊急酸素供給弁（酸素フラッシュ）

急速に大量の酸素ガスが必要となる緊急時のために，一次減圧されただけのガスを流量計，気化器を通さずに直接にガス共通アウトレットに導く装置である。ボタンを押すことにより，35-75 $l\cdot min^{-1}$（JIS）のガスを流すことができ，離すとバネの力で自動的に弁が遮断される（自動閉鎖機構）。フラッシュボタンは緑色に塗られ，容易にアクセスできるように麻酔器の前面に位置するようになっている。また，偶然ボタンに触れて回路内に大量の予期せぬガスが流れたりしないように，ボタンは枠に囲まれて引っ込んでいる形状になっている。

E. 安全装置

1）酸素供給圧警報装置

酸素供給圧（元圧）が低下した場合低酸素症を防止するため，警報音を発し他のすべてのガスの供給を停止する（いわゆる"fail-safe system"）安全装置である。可視警報があればさらに好ましい。この安全装置には，警報発生装置とガス遮断装置がある。警報を発する酸素供給圧はメーカーにより異なるが，正常の供給圧の半分以下，通常

2.1–2.45 kgf·cm^{-2}以下に設定してある機種が多い．ガス遮断装置が作動する酸素供給圧は警報装置より低い別のレベルに設定され，1.75–2.1 kgf·cm^{-2}前後になっている．ガス遮断安全装置の構造は図6に示すが，供給圧が設定圧以上ならダイアフラムがバネの力に逆らってバルブを開放させ酸素以外のガスが，バルブと受座の間隙を流れていく．供給圧が低下すると，バネがバルブを受座に押し込み酸素以外のガスの流れを遮断する．警報発生装置は，酸素笛が一般的で最近は電子音の

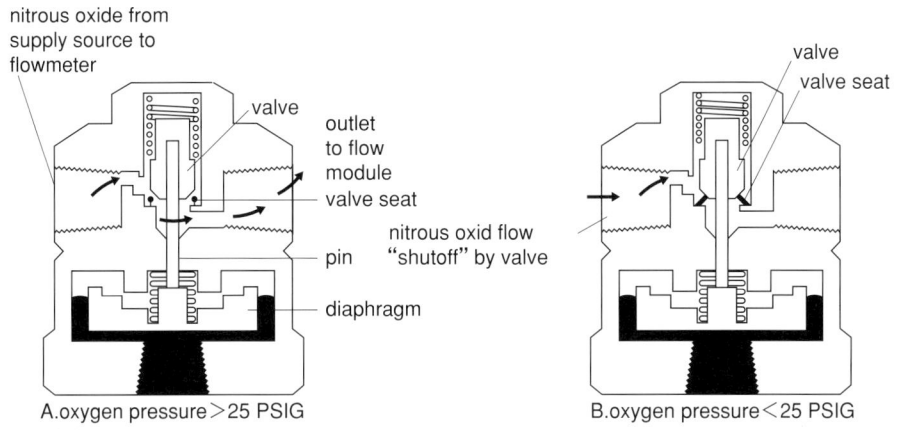

図6　ガス遮断安全装置の原理

酸素供給圧が設定値以上だとダイアフラムにかかる圧が弁を開け，亜酸化窒素が流れる（A）．酸素供給圧が低下すると〔通常酸素笛が作動する圧より低く設定されている：この例では25 psi（2.1kgf·cm^{-2}）以下〕スプリングが働き弁が弁座に向かって閉じ，亜酸化窒素の供給が遮断する（B）．

（Petty C. The Anesthesia Machine. New York : Churchill Livingstone Inc ; 1987 より引用）

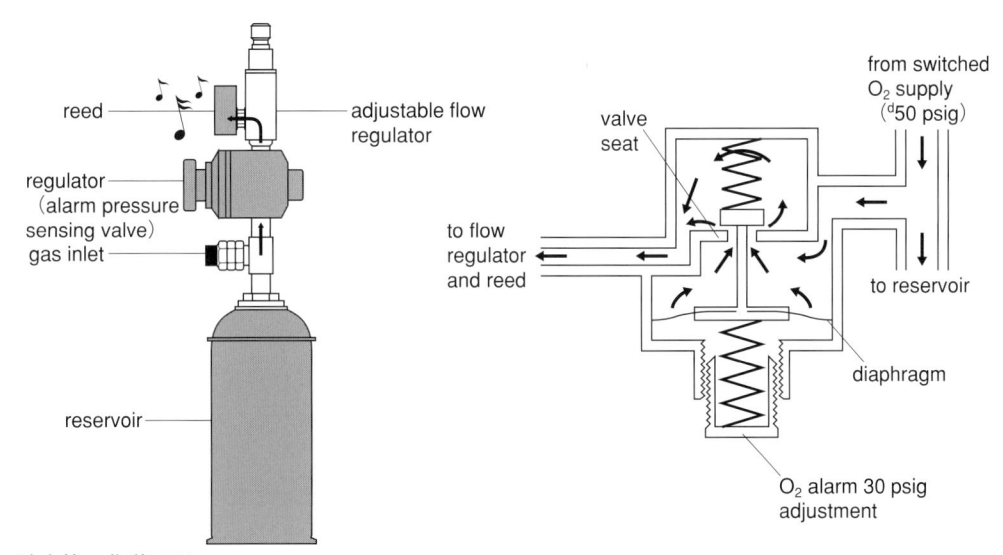

図7　酸素笛の作動原理

右側より酸素が供給されており，供給圧が30psi（2.1kgf·cm^{-2}）以下になるとスプリングによりダイアフラムが押され，酸素が笛に流れるようになっている．流量計に流れる酸素を奪ってしまい，酸素喪失が急速な場合，警報音発生が短いなどの盲点があるため，一定量の酸素がリザーバに貯えられ緊急時にはそこから酸素を供給する機構の麻酔器が増加している．

（Sheplock GJ. EXPLORE^{TM}, The Anesthesia System. Ohmeda Education Services より引用）

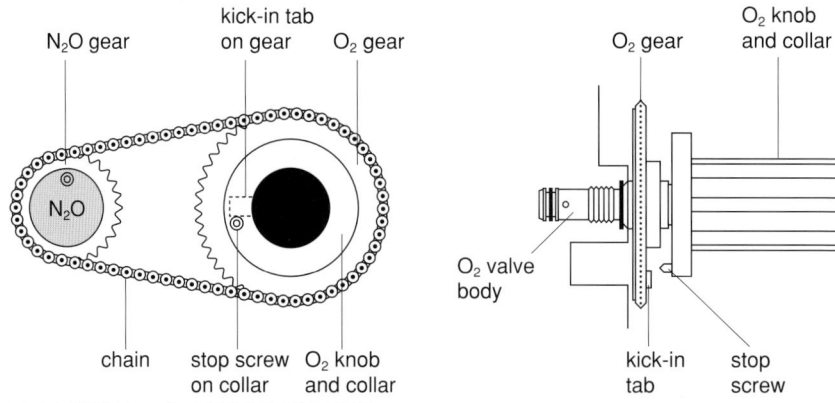

図8 チェーンによる酸素ノブと亜酸化窒素の連動
連動ギア方式の1例（オメダ社製）
亜酸化窒素のノブと酸素ノブがチェーンを介して同軸となっている。このほかにも亜酸化窒素のノブを中間ギアを介して酸素ノブに連結させている麻酔器もある。
（Sheplock GJ. EXPLORE™, The Anesthesia System. Ohmeda Education Services より引用）

機種も増加している（図7）。

2）低酸素防止装置

低酸素混合ガスを送り込まないようにする装置で，麻酔器の安全機構のなかでもっとも重要なものの一つである。JISでは，混合ガスの酸素濃度が25％を下回らないよう機構を推奨しており，酸素と亜酸化窒素の流量計相互機構として通常組み込まれている。低酸素防止装置の機構はメーカーにより異なっている。代表的なものは，①酸素流量が$2\ l\cdot min^{-1}$を超えると亜酸化窒素の供給が開始され，以後酸素流量が増加し保証されると一定量まで亜酸化窒素を流せる。酸素流量が$2\ l\cdot min^{-1}$以下になると亜酸化窒素の供給は遮断されるタイプ，②亜酸化窒素のノブを動かすと，ギアの連動により酸素ノブが同時に動き，酸素が25-30％以下にならないようにしたタイプ（図8），③酸素を流すと逆圧が生じダイアフラムを押し，亜酸化窒素が供給され始め，酸素濃度が30±5％以下になると再び亜酸化窒素の弁が閉じられるoxygen ratio monitor（ORM）機構のタイプ，などがある。

3 呼吸回路の種類

現在の基本的呼吸回路は半閉鎖式循環回路と呼ばれるもので，新鮮ガスアウトレット，Yピース，蛇管，呼気弁と吸気弁，adjustable pressure limiting（APL）弁，カニスタなどより構成される循環回路をガスが一方向性に流れるようになったものである。患者からの呼気ガスは呼気側蛇管，呼気弁を通りバッグに蓄えられ，カニスタで二酸化炭素が除かれたのち，新鮮ガスと混合し吸気弁，吸気側蛇管を通り再び患者の肺に運ばれる。また，呼気ガスの一部はAPL弁から余剰ガス排除装置へと導かれる。この回路で，APL弁を完全に閉じ，新鮮酸素ガス流入量を酸素消費量と等しくして呼気を外気に放出せず，完全再呼吸を行う場合を閉鎖式という。近年は，$0.5-1.0\ l\cdot min^{-1}$の低流量でも正確に機能する気化器が開発され，低流量麻酔が安全に行われるようになり，さらに麻酔ガスモニターの普及により，麻酔薬濃度や酸素濃度の予測や調節が難しかった閉鎖式も施行されつつある。

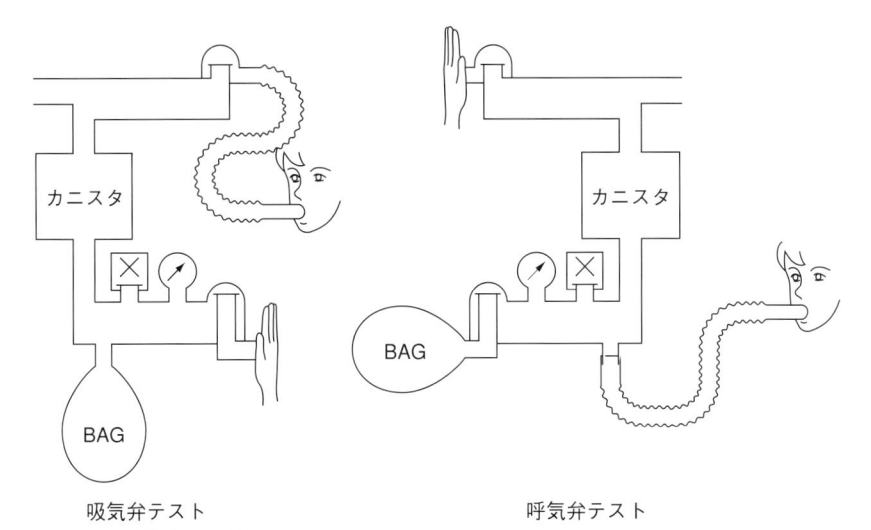

図9 呼気弁と吸気弁の簡便な1分間テスト
1) 準備：APL弁を閉じ，回路を外し，すべてのガスをOFFにする。
2) 吸気弁のチェック：バッグをバッグ接続部に，蛇管を吸気弁口に取り付け，呼気弁口を手掌で押さえる。その後，蛇管の中に静かに吹き込む。
3) 呼気弁のチェック：バッグを呼気弁口に，蛇管をバッグ接続部に取り付け，吸気弁口を手掌で押さえる。その後，蛇管の中に静かに吹き込む。
4) 結果の解釈：弁に異常がなければ，バッグは膨らまない。

A. 吸気弁と呼気弁

雲母やベークライトで作られた薄い円板で，動きが見やすいように透明ドームがかぶせてある。強い衝撃が加わると弁座から外れることがあり，再呼吸の原因となる。吸気時には，回路内の気流圧が吸気弁を押し上げ，逆に呼気弁は外から押しつけられて閉じる。呼気時も同様で，呼気弁は内側から開き吸気弁は外側から閉じられる。このように，弁はガス圧だけで一方向弁の役割をしている。図9にKimら[6]が提唱した簡便な機能確認テストを示す。

B. 蛇管，Yピース，アングルピース，バッグ

成人用蛇管の両端は外径22 mmのオス円錐に連結可能で，乳小児用には15 mmのものがある。Yピースの蛇管側はオス22 mm，患者側はオス22 mmとメス15 mmの同軸接合になっている。L型アングルピースも同様な同軸接合で，オス22 mmがマスクに，メス15 mmが気管チューブコネクタに合うようになっている。バッグはゴム製が多いが，ラテックスアレルギー対策にシリコン製も備えておく。麻酔器への連結口はオス22 mm円錐に合う。

C. APL弁

図10に示すように，ダイアフラムはスプリングにより調節され，スプリング圧によりダイアフラムが受座にかかると呼気出口を押さえ，それ以上の圧の部分だけガスを余剰ガス排除口へ導くようになっている。

D. カニスタ

カニスタ（canister）とは，再呼吸式呼吸回路で二酸化炭素を吸収するため，中に二酸化炭素吸収剤を入れた容器をいう。カニスタに充填する二酸化炭素吸収剤には，ソーダライムとバラライムがある。ソーダライムは，$Ca(OH)_2$（80％），$NaOH$，水分（14-19％）などからなる。このほかに吸収速度を増すためにKOHや，ダスト化に

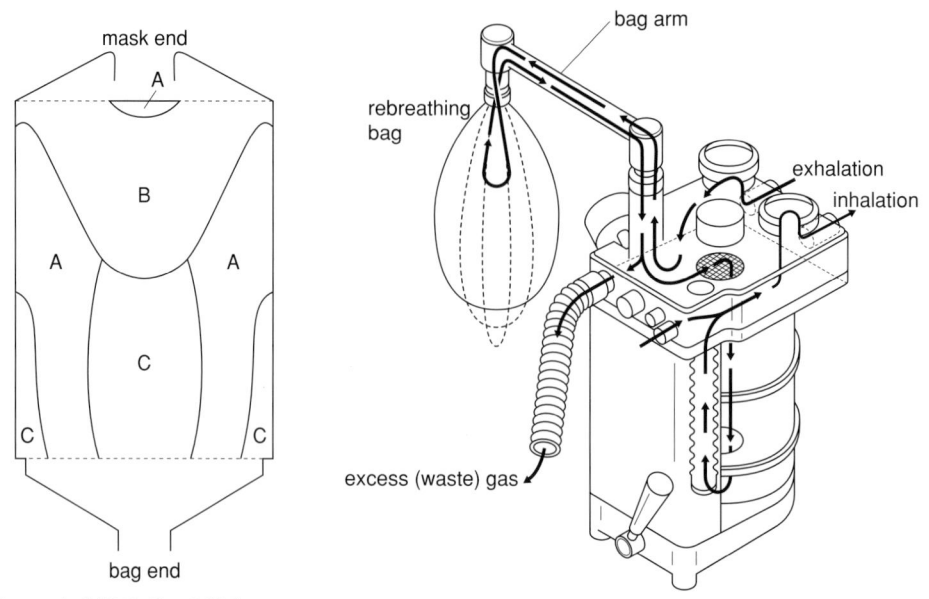

図10 カニスタを通るガスの流れ
左図：カニスタ内のチャネリング現象。10時間の間欠的使用後では，Aの部分が一部変色し，Bの部分は暗紫色に変色，Cの部分は変色しない。
右図：オメダ社製エクセルの二段カニスタのガスの流れ。
（Petty C. The Anesthesia Machine. New York : Churchill Livingstone Inc ; 1987. Sheplock GJ. EXPLORE™, The Anesthesia System. Ohmeda Education Services より引用）

よる気道障害を防ぐためにシリカ（ケイ酸塩）を添加してある。化学反応は，以下の化学式のように水の存在下にガス，液体，個体各相の3段階の反応で進行する。

$CO_2 + H_2O \rightleftarrows H_2CO_3$
$2NaOH + H_2CO_3 \rightarrow Na_2CO_3 + 2H_2O$
$Na_2CO_3 + Ca(OH)_2 \rightarrow CaCO_3 + 2NaOH$

ソーダライムはCO_2が1モルが吸収されると，27500 calの熱エネルギーを発生する。バラライムは$Ca(OH)_2$と$Ba(OH)_2$が4：1の割合で入っており，KOHと水分（12-14％）から成り立っている。化学反応は，以下のとおりである。

$Ba(OH)_2 \cdot 8H_2O + CO_2 \rightarrow BaCO_3 + 9H_2O$
$Ca(OH)_2 + H_2CO_3 \rightarrow CaCO_3 + 2H_2O$

バラライムは発熱が少なく，非刺激性である，粉末でないなどの利点があるが，吸収力が弱いためあまり使用されていない。吸収剤の3要素は多孔性，顆粒性（表面の性質），大きさである。大きさは4-8 mesh（1/4-1/8インチ角）が気流の抵抗が少なく，適切な接触面積を確保するうえで優れている。また消耗度が目で分かりやすいように指示薬としてエチルバイオレットを加えてあり，pH11-12前後で青紫色に変色する。しかし変色したソーダライムを放置しておくと$Na_2CO_3 + Ca(OH)_2 \rightarrow 2NaOH + CaCO_3$の反応が進み，再びpHが強アルカリに戻り白くなる。これを再生現象（regeneration）というが，寿命が長くなったり吸収力に影響を及ぼしたりするものではない。カニスタの中に吸収剤を疎に詰めたり，不均一に詰めたりするとチャネリング（channeling）という現象が起こる。これは，特に垂直型のカニスタなどで抵抗の少ない管壁側に気流が流れ（壁効果wall effectという），その経路だけ吸収剤が早く消耗し吸収効果が落ちる現象である。これを防ぐために，周縁にbaffle ringを置き気流を拡散させている。吸収反応はチャンバーの上半分で主に行われ，理

論的にはカニスタの1/7で二酸化炭素の90％が吸収される（図10）。このため2段のカニスタでは，上段の上半分が変色したら下段のものを上段に移し，下段に新しいものを補給すべきである。しかし，二酸化炭素の吸収が高能率で行われている間は含水率はほぼ一定に保たれるが，吸収能が低下するに従い過剰の水分はカニスタ下層の過湿をもたらし，さらに底部に液体として貯留する。このため実際には，2段同時に交換することが望ましい。ソーダライムの二酸化炭素吸収力は500 ml（V_T）×15回（f）の換気条件，二酸化炭素の産生量を280 cc・min^{-1}としたとき，100 gで約1時間の使用に耐える。吸収能力はカニスタへの詰め具合，チャネリング現象の程度により異なるが，およそソーダライムで100 gあたり14-23 l，バラライムで100 gあたり9-18 lである。また，セボフルランは二酸化炭素吸収剤に吸着される率が高く，高温下でclosed circuitや低流量麻酔ではcompound Aが検出されることがある。しかし，通常の高流量麻酔では，ほとんど問題にならない。

E. その他の呼吸回路

1）非再呼吸回路

一方弁により常に新鮮ガスを吸入し，呼気はもう一方の弁ですべて外気へ出す方法で，死腔や呼吸抵抗が小さく，二酸化炭素の蓄積も起こらない。しかし，吸入ガスは乾燥し麻酔薬の消費量が大きく不経済である。余剰ガスの排除も困難で環境汚染の原因となるため，麻酔目的ではほとんど用いられない。蘇生時に用いる用手的加圧呼吸専用の蘇生弁（AMBU弁など）が構造も簡単で安価で用いられている。

2）部分再呼吸回路（図11）

二酸化炭素吸収装置のない半閉鎖回路である。麻酔ガスはバッグまたは蛇管を通して患者に吸入され，呼気は吸気と途中まで同じ経路を通って排出される。したがって，次の吸気時には回路内に残っていた呼気が部分的に再呼吸されることになる。Maplesonは，圧解除弁や新鮮ガス流入口の位置，および呼吸バッグの有無や位置により図12のように分類した。このうち，もっとも広く使用されているのは，Tピースを用いたD（呼気ガスを患者から離れた呼気弁から放出），およびF（呼気ガスをバッグから放出）で分類されているものである。どちらも性能に大きな差はなく，呼吸抵抗と死腔が小さく小児用麻酔回路として用いられてきた（Jackson-Rees法）。また，このD

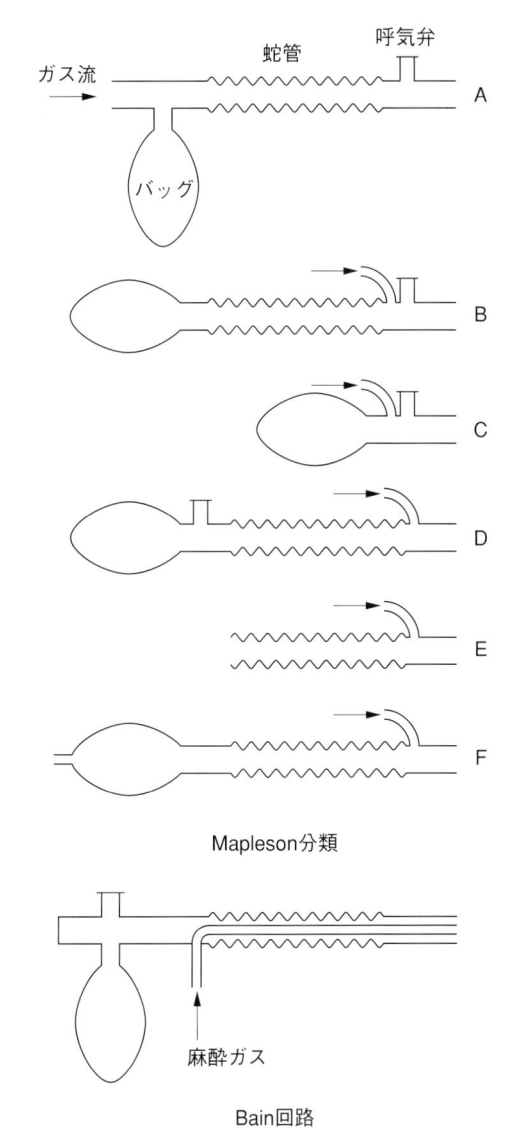

図11　Mapleson分類とBain回路

型の蛇管の中に新鮮ガス流入部を設置したものがBain回路である。これらの利点として，蛇管が一本で軽量のため顔面や頭部操作に便利である，一方弁がなく呼吸抵抗が小さい，二酸化炭素吸収剤が不要，滅菌が容易，すべての年齢層にも使用できる，などである。欠点としては，ガス流量が分時換気量の2～2.5倍必要，不経済である，室内汚染を起こすなどが挙げられる。Jacson-Rees回路は患者の移送や小児麻酔，呼気終末陽圧（positive end-expiratory pressure：PEEP）換気などに簡便でよく用いられる。特殊な形態として，弁なしで恒常流をバッグなしで直接吹き込むタイプのものがあり，Mapleson E（改良型Ayre's T-piece）がこれにあたる。主に小児に用いられ気管挿管の自発呼吸管理に適する。欠点は前2者と同様である。

4 気化器

揮発性麻酔薬を液体から気体に気化させる装置である。気化効率に影響を及ぼす因子には，① 気化室内の液温と蒸気圧曲線，② 通過ガス流と液体（麻酔薬）との接触面積，③ 気化室を通過するガス流量，などがある。気化器には，呼吸回路の途中に挿入する回路内気化器と呼吸回路外に連結させ麻酔器本体の一部を構成する回路外気化器がある。しかし，回路内気化器は安定した濃度の麻酔ガスが得られにくいため，現在は回路外気化器が使用されている。気化方法は毛細管現象により灯心に麻酔薬が吸い上げられ，ガスが灯心の表面を流れることで気化する灯心型が主流である。

A. 気化器の構造とガスの流れ （図12）

現在国内で販売されているオメダ社製の最新型Tec5®を例に説明する。気化室は底部カバーとイ

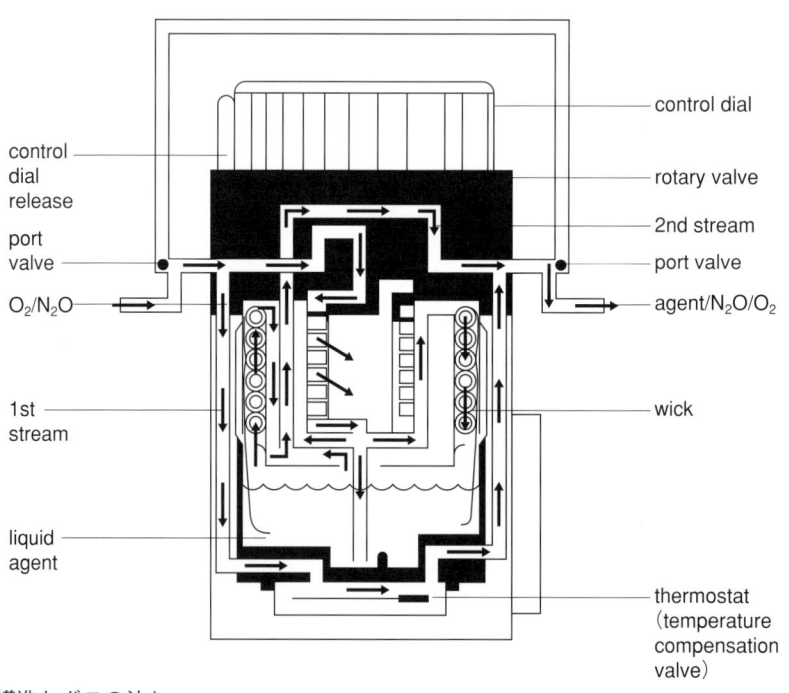

図12　Tec 5の構造とガスの流れ
　　（Sheplock GJ. EXPLORE™, The Anesthesia System. Ohmeda Education Services より引用）

ンターロックブロックの間に配置され,外側はカバーで被われている。カバー内にはガス流路ダクトがあり,このカバーの上にロータリバルブが載せられている。ロータリーバルブの底面にもダクトがあり,濃度を制御するチャンネルが掘られている。気化室にはらせん状の灯心があり,そこをガスフローが流れるが,このらせん状灯心を囲むかたちで外側にまた灯心があり,液面まで達している。

1）バイパス回路

バイパス回路には,ユニバーサルマニフォールドを通る回路と気化室の底に位置するサーモスタットを通る回路がある。気化器をOFFにした場合,あるいは気化器がない場合はポートバルブが閉じ外部への漏れを防ぎ,同時にマニフォールド内のバイパス回路によりフレッシュガスは気化器から完全に隔離されバイパスする。気化器をONにすると,ポートバルブが開きガスが気化室内に導かれるが,ただちに2つの流れに分かれる。これが濃度調節方式「可変分流」法で,一つはサーモスタットを通るフレッシュガスバイパス回路に,他は気化室へと流れていき麻酔薬や蒸気をピックアップする。気化室を流れるガスがピックアップする麻酔薬の量は,室温や麻酔薬が気化する際に起こる温度低下のために変動し蒸気圧も変化する。このため,温度補正装置（サーモスタット）が装備され,気化器内バイパス回路は,図の第1流のように底部へ垂直下方にバイパスし,サーモスタットを通って上昇してくる。サーモスタット（温度補正装置）の中に装備されているバイメタル板が温度変化により変形することを利用して内部を通過するガスの流量抵抗が変わり,気化室回路を流れるガス流とバイパスフローの分流比率が変化するようになっている。すなわち,気化器の温度が低下するとサーモスタットは閉まり,バイパスガス流が少なくなってより多くのガスが気化室のほうに流れるようになる。逆に,気化室の温度が上昇するとサーモスタットは開きバイパス流が相対的に多く流れるようになる。

2）気化室回路

気化室内を流れるフレッシュガス流は,チューブ状の灯心アセンブリへと降りていき麻酔薬をピックアップする。さらに気化室の底部,麻酔薬の上を流れ,ロータリーバルブの円上の濃度制御用の溝を通り,バイパス回路から来るフレッシュガスと合流し,共通ガス流出口へ流れていく。以上のようにTec5®では,温度補償が確実になり15-35℃の間では気化器出力がほぼ一定となり,また灯心の表面積を拡大し流量抵抗も減弱したため,$0.2-15\ l\cdot min^{-1}$のガス流量の範囲ではダイアル濃度の精度は極めて高くなった。しかし,亜酸化窒素濃度の変化による気化器濃度の変化に対する補償機構はなされていない。低流量の空気か亜酸化窒素をキャリアガスとしている場合は酸素をキャリアガスとしている場合に比較して,気化器出力濃度は低下する。Tec5®の薬液用量は300 mlと大きく,このうち灯心が吸収する量は75 mlである。

B. 最新型気化器Tec6®

国内ではまだ発売されていないが,デスフルラン用に開発されたものである。デスフルランは高い蒸気圧（20℃で664 mmHg）をもち沸点（23.5℃）が室温に非常に近い。このため,麻酔薬のチェンバを沸点より高い恒温槽（39℃）に置き,メインガス流から分離し圧制御系を介して純蒸気を合流させる方式である。デスフルランの急速な気化は気化室温度を低下させるので,この機構は重要である。この温度でのデスフルランの蒸気圧はおよそ1500 mmHgにも達する。コントロールダイアルにてメインガス流量に関係なく,必要な濃度を投与することができる。

C. 人工呼吸時の間欠的逆圧防止システム

人工呼吸中や酸素フラッシュ時の回路内圧変動により麻酔ガス濃度が変動する現象が生じる。こ

れは，人工呼吸の呼気開始直後はバイパス回路の圧低下のほうが気化室回路の圧低下より早いため，気化室回路からの麻酔蒸気がバイパス回路に逆流するためである。このためコモンアウトレットからの麻酔ガス濃度が上昇することになる。総流量が $3\ l\cdot min^{-1}$ 以上では無視できるが，低濃度セッティングで低流量麻酔やclosed‒circuitを施行しているときは重要な問題となる。これを，パンピング効果（pumping effect）という。パンピング効果を防止するための工夫はいろいろなされているが，一般的には気化器の入口に径が狭く長い管を挿入し圧変動が伝わりにくいように設計されている。

D. 誤注入防止システム

ネジやキャップを外し，ボトルから直接麻酔薬を注入するオープン方式では特定の麻酔薬専用の気化器に他の麻酔薬を誤注入する事故が起こりうる。これを防止するために，現在では気化器や麻酔薬の瓶を色分けし，注入用の専用アダプタを用いる方式（キーフィラー式）が採用されている。キーフィラー式の専用アダプタは気化器と瓶の双方に特異的に接続するようになっており，二重の安全機構となっている。

E. インターロック機構（図13）

直列に装着された2つ以上の気化器を同時に使用できないように，一つの気化器が作動中は他の気化器はOFFになる機構。Tec 4®および5®では，濃度コントロールダイアルの後方に位置するコントロールダイアルリリースが一つの気化器で作動すると，同じマニフォールド上にロックされている隣接気化器に対しインターロック用の延長ロッドが伸び，別の気化器はダイアルリリースがONにできないようになっている。

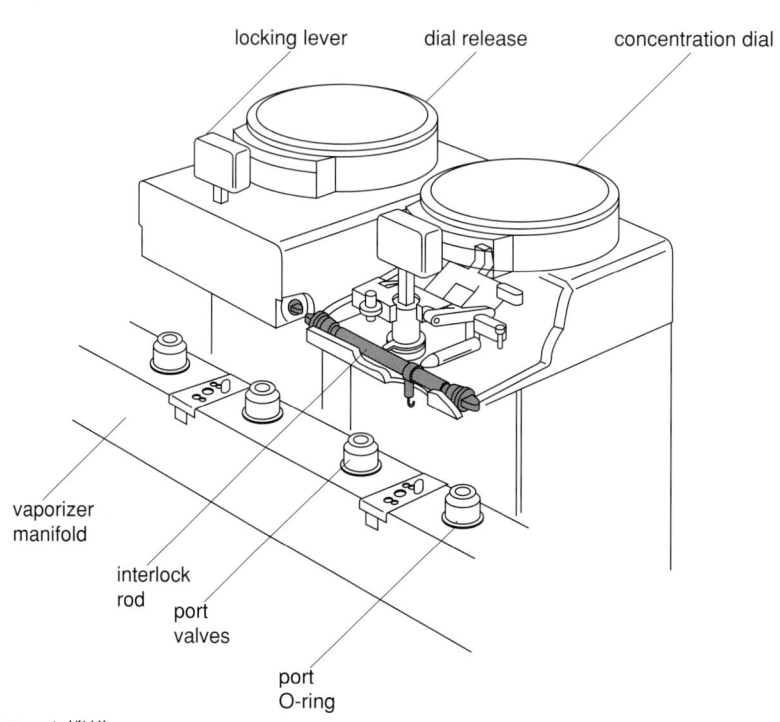

図13 インターロック機構
（Sheplock GJ. EXPLORE™, The Anesthesia System. Ohmeda Education Services より引用）

5 麻酔器の始業点検

麻酔器を使用する際には，使用に先立って以下の始業点検を行う。この点検指針は平成2年に日本麻酔学会麻酔機器規格委員会と手術室安全対策委員会でまとめられ，さらに平成7年に日本麻酔学会と日本医科器械学会の合同麻酔機器規格委員会により改定された。

1）補助ボンベ内容量および流量計の点検

医療ガス配管設備からのホースアセンブリを麻酔器に接続する前に，流量計の点検を兼ねて補助ボンベ内容量（圧）の目視確認を行う。

① 酸素の補助ボンベを全開に開き，圧を確認する。充填時最高圧力は150 kgf·cm^{-2}だが，10 kgf·cm^{-2}以下ではただちにボンベの交換を行う。

② 酸素流量計のノブを開き，浮子を5 l·min^{-1}にセットする。安定な流量が得られ，ボンベ圧が低下しないことを目視確認する。次に亜酸化窒素のボンベも全開に開き，内圧を確認後，流量計を5 l·min^{-1}にセットし酸素と同様の確認を行う。亜酸化窒素ボンベの充填圧は20℃では50.3 kgf·cm^{-2}だが，圧の低下がみられるときは残量が20％以下となっているので早めにボンベの交換を行うことが望ましい。

③ 低酸素防止装置付き流量計の作動確認を行う。酸素の流量を次第に絞っていき，一定限度の流量以下になると亜酸化窒素の流量も低下を始めることを目視確認する。

2）酸素供給圧低下時の亜酸化窒素遮断機構の確認

酸素，亜酸化窒素をともに5 l·min^{-1}にセットした状態で，酸素ボンベの元栓を閉じたとき，アラームが鳴り亜酸化窒素が遮断されることを目視確認する（古い機種ではアラームが装備されていないものもある）。

3）医療ガス配管設備によるガス供給，流量計の作動確認

酸素のホースアセンブリをまず接続し，供給圧が設定値（通常4 ± 0.5 kgf·cm^{-2}）であることを目視確認する。ノブを開き，浮子が安定することを確認しOFFの位置まで閉める。亜酸化窒素のノブを開いても浮子が上昇しないことを確認する。次に，亜酸化窒素のホースアセンブリを接続し供給圧が設定値（酸素より0.3 kgf·cm^{-2}程度低い）であること，さらにノブを開き浮子が安定することを確認する。空気も同様である。酸素および亜酸化窒素を流したのち，酸素のホースアセンブリを外した際にアラームが鳴り，亜酸化窒素が遮断されることを確認する。

4）気化器

まず内容量を確認する。適正薬液レベルの範囲外である場合，気化器の精度に狂いが生じるので，適正レベルに調節する。注入栓をしっかり閉め，OFFのまま酸素を流し匂いのないことを確認する。ダイアルが円滑に作動するか，接続が確実かどうか目視確認する。

5）酸素濃度計

電池が十分か確認し，センサーを空気で較正する。アラームを設定する。

6）二酸化炭素吸収装置

吸収剤の色，量，一様に詰まっているかを目視点検する。水抜き装置がある場合には，水抜きを行ったあと，必ず閉鎖する。

7）患者呼吸回路の組み立て

正しく，しっかりと組み立てられているかどうかを確認する。

8）患者呼吸回路，麻酔器内配管のリークテストおよび酸素フラッシュ機能

患者呼吸回路先端（Yピース）を閉塞し，APL弁を閉じ，酸素を5 l·min^{-1}流し，30 cmH$_2$Oの圧まで呼吸バッグを膨らます。次に，呼吸バッグを押し，圧を40-50 cmH$_2$Oにする。大きな漏れがある場合には圧の維持が難しく，接合がゆるい場

合には接合が外れて発見できることがある。呼吸バッグより手を離し，圧を30 cmH$_2$Oに戻す。酸素を止め，ガス供給のない状態で30秒間維持し，圧低下が5 cmH$_2$O以下であることを確認する。次に，酸素フラッシュの点検を行う。手順は，ボタンやレバーの紛失，破損がないか，自動復帰式ボタンやレバーが正しく作動し出し放しにならないか，酸素の流量が十分あるか（酸素フラッシュが作動して35-75 $l\cdot$min^{-1}の大流量の酸素が流れれば，閉鎖回路につけた5 lバッグが約5秒間で20 cmH$_2$O以上の内圧で膨らむことになる），流量計や気化器への逆流がないか，などを確認する。

9）患者呼吸回路のガス流

テスト肺を付け換気状態を点検する。呼吸バッグを膨らましたのち，押して，吸気弁，呼気弁の動きを確認する。呼吸バッグによりテスト肺が膨らんだり，しぼんだりすることを確認する。APL弁の機能を確認する。

10）人工呼吸とアラーム

人工呼吸器を実際使用と同様な状態でスイッチを入れ，アラームも作動状態にする。テスト肺の動きを確認したのち，テスト肺を外し低圧アラームが作動することを確認する。高圧アラームが装備されている機種では，高圧アラームの作動を確認する。

11）麻酔ガス排除装置

回路の接続，吸引量を確認する。呼吸回路内からガスが異常に吸引されないことを確認する。

参考文献

1) 麻酔器JIS（JIS T 7201）
2) 医療ガス配管設備JIS（JIS T 7101）
3) Petty C. The Anesthesia Machine. New York : Churchill Livingstone Inc ; 1987
4) Sheplock GJ. EXPLORE™, The Anesthesia System. Ohmeda Education Services.
5) James MFM, White JF. Anesthetic considerations at moderate altitude. Anesth Analg 1984 ; 63 : 1097.
6) Kim J, Kovac AL, Mathewson HS. A method for detection of incompetent unidirectional dome valves: a prevalent malfunction. Anesth Analg 1985 ; 64 : 745.

〈河野　昌史〉

STANDARD

2-B 麻酔器具

　患者に酸素や麻酔ガスを確実に投与し，かつ適正な換気を行うには，麻酔回路と開存状態にある患者気道とができるかぎり完璧にインターフェイスされる必要がある。従来からこの目的に使用されてきた器具にマスクと気管チューブがあり，現在もこの二者を用いる手法（マスク換気と気管挿管）は麻酔臨床の基本であることに変わりはない。ここでは，この2手法を行うのに必要な器具類，およびこれらの手法が困難な場合，あるいは目的に応じて代替となる手法に使用される器具類を概説する。

1 マスク

　麻酔用のフェイスマスクは，通常全身麻酔では，口および鼻を覆うように顔面にほぼ完璧に密着させる必要がある。マスクの基本構造は，体部（body），呼吸回路との接続部（connector, collar），および顔面への密着部（seal, cushion）の3要素からなる[1]（図1）。そのほか，密着部への空気注入口およびヘッドストラップをかけるためのフックが付属するのが一般的な仕様である。最近は，密着部や接続部がゴム製であった従来品に替り，すべてプラスチックからなるディスポーザブルのものがよく使用される。体部は，透明で口唇の色調や吐物流出の有無などの状況観察ができる。接続部は，内径22mm（メス側になる）で呼吸回路の先端部（オス側になるYピースやコネクタ）とフィットする。密着部も多くは透明で，高容量・低圧で従来品より密着性がよく，長時間使用でも顔面皮膚や神経への圧損傷は少ない。

　バッグマスク換気では，マスクの保持と気道開放操作を片手（わが国では通常左手）で行い，もう一方の手でバッグ操作を行う。おおむね二等辺三角形をなすマスクの頂点部を鼻根部に当て，底辺部が下顎の歯槽に相当する部に当たれば適正サイズである。左手の母指，示指および掌でマスクを圧し，残り3指で下顎を保持する（図2）。各方向に均等に圧がかかるように母指指節関節と示指

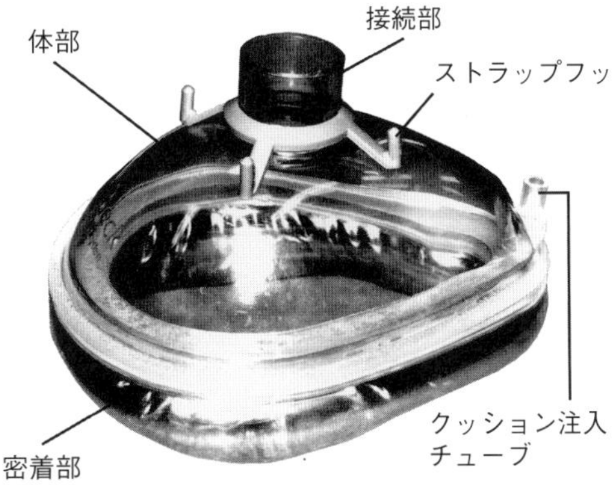

図1　麻酔用フェイスマスクの基本構造

I 臨床総論

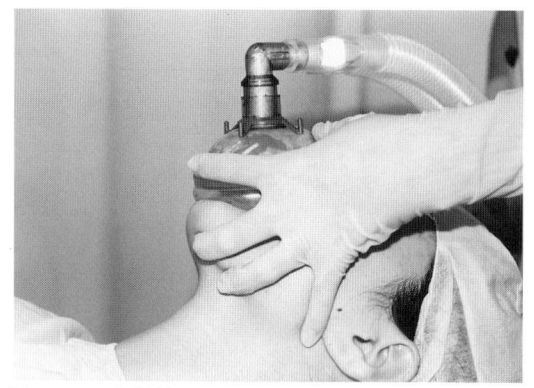

図2 マスク保持

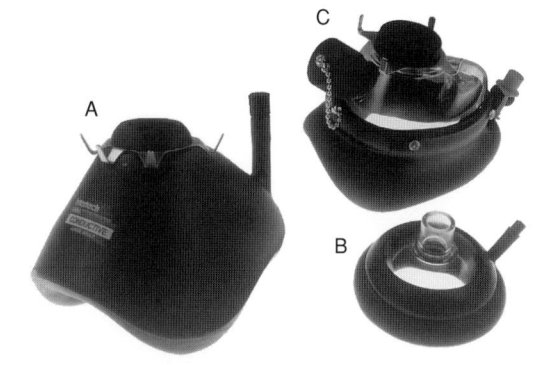

図3 特殊なフェイスマスク
A. アナトミックマスク
B. 乳幼児用マスク
C. エンドスコピー用マスク（デザインの異なったディスポーザブルのものもある）

遠位指節関節は体部の正中線を越えるように当てるとよい．小指を下顎角に，中指・薬指を下顎枝に当て，下顎全体を前方に引き出し，挙上して嗅ぐ姿勢をとれば，気道が開放する．総義歯の症例では，通常は全部外して行うが，顔面の上下長（鼻根・下顎間）が短縮し，頬部が陥凹して密着が難しいことがある．対策としては，① 上下の歯槽間に詰めガーゼ（または綿）を行う，② 義歯を装着のまま行う，③ 経口エアウェイを用いる，④ マスク下縁を下顎先端を越えて覆う，⑤ 体部および密着部が特殊なカーブをなすマスクを用いるなどの方法がある．当然ながら①②では，これらの咽頭部への脱落に注意する．

特殊な用途に用いるフェイスマスクを図3に示した．上記のように頬部が陥凹した患者にフィットできる可能性のあるアナトミックマスク，顔面が比較的平坦な新生児・乳幼児用に密着部が平らで体部の内容積（死腔量）の少ない形状のマスク，マスク換気を行いながらファイバースコープ操作のできるマスクなどがある．

2 気管チューブ

口腔ないし鼻腔から咽頭・喉頭を経由して気管内まで到達させるチューブである．成人用の標準的な形状（マギルタイプ）のディスポーザブル気管チューブを図4に示す．一式が滅菌してパッケ

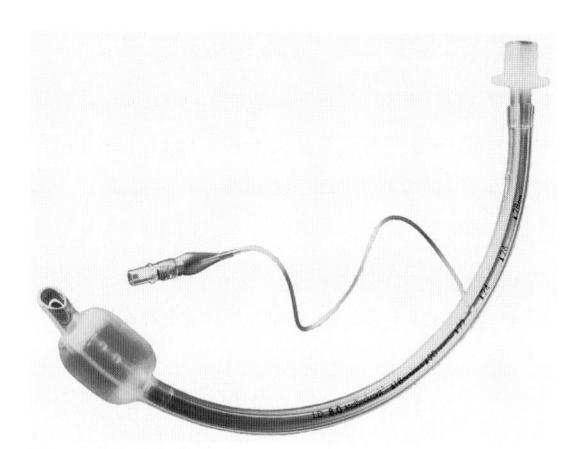

図4 成人用標準気管チューブ

ージされ市販されている．本体のシャフト部分は，プラスチック製（ポリ塩化ビニルなど）であらかじめ挿管操作に適した彎曲（曲率半径140mm前後）がつけてあるが，挿管後体温により気道の形状に応じて変形する．多くは透明な材質で，内腔の分泌物や呼気時の水蒸気による曇りが観察できる．チューブサイズは，内径（mm），外径（mmあるいはFr：フレンチサイズ）で表示される．普通内径と先端（気管側）からの距離（デプスゲージ）がシャフトにプリントされている．臨床使用にあっては，年齢・性別に応じて通常内径によって選択するが，外径はチューブ壁の厚さ（メーカー）により若干異なる．内径は，最小2.5mm

表1　年齢と気管チューブのサイズ，深さの目安

年齢	内径（mm）	フレンチサイズ	口唇・気管中央間（cm）
未熟児	2.5	10	10
新生児	3.0	12	10
1-6カ月	3.5	14	11
6-12カ月	4.0	16	12
1-2歳	4.5	18	13
2-4	5.0	20	14
4-6	5.5	22	16
6-8	6.0	24	17
8-10	6.5	26	18
10-12	7.0	28	19
12-14	7.5	30	20
≧14	7.5-9.0	30-36	21-27

から最大9.0mmまで，0.5mm刻みで製造されている（表1）。気道の最狭部が，成人では声門部で小児では声門下部（輪状軟骨部）である点がチューブ外径を制限する因子となる。材質の生体への影響が懸念されるが，毒性試験や刺激性試験にパスした証しとして，従来IT（implant tested）やZ-79（ANSIのZ-79委員会）の表示をしてあるものがあった。最近はこうした試験を含め，ここで述べる種々の仕様に関したISO規格[2]があり，市販されている多くはこれに適合しており，この表示はされていない。気管側の先端孔は斜め（38度前後）の切り口（ベベル）になっていて，これは挿管時に左側を向くようになっている。したがって経鼻挿管では，左右の選択の必要がなければ右の鼻孔から挿入するほうが鼻腔内の損傷が少ないといえる[3]。ベベルの向きと反対側にマーフィーアイ（側孔）の付いたものでは，もし先端孔が気管壁や凝血塊・分泌物で塞がれても換気できる可能性がある。挿管後X線写真によりチューブ位置が確認できるよう，先端部の壁内に造影剤を仕込んでマーキングされたものもある。一方，チューブの手前側の先端には呼吸回路が装着できるように外部端が外径15mm（オス側）となったコネクタ（スリップジョイント）が差し込まれる。カフは膨らませてチューブと気管壁の隙間をシールし，気管内への逆流・誤嚥を防ぎ，調節呼吸を容易にする。しかし粘膜の虚血・壊死や抜管後の浮腫を防ぐためにカフ圧は25mmHg（毛細血管圧）を超えないようすべきである[4]。特に長時間の挿管では，高容量・低圧カフを組み込んだチューブが適する。幼小児（8歳以下）では，ルーチンにカフなしのチューブを用いる向きが圧倒的に多い。これは，気道最狭部である輪状軟骨部の径に近い外径のチューブであればカフがなくとも気道をある程度シールできるうえ，カフによる気道粘膜の損傷の危険を減じるとの理由による。しかし，サイズ合わせのための喉頭鏡操作や挿管のやり直しの回数が減り，誤嚥を完璧に予防でき，呼気終末二酸化炭素モニタリングの信頼性が増し，ガス漏れによる環境汚染や使用ガスの無駄を防げるなどカフ付きチューブの利点も多い。幼小児でも積極的にカフ付きチューブを利用し，合併症も少なくできるとの報告[5]がある。しかし，この方式をルーチン化するにはカフ圧の厳密なコントロールが必要であろうし，合併症頻度などに関してさらに多くの比較研究が必要であろう。

特殊な形状や機能を有するチューブも多く存在する（図5）。らせん入りチューブは，チューブの壁内に金属ワイヤーをコイル状に組み込んで強化されたチューブであり，メーカーによりスパイ

ラル（spiral），アーマード（armored），アノード（anode），リンフォース（reinforced）チューブなどの名称がある。キンクしにくいので，頭頸部手術などで，標準チューブがキンク・屈曲しやすい体位にするときに適する。多くは腰が弱いので，経口挿管ではスタイレットが必要になる。また，気管切開孔からの挿管にも用いられる。エンドトロールチューブ®は，チューブの気管側先端からカーブの内側の壁内に紐を通した特殊チューブである。この紐の近位端はリング状になっており，これを引くとチューブが前方に屈曲し，先端を声門方向へ向けることができる。スタイレット内蔵のチューブということもできるし，盲目的経鼻挿管時や，特に頸部を不動にする必要のあるときなどにも有用である。その他，シャフトを変形，修飾させたものに，レイ（Rae）チューブ（経口・経鼻用），コーレ（Cole）チューブ（小児用）がある。レーザー手術用にシャフトを金属で覆ったものもある。特殊なカフとしては，カフ圧を自動調整し，高いカフ圧を防ぐシステムをもつランツ（Lanz）カフ，内容にポリウレタンを用いるフォームカフなどがある。

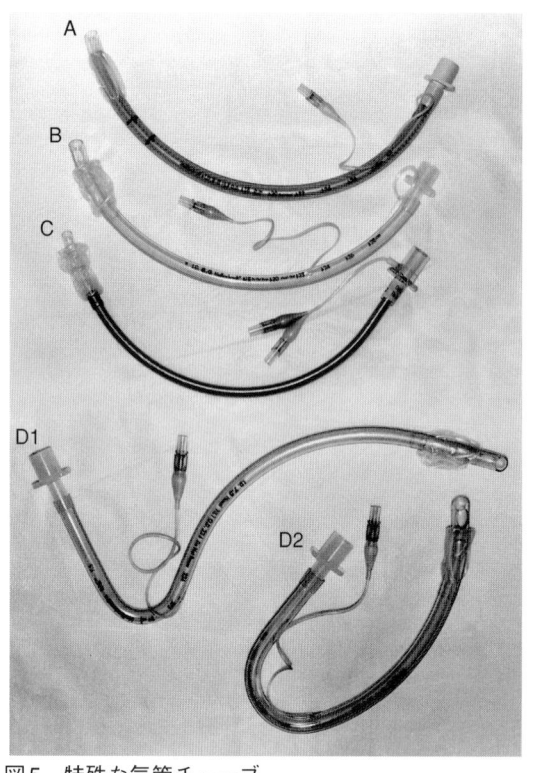

二腔（ダブルルーメン）気管支チューブ（図6）は，肺や胸郭内手術で片肺換気や分離肺換気を行う際用いられる。ダブルカフで，右用と左用がある。気管支ルーメンの先端は気管分岐と上葉支口の間になくてはいけないので，この距離の短い右側でのチューブの留置はやや困難である。右用の

図5　特殊な気管チューブ
　A．らせん入りチューブ（spiral, armored, anode, reinforced tube）
　B．エンドトロールチューブ®
　C．レーザー手術用チューブ
　D．レイ（Rae）チューブ（D1：経鼻用　D2：経口用）

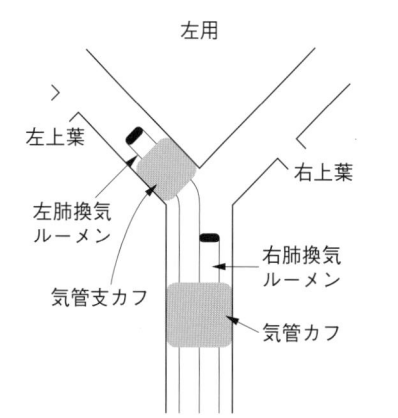

図6　二腔気管支チューブ先端部の形状

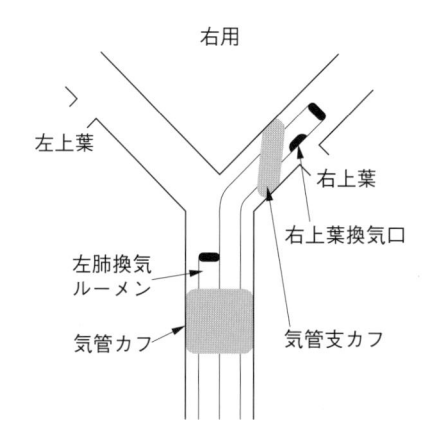

チューブには，先端孔のほかに側孔があり，カフは特殊な形状をなす。正しい位置への留置は，聴診とファイバースコープで確認する。片肺換気には特殊なブロッカー付きのチューブもある。

3 喉頭鏡

気管挿管の手技にはさまざまあり（表2），これらは適宜組み合わせも可能である。しかし今日の日常臨床では，硬性の喉頭鏡により目標部位を直視しながら挿管する方法が一般に行われる。用いられる硬性喉頭鏡の基本構造は，ハンドル，ブレード，および光源の3要素からなる[6]（図7）。ハンドルは，内部に乾電池を収納するが，径，長さ，形状にいくつか種類がある。成人では，単2電池を2個直列に収納する円筒形のタイプが一般的に用いられる。ブレードは，スパツラ（spatula：舌を口腔底方向に圧する部分），フランジ（flange：舌を左側方に除けて視野をよくするスパツラの左縁から下方へ突き出した部分）および先端部（tip：スパツラの遠位先端部分）の3要

表2　気管挿管の手技

1. 盲目的手技
2. 直視下（硬性喉頭鏡使用）
3. ファイバースコープ使用
4. 順行性／逆行性ガイド使用
5. 間接視下（硬性喉頭鏡使用）
6. 外科的手技

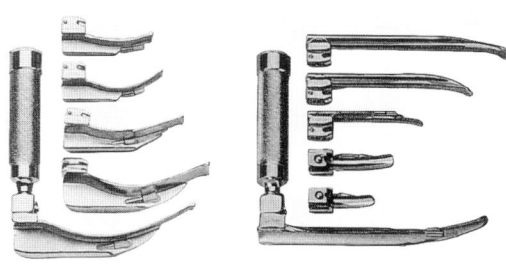

図8　基本型ブレード
（左：マッキントッシュ型，右：ミラー型）

素から構成されるのが基本である。これまでこれら構成要素が種々修飾されて，50種類以上のブレードが考案されたといわれる。しかし，基本型はスパツラの形状により2種に分けられ，曲型（マッキントッシュ型）と直型（先端部がカーブしたミラー型が基本だが，まったくストレートなウィスコンシン型もある）がある（図8）。光源の先端発光部は，フランジの先に近い部にあり，ブレードの先端部下方を照らす。小電球がこの部にはめ込まれるタイプとハンドルに内蔵されるタイプがある。フランジに沿って付着走行する導管内に前者では導線が，後者ではファイバー束が内蔵される。ハンドルにブレードをはめ込んで装着し，直角位置に固定すると電源が入り発光する。

前記のようにブレードには多くの修飾型があり（図9），基本型での喉頭展開が困難あるいは不可能な場合に有力な武器となることがある。ターゲット部が直視できない場合でも，ブレードにプリズム，ミラー，あるいはファイバースコープが装着され間接的に視野を得るように特殊な工夫が施されたものや先端部がハンドル部のレバー操作で動き，角度を変えられるもの（Maccoy），ハンド

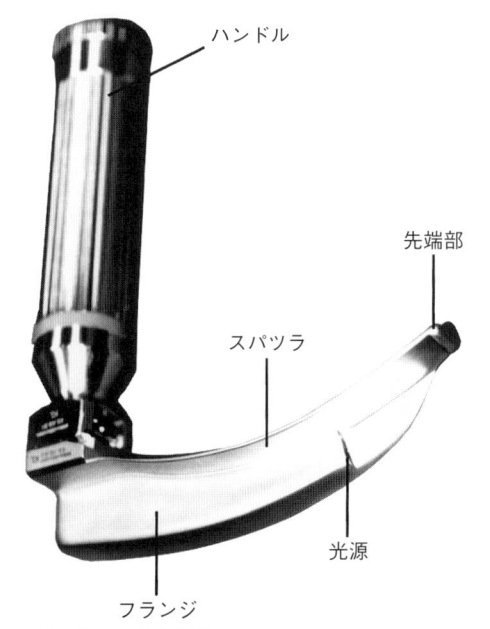

図7　喉頭鏡の基本構造

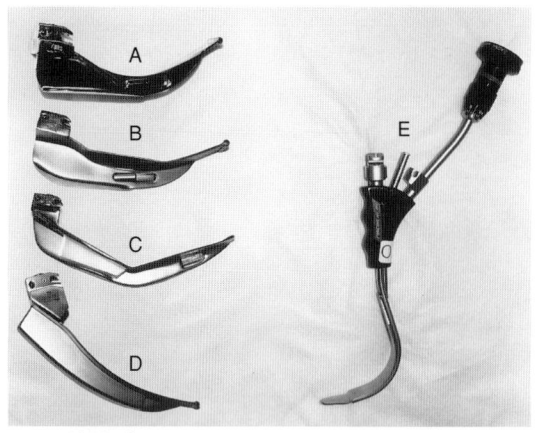

I　臨床総論

図9　特殊ブレード
　A．左利き用マッキントッシュブレード（フランジがスパツラの右側に付く）
　B．視野改良型マッキントッシュブレード（スパツラの中央部が直線的，かつ上向きに凸になっており，喉頭前方の視野がよい）
　C．ベルスコープブレード（プリズム装着により先端の視野が得られる）
　D．ポリオブレード（ハンドルとなす角度が鈍で，胸部に障害物のあるとき便利）
　E．ブレード喉頭鏡（ブレードにファイバースコープを内蔵し，先端の視野が得られる）

ルとのなす角度が鈍角となって胸壁の突出のある場合（鉄の肺装着時など）でも応用できるブレード（Polio）などがある．挿管困難時に備え，こうした基本型ブレード以外のデザインの硬性鏡をいくつか用意しておき，使用に慣れておくことが勧められる．

4　マスク換気，気管挿管の補助器具

　これらはマスク換気や気管挿管の補助器具としてルーチンに準備しておくべきであろう．

A．エアウェイ類

　挿管されていない患者で上気道開放が十分でない場合に用いられ，経口用と経鼻用とがある（図10）．麻酔導入後は，他の中枢神経障害による意識低下と同様，上気道を構成する筋群が弛緩する．舌による口腔閉鎖，口蓋帆による鼻腔閉鎖[7]，あるいは舌根の後方移動による咽頭部の閉鎖などが起きうる．さらに仰臥位では，頭頸部前屈による舌・咽頭間の距離の短縮，喉頭蓋の声門方向への移動が加味され，閉塞が助長される．エアウェイ類は用手的な閉塞解除が十分でない場合，閉塞部を貫通するステントとしての役目を果たすが，頭部後屈や下顎挙上など用手操作の併用が必要になる場合も多い．

B．スタイレット類

　気管チューブ内に入れる棒状で可塑性の金属製あるいはプラスチック製のステントである（図11）．チューブ本来のカーブの度合いを変えて声

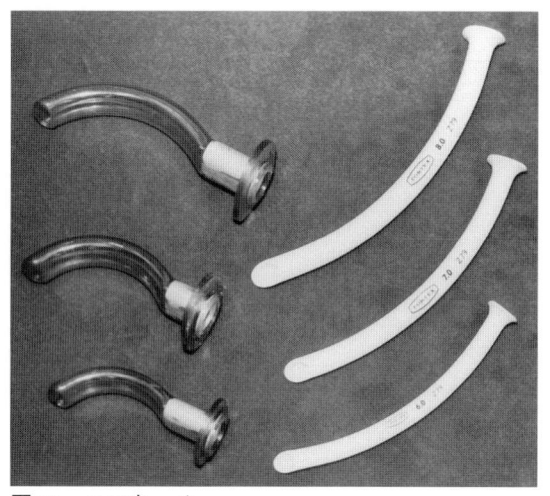

図10　エアウェイ
　（左：経口　右：経鼻）

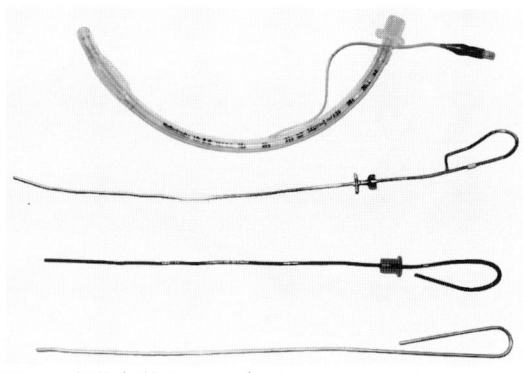

図11　標準気管チューブとスタイレット類

門方向へ導きやすくするための器具であり，先端は鈍で表面は滑らかになっているが，合併症（粘膜損傷，出血，気管穿孔など）を防ぐためにチューブの先端口から出ないようにして用いる。チューブの先端から5 cmほどの所で角度をつけ，ホッケーのスティック状にするとよいが，患者の解剖に合わせて適宜角度を変えて用いる。

スタイレットの修飾型として，気管チューブ内に通してチューブをガイドする器具類も多く存在する。発光スタイレット（ライトワンド）は，先端が発光し，頸部の軟部組織を透過する光をガイドにして盲目的に挿管するための器具である。スタイレット内部にファイバー束を組み込んで，先端の視野を得るものに内視鏡スタイレット[8]やスタイレットスコープ[9]がある。いずれもわが国で考案されたが，後者は手元での角度の変更が可能である。フレックスガイド（手元での先端角度可変）やガムエラスティックブジー（樹脂製）は，チューブの先端を越えて先を出しておくガイドで，ガイド先端を気管内に導いておいてからチューブをガイド上を滑らせて誘導する。

その他：いわゆる挿管用のトレイやセットなどには，舌圧子，注射器，テープ類，吸引用のチップ，経鼻挿管時にチューブを誘導するマギル鉗子（直型，曲型），潤滑剤（ゼリー），局所麻酔スプレーなどを揃えておくとよい。

5 その他のエアウェイ器具

フェイスマスクや気管チューブに代るエアウェイ器具が多く登場してきた。これらは，マスク換気や気管挿管が困難な場合，あるいは目的に応じて当初より使用される。いずれも近位端は麻酔回路とフィットする外径15 mmのコネクタが付く。

A. ラリンジアルマスクエアウェイ（laryngeal mask airway：LMA）

マスクとその本体背面の接続部に気管チューブの付いたような構造をなす。マスクは，喉頭入口部を覆って咽頭の前壁に相当する部に密着するようなカフ構造になっており，自発呼吸および陽圧呼吸（15 cmH$_2$Oまでくらいの）が可能である。LMAは，マスク換気の困難時のエアウェイとしておよび挿管困難時のガイドとして単独あるいは他の器具類との併用によって有力な気道管理器具となる[10]。目的に応じ，現在4種類のタイプがある（図12）。プロトタイプ（LMA-Classic®）は，新生児用から大きな成人用まで7種のサイズがある。マスク部とエアウェイチューブ部の境の部分には，チューブ内へ喉頭蓋が入り込まないように2本のバーがある。チューブがらせん入りでフレキシブルになっているタイプ（LMA-Flexible®）は，チューブがキンクしにくく，らせん入り気管チューブと同様な状況での適応がある。挿管用に用いるタイプ（LMA-Fastrach®）は，チューブ内に気管チューブを通して盲目的挿管を行うもの

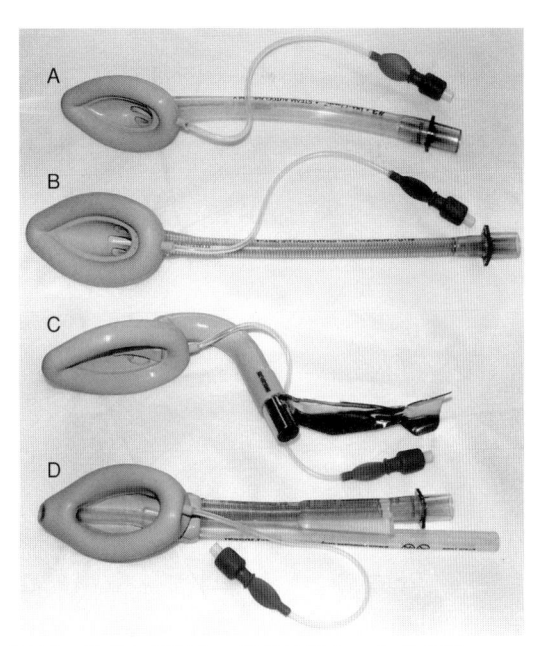

図12 ラリンジアルマスクエアウェイ（LMA）
A. LMA-Classic
B. LMA-Flexible
C. LMA-Fastrach
D. LMA-Proseal

で，金属製のチューブとハンドル，および気管チューブ挿管時に喉頭蓋を挙上するためのバーが付く．以上のタイプに共通の大きな欠点は，胃内容逆流のリスクのあることであるが，最近マスク部先端に開口した孔からドレインできるチューブが付き，マスクの本体背面部にもカフのあるタイプ（LMA-Proseal®）が市販された．

B. カフ付き口咽頭エアウェイ（cuffed oro-pharyngeal airway：COPA）

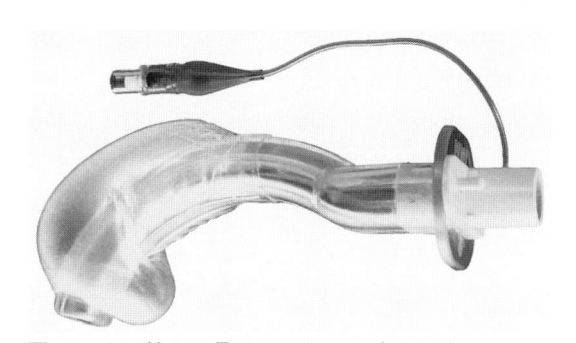

図13　カフ付き口咽頭エアウェイ（COPA）

カフの付いた経口エアウェイの形状をなし，カフで口および鼻咽頭をシールして用いる（図13）．経口エアウェイと同様，用手の気道開放操作を要することも多い．

C. コンビチューブ（combitube）

ダブルルーメン・ダブルカフのチューブであり，経口的，盲目的に挿管する．どちらのルーメンを気道として用いるかは状況による．一方のルーメンの先端孔は開放しており，もしこの部が気管に入れば遠位部のカフを気管内カフとし，このルーメンを用いて換気する．この場合，近位部のカフともう一方のルーメン（閉鎖端で両カフの中間部に複数の側孔をもつ）は不用となる．しかし，多くの場合，先端が食道内に入るので，遠位カフは食道閉鎖に用い，近位カフで口および鼻咽頭をシールし，側孔を通じ後者のルーメンを用いて換気する（図14）．

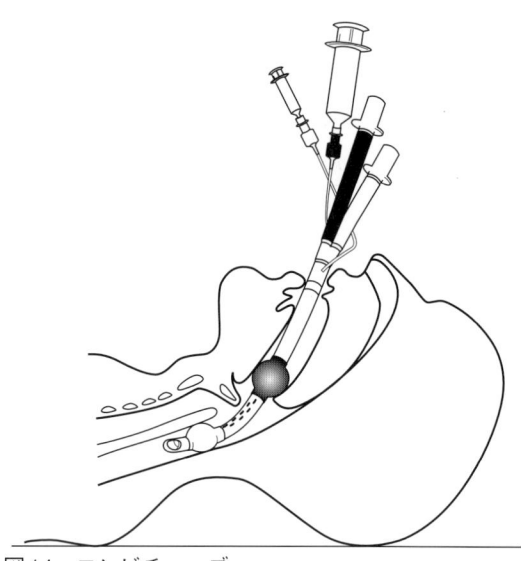

図14　コンビチューブ
（先端が食道に入った場合）

D. その他

あまり一般的には使用されないが，食道閉鎖式のエアウェイとして，コンビチューブによく似た構造の食道胃管エアウェイ（esophageal gastric tube airway）やシングルルーメンのラリンジアルチューブ（laryngeal tube）などがある．外科的な操作を必要とするエアウェイ器具のキット類もあるが割愛した．

参考文献

1) McGee II JP, Vender JS. Nonintubation management of the airway. In : Benumof JL editor. Clinical procedures in anesthesia and intensive care. Philadelphia : JB Liippincott ; 1992. p.89-114.
2) ISO 5361. Anaesthetic and respiratory equipment: Tracheal tubes and connectors. International Organization for Standardization. Geneve. 1999, p.1-23.
3) Finucane BT, Santora AH. Techniques of intubation. In : Finucane BT, Santora AH editors. Principles of airway management. 2nd ed. St Louis : Mosby ; 1996, p.161-86.
4) Stone DJ, Gal TJ. Airway management. In : Miller RD editor. Anesthesia. 5th ed. Vol.1. Philadelphia : Churchill Livingstone ; 2000. p.1414-51.
5) Khine HH, Corddry DH, Kettrick RG, et al. Comparison of cuffed and uncuffed endotracheal

tubes in young children during general anesthesia. Anesthesiology 1997 ; 86 : 627-31.
6) Cooper SD. The evolution of upper-airway retraction : New and old laryngoscopy blades. In : Benumof JL editor. Airway management: Principles and Practice. St Louis : Mosby ; 1996, p.374-411.
7) Nandi PR, Charlesworth CH, Tailor SJ, et al. Effect of general anaesthesia on the pharynx. Br J Anaesth 1991 ; 66 : p.157-62.
8) Saruki N, Saito S, Saito J, et al. Swift conversion from laryngoscopic to fiberoptic intubation with a new, handy fiberoptic stylet. Anesth Analg 1999 ; 89 : 526-28.
9) Kitamura T, Yamada Y, Du H-L, et al. Efficiency of a new fiberoptic stylet scope in tracheal intubation. Anesthesiology 1999 ; 91 : 1628-32.
10) Benumof JL. Laryngeal mask airway and the ASA difficult airway algorithm. Anesthesiology 1996 ; 84 : 689-99.

(井上　哲夫)

Chapter 3

気道確保と気管挿管

STANDARD

1 歴史[1)2)3)]

　欧米の歴史（表1）を調べると，気道確保は救急蘇生の必要性から生まれている。窒息，溺水，新生児仮死，気道炎症に対して，口対口人工呼吸，気管切開，盲目的気管挿管が行われたことが記載されている。最初の気管挿管はおそらく葦などの茎を用いたと考えられ，次第に金属管が使用されるようになった。18世紀には盲目的気管挿管や気管切開による蘇生の成功例が多数明らかとなり，先端が弯曲した気管チューブなど多くの気道確保器具が考案されるようになった。William Morton（1846年）のエーテル麻酔以降全身麻酔が多数行われ，この際に生じた気道閉塞などに対し，また口や鼻の手術時に下気道の汚染を防ぐために，気道確保がさらに必要になった。1880年には吸入麻酔薬の投与路として気管挿管が使用されるようになった（MacEwen）。気道外の物質が気道へ侵入するのを完全に防止するカフ付き気管チューブ，喉頭を直接観察し挿管が可能な直達喉頭鏡，左右肺を分離する気管支内チューブなどが開発され，気道確保はますます重要な手段となった。最近では気管挿管の適応で示すような（後述），多くの目的のために気道確保が行われている。

表1　気道確保の歴史

紀元前 Elisha：聖書の列王記4；子供に口対口人工呼吸を行い，蘇生したと伝承。
1540年 Antonio M Brasavola：イタリア医師，気管膿瘍患者に気管切開し救命。
1543年 Andreas Vesalius：ベルギー生まれ，動物に対し気管切開の図。
1754年 Benjamin Pugh：イギリス外科医，曲がりやすい金属管を手で誘導し気管内に挿入。
1755年 John Hunter：犬に金属製チューブを用い人工呼吸。
1788年 Charles Kite：溺水患者に先端が湾曲した経口気管チューブを使い，蘇生に成功。
1792年 James Curry：イギリス，蘇生道具，喉頭チューブなど多種類の器具を作製。
1807年 Francois Chaussier：フランス産婦人科医，先端が彎曲した金属管を盲目的に気管挿管，ガス漏れを防ぐためチューブにスポンジを付けた。
1871年 Friedrich Trendelenburg：ドイツ外科医，カフ付き気管切開カニューラ。
1880年 William MacEwen：イギリス外科医，経口気管チューブを通してクロロフォルムと空気を吸入させる。
1886年 Gustav Killian：気管支鏡，歴史上初めて気管支異物の除去に成功した。気管支鏡の父と呼ばれる。
1893年 Victor Eisenmenger：カフとパイロットカフ付き経口気管チューブを開発。
1895年 Alfred Kirstein：喉頭鏡を開発，Autoscopeと呼ぶ。
1909年 William Hill：溝が付いたブレード型喉頭鏡。
1928年 Ivan W Magill：盲目的挿管法を導入。
1943年 Robert R MacIntosh：湾曲したブレードをもつ喉頭鏡，オックスフォード大学初代麻酔科教授。
1950年 O.Bjork と E. Carlens：改良二腔カテーテル（DLT）を考案。
1960年 GMJ White：スリット付き右気管支挿入用DLTを考案。
1962年 Frank L Robertshaw：気道抵抗が少ないDLTを考案。
1986年 Archie Brain：ラリンジアルマスクを考案。

2 気道の解剖[4)5)]

A. 口腔の解剖

　口腔は前方が歯列，上方は口蓋，下方は口腔底，奥は口腔咽頭峡部で囲まれる空隙である。呼吸に関しては補助器官として働いている。口蓋には軟口蓋と硬口蓋があり，前者は骨をもたない筋肉を含んだ襞で，中央に口蓋垂をもっている。舌の運動は左右8対の筋で行われ主として舌下神経支配である。舌の知覚の前2/3は三叉神経第3枝の分枝である舌神経，後1/3は舌咽神経，味覚は鼓索神経で支配されている。軟口蓋は顔面神経から分岐した大錐体神経支配を受けている。唾液腺は最大の耳下腺（舌咽神経支配）と，唾石症になりやすい顎下腺（顔面神経），舌下腺（顔面神経）があり，口腔に開口している。唾液は口腔を浸潤させ，口腔粘膜の保護，抗菌作用，歯の保護をしている。

B. 鼻腔の解剖

　鼻腔は呼吸，嗅覚，音の共鳴の働きをしている。吸気は鼻腔で加温と加湿，塵埃と細菌の吸着，濾過作用を受ける。鼻腔は鼻中隔によって左右に対をなし，外鼻孔に始まり，後鼻孔で終わる。鼻底は長さ5-6 cm，幅1.5 cmで，鼻腔体積は約20 mlである。鼻中隔の前方は毛細血管網があり，キーゼルバッハ部位と呼ばれ出血しやすい。鼻中隔弯曲は成人の75-90％でみられる。鼻甲介は鼻腔の外側壁から鼻腔内に突出し複雑な凹凸を形成している。したがって，鼻腔の表面積は160cm^{2}と広い（図1）。鼻甲介は上中下に分かれ，鼻甲介の下方を鼻道と呼び，下鼻道がもっとも広い。中鼻道には副鼻腔の開口部があり，上顎洞，前頭洞，前篩骨洞と開通している。この孔の開通性障害が副鼻腔炎の発生と関連が深い。鼻腔粘膜は多列線毛上皮で覆われ，線毛運動により異物が後鼻孔に運ばれる。鼻腔は入り口がもっとも狭く，鼻腔抵抗は口腔抵抗のほぼ2倍である。鼻腔と副鼻腔の知覚は，三叉神経第一枝の枝である前・後篩骨神

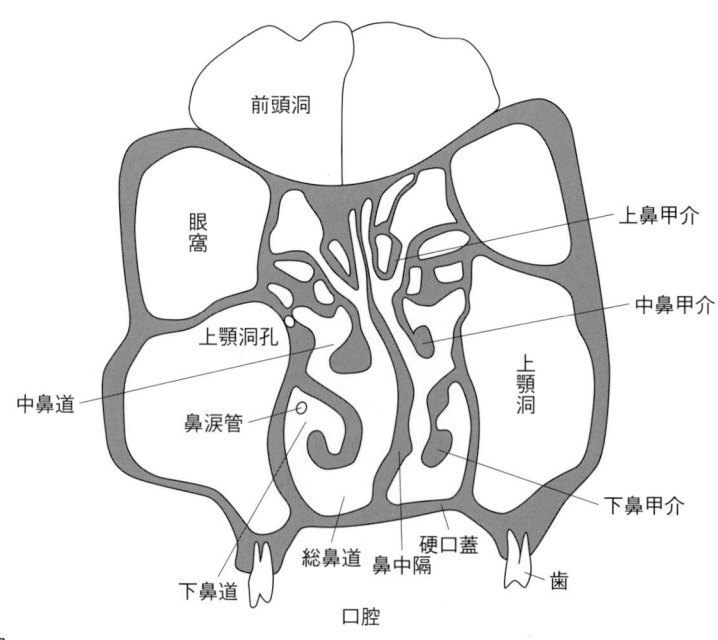

図1　鼻腔，副鼻腔
　　（前頭断切片）

経により鼻中隔前方，前頭洞，篩骨洞，蝶形骨洞が支配され，第二枝（上顎神経）の枝である眼窩下神経が外鼻，上顎洞，歯肉などを，翼口蓋神経が鼻腔の後部粘膜，軟口蓋，口蓋扁桃，上顎歯肉を支配している。

C. 咽頭の解剖

咽頭は頭蓋底の高さから始まり，下方は輪状軟骨の下縁で終わる長さが約 12 cm の腔である。前方は鼻腔，口腔，喉頭と交通し，空気と食物の通路をかねている。咽頭は鼻咽頭，口腔咽頭（中咽頭），下咽頭に区分される。口蓋扁桃の血管は外頸動脈から発した顔面動脈の扁桃枝が主な供給路で，一部顎動脈からも供給される。舌根部や喉頭蓋谷の知覚は迷走神経支配である。

D. 喉頭の解剖

喉頭の機能は呼吸通路，下気道の保護，発声である。気道の保護は咽頭，喉頭蓋，声門の共同作業であり，下気道へ異物や分泌物が侵入しないようにしている。喉頭は第4-6頸椎に位置し，6種類の喉頭軟骨が存在する。① 甲状軟骨（のどぼとけ）は一番大きい軟骨で，喉頭を前面より覆い内面に声帯の前端が付着し，声帯の後端は② 披裂軟骨に付着している。③ 輪状軟骨は指輪の形をし，全周を覆っている。前方は幅10 mm くらいと狭く，後方は25 mm と広い。④ 喉頭蓋軟骨はしゃもじ状で，基部は甲状軟骨に付着し上方は舌骨に連結し，それより上部は咽頭腔に突出している。舌根と喉頭蓋との間の陥凹は喉頭蓋谷という。その他に ⑤ 小角軟骨，⑥ 楔（けつ）状軟骨がある（図2）。喉頭の神経支配は表2のようで，後輪状披裂筋は声門を開く唯一の筋肉で，披裂軟骨を外側に回転させ声門を開く。成人の声帯は第5頸椎体の高さにあるのに対し，小児のそれは第4椎体のレベルにある。小児の喉頭蓋は長く硬く，Ω（オメガ）やU字形に折り畳まれ，喉頭鏡の先端で持ち上げることがしばしば困難である。甲状軟骨と輪状軟骨の間の輪状甲状膜は体表から気道への距離がもっとも近く，救急処置として太い針や細い管が挿入される。頸部気管は下方へゆくほど体表から遠くなる。

図3に喉頭鏡で見た喉頭像を示した。成人では声門が気道でもっとも狭く，小児では声門下輪状軟骨部がもっとも狭い部位である。左右声帯が前方で交わる部位を前交連という。声帯の前後長は男性24-25 mm，女性16-17 mm である。声帯の位置は，① 開大位：深吸気の位置，② 中間位：安静呼吸時の位置，③ 副正中位：正中位と中間位の間，④ 正中位：声帯が正中で接着する位置，正常発声の位置に分けられる。

1) 反回神経麻痺

気管挿管が原因の声帯麻痺は，片側性，一過性のことが多く，大部分は正常に回復するので，まず経過観察とする。嗄声が3-7日以上持続するときは耳鼻咽喉科医の診察を依頼する。左反回神経は右より距離が長く気管と食道の間を走行するので，麻痺は左側に多く発生する。術後嗄声のほか，発声時間の短縮，努力性発声が認められる。誤嚥は片側・両側神経麻痺でみられる。声帯が正中位またはその近くに固定すると，吸気呼吸困難がみられ，気管挿管や気管切開が必要となる。

E. 気管・気管支の解剖

気管は第6頸椎下縁の高さで始まり，第4-5胸椎の高さの気管分岐部で終わる。気管の長さは10-13 cm，正常な気管の内径は14-22 mm（平均18 mm）で中位気管においてもっとも太い。気管の長さは身長に比例するが，相関性は低い。気管の太さは大まかに人差し指の太さで推測できる。気管の横断面はD字型をなし，軟骨輪はC字型をしている。骨を欠いた後壁は直線状で膜様部と呼ばれ，主に弾性線維，筋線維束からなっている。膜様部の後面には食道が接している。したがって気管チューブのカフが膨らんでいるとき，患者は嚥下困難を訴えることがある。頸部の気管は外か

I　臨床総論

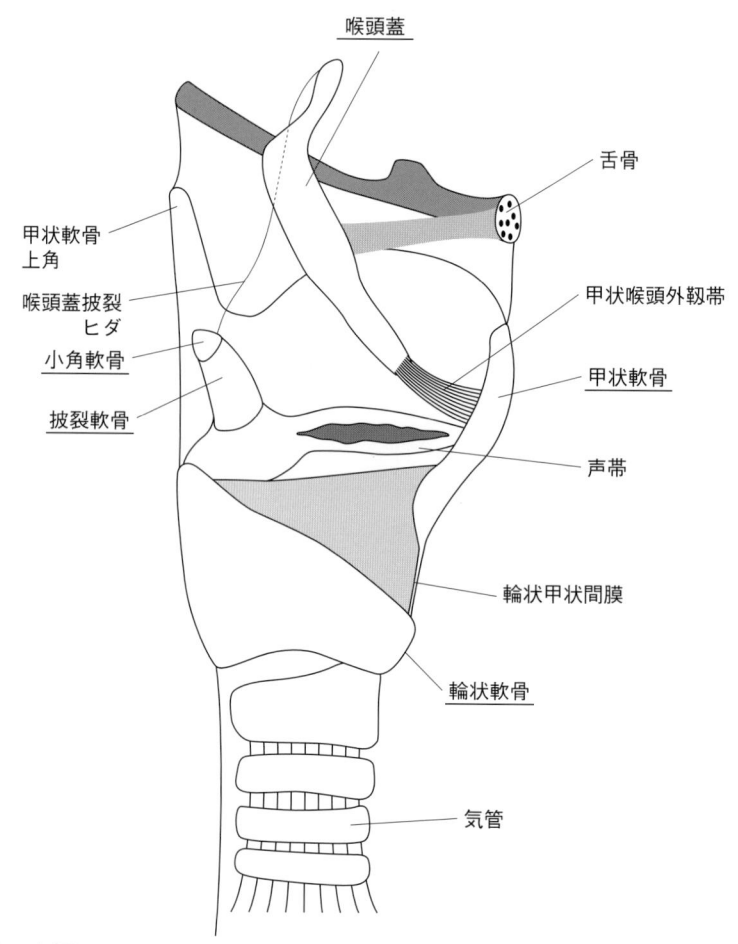

図2　喉頭を外からみた図
下線名は喉頭軟骨を示す

表2　喉頭の神経支配は迷走神経である

1）上喉頭神経	内枝は主な知覚神経：喉頭粘膜に分布 外枝の運動神経は輪状甲状筋を支配（声門の緊張を加減する） 外枝も知覚神経を含む
2）反回神経（下喉頭神経） 　運動・知覚線維をもつ 　右側：鎖骨下動脈を回る 　左側：大動脈弓を回る	運動神経支配：声門の広さを変化させる 　後輪状披裂筋：唯一の声門開大筋 　声門閉鎖筋：外側輪状披裂筋，甲状披裂筋，披裂筋

ら容易に触知でき，気管チューブのカフの膨らみを外から知ることができる．気管は非対称的に分岐し，左右の主気管支となる．分岐角は平均70度で右23度，左46度で，従って気管挿管チューブは右気管支に入りやすい．左主気管支の長さは男性50±8 mm，女性45±7 mmで，内径は13 mmである．右主気管支は男性19±8 mm，女性14±7 mmで，内径は16 mmである．右主気管支は左より極めて短いことに注意する．気道は原則的に2つに分岐するので，Xを分岐回数とすると

分岐気道数Dは2のX乗となる（$D = 2^X$）。気道は16分岐を経た終末細気管支で終わり，それより末梢の呼吸細気管支，肺胞管，肺胞囊（23次元）では肺胞が連結していてガス交換を行う領域となる。

3 気管挿管の適応

① 気道が外から汚染されることを防ぐ，② 気道の開通性を維持する，③ 気道と肺を清浄化する，④ 陽圧換気を可能にする，⑤ 十分な酸素を与える。

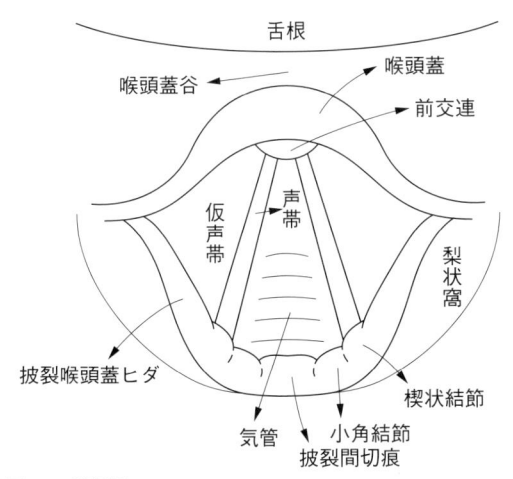

図3 喉頭図

4 挿管ルート[5) 6)]

チューブを気管に挿入する方法には，喉頭を経由する気管挿管と，頸部皮膚から気管に到達する気管切開がある。4つの挿管法の比較を表3に載せた。

A. 気管挿管

1）挿管困難，換気困難の有無を確認する

気管挿管を安全円滑に行うため，第一に挿管困難や換気困難がないことを確認する。挿管困難を完全に予想できる単一の方法はないが，次の項目を観察し，総合判断を行う。

① 開口が可能か：喉頭鏡を円滑に挿入するためには，上顎と下顎の歯列間距離は3 cm（2横指）以上が必要である。

② 咽頭腔が十分に広いか：巨舌，腫瘍，膿瘍で咽頭腔が狭いと，マスク気道確保や挿管操作が困難となる。

③ おとがい甲状軟骨間距離が3横指（7cm）以上か：喉頭展開で声門が良く見えるには，舌など軟部組織を下顎腔に十分圧排できることが必要である。

④ 頸部後屈で35度以上の伸展が可能か：後頭骨環椎伸展は ②，③ と同様に口腔軸と喉頭軸が

表3 気管挿管法の比較

	経口気管挿管	経鼻気管挿管	外科的気管切開	経皮気管切開
難易度	容易	容易	外科手技が必要	比較的容易
所要時間	最速	短時間	10-20分	1-10分
挿管が可能な期間	10日内	3週間内	長期間	長期間
苦痛	極めて大	中等度	少ない	少ない
気管吸引	気切より困難	やや困難	容易	容易
チューブ固定	やや不良	やや良好	良好	良好
合併症	歯牙損傷	鼻出血，副鼻腔炎，耳管炎	出血，切開創感染	出血，切開創感染
費用	安価	安価	やや高価	高価
その他の利点	切開創がない	同左	会話可能，喉頭損傷が少ない	同左

⑤ 長期挿管や反復挿管，気管切開の既往，嗄声は気道狭窄の存在を疑わせる。

⑥ 小顎や下顎の後退（下顎が上顎より背側に位置する）は挿管困難の頻度が高くなる。

⑦ 鼻孔の大きさと開通性：経鼻挿管では特に必要となる。

⑧ 麻酔導入前にマスク換気をテストし，困難であればエアウェイの使用，一人は両手でマスクを把持し，もう一人はバッグの加圧に従事する（two-person mask ventilation）などの対策を講じる。

2）経口気管挿管

(a) 気管チューブと喉頭鏡の選択

成人男性は内径 8 mm，女性は 7 mm の気管チューブを第一選択とする。高容量低圧カフの導入以来，気管チューブのサイズは咽頭痛や嗄声が少ないことから小さいものが好まれるようになった。喉頭や気道の疾患があれば，少し細径のもの，例えば成人男性でも内径 7 mm 以下のチューブを用いると挿管しやすい。成熟新生児は 3 mm とし，8歳以下の小児は $4+$ （年齢/4）mm を基準とする。カフ付きチューブを選択するときは，$3+$（年齢/4）mm の式を用いる。喉頭鏡は成人では曲型を選び，男性で E-Mac 3，女性は Mac 3 を第一選択とする。男性の少数例と挿管困難例では No 4 を使用する。

(b) 挿管方法

① 頭を枕の上にのせ，嗅ぐ姿勢頭位とする。

② 酸素を3分間吸入させたのちに，麻酔を導入する。

③ 右手の第1-3指を用い指交差法で十分に開口させる。

④ 喉頭鏡ハンドルのブレード側を左手の第1指から第4指で持ち，右口角から口腔内にブレードを滑り込ませる。ブレードで舌を左方に移動させ，ブレードが上顎歯，唇に触れないようにする。

⑤ 喉頭蓋が見えたら，曲型ブレードを喉頭蓋谷に進め，声門が見えるようにブレードを前上方（天井と足側の間の斜方向）に引き上げる。決して手首を曲げてはならない。

⑥ 声門が見えたら，気管チューブを助手から貰い気管内にそっと置いてくるように挿入する。助手に右口角を外側に引っぱってもらうと視野が良くなる。視野が得られないとき，外から甲状軟骨部を押し上げると，視野を改善することができる。この方法を Benumof[7] は optimal external laryngeal manipulation と名づけている。視野不良の他の原因にはブレードが深すぎる，頭の位置が不良，ブレードの牽引不足などがある。

⑦ カフを膨らませ換気を始める。カプノグラムで CO_2 排泄がみられる，左右呼吸音が均等であることから気管挿管を確かめる。カフに 10 ml 以上の空気を注入しても漏れがあるときは，カフの破損か，チューブが浅くカフが声門を越えていないかのどちらかである。

⑧ 成人のチューブ固定位置は門歯で 19-23 cm とする。小児ではカフの近位端が声門を過ぎ 2-3 cm の深さで固定する。小児のチューブの深さは式 12＋年齢/2 cm から計算できる。

(c) 意識下気管挿管

誤嚥の危険性，挿管困難，血行動態が不安定で麻酔薬により一層の循環抑制が生じるときなどでは，挿管を意識下に行う必要が生じる。意識下挿管は苦痛が強いので，事前に患者に必要性と苦痛について説明し協力を求める。

(d) 気管挿管と挿管後気道狭窄

声門下狭窄の 70-90 % は気管挿管後に発生し，太いチューブ，挿管操作による外傷，長期気管挿管，気道感染が主な原因である。声門下狭窄は小児で起こりやすく，抜管後の喘鳴，犬吠様咳，呼吸困難で気づかれる。頻度は 2 % 以下で，短期間挿管であれば，エピネフリンの吸入，副腎皮質ステロイドの投与で対処できる。成人における気管狭窄部位はカフ部がもっとも多く，声門下や吸引カテーテル接触部にもみられる。

3）経鼻気管挿管

(a) 経鼻気管挿管の適応

① 口腔や下顎の手術で手術野を妨げない，② 呼吸管理のため，術後長期に気管挿管が必要である，③ 挿管困難症例に気管ファイバー挿管，盲目的経鼻挿管を行う。

禁忌は出血凝固疾患，鼻腔病変，脳底部骨折，脳脊髄液瘻である。

(b) 前処置

鼻腔の通り具合を，片側ずつ鼻腔を閉塞させ調べる。次に① 局所麻酔薬（4％リドカイン），② 血管収縮薬フェニレフリン：出血を減少させ鼻腔を広げる，③ 消毒薬（ポビドンヨード）を綿棒で鼻腔粘膜に塗る。

(c) 挿管方法

① 鼻腔の最大通路は下鼻甲介の下に存在する（図1）。成人では内径7-7.5 mmの気管チューブを鼻腔の床に沿うように，背臥位ではベッドに垂直方向に挿入する。気管チューブの切り口は左を向いているので，左右鼻腔の大きさが同一であるなら，右鼻腔を第一選択とする。右鼻腔では鼻中隔はチューブの左にあり，鼻中隔を傷つけることが少ない。

② チューブの粘膜下挿管は後鼻腔の上側壁や上咽頭後壁で起こることが多く，これを避けるにはチューブを3-4 cm挿入したところで，90度左に回転させ挿入するとよい。

③ 直達喉頭鏡で咽頭を観察しチューブを見つけ，次に喉頭展開し声門を直視する。

④ マギル鉗子でチューブ先端をつかみ，助手にチューブを押してもらい，気管内に誘導する。チューブが入らない場合は，前交連に当たっていることが多く頭を前屈させる。

⑤ 成人におけるチューブの深さは外鼻孔で25 cm程度である。

(d) 合併症

鼻出血。経鼻挿管は副鼻腔や耳管の開口部を閉塞することがあり，中耳炎や副鼻腔炎を起こしやすい。

4）ラリンジアルマスク挿入

これは気道確保と侵襲度からみて，口鼻マスクと気管挿管の中間の方法である。

(a) 適応

① 全身状態が良好な短時間手術（四肢，眼），② 繰り返し気管挿管例で声門下損傷，気道狭窄を避ける，③ 冠動脈疾患患者の短時間手術：気管挿管に伴う循環変動を避ける，④ 気管・気管支のレーザー治療，⑤ 挿管困難例の気道確保，⑥ 気管支ファイバースコープの気管挿入。

(b) サイズの選択

サイズ3は体重30 kg以上小児と成人女性に，サイズ4は成人女性と小さい男性，5は成人男性で第一選択となる。小児では体重による選択が一般的である。

(c) 挿入方法

① カフは完全に脱気しておく。または部分的に膨らませておく。カフ背面に潤滑剤を塗る。

② 十分に深麻酔とする。

③ 右手でカフ近傍のチューブを持ち，先端を硬口蓋に押し付けながら，チューブをすべらせて口腔内に挿入する。左手は頭を後屈させ右第2指でカフをさらに押し込む。左手でチューブ近位端を持ち右手第2指を抜く。抵抗のある所までチューブを押し込み，そこで止める。空気を入れカフを膨らませる。カフへの推奨注入量はサイズ3で20 ml，4で30 ml，5で40 mlである。

④ 換気を行い，胸郭の動きを確認する。気道抵抗が強ければ位置を修正する。

⑤ バイトブロック，巻ガーゼをチューブの傍に置き，歯によるチューブ閉塞の防止や固定に利用する。

⑥ ラリンジアルマスクの抜管は睫毛反射の出現か呼びかけ応答で行う。

5）一側肺換気用チューブの挿管[5)8)]

(a) 適応

絶対的適応は非手術肺を分離し感染・出血から

防ぐ，気管支瘻などで換気の分布を調節する，一側肺洗浄である．相対的適応は手術視野の改善である．

（b） 二腔チューブ（double-lumen tube：DLT）の挿管法

[1] 従来法

① 道具の準備：DLT（チューブサイズは41，39，37，35，28，26フレンチがある．ほとんどの場合左用でよい），気管支または喉頭ファイバースコープ（外径4mm，3.6mm，2.8mm，2.2mmが有用である．有効長は55cm，60cmの種類があるが後者が使いよい），3mlと10mlシリンジ，ペアン鉗子，聴診器を用意する．DLTカフ2箇所に潤滑剤を塗る．必要に応じスタイレットを挿入する．

② 酸素を3分間吸入させたのち，麻酔を導入する．

③ DLTは本来遠位の気管支チューブが前に彎曲し，近位部は右方に曲がり床と平行に走る形をしている．この形でチューブを把持し，気管カフが声門を越えるまで挿入する．

④ 次にチューブを反時計方向に90度回転させる．するとチューブの近位のカーブは前に向かい，気管支チューブのカーブは左に向かう．ここでチューブを奥に進めると左気管支に挿入される．

⑤ 白色の気管カフを-7 mlまで膨らませ，呼吸回路を接続するアダプタを付ける．

⑥ 気管支チューブの位置の確認：青色の気管支カフを-3 mlまで膨らませる．気管チューブの孔から気管支ファイバースコープを入れ，青色カフが気管分岐部の少し遠位部に見えれば良好な位置といえる．カフが見えないときは深すぎることが多く，カフを萎ませてからチューブを少し引き戻す．DLTの適当な深さは門歯で28-31cmである．

⑦ 最後に気管チューブと気管支チューブを鉗子で交互に閉塞し，左右肺別に呼吸音の消失と出現を確認する．

⑧ 側臥位に体位変換したのちにも，ファイバースコープでDLTの位置を確認する．

[2] 気管支ファイバースコープによるDLT挿管法

① 気管カフが声門を越えたところまでDLTを挿入する．

② 気管カフのみを膨らませ人工換気を行う．

③ 換気しながらファイバースコープを気管チューブ内に通し，気管と気管支を観察する．上に気管輪，下に膜様部が見えると左の孔が左主気管支である．気管分岐部が同定しにくいときは，チューブを引き抜き浅い位置で観察すると分かりやすい．

④ 気管カフを虚脱させ，ファイバースコープを気管支内に5cm以上挿入し，これを誘導子にしてDLTを気管支に挿入する．

⑤ DLTの青色カフを膨らませたのち，ファイバースコープを気管チューブ内に入れ替え，[1]と同様に気管支チューブの位置を確認する．

（c） 気管支ブロッカー付きチューブの挿入法

① 気管支ブロッカーの先端をチューブ内に納めておく．

② シングルルーメンチューブを通常のように気管挿管し，換気を行う．

③ 換気しながらチューブ内にファイバースコープを挿入し，気管分岐部を見つける．

④ 気管支ブロッカーをチューブより前に進め，ブロッカーの青色カフを膨らませる．一側肺換気では分岐部直下に青色カフが見えるようにする．

⑤ 左気管支に挿入するときはシングルルーメンチューブを90度左に回転させてからブロッカーを進めると良い．

⑥ ファイバースコープを抜去する．

（d） 気管チューブによる片肺換気

片肺換気のため気管チューブを気管支まで深く挿入する方法で，右気管支挿管は容易であるが，左気管支挿管は次のような工夫をする．

① 通常の気管挿管を行う，② 次に頭を右に曲げる，③ 頸部気管を手で右に圧排する，④ 気管

チューブ切り口は通常左に向いているのでチューブを180度回転させ切り口を右に向けてから奥に押し込む。頭の右曲げとチューブの180度回転により，左気管支への挿管は92％成功すると報告[9]されている。

B. 気管切開

1) 選択的気管切開

外科的気管切開と経皮的気管切開が行われる。

(a) 外科的気管切開[5)6)]

現在の外科的気管切開法は1905年Jacksonにより紹介された。患者を仰臥位にし肩の下に枕を入れ，頸を伸展させる。皮膚切開は4-5cmとし，縦切開と横切開がある。甲状腺峡部を露出したら，これを結紮切断するか，金属鉤で上方か下方に圧排し気管を露出する。第2ないし第4気管輪のうち一つの気管輪かそれに隣接する気管輪を含めた2つの気管輪を開窓する。気管壁の切開法には逆U字形，十字形，紡錘形などがある。

(b) 経皮的気管切開[5)6)10)]

経皮的気管切開は1955年にSheldenらにより最初に試みられ，実用型はToyeらにより開発された。現在では7-8本の拡張子で切開孔を順に太くする方法（Ciaglia，1985年，Cook社のキットがある）と，気管孔の拡大に特殊な拡張鉗子を使い，気管軟骨間の靭帯を鈍的に拡張させるGriggs法（1991年，Portex社キット）がある。

第1と第2気管輪間または第2と第3気管輪間に印をつけ，1.5-2.0 cmの皮膚切開を行う。皮下組織を鈍的に剥離し，気管の正中部を確認し，生理食塩液を吸ったシリンジに静脈留置針を付け，気管に挿入する。気体が吸引できれば，カテーテル先端が気管内にあることを示し，ガイドワイヤをカテーテルに通し気管に挿入する。気管を拡張させたのち，気管切開チューブのオブチュレータ（内筒）にガイドワイヤを通し，ワイヤに導かれるように内径7-9mmのチューブを気管に挿入する。適応でない患者は甲状腺肥大，病的肥満，頸部浮腫，緊急時，頸部伸展不良である。経皮的気管切開の利点は手術時間が10分以下と短い，出血合併症が少ない，創の感染が少ない，皮膚切開創が小さい，ベッド上でできる，外科医でなくとも可能である。

(c) 気管切開の合併症

早期には出血，創感染，気管後壁損傷，チューブの誤挿入があり，晩期の重症合併症は気管狭窄，気管食道瘻，気管無名動脈瘻である。経皮的気管切開においても有症状の気管狭窄が1.5-10％，無症状狭窄が31％存在すると報告[10]されている。

2) 緊急気管切開

(a) 輪状甲状膜切開[5)6)11)]

メスを用いる外科的方法と皮膚から穿刺するセルジンガー法がある。いずれも手術開始から人工換気開始までの所要時間は約100秒と短時間で気道確保ができる。代表的方法はまず1 cmほどの小切開を皮膚におき，静脈留置針を刺し気管に挿入する。次に穿刺針にワイヤを通し，ワイヤの外に拡張子を通す。拡張子を気管に挿入することで気管孔を拡張させ，拡張子を取り除いたのちに気管チューブを挿入する。市販のミニトラケオトミーキット（ミニトラックII™）は内径4 mm，外径5.4 mmのカフなしチューブが利用できる。重症合併症は声門下狭窄（特に小児），喉頭組織損傷である。

(b) 経喉頭ジェット式酸素吹き込み法

12-16ゲージの注射針や静脈留置針を輪状甲状軟骨間から気管まで突き刺し，酸素を吹き込む方法である。針に2.5 mlの注射器の外筒を付け，7.5フレンチの気管チューブのジョイントを接続するとAMBU-bagや麻酔器の換気が可能となる（図4）。針内腔は狭いので気道抵抗が高く，これに打ち勝つために高圧の酸素源が必要である。静脈カテーテルは屈曲し換気不能となりやすいので，硬い細径気管切開カニューレが望ましい。合併症には嗄声，気管狭窄がある。合併症を少なく

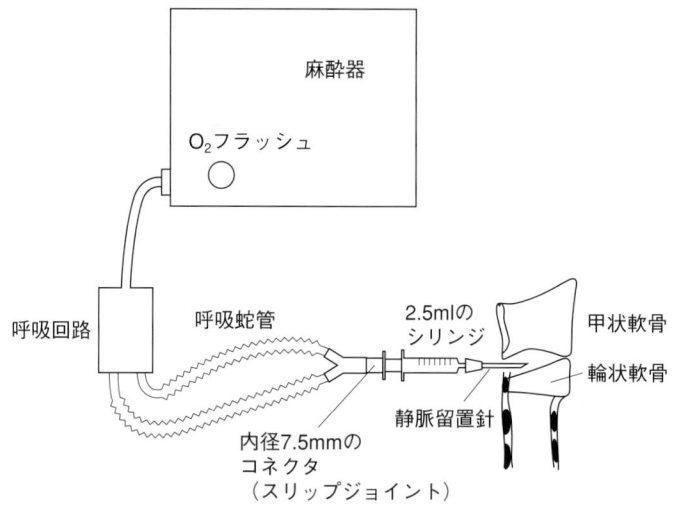

図4 静脈留置針を用いた緊急気道確保と酸素供給源との接続法

するためチューブの留置は短期間とするのが良い。

参考文献

1) Mushin WW, Rendell-Baker L. The origins of thoracic anaesthesia. Park Ridge : Wood Library-Museum, 1953 ; p.28-47, p.103-42.
2) White GMJ. Evolution of endotracheal and endobronchial intubation. Br J Anaesth 1960 ; 32 : 235-46.
3) Rushman GB, Davies NJH, Atkinson RS. 第9章 気管内挿管. 松木明知監訳. 麻酔の歴史150年の軌跡. 改訂第2版. 東京 : 克誠堂出版 ; 1999, p.106-18.
4) Ellis H, Feldman S. Part l. The respiratory pathway. In : Anatomy for anaesthetists. 7th ed. Oxford : Blackwell Science ; 1993, p.3-75.
5) Finucane BT, Santora AH. Principles of airway management. 2nd ed Mosby Year Book, 1996, エアウェイブック, 井上哲夫監訳. 第1章気道の解剖. 第8章挿管困難. 東京 : メディカル・サイエンス・インターナショナル ; 1997, p.1-13, p.159-92.
6) Stone DJ, Gal TJ. Airway management. In : Miller RD, editor. Anesthesia. Vol 1. 5th ed. Philadelphia : Churchill Livingstone ; 2000, p.1414-51.
7) Benumof JL, Cooper SD. Quantitative improvement in laryngoscopic view by optimal external laryngeal manipulation. J Clin Anesth 1996 ; 8 : 136-40.
8) Benumof JL, Alfery DD. Anesthesia for thoracic surgery. In : Miller RD, editor. Anesthesia Vol 2. 5th ed. Philadelphia : Churchill Livingstone ; 2000, p.1665-752.
9) Kubota H, Kubota Y, Toyoda Y. et al. Selective blind endobronchial intubation in children and adults. Anesthesiology 1987 ; 67 : 587-9.
10) Powell DM, Price PD, Forrest LA. Review of percutaneous tracheostomy. Laryngoscope 1998 ; 108 : 170-7.
11) Isaacs JH. Emergency cricothyrotomy : long-term results. Am Surg 2001 ; 67 : 346-50.

（謝　宗安）

Chapter 4

挿管困難時における対応

STANDARD

1 はじめに

　気管挿管が気道確保の主流となってから半世紀以上が経った。にもかかわらず，現在においても気道確保に難渋することが少なくない。アメリカの麻酔関連事故報告[1]によると，保険金請求は気道確保に関するものの割合が高く，そのうち85％が死亡あるいは不可逆的脳損傷を来している。気道系以外の要因による障害のうち30％のみがこのような転帰となったこと[1]と比較すると，気道関連合併症がいかに重篤となりやすいかが明らである。

　上記のように気道確保に関する合併症が高いため，気道確保が困難な際には適切な対処が必要である。しかしながら，以下のような理由により安全かつ確実な気道確保法はいまだ確立されていない。

　① 気道確保に関連した合併症が重篤な転帰となりうることが十分に認識されていないこと。

　② 挿管困難，あるいは換気困難の原因が多種多様であること。

　③ 挿管を困難とする原因のいくつかはいまだ解明されおらず，また換気困難の原因の多くは不明であること。

　④ 麻酔の導入ならびに気道確保の操作自体により挿管困難，換気困難を引き起こし，場合によっては致死的となること。例えば縦隔腫瘍を有する患者での全身麻酔の導入直後の気道閉塞や，喘息を有する患者での気管挿管による換気障害，喉頭部への局所麻酔薬の噴霧投与時の気道閉塞，あるいは頻回の挿管の試み中の喉頭浮腫による気道閉塞などが挙げられる。

　⑤ 誤嚥性肺炎と食道挿管は麻酔科領域での患者死亡の主原因であるが，これらは挿管困難な場合に高頻度に起こること。

　⑥ 気道確保に関する研究が近年まで他分野に比して遅れをとっており，証拠に基づく医学（evidence-based medicine）が確立できえていないこと。例えばさまざまな気道確保の器具のうちどれが他に比してより有用か，についての研究はいまだ不十分である。また覚醒下挿管や，挿管の前に自発呼吸を残して麻酔を導入する方法などの安全性の客観的比較もされていない。

　この章においては現在のかぎられた証拠に基づき，挿管困難時のより安全で確実な対応法を述べる。

2 挿管および換気困難の頻度

　麻酔管理上で気管挿管が困難となる確率は比較的高い。ピエール・ロバン症候群や慢性関節リウマチによる頸椎変形などの多くの疾患が挿管を困難にしえることが知られている（表1）。また挿管困難が予測されていない場合においても喉頭展開の際，約5％で声門が認められない。

　挿管困難の程度を客観的に評価する方法として，CormackとLehane[2]は喉頭鏡による声門の見える程度を4段階に区分した（図1）[3]。一般的にグレード3か4で挿管が困難であることが多く，実際に挿管が困難となる頻度は1-2％で，また0.1-0.3％で挿管が不可能となりうる。この評価法は有用であるが，喉頭鏡による喉頭展開の困難さは挿管困難と必ずしも相関しないことに注意すべきである。例えば声門がよく見えても，角度によっては挿管チューブを気管に挿入しえない場合がある。

　フェイスマスクを用いての陽圧換気が困難とな

る確率は0.1-5％と報告[4)5)]されている。また低酸素血症を来すほどのマスク換気が困難な症例は0.2％程度とされている[4)]。マスク換気が困難な場合，挿管困難が合併する確率が高い[4)5)]。

表1 挿管困難，マスク換気困難を起こしやすい代表的な要因および疾患

先天性要因
　　ピエール・ロバン症候群
　　トリーチャ・コリンズ症候群
　　ダウン症候群
　　Goldenhar症候群
　　ムコ多糖沈着症
　　喉頭・気管軟化症

後天性要因
　　肥満
　　妊娠
　　末端肥大症
　　頸椎運動制限
　　　慢性関節リウマチ
　　　強直性脊椎炎
　　　熱傷
　　　頸椎カラー装着
　　　頸椎手術術後
　　舌根扁桃肥大
　　睡眠時無呼吸症候群
　　気道狭窄
　　　口腔・咽頭・喉頭部腫瘍
　　　甲状腺腫瘍
　　　縦隔腫瘍
　　　気道内腫瘍
　　　気道浮腫
　　　　クループ
　　　　喉頭蓋炎

3 挿管困難な症例における各器具の役割

A. 喉頭鏡

マッキントッシュ型ならびにミラー型の喉頭鏡のほか，さまざまな喉頭鏡が開発されている。マッコイ型，ベルスコープ型などのブレードに工夫を凝らしたものや，ブラード型やウ一型などのようにファイバースコープを使うものがある。挿管困難な症例において，具体的にどの喉頭鏡が他に比してより有用かの研究はいまだ不十分である。

B. ブジーおよびスタイレット

挿管用ブジーは英国圏では喉頭鏡による喉頭展開が困難な場合の第一選択となっている。ブジーは60 cm長の弾力性のある棒で，その角度のついた先端を喉頭蓋の後面に這わせて気管内に挿入し，これをガイドにチューブを進める。

一方，スタイレットは本邦で汎用されており，挿管チューブの中に挿入することによりチューブの角度を調節する。また，先端にライトのついたスタイレットは，その先端をホッケースティック状に曲げたあと，喉頭鏡を用いずに口腔内に挿入し，喉頭部の皮膚に映る光を間接的に見ながら盲

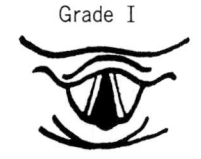

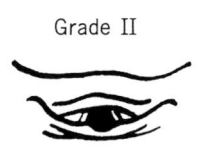

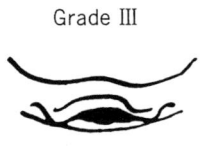

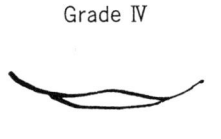

図1　喉頭展開時の声門の見え方の区分（CormackとLehane）[1)]
　グレード1：声門のほぼ全体が見える
　グレード2：声門の一部しか見えない
　グレード3：喉頭蓋のみが見られ，声門は見えない
　グレード4：声門も喉頭蓋も見えない
　グレード3あるいは4で気管挿管が困難となりやすい。

（Benumof JL. Management of the difficult adult airway. With special emphasis on awake tracheal intubation. Anesthesiology 1991; 75: 1087-110 より引用）

目的に挿管する。頸椎損傷のように頭頸部の伸展，屈曲を避けたほうがよい症例でも成功が高いと報告されている。

C. ファイバースコープ

挿管が困難な症例でのファイバースコープの有用性には疑いがない。気道の変形や病変を目で確認しながらスコープの先端の角度を調節することにより気管内に進めることができるため，確実な方法である。

しかしながら，ファイバースコープを使用して挿管を行う際，問題点が主に2つある。まずファイバースコープを速やかに気管に挿入するためには技術がいる，という点である。そのため普段から挿管困難でない症例でその使用に慣れ親しみ，20秒以内に声門を確認できるまで練習しておくべきである。第2に挿管チューブをファイバースコープ越しに進める際，チューブが披裂軟骨などにあたり，しばしば挿管が困難となりうる点である。これが起こる頻度は使用するファイバースコープやチューブのサイズ，性状によって大きく影響される。成功率を上げる主な方法は以下の3点である。

① 太いファイバースコープを用いる（例：外径5ミリ）
② 細い挿管チューブを用いる（例：内径6ミリ）
③ らせん入りチューブを用いる

ファイバースコープの操作で重要なことはその先端がどこにあるかを常に把握しておくことである。そのため口腔，咽頭内の分泌物による画像のくもり（ホワイトアウト）ならびに血液によるくもり（レッドアウト）を防ぐため吸引を十分にする必要がある。また，分泌物抑制薬の投与も検討すべきである。

また，いくつかの要因によりファイバースコープを気管に挿入するのが困難となりうる。喉頭蓋が長くて咽頭後壁にもたれかかっている場合や，頸椎の保護のため，頭頸部を水平固定した場合に困難となりえることが知られている。

ファイバースコープは目で確認しながら挿管するので，安全かつ確実な方法として考えられがちであるが，挿管チューブを進めていく間，ファイバースコープはスタイレットとして用いているだけで，挿管自体は盲目的に行っているということを認識すべきである。それゆえ，ファイバースコープが間違いなく気管内に挿入されていてもチューブが食道に迷入しえる。また，チューブの先端によって声門部の浮腫や気道の損傷を起こす可能性があるので，頻繁な挿管操作には注意が必要である。

D. ラリンジアルマスク

ラリンジアルマスクは気道確保が困難な際に重要な役割を担いうる。麻酔の導入後，気管挿管あるいはフェイスマスクによる換気が不可能であった症例で，ラリンジアルマスクの挿入により換気が可能となり低酸素血症を防ぎえたという症例が何症例も報告されている。

ラリンジアルマスクのチューブ内に挿管チューブを通すことにより，気管挿管が可能である。その使用により，ファイバースコープを気管に挿入する時間を短縮し，チューブを進めて声門部で抵抗がある率を低下させえる。また挿管操作のあいだ，ラリンジアルマスクを介して酸素や吸入麻酔薬を投与しえる利点がある（図2）。

ラリンジアルマスクが気道確保の困難な症例で有用であるのは疑いがないが，常にその挿入，換気が成功するとはかぎらず，いくつかの要因により挿入あるいは換気が困難となりえる（表2）[6]。

挿管用ラリンジアルマスクは従来のラリンジアルマスクに比して，より有効な気管挿管ができるよう，改良されている。例えば，頸椎運動制限がある場合，挿管用ラリンジアルマスクを介してのファイバースコープ挿管は，喉頭鏡とブジー，あるいはファイバースコープ単独での挿管に比し

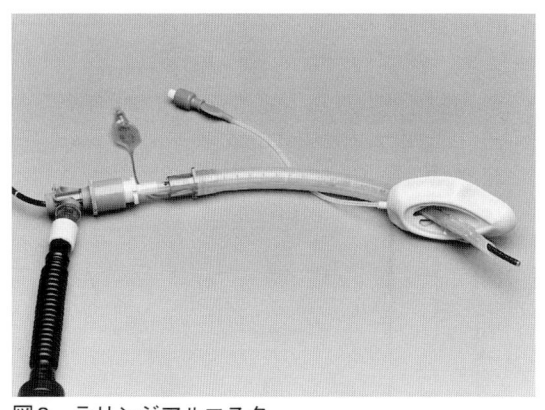

図2 ラリンジアルマスク

ラリンジアルマスクを通しての挿管操作の間，ラリンジアルマスクを介して酸素や吸入麻酔薬を投与が可能である。

表2 ラリンジアルマスクの挿入および換気を困難とする要因

不慣れ
浅麻酔
開口制限
頭頸部伸屈曲制限
口腔・咽頭部腫瘤
　扁桃肥大
　口腔内腫瘤
喉頭・気管閉塞
　喉頭痙攣
　喉頭・気管内腫瘤
気道内異物
外因性気道閉塞

（浅井　隆．気道確保法．臨床麻酔　2001；25：357-68より引用）

て，より短時間に挿管が可能である。

最近開発されたプロシールラリンジアルマスクもその挿入方法から頸椎運動制限のある場合においても比較的容易であると考えられている。しかしながら，プロシールラリンジアルマスクを通しては気管挿管ができない欠点がある。

E. その他の器具

ラリンジアルマスク以外にもコンビチューブ，カフ付口咽頭エアウェイ（cuffed oropharyngeal airway：COPA），ラリンジアルチューブなどの上気道に挿入する器具（supraglottic airway）が開発され，気道確保の困難な症例で有用であったという報告がされている。これらがどのくらいの頻度で気道を保つことができるかは，いまだ不明である。

F. 逆行性気管挿管

経口あるいは経鼻挿管が困難である場合，いわゆる逆行性挿管が有効な場合がある。しかしながら，通常の挿管が困難であった場合でのこの方法の成功率は知られていない。

G. 経皮気管換気

マスク換気が困難となり低酸素血症を来した場合には，経気管換気が適応となる。外科的気管切開はその侵襲の大きさから，緊急帝王切開術などの手術を延期できない場合でのあくまで緊急回避，として考えるべきである。また外科切開法は，換気が可能となるまで時間がかかる。一方，経皮気管切開キットを用いた気道確保は，一般的に外科処置より短時間に，また侵襲が少なく施行しえるのでよい適応と思われる。また静脈留置針で経皮的に気管穿刺し，そのカニューレを介して，ジェット換気を行うのが有効とされている。手術室では挿入したカニューレに麻酔回路を接続し，酸素フラッシュボタンを断続的に押すことにより簡便なジェットによる酸素の投与が可能である。内径2.5あるいは3 mmの挿管チューブのコネクタを挿入した静脈留置カニューレの接続口に差し込むことで，麻酔回路に接続することが可能となる。そのため適切なサイズの挿管チューブのコネクタを，麻酔器や麻酔カートの引き出しに常備しておくとよい。

H. 体外循環

気管挿管が不可能で，マスク換気および経皮気管換気も困難となりうる場合には体外循環の使用

を考慮する。縦隔腫瘍を有する症例で，全身麻酔の導入により気道の閉塞を来しえる場合などが適応となる。このような場合，麻酔の導入前に体外循環のカニューレを挿入しておくとよい。

4 術前気道評価

気管挿管が困難となりうるさまざまな危険因子や，フェイスマスクによる換気困難の危険因子（髭，歯牙欠損，肥満，高齢，いびきなど）が知られている[4)5)]。挿管困難や換気困難を予測する検査は心疾患などと違い，麻酔科医以外は行わないことが多い。それゆえ，気道に関する問診，検査は術前にすべき最重要項目の一つと認識すべきである。

① 気道確保困難の既往：以前の麻酔などで挿管やマスク換気が困難となったことがないかを聴取する。また気管切開や長期挿管，あるいは気道損傷の既往がないかを確認し，これらがあればX線写真などで気道の狭窄がないかを確かめる。

② 肥満：肥満の場合，特に二重顎などのある場合，挿管ならびにマスク換気が困難となりえる。

③ 気道閉塞症状の有無：睡眠時無呼吸症候群に罹患していたり，いびき，鼻閉などの日常生活上の気道閉塞症状がないか聴取する。また気道狭窄が原因となりえる嗄声や嚥下困難がないかを確かめる。

④ 挿管困難，換気困難となる疾患の有無：ピエール・ロバン症候群などの先天性奇形や，慢性関節リウマチのような後天性変形などのさまざまな疾患で気道確保が困難となることが知られている（表1）ので，その有無を確認する。

⑤ 開口障害の有無：開口時に上下の門歯間隔が二横指，すなわち4-6 cm以下の場合，挿管が困難となりやすい。

⑥ 開口時の咽頭所見：開口時の咽頭の見える程度を調べる。これはMallampatiら[7)]により報告された方法で，のちにSamsoonとYoung[8)]により区分が加えられた（図3）[3)]。口蓋弓，軟口蓋，口蓋垂などが見えにくいほど挿管困難となる率が高くなりやすい。

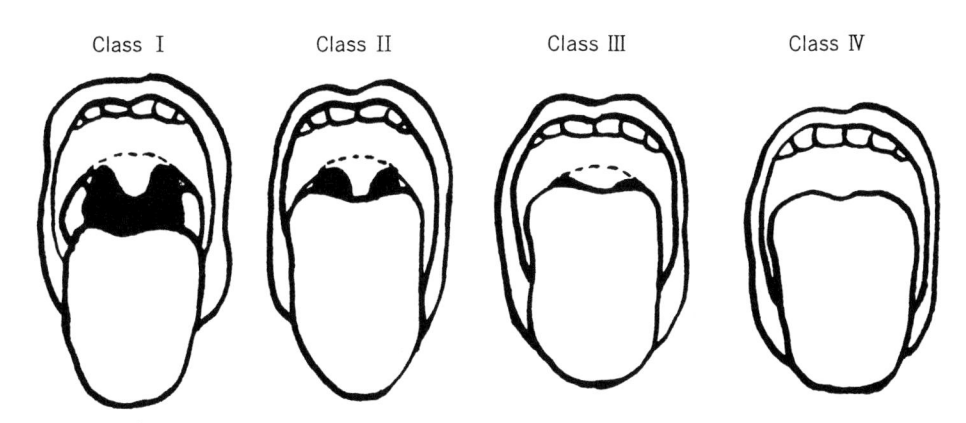

Class I　　Class II　　Class III　　Class IV

図3　Mallampatiら[7)]による開口時の咽頭の見える範囲による挿管困難の予測法
（クラス4はSamsoonとYoung[8)]による追加）
クラス1；口蓋弓，軟口蓋，口蓋垂が見える
クラス2；口蓋弓，軟口蓋は見えるが，口蓋垂は舌根に隠れて見えない
クラス3；軟口蓋のみが見える
クラス4；上記すべてが見えない
（Benumof JL. Management of the difficult adult airway. With special emphasis on awake tracheal intubation. Anesthesiology 1991；75：1087-110より引用）

⑦ 下顎可動域：通常，下顎を前方に移動させ，下の歯を上の歯より前方に出すことが可能であるが，これが不可能な場合，挿管ならびに下顎挙上が困難となりやすい。

⑧ 小顎症：いわゆる小顎の場合も気道確保が困難となりやすい。

⑨ 頸椎可動域：頭頸部の運動制限，特に頭部の後屈制限がないかを確かめておく。制限があると，頭頸部をMagill位にしにくくなり，挿管が困難となりやすい。

⑩ おとがい-甲状切痕間隔，おとがい-胸骨切痕間隔：おとがい-甲状切痕間隔が6 cm，おとがい-胸骨切痕間隔が12.5 cm以下の場合，挿管が困難となりやすい（図4）[9]。

⑪ 画像，肺機能検査：胸部単純X線写真，CT，肺機能検査などで頸椎の変形や気道の狭窄，偏位などの異常がないかを調べる。

上記の検査の組み合わせにより，おのおのの方法に比してより高い予測率が得られる。また同様に，腸イレウスや食道裂孔ヘルニアなどの胃内容物が残留している危険性が高いか否かを判断する。

5 気道確保困難な症例の管理

術前から気管挿管，あるいは換気が困難と予測されている症例や，麻酔導入後にこれらが予期せずに起こった場合の，安全な気道確保法を普段から検討しておくべきである。それに基づき，各器具の特性と限界，各麻酔法の利点と欠点を十分に考慮し，おのおのの症例にもっとも適した気道確保法を検討する。

ガイドラインとしてアメリカ麻酔科学会（American Society of Anesthesiologists：ASA）発行のもの（図5）[10]がもっともよく使用されている。このガイドラインはフローチャートとして気道確保の方法が理路整然と記載されているため有用である。しかしながら，どのような場合に覚醒下挿管をすべきか，あるいはおのおのの症例で実際どの器具を使用するのがもっとも適しているのか，などの具体的な記載がないという欠点がある。

A. 挿管，換気困難が予測されている場合

気道確保が困難と予測された場合の対策として，以下の項目について考える。

1）全身麻酔は必要か？

まず全身麻酔が本当に必要か否かを再検討すべきである。硬膜外麻酔，脊髄くも膜下麻酔，あるいは局所麻酔で対処できるようであれば，全身麻酔を避ける。

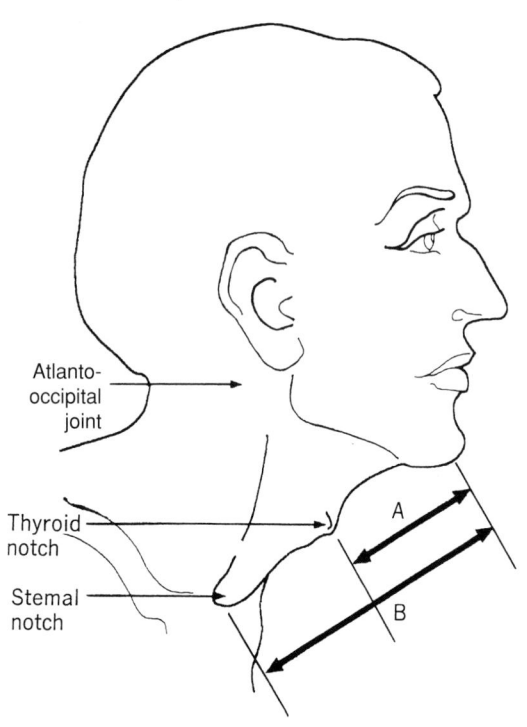

図4 おとがい-甲状切痕間隔とおとがい-胸骨切痕間隔による挿管困難の予測法

前者が6 cm，あるいは後者が12.5 cm以下の場合，挿管困難が予測される。

(Vaughan RS. Predicting a difficult intubation. In : Latto IP, Vaughan RS, editors. Difficulties in tracheal intubation. second edition. London : W. B. Saunders Company Ltd ; 1997. 79-87 より引用)

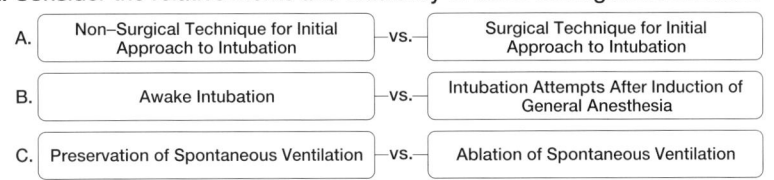

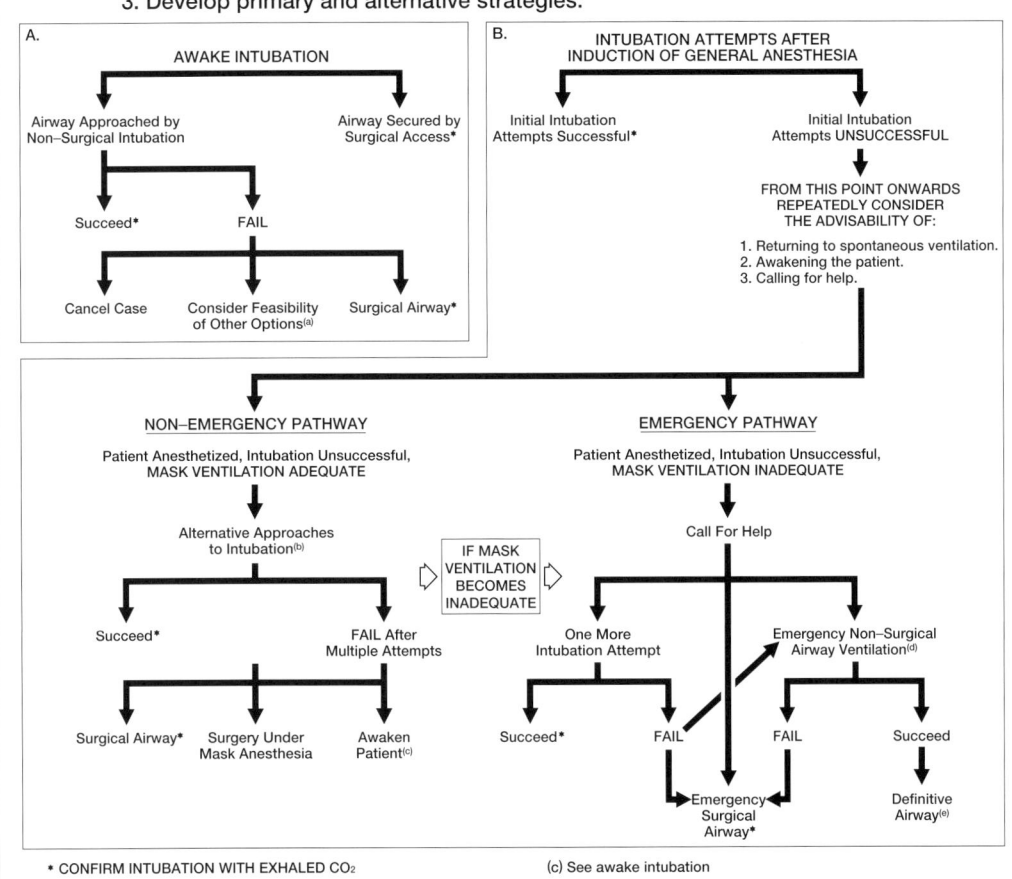

図5 アメリカ麻酔科学会発行の「気道確保困難な症例の管理のガイドライン」
(Practical guidelines of management of the difficult airway. A report by the American Society of Anesthesiologists Task Force on management of the difficult airway. Anesthesiology 1993 ; 78 : 597-602 より引用)

2）胃内容物の残留はないか？

第2に緊急手術などで胃内容物が残留しており、麻酔の導入時に誤嚥をする危険性が高いか否かを検討する。挿管困難が予測され、なおかつ誤嚥の危険性が高い場合、原則として覚醒下挿管を選ぶべきである。

3）挿管は必要か？

第3に気管挿管が必要か否かを考える。まず、麻酔中の誤嚥性肺炎を防ぐための挿管が必要か否かを検討する。上記のように導入時より危険性のある場合と、上部腸管への手術などを行う場合、誤嚥を起こす危険性の高いものとを考える。

次に全身麻酔中に気道閉塞を起こす可能性がないか否か、また高い気道内圧となりえるか否かを検討する。例えば、縦隔腫瘍などで気管を圧迫する危険性のある場合や胸腔内手術の場合、挿管が必要である。

最後に術中にマスク換気が困難となる危険性が高いか否かを検討して挿管の必要性を考える。例えば、最近に喘息発作の既往があり、手術が比較的長時間かかると予測され、なおかつ挿管が非常に困難と予測される場合、挿管をしたほうが安全である。一方、挿管が非常に困難と予測されるが、マスク換気が困難となる確率は低いと予測され、侵襲の小さい手術を短時間で終了しうる場合、マスクによる換気でよいかもしれない。これらは絶対適応ではなく、各症例の状態、手術時間、そして各麻酔科医の技量などにより決定すべきであろう。

4）筋弛緩薬は必要か？

第4に筋弛緩薬あるいは静脈麻酔薬の投与により、自発呼吸をなくしても安全か否かを検討する。気道確保が困難であると予測された場合、原則として挿管などで気道が確保されるまで自発呼吸を保っておくほうが安全である。

このような状態で筋弛緩薬の投与を避けるべき理由は主に3つある。第1の理由は、筋弛緩により上気道が閉塞する危険性があるからである。これは一般的に舌根沈下によるといわれてきたが、その後の研究で、軟口蓋が咽頭後壁に近づき鼻腔呼吸を閉塞するのが主原因で、喉頭蓋が声門を閉鎖するのがその次に多い原因であると判明した。筋弛緩薬を使わない第2の理由は、気道の閉塞が同程度であっても陽圧換気は陰圧換気に比して換気が困難となるためである。第3は、もし気道閉塞を来してマスクによる陽圧換気が不可能となった場合、自発呼吸が保たれていれば経皮的に気管穿刺をすることにより換気が可能となるためである。

5）意識下挿管が必要か？

最後に気管挿管が必要な場合、麻酔の導入の前に挿管をすべきかを検討する。この判断には挿管困難、換気困難の程度とともに、挿管による脳圧亢進、眼圧亢進、心機能障害、誤嚥性肺炎の危険性、また患者が意識下挿管に耐えうるか、などのさまざまな要因を考慮する。そのうえで以下のうち、どれがもっとも安全であるかをおのおのの症例に合わせて判断する。

① 意識下挿管
② 鎮静下挿管
③ 自発呼吸を保った麻酔下に挿管
④ 麻酔、スキサメトニウム投与後に挿管
⑤ 麻酔後、マスク換気が可能なことを確かめ、筋弛緩薬を投与したのちに挿管。

一般的には意識下挿管がもっとも安全と考えられているが、意識下にファイバースコープ挿管を試みている間に気道が完全に閉塞し、緊急気管切開をせざるをえなくなったという報告が何症例かされている。また、慢性関節リウマチを有する症例などでは局所麻酔薬の喉頭へのスプレー噴霧のみで気道浮腫などによる閉塞を来しうる。そのため意識下挿管を選択した場合にも、完全気道閉塞が起こりうると認識し、それに対する速やかな対処法を用意しておく必要がある。

マスク換気が困難で低酸素血症を来しうると予測される場合には、意識下挿管を選択すべきであ

るが，症例によっては麻酔の導入後に挿管を試みるほうがより安全な場合もある。また，ラリンジアルマスクやラリンジアルチューブなどを意識下に挿入したのちに麻酔を導入し，その後に気管挿管を行う方法も考えられる。

6）外科的気道確保が必要か？

挿管が必要な場合，経口あるいは経鼻挿管のように非観血的挿管を試みるか，気管切開，経皮的気管換気のような観血的気道確保が必要かを検討する。

前縦隔腫瘍による両気管支閉塞などで覚醒時より気道閉塞がある場合，全身麻酔の導入により気道が完全に閉塞する危険性がある。このような症例では，経皮的心肺補助（percutaneous cardiopulmonary support：PCPS）などの使用を検討する。

B. 麻酔導入後の挿管，換気困難

麻酔の導入後，予期せずに挿管あるいは換気が困難となることがある。特に予期せずにマスク換気が困難であった症例の70～80％で，危険因子を見い出せなかったと報告[4)5)]されている。そのため，術前に気道の検査をしていても，予期せぬ挿管困難，換気困難があると認識しておくべきである。そのため気道確保が困難なときに有用と考えられる器具をまとめた緊急セットを用意しておくとよい。

予期せずに気道確保が困難となった場合，基本的には上記のアメリカ麻酔科学会のガイドライン（図5）[10)]に添って気道確保を試みるとよい。この状況での最優先課題は，換気を保つことである。「挿管が不可能であっても人は死なないが，換気が不可能となれば致死的である」ということを十分に確認し，度重なる挿管操作により出血や浮腫で上気道を閉塞させ，低酸素血症を引き起こさないことが大切である。予期せずに挿管が困難であった場合，以下の3事象が考えられる。

1）挿管困難，マスク換気可能

挿管が困難であってもマスク換気が十分な場合，以下の方法のうちから選択する。

①麻酔から覚醒させる。
②挿管をせずに換気を保つ。
③さらに挿管を試みる。

挿管なしに換気を保つ場合，ラリンジアルマスクなどを使用するが，これらの挿入によって喉頭痙攣などを引き起こす可能性があるので，原則はフェイスマスクを使用すべきである。また，挿管をさらに試みる場合，ファイバースコープを用いた挿管などのより有効な方法の準備が整うまで，度重なる喉頭展開を避けるべきである。

2）挿管困難，マスク換気不十分

もし，マスクによる換気が不十分ながら重篤な低酸素血症に至っていない場合，まず手術が緊急を要するか否かを検討する。緊急性がなければ筋弛緩薬の作用を拮抗して自発呼吸を戻し，有効な酸素化をすべきである。さらに麻酔から覚醒させて，挿管困難と換気困難の両方から脱却するのが賢明であろう。それから挿管が必要か否か，そしてもし挿管が必要ならどうすべきかを慎重に検討すべきである。このようなマスク換気が不十分な際に挿管，特に盲目的挿管を繰り返して浮腫による気道閉塞を起こさせないようにすべきである。手術が緊急を要するのであれば，経皮的気管換気などを考慮する。

3）挿管困難，マスク換気不可能

マスクによる換気が不可能な場合，ただちに経皮的気管換気を準備する。このような状態で，ラリンジアルマスクが換気を可能にしたという報告があるため，その挿入を試みる価値はある。ファイバースコープを用いた挿管は，経験を積んだ者でも喉頭鏡を用いた場合より挿管に時間がかかるため，原則として適応とならない。

胃内容物の残留している患者での麻酔導入の際，胃内容物の逆流の防止のため輪状軟骨を圧迫し食道開口部を閉塞する必要があるが（輪状軟骨圧迫法），これによって気道の閉塞を起こし，またラリンジアルマスクの挿入を困難にする[11)]。ラリ

ンジアルマスクを挿入したのちに輪状軟骨に圧迫を加えても，換気量は低下し，またラリンジアルマスクを通した気管挿管の成功率も低下する[11]。そのため，誤嚥性肺炎の危険性の高い症例の場合，フェイスマスクで換気が不可能でないかぎり，ラリンジアルマスクの使用は避けたほうがよい。

C. 挿管困難であった症例における抜管

挿管，あるいは換気が困難な症例での麻酔導入時の気道確保法については多くが語られているが，抜管時および抜管後の気道の管理についてはあまり重要視されておらず，抜管時の安全な気道の管理についてのガイドラインなども確立されていない。

気管挿管を受けた約1000症例の報告[5]によると，気道合併症が認められた率は，麻酔導入時は換気困難などを含め約5％であったが，抜管直後には約13％にも上っている。

気管挿管が困難であった症例での抜管には通常より注意を要する。また，このような症例での挿管チューブの入れ替えが必要となった場合，チューブエクスチェンジャーの使用など，交換時に気道が失われないような工夫が必要である。また，胃内容物の逆流ならびに誤嚥は抜管時のほうが麻酔導入時の場合より頻度が高い[5]。そのため挿管困難があって，誤嚥性肺炎の危険性のある症例では抜管時にも十分に注意し，術中に胃内容物の吸引除去などをしておくべきである。

D. 術後の対応

挿管あるいは換気が困難であった場合，将来のため，術後に患者や家族にその旨を報告しておく。また，麻酔チャートやカルテに記載をしておくことが大切である。

6 結語

気道確保が困難な場合，重篤な後遺症を残しう

ることを認識し，適切な対処法をガイドラインなどに基づき作成しておくべきである。また，さまざまな器具の特性を知り，各状況においてもっとも適切な器具を適切に使用できるよう常日ごろから研修していることが大切である。

参考文献

1) Caplan RA, Posner KL, Ward RJ, et al. Adverse respiratory events in anesthesia : a closed claim analysis. Anesthesiology 1990 ; 72 : 828-33.
2) Cormack RS, Lehane J. Difficult tracheal intubaion in obstetrics. Anaesthesia 1984 ; 39 : 1105-11.
3) Benumof JL. Management of the difficult adult airway. With special emphasis on awake tracheal intubation. Anesthesiology 1991 ; 75 : 1087-110.
4) Langeron O, Masso E, Huraux C, et al. Prediction of difficult mask ventilation. Anesthesiology 2000 ; 92 : 1229-36.
5) Asai T, Koga K, Vaughan RS. Respiratory complications associated with tracheal intubation and extubation. Br J Anaesth 1998 ; 80 : 767-75.
6) 浅井　隆．気道確保法．臨床麻酔 2001 ; 25 : 357-68.
7) Mallampati SR, Gatt SP, Gugino LD, et al. A clinical sign to predict difficult tracheal intubation: a prospective study. Canadian Anaesthetist's Society Journal 1985 ; 32 : 429-34.
8) Samsoon GLT, Young JRB. Difficult tracheal intubation : a retrospective study. Anaesthesia 1987 ; 42 : 487-90.
9) Vaughan RS. Predicting a difficult intubation. In : Latto IP, Vaughan RS, editors. Difficulties in tracheal intubation. second ed. London : W. B. Saunders Company Ltd ; 1997. 79-87.
10) Practical guidelines of management of the difficult airway. A report by the American Society of Anesthesiologists Task Force on management of the difficult airway. Anesthesiology 1993 ; 78 : 597-602.
11) Vanner RG, Asai T. Safe use of cricoid pressure. Anaesthesia 1999 ; 54 : 1-3.

〔浅井　隆〕

Chapter 5

麻酔深度と徴候

STANDARD

1 麻酔深度に関する考え方の変遷

「麻酔深度とは」さらに「麻酔とは」を考える背景には，手術を実施するには適切な麻酔（深度）を得る必要があるとの考えがある。適切な麻酔深度とは，麻酔に用いる薬物の使用量を調節するための概念であり，麻酔深度に関する考えは使用する麻酔薬や麻酔法の変遷とともに当然変化してきている。

単一の麻酔薬を用いて麻酔を実施するには，患者は意識がなく疼痛を認識できず，かつ外科手術侵襲による体動反応を抑制した麻酔状態を維持するために，使用麻酔薬用量を増加させる必要がある。しかし，麻酔薬の用量を増加すれば，副作用である呼吸抑制や循環抑制が起こり，患者の生命に大きな問題をもたらす。十分な麻酔深度を得ながら，副作用を最小限にするためには，麻酔薬の使用用量を微妙に調節する必要がある。したがって「麻酔深度」は，極めて重要な概念と考えられている。

Guedel（1937）は，臨床徴候によってエーテル麻酔深度を定義・分類して報告した。彼は骨格筋緊張，呼吸パターン，眼徴候（瞳孔径，瞳孔反射），眼瞼反射を指標に麻酔深度を4期に分類し，外科的深度（第3期）をさらに4相に分類した。エーテルという単一の麻酔薬による麻酔法では，その麻酔薬の脳・血液内濃度に依存して各種生体徴候が変化するため，生体徴候によって麻酔深度（麻酔薬の脳・血液内濃度）を知ることが可能である。その後，筋弛緩薬が使用されるようになると，呼吸パターンや骨格筋緊張・弛緩は，麻酔深度の徴候として用いることができなくなった。Guedelの用いた徴候の中で残るのは，瞳孔径と流涙のみである。

その後，Woodbridge（1957）[1]は，麻酔を4因子からなると定義した。それは，知覚遮断（sensory block），運動遮断（motor block），反射抑制（reflex suppression）および意識消失（mental block）の4因子である。例えば，脊髄くも膜下麻酔では手術に必要な知覚および運動遮断の項目は満たされるが，反射遮断は麻酔レベルに依存し，意識消失は起こらない。亜酸化窒素もしくはシクロプロパンとバルビツレート，さらに筋弛緩薬を併用した麻酔では，それぞれの薬物によって麻酔を構成する4項目が満たされる。すなわち，Woodbridgeは現在でいうバランス麻酔を考えており，各種薬物を組み合わせて構成項目を満たせばよく，一つの薬物によって麻酔に必要な構成項目すべてを満たす必要はないと考えている。このバランス麻酔の流れを引き継ぐのが，Prys-Roberts（1987）[2]やKissinら（1993）[3]である。Prys-Robertは，各種薬物を併用する現在の麻酔法を考慮して「麻酔」の定義を再考し，薬物による意識消失によって患者が侵害刺激を知覚も想起もできない状態と定義している。したがって，彼によると麻酔そのものには「深度」はなく，麻酔は意識があるかないかの悉無律（all-or-none）に従う現象であるとしている。実際の患者麻酔管理には，意識消失とともに，侵害刺激に対する生体反応の抑制が必要であり，彼は侵害刺激に対する生体反応を，体性反応と自律反応に分類した。体性反応はさらに，知覚（疼痛）と運動（体動）反応からなり，自律反応は呼吸，血行動態（動脈圧，心拍），発汗，内分泌（ストレス反応）からなるとした。これらの個々の侵害刺激反応は各種薬物によって抑制することができ，かつ別個にモニタリングすることができる。Kissinは，各種作用の

異なる薬物の組み合わせによって「麻酔状態」は構成されるものであって、使用薬物としては、鎮痛作用、不安除去作用、健忘作用、意識消失作用、そして手術による体性・心血管系・内分泌系反応に対する抑制作用を有する薬物が組み合わせて用いられるとした。

2 MACおよびMACawakeなど

麻酔深度を考えるうえで重要な概念として、吸入麻酔薬の最小肺胞濃度（minimum alveolar concentration：MAC）[4]がある。MACはEgerらが吸入麻酔薬の力価を示す指標として提唱したものである。これは侵害刺激（ヒトでは皮膚切開、動物では中枢側尾の有鈎鉗子による捻転）を加えたとき、半数の対象で目的的体動を抑制する肺胞内吸入麻酔薬濃度を示している。MACは侵害刺激に対する目的的体動の有無を指標としており、手術をしても体動がない状態を維持するための麻酔深度の指標として臨床的に重要である。一般には1.3MAC以上を維持すれば、適切な手術の場を形成し、さらに術中の覚醒や記憶形成も起こらないとされている。このようにMACは麻酔深度を数値によって表現することができることを示した点にも意味がある。さらにMACは麻酔の作用機構、麻酔薬間の力価比較基準などにも使用され、麻酔に関する理論的概念としても重要である。各吸入麻酔薬の1MACに匹敵するガス内濃度とオイル／ガス分配係数の積がほぼ一定であることは、吸入麻酔薬は神経細胞の脂質に一定分子数が溶解することによって麻酔作用を発現するという麻酔薬脂質作用説の根拠となっている。また、吸入麻酔薬のMACは相加的であることから、吸入麻酔薬は同一の作用機構を有するという"unitary hypothesis"の根拠ともなっている。MACを増減する因子は麻酔薬の麻酔作用に影響すると考えられるため、麻酔薬がどのように麻酔作用を発現するかを検討するうえでも重要である。

MACを測定する際には、① 脳内濃度と肺胞内濃度が平衡状態になっている（分圧が等しい）こと、② 刺激が侵害刺激であること、③ 観察する反応は目的的体動であること、の3点が重要である。① に関しては、吸入麻酔薬の作用部位（中枢神経を考慮している）における分圧-作用関係を問題としているため、中枢神経における分圧が一定時間安定していることが条件である。実際には、脳内吸入麻酔薬分圧を測定することはできないが、一般に呼気終末麻酔薬濃度を一定に15分以上維持すれば肺胞内、動脈血、および脳内分圧はほぼ同等であるとみなしてよいと考えられている。② の侵害刺激としては、ヒトでは皮膚切開が、動物では尾の中枢側を有鈎鉗子で鋏み、1分間捻転することが用いられている。Zbindenら[5]は臨床で用いる各種侵害刺激に対する体動反応を抑制するのに必要なイソフルラン濃度を測定している（図1）。彼らが検討した刺激には、喉頭展開および気管挿管、喉頭展開のみ、僧帽筋をつねる、皮膚切開、そして神経テタヌス刺激がある。これらの侵害刺激の中で半数の患者の体動を抑制するのにもっとも高濃度のイソフルランを必要としたのは、喉頭展開後の気管挿管であった。侵害刺激の種類によって、その強さは異なるため、皮膚切開が標準的な侵害刺激としてヒトでは用いられている。③ の観察する反応としては目的的体動が用いられる。観察する反応を、例えば血圧や心拍数、瞳孔径、呼吸数、1回呼吸量などを用いた場合には、吸入麻酔薬の種類によって侵害刺激に対する反応が異なり、麻酔薬間での比較は困難となる。

他方、MACは刺激として侵害刺激を、観察反応として目的的体動を使用しているが、異なった刺激の種類と観察すべき反応を用いることによって臨床的意義のある各種MACを考えることができる。麻酔覚醒時の呼名による開眼反応を観察するMACawake[6]、気管挿管時や抜管時の咳や体動反応を観察するMACintubationおよびMACextu-

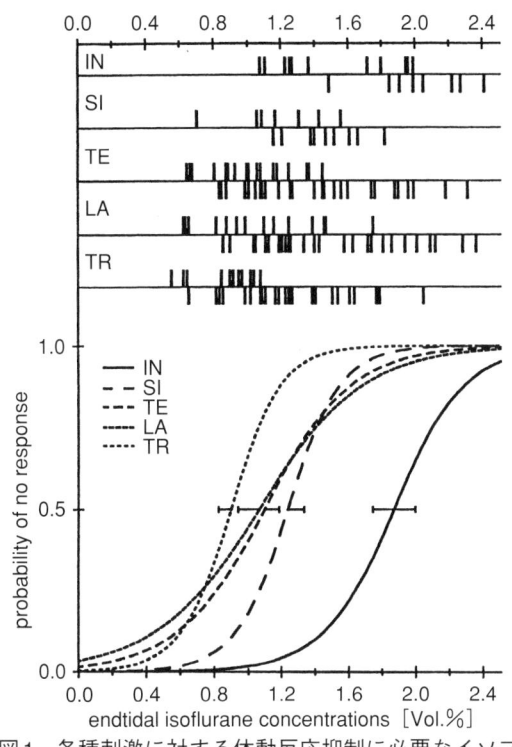

図1 各種刺激に対する体動反応抑制に必要なイソフルラン濃度

上段は患者の各種刺激に対する体動反応の有無を示しており、線の上が体動があった患者を、下が体動がなかった患者を示している。下段は呼気終末イソフルラン濃度と各種刺激に対する体動反応抑制の確率に関するロジスティック回帰曲線を示している。
　IN：気管挿管，SI：皮膚切開，TE：前腕の電気テタヌス刺激，LA：喉頭展開，TR：僧帽筋をつねる
（Zbinden AM, Maggiorini M, Petersen-Felix S, et al. Anesthetic depth defined using multiple noxious stimuli during isoflurane/oxygen anesthesia. Anesthesiology 1994 ; 80 : 253-60より引用）

bation，皮膚切開による交感神経反応を観察するMAC-BARなどである。最近では刺激のない状態におけるBIS値を50とするMAC-BISもある。

　MACawakeは、本来は麻酔覚醒時における開眼反応（覚醒の指標）をもたらす肺胞内濃度の指標として提唱されたものであるが、侵害刺激のない状態における意識消失を維持するのに必要な濃度の指標とも考えられる。すなわち、臨床においては脊髄くも膜下麻酔や硬膜外麻酔併用麻酔において、脊髄くも膜下麻酔や硬膜外麻酔によって中枢神経へ入力する侵害刺激を遮断した状態で、意識消失を維持するのに必要な吸入麻酔薬の濃度の指標となると考えられる。しかし、脊髄くも膜下麻酔や硬膜外麻酔併用麻酔においては、脊髄くも膜下麻酔や硬膜外麻酔によって侵害刺激の中枢神経への入力を常に完全に遮断しているとは限らない、他方、侵害刺激以外の末梢からの刺激（例えば触覚や筋紡錘からの入力）を遮断することによる中枢賦活系への求心路遮断（deafferentiation）が生じる、さらに投与した局所麻酔薬の中枢神経における意識レベルへの作用を無視することはできない、などによっても脊髄くも膜下麻酔や硬膜外麻酔はMACawakeの値に影響することが考えられる。Stoeltingらは、各種吸入麻酔薬のMACawakeは0.6 MACに匹敵すると報告したが、その後イソフルランやセボフルランでは0.25-0.4 MACに匹敵することが報告され、MACawake/MAC比は薬物間で異なることが明らかとなった。また、フェンタニルを投与すると吸入麻酔薬のMACは減少するが、フェンタニルを大量投与してもエンフルランやイソフルランのMACは0.3-0.4 MAC、すなわちMACawake以下にはならないことが報告されている。この事実はエンフルランやイソフルランのMACを決定する因子の中で、60-70％はオピオイドによって代替可能な侵害刺激に対する反応抑制作用であるが、残りの30-40％は意識消失作用に依存している可能性があることを示している。すなわち、吸入麻酔薬のMAC決定因子には鎮痛作用、意識消失作用、そして運動系抑制作用などの各種作用が関与しており、麻酔薬間でそれぞれの作用力価が異なるためにMACawake/MAC比が異なると考えられる。実際、麻酔薬の中でも薬物によって鎮痛作用に強弱があり、エンフルラン、イソフルランおよびセボフルランは鎮痛作用が弱い麻酔薬であることが知られている。鎮痛作用が弱い麻酔薬では侵害刺激に対する反応を抑制する（MAC）のに高濃度を必要とするために、意識消失に必要な濃度

（MACawake）に比してMACは高くなると推測される。同様にMAC-BAR/MAC比も麻酔薬間で異なることが推測され，セボフルランのMAC-BAR/MAC比がハロタンなどよりは高いことが報告されている。MAC-BARにおいては静脈血中カテコラミンの侵害刺激による上昇およびそれに起因すると考えられる血圧，心拍数の増加を観察対象としている。したがって，MAC-BARにおいては侵害刺激による交感神経活動の増加，交感神経終末からのカテコラミン放出，放出されたカテコラミンの血液中への移行，さらに心臓・血管系のカテコラミンに対する反応などの諸因子が関与しており，吸入麻酔薬間のこれらのいずれかの過程への作用の違いもMAC-BARに影響することになる。

3 MAC概念の仮説への疑問

近年，MAC概念の基底にある仮説に対して疑問が提示されている。それらの仮説とは，麻酔薬のMACを決定しているのは麻酔薬の脳への作用によるとする仮説であり，もう一つは麻酔薬の作用は用量依存性があるとする仮説である。

脳が吸入麻酔薬のMACを決定する作用部位であるとする仮説に対する疑問は，吸入麻酔薬が侵害刺激に対する体動反応を抑制する機構は，脳よりもむしろ脊髄前角の運動ニューロンの抑制作用によるとするものである。Rampilら[7]，Zhouら，Antogniniらは，各種吸入麻酔薬のMACと脊髄運動ニューロン活動の抑制が大脳の抑制よりもよく相関することを示している。揮発性麻酔薬が運動ニューロン活動を抑制することは，臨床で運動誘発電位（大脳運動領の電気もしくは磁気刺激によって誘発される筋電図の電位）を測定する際に，揮発性麻酔薬を使用せず静脈麻酔薬を使用することでも明らかである。したがって，MACは吸入麻酔薬による脳における侵害刺激感受性の抑制程度を評価しているのではなく，遠心路である運動系抑制を評価している可能性があることを示している。上記のMAC-BAR/MAC比がハロタンとセボフルランで異なることは，これらの揮発性麻酔薬の運動ニューロンへの抑制作用とカテコラミン動態および心・血管系への作用が両薬間で乖離していることを示唆している。

第二の用量作用関係については，吸入麻酔薬の作用には用量依存性を示さない作用があることが明らかにされつつある。Zbindenらはイソフルラン麻酔下における各種刺激に対する心血行動態反応を検討したが，皮膚切開前の血圧はイソフルランによって濃度依存性に低下するが，皮膚切開による収縮期圧の上昇程度（皮膚切開前後の差）はイソフルランの濃度に依存しないことを報告している。われわれは以前，麻酔薬の体性誘発電位および視覚誘発電位へ及ぼす作用を検討したが，静脈麻酔薬であるチオペンタールやプロポフォールは体性誘発電位を用量依存性に抑制するが，セボフルラン，そしてエンフルランは脳波上自発性棘波が出現する高濃度においてむしろ誘発電位を増強し，イソフルランは潜時を短縮することを報告した。また，中脳網様体の自発性電気活動レベルや血圧は，ハロタン，イソフルラン，セボフルランのいずれの揮発性麻酔薬によっても濃度依存性に抑制されるが，坐骨神経刺激による電気活動レベルの上昇程度や血圧の上昇程度にはイソフルランやセボフルランでは濃度依存性がみられないことを報告した。さらに，イソフルランやセボフルランでは，外科侵襲に対する血中カテコラミン濃度の上昇には用量依存性がみられず，かえって高濃度でノルエピネフリン濃度は増加することが報告されている。また，イソフルランのγアミノ酪酸$_A$（gamma-aminobutyric acid：GABA$_A$）受容体へ及ぼす作用についても，低濃度では促進作用があるが，高濃度では抑制作用があることも報告されてきている。

これらのMAC概念の基底にある仮説に対する疑問は，臨床的にも大きな問題を提示している。

すなわち，これまでわれわれは，侵害刺激が強い場合には吸入麻酔薬の濃度を上昇させて対処すればよく，実際これによって体動や血圧および心拍数の増加を抑制することができていると考えてきた．しかし，現在提示されている新しい仮説では，イソフルランやセボフルランでは吸入濃度を増加しても侵害刺激に対する中枢の感受性を抑制しておらず，体動反応が抑制されるのは脊髄運動ニューロンの活動抑制によるものであり，血圧や心拍数が増加しないのは吸入麻酔薬による心・血管系への作用によるものであるとする．すなわち，吸入麻酔薬の濃度を増加して血圧上昇を抑制しているのは血管拡張薬や心筋収縮抑制薬の用量を増加していることと同等であると考えられる．この新しい仮説からは，侵害刺激の変化に対処するには吸入麻酔薬の濃度の調節で対応するのではなく，侵害刺激の中枢神経への入力の遮断（局所麻酔，神経ブロック，脊髄くも膜下麻酔，硬膜外麻酔など）やオピオイドなどの鎮痛薬用量の調節で対処すべきであるとする考えに至る．

4 静脈麻酔における麻酔深度

吸入麻酔薬は呼気終末麻酔薬濃度によって脳内分圧・濃度を推測することができるため，用量作用関係における用量としては呼気終末麻酔薬濃度を用いる．静脈麻酔薬の場合には，用量として血漿濃度（plasma concentration：Cp）を用いる．吸入麻酔薬におけるMACやMACawakeに匹敵する概念として静脈麻酔薬やオピオイドではCp50 skin incisionやCp50 loss of conciousnessなどが用いられる．静脈麻酔薬の薬物速度論（pharmacokinetics）の研究の進展に伴い，血液を採取しなくても血漿濃度さらに作用部位（effect site, biophase）濃度を推測することも可能となっている．さらに標的濃度調節持続注入（target controlled infusion：TCI）を用いれば，望む血漿や作用部位濃度となるように容易に静脈麻酔薬を投与することができる．

プロポフォールの使用により，麻酔導入のみならず麻酔維持にも静脈麻酔薬が使用されるようになった．プロポフォールは鎮痛作用が弱く，脊髄前角運動ニューロン抑制作用が弱く，さらに血管拡張作用も弱いため，揮発性麻酔薬とは異なった使用上の問題点がある．すなわち，用量増加による侵害刺激に対する反応としての体動や血圧上昇を揮発性麻酔薬のように有効に抑制することができない．このため，プロポフォール使用時には鎮痛薬，もしくは鎮痛手段（局所麻酔など）を併用することが必須であると考えられてきた．すなわち，プロポフォールには意識消失作用を期待し，鎮痛薬もしくは鎮痛手段に鎮痛作用を期待するバランス麻酔の概念が実際の臨床でより鮮明となり，応用する必要がある．全静脈麻酔（total intravenous anesthesia：TIVA）ではさらに筋弛緩薬を併用して，静脈から投与する薬物のみによって全身麻酔を維持する．

臨床においてプロポフォールとオピオイドを併用して麻酔を維持し，侵害刺激に対する生体反応を抑制するには両薬をどのように併用すればよいのかが実際面では問題となる（図2）．各種侵害刺激に対する体動反応を抑制するのに必要なプロポフォール血漿濃度が，併用フェンタニル血漿濃度の変化によってどのように影響を受けるか，さらにそのCp50において収縮期圧や心拍数がどの程度変化したかを検討したKazamaらの結果を表1に示す．刺激の種類によって併用するフェンタニルの効果が異なること，また観察する項目（体動か，収縮期圧か，心拍数か）によって抑制の程度が異なることが報告されている．理論的には意識を消失し記憶形成を起こさない最低限のプロポフォール血漿濃度を維持して，時々刻々と変化する侵害刺激に対しては鎮痛薬の用量を調節する，もしくは脊髄くも膜下麻酔や硬膜外麻酔によって侵害刺激を完全に遮断すればよいことになる．しかし，侵害刺激の種類によって体動や収縮期圧上

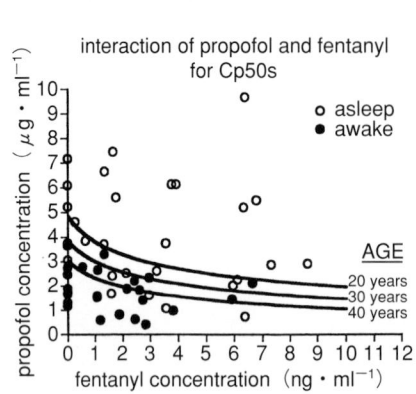

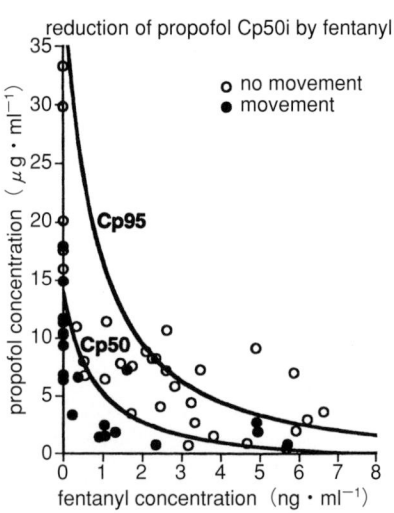

図2 併用フェンタニルによるプロポフォールのCp50-loss of consciousnessおよびCp50-skin incisionへの影響
　左図は，フェンタニル併用によって50％の患者で呼名反応を抑制するのに必要なプロポフォールの動脈血中濃度を示している．患者の年齢による違いも示している．右図は，皮膚切開を加えたときの体動反応を50％および95％の患者で抑制するのに必要なプロポフォール濃度（Cp50およびCp95）を示している．
　（Smith C, McEwan AI, Jhaveri R, et al. The interaction of fentanyl on the Cp50 of propofol for loss of consciousness and skin incision. Anesthesiology 1994 ; 81 : 820-8 より引用）

昇を有効に抑制するのに併用するプロポフォールとフェンタニルの血漿濃度の比率は異なることが報告されている（表2）．この結果の示す臨床的意味は不明瞭であるが，侵害刺激を完全に遮断することがオピオイドではできないため，刺激による覚醒反応を抑制するためにプロポフォール血漿濃度を麻酔維持中も調節する必要があることを示している可能性がある．

5 各種生命徴候による麻酔深度判定

A. 体動

　体動は，以前からtail-flick testのように実験動物における侵害刺激に対する反射性反応として，鎮痛の評価に用いられてきた．また，前にも述べたように吸入麻酔薬のMAC決定に用いられている．MAC決定における体動反応は目的的体動を観察しており，反射性反応は無視することとなっている．体動に関与する神経系は脊髄における前角運動ニューロンが最終起始であって，意識を司る大脳との間で神経活動に乖離が生じる場合もある．臨床において患者が麻酔中に体動を示す多くの場合，体動そのものは患者の意識があることを示しているわけではなく，対処するには基本的には鎮痛が必要と考えられている．患者の意識を消失するのに必要な麻酔薬用量（MACawake）は侵害刺激に対する体動を抑制するのに必要な用量（MAC）よりは少ないため，手術中に体動がなければ患者の意識はないと推論できる．しかし，筋弛緩薬を用いた場合には，体動は麻酔中の徴候として用いることができないのは自明である．

B. 前腕分離法（isolated forearm technique）

　筋弛緩薬の投与前に血圧計用カフを静脈路と反対側上腕に巻き，収縮期圧以上に加圧しておく．これによって一側前腕を筋弛緩薬の作用から分離することができる．この手技は電気痙攣療法において広く用いられている．全身の痙攣は遮断するが，一側前腕の痙攣を観察して，電気刺激が有効

表1 各種刺激に対する体動反応を抑制するのに必要なプロポフォール濃度〔Cp50（95%信頼区間）μg・ml^{-1}〕

	併用フェンタニル濃度（ng・ml^{-1}）				
	0	1.2	2.6	4.1	5.5
呼名刺激	4.4（3.8-5.0）	4（3.5-4.5）	3.6（3.1-4.0）	3.5（3.1-4.0）	3.2（2.8-3.6）
前腕テタヌス刺激	9.3（8.3-10.4）	7.8（6.8-8.7）	5.1（4.5-5.8）	4.2（3.6-4.7）	3.7（3.2-4.3）
喉頭展開	9.8（8.9-10.8）	10.1（9.2-11.1）	6.3（5.6-7.0）	5.6（5.0-6.2）	4.6（4.0-5.1）
気管挿管	17.4（15.1-20.1）	16.4（14.2-18.8）	10.6（9.1-12.3）	9.8（8.3-11.6）	7.9（6.6-9.3）
皮膚切開	10.0（8.1-12.2）	9.8（7.7-12.2）	5.7（4.3-7.4）	5.0（3.7-6.5）	4.2（3.0-5.5）

上記各Cp50における収縮期圧の変化〔刺激前値（mmHg）と刺激後変化百分率〕

	併用フェンタニル濃度（ng・ml^{-1}）				
	0	1.2	2.6	4.1	5.5
前腕テタヌス刺激	101（4）	102（3）	103（3）	96（3）	91（1）
喉頭展開	103（8）	100（8）	94（9）	93（7）	90（4）
気管挿管	92（25）	93（20）	96（15）	91（12）	89（7）
皮膚切開	101（19）	103（12）	105（10）	100（5）	106（1）

上記各Cp50における心拍数の変化〔刺激前値（beats・min^{-1}）と刺激後変化百分率〕

	併用フェンタニル濃度（ng・ml^{-1}）				
	0	1.2	2.6	4.1	5.5
前腕テタヌス刺激	79（0）	75（3）	73（4）	70（3）	68（0）
喉頭展開	68（13）	66（8）	65（5）	66（5）	67（0）
気管挿管	84（20）	70（9）	65（8）	62（5）	61（3）
皮膚切開	76（14）	70（4）	67（4）	66（3）	71（1）

（Kazama T, Ikeda K, Morita K. Reduction by fentanyl of the Cp50 values of propofol and hemodynamic responses to various noxious stimuli. Anesthesiology 1997 ; 87 : 213-27 より改変引用）

表2 各種外科刺激による体動および収縮期圧15％上昇反応両者を50％の患者で抑制するのに必要なプロポフォールおよびフェンタニル量

	プロポフォール（μg・ml^{-1}）	フェンタニル（ng・ml^{-1}）
皮膚切開刺激	2.5	3.6
腹膜切開刺激	1.6	8.4
腹壁牽引刺激	5.1	5.9

（Kazama T, Ikeda K, Morita K. The pharmacodynamic interaction between propofol and fentanyl with respect to the suppression of somatic or hemodynamic responses to skin incision, peritoneum incision, and abdominal wall retraction. Anesthesiology 1998 ; 89 : 894-906 より改変引用）

に痙攣を誘発していることを確認することができる。同一の手技を用い、手術中に患者に「手を握りなさい」などの指示を行い、それに対する反応を観察することによって麻酔中の意識の有無を評価することができる。しかし、この方法でも非特異的な反応を指示に対する応答と誤ることがある、駆血による前腕虚血による反応への影響がある、などの問題点もある。

C. 自律神経反応

高血圧、頻脈、発汗、流涙、瞳孔散大などが交感神経活動の増加によって起こる。全身麻酔中のこれらの反応の出現は術中覚醒の一徴候であると考えらることがある。しかし、意識の有無とこれらの徴候には直接関連があるわけではなく、これらの徴候によって手術中の意識の有無を評価することはできない。また、前述のように使用薬物によってこれらの徴候に及ぼす作用は異なる。オピオイドを使用すれば意識がある状態で瞳孔が縮小することは広く知られている。また、アメリカにおける術中覚醒に関する報告においても、術中覚醒があった多くの症例において自律神経徴候はみられなかったと報告されている。自律神経反応は意識レベルや麻酔深度判定の指標としては信頼性に乏しい。しかし、血圧や心拍数はそれ自体が生体機能を示す重要な指標である。また、高血圧や低血圧、頻脈や徐脈が生体へ及ぼす影響を考慮すれば、麻酔深度の指標としてではなく、生体機能の指標として血圧や心拍数をモニタリングし調節する必要があることは自明である。

D. 食道下部自発性収縮

食道下部1/3の自発性筋収縮活動はハロタン、イソフルランおよびプロポフォールによって用量依存性に抑制されるが、平滑筋であるため筋弛緩薬の影響は受けない。これまで、食道下部自発性活動を食道内バルーン留置による圧測定によってモニタリングする試みがなされてきている。いくつかの報告では、皮膚切開時の体動の有無と相関があることが示されているが、プロポフォール麻酔における血行動態反応や音声指示に対する反応とは相関しなかったとする報告もある。また、実際面では、患者の体動、不適切なバルーン留置位置、副交感神経（迷走神経）への薬物の作用によって制限を受けるなどの問題があり、モニターとして日常化されていない。

6 脳波とその応用

多くの麻酔薬は用量依存性に脳波に変化を及ぼす。ハロタン、イソフルラン、エンフルラン、セボフルランなどの揮発性麻酔薬およびバルビツレートやプロポフォールなどの静脈麻酔薬は、基本的には同様の脳波変化をもたらす。すなわち、低用量においては低振幅速波化を起こし、β帯域波が増加し、α帯域波が減少する。次に高振幅徐波の出現頻度が増加し、θ帯域波さらにδ帯域波が増加してくる。臨床使用用量から、さらに用量を増加すると群発抑制（burst suppression）、平坦脳波へと変化する。イソフルラン、エンフルラン、およびセボフルランでは平坦脳波から自発性棘波の出現をみる。この共通の脳波変化を用いて麻酔深度をモニタリングしようとする試みが古くからなされてきた。

しかし、脳波を麻酔深度モニタリングに使用するには多くの問題点がある。① 脳波を正確に雑音を除いて記録することは実際面で煩雑である。手術室においては多くの医用機器を使用するため、これら機器からの雑音を除くことは困難である。患者から発生する雑音としては筋電図がある。また、静電誘導が雑音として入ることがあり、手術室内での人の動きが脳波上の雑音となることがある。② 脳波の解釈にも困難性がある。群発抑制や平坦脳波が認められる場合には患者の意識がないと判断することができる。しかし、速波と徐波が混合して出現している臨床使用用量の麻酔薬に

よる脳波像から，患者の意識の有無について識別することは困難である。また，麻酔薬による典型的な脳波パターン変化を比較することは容易であるが，麻酔薬による脳波変化は連続的であるため，モニタリングのその時点の脳波記録を観察して麻酔薬の影響を解釈することは困難である。③麻酔薬の種類によって脳波変化が異なり，特に上記の基本的脳波変化は亜酸化窒素やケタミンには適用できない。④薬物を併用すれば脳波変化から各薬物の作用を評価することはできなくなる。特に亜酸化窒素を併用した場合には，脳波の解釈が異なる。⑤手術刺激や聴覚刺激によって脳波は影響を受ける。⑥脳波は麻酔薬の脳内濃度のみならず，脳内濃度の変化速度によっても影響を受ける。⑦低用量麻酔薬による脳波の低振幅速波化は麻酔薬の脳波変化が一方向（徐波化）の変化ではなく，二相性変化をもたらすことを示している。

A. パワースペクトル解析

上記のように麻酔薬による一般的な脳波変化は，用量依存性の高振幅徐波化である。脳波の周波数と振幅の変化を定量化するのにパワースペクトル解析が用いられる。複雑な脳波をフーリエ解析によって各周波数の正弦波の集合として分解することができる。次に各周波数帯域波の振幅と出現頻度をもとに，その周波数帯域波のパワーを計算する。横軸に周波数を，縦軸にそのパワーをとり，得られた各周波数帯域のパワーを時間系列で並べて表示すれば（パワースペクトルアレイ），脳波のどの周波数帯域波のパワーが増減しているかの時間経過を観察することができる（図3）。脳波波形を解釈することは煩雑であるため，脳波をある数値に変換することによって脳波変化を定量化する方法がモニタリングでは使用される。median frequency（MF）やspectral edge frequency（SEF）がその代表である。これらは脳波の全パワーの50％や95％がどの周波数以下の周波数帯域になるかを計算表示したものである。麻酔薬によって高振幅徐波化するため，MFやSEFは麻酔薬用量の増加に伴って低下することになる。

B. 脳波による麻酔深度モニタリングの問題点

脳波モニタリングにおける問題は，パワースペクトル解析を行っても解決するわけではない。低用量における脳波賦活化（速波化）が一つの問題である。MFやSEFを用いた場合に，それらの数値は低用量で上昇し，その後低下する二相性変化を示す。したがって，同一のMFやSEF値において意識のある場合とない場合がある。2番目の問

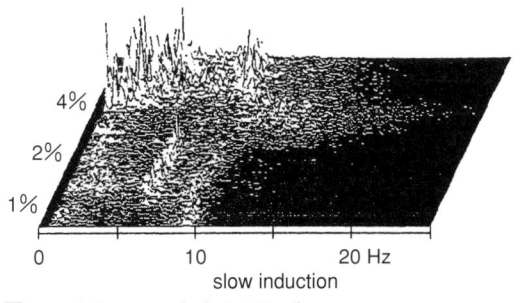

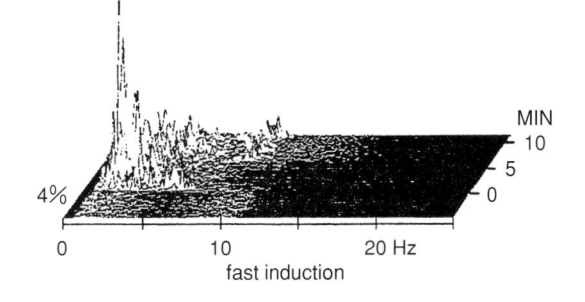

図3 パワースペクトルアレイ
　左図は，吸入セボフルラン濃度を1，2，4％と10分ごとに増加して麻酔導入を行ったときの脳波スペクトルアレイ。右図は，4％セボフルランを吸入させて麻酔導入を行ったときの脳波スペクトルアレイ。各周波数帯域のパワーの時間経過が導入法の違いによって異なる。
　（Avramov MN, Shingu K, Omatsu Y, et al. Effects of different speeds of induction with sevoflurane on the EEG in man. J Anesth 1987；1：1-7より引用）

題は，群発抑制の出現である．臨床濃度において
もバルビツレート，プロポフォール，イソフルラ
ンでは群発抑制が出現することがある．この場合，
群発（burst）の周波数とパワーを計算すれば，高
いMFやSEFを示すことがあり，抑制
(suppression）時のパワーは0となる．3番目の問
題は，逆説的脳波賦活（paradoxical activation,
paradoxical arousal response）である．麻酔中の刺

激を加えた場合の一般的脳波変化は，低振幅速波
化（脱同期化）であるが，律動性徐波が出現する
ことがある（図4）．すなわち，速波成分と徐波
成分が混在している状態から刺激によって一般的
には優位周波数は上昇するが，逆説的賦活におい
ては徐波成分が優位となる．したがって，優位周
波数の変化のみで麻酔深度をモニタリングしてい
ると，刺激によって麻酔が深くなったと誤る可能

EEG changes in anesthesia

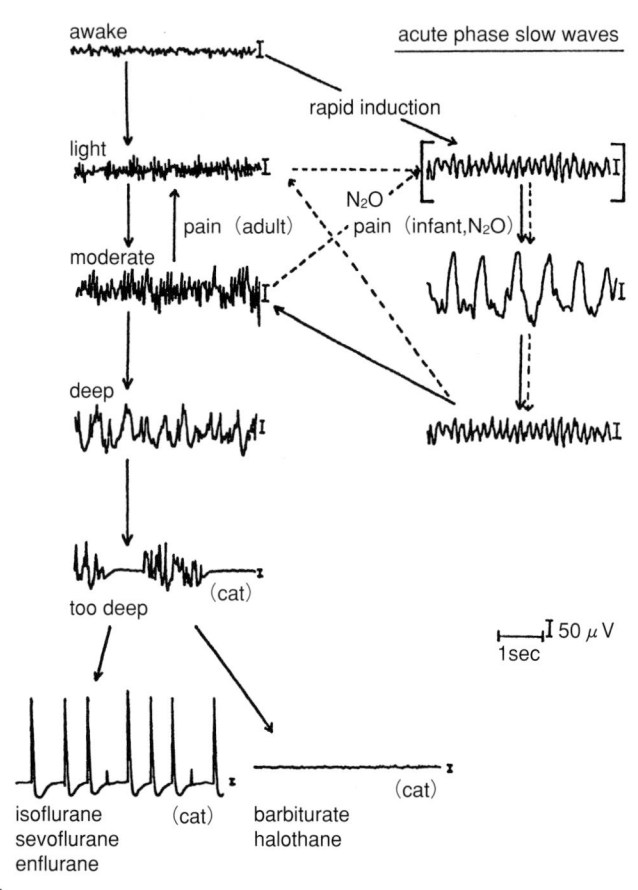

図4 麻酔中の脳波変化
　左図は，麻酔薬用量増加に伴う脳波変化を示す．侵害刺激（pain adult）によって脳波はmoderateからlightに示
されるように低振幅速波化するのが一般的であるが，時に右図に示す徐波に移行することがあり（pain infant,
N_2O），これを逆説的賦活と呼んでいる．特に小児や亜酸化窒素を併用している場合に生じることが多い．また，
亜酸化窒素の付加（N_2O）によっても同様の律動性徐波が生じる．これらの律動性徐波は時間経過とともに変化
する．われわれは，これら脳に急激な変化が加わったときに生じる徐波を急性相徐波（acute phase slow waves）
と呼んでいる．
　　（住吉直秀，新宮　興．術中脳波の中枢神経機能モニタとしての意義．臨床脳波 1994；36：557-61 より引用）

性がある．4番目の問題は，亜酸化窒素併用の問題である．ハロタン麻酔で安定した脳波が得られた状況で亜酸化窒素を加えると，脳波上，律動性徐波が出現する．この律動性徐波は時間経過とともに消失し，亜酸化窒素を併用しているにもかかわらず，そのうちハロタン単独麻酔と同様の脳波を示すようになる．また，亜酸化窒素を併用していると，逆説的脳波賦活が出現しやすくなる．5番目の問題は，麻酔薬以外の因子による脳波変化である．脳波は低体温や脳虚血によっても徐波化傾向を示す．6番目の問題は，時間経過による脳波変化である．7番目は，前にも述べたが，脳内薬物濃度の変化速度による影響である．セボフルランによって麻酔を導入する場合，徐々に吸入濃度を上昇させた場合と高濃度を最初から吸入させた場合には最終的脳波像は同一であるが，高濃度吸入時には一時的に律動性徐波が出現する．したがって，MFやSEFでは極度に低い値を示したのちに上昇してくることになる．8番目は，患者の年齢の問題である．乳幼児では脳波変化は成人と異なる．

C. バイスペクトラル・インデックス（bispectral index：BIS）モニター

脳波を基に薬物による鎮静・催眠レベルのモニターとしてFood and Drug Administration（FDA）の承認を受けているモニターであり，最近もっとも注目を受けているモニターである．鎮静・催眠レベルのモニターであって，麻酔の構成要素である鎮痛レベルの影響を受けないとされている．BISモニター[8]においては従来から使用されているパワースペクトル解析とともに，各周波数成分波の位相の同期をも解析対象としている．さらに臨床におけるデータを加えて，脳波を基に覚醒時の100から平坦脳波時の0までの数値に変換している．BISモニターにおいては，前述の低用量における速波化，群発抑制の問題は数値変換の過程において解決したといわれている．一般には50以下の値を示していれば，術中の意識覚醒はないとされる（図5）．バランス麻酔においてプロポフォールに求められる項目は，意識消失と記憶形成抑制である．BISモニターによって鎮静・催眠レベルをモニタリングして，他の生命徴候によって鎮痛薬の使用量を調節する方法が現在では普及しつつある（表3）．BISモニターを使用することによって，術中覚醒の可能性が減少することが期待されている．また，使用麻酔薬の用量の減少により術後の覚醒が速やかとなるとの報告も多い．ただし，群発抑制に関連した問題，逆説的賦活の問題，亜酸化窒素やケタミン併用時の数値の妥当性，数値表示までの潜時の問題などは完全に解決したわけではなく，今後の検討課題として残っている．

D. 聴覚誘発電位

聴覚誘発電位（auditory evoked potential：AEP）は，その潜時から，短潜時，中潜時，長潜時誘発電位に分けられる．これらの中で，中潜時聴覚誘発電位（midlatency auditory evoked potential：MLAEP，刺激から15‐100 msec）が麻酔深度モニターとして用いられている．麻酔薬によって一般にMLAEPの頂点潜時は延長し，振幅は減少する．さらにMLAEPの振幅からAEP指数（AEPindex）を計算し，AEP指数によって麻酔深度，特に患者の覚醒の有無をモニタリングする試みが普及してきている．

7 術中覚醒

手術中の覚醒および記憶が近年再び問題となっている．特にプロポフォールの発売を契機に全静脈麻酔が広く実施されるようになり，血圧低下や術後の覚醒遅延を恐れてプロポフォールの使用量を減量した症例や，投与量が誤っていた場合，さらに投与する静脈路に問題があるにもかかわらず気付かなかった症例などで術中覚醒，術中の記憶

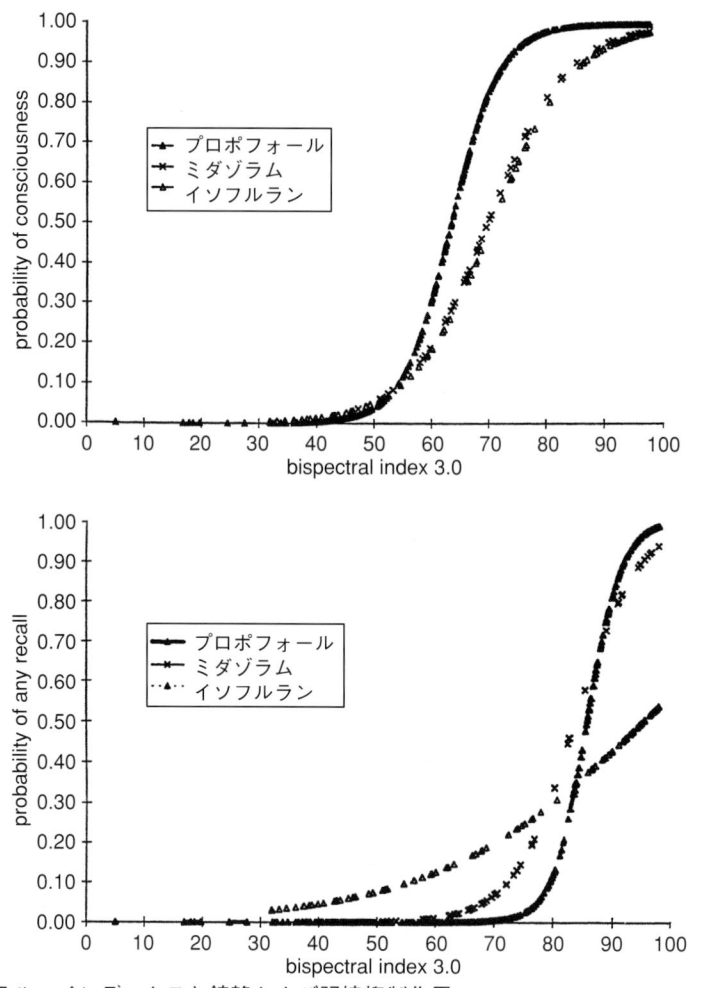

図5 バイスペクトラル・インデックスと鎮静および記憶抑制作用

　プロポフォール，ミダゾラム，イソフルランを投与した場合の呼名に対する反応（上図），および投与後に聞かせた言葉や図の回想（下図）の有無の確率とバイスペクトラル・インデックスの関係を示している。バイスペクトラル・インデックスが50以下であれば呼名に対する反応はほとんどない。しかし，鎮静・催眠ではプロポフォールとミダゾラムおよびイソフルランで，回想ではイソフルランとミダゾラムおよびプロポフォールで抑制の確率とバイスペクトラル・インデックスの関係を示すカーブの傾斜が異なる。

　（Glass PS, Bloom M, Kearse L, et al. Bispectral analysis measures sedation and memory effects propofol, midazolam, isoflurane, and alfentanil in healthy volunteers. Anesthesiology 1997 ; 86 : 836-47 より引用）

があったことが問題となった。しかし，手術中の覚醒や記憶の問題はプロポフォールに特有の問題ではなく，ショック患者，外傷患者，心臓手術，帝王切開患者で以前から問題とされている。

　日本においては術中覚醒や術中記憶に関する統計報告はないが，術中覚醒の頻度としては，産科麻酔および心臓血管外科麻酔を除いた全麻酔症例の0.2％程度と報告されている。心臓血管外科麻酔では1.1-1.5％，産科麻酔では0.4％，大きな外傷患者の麻酔では11-43％の報告がある。また，アメリカ麻酔科学会では1961-1995年までの35年間に麻酔関連で医療訴訟となった4183症例について検討を加えている。4183症例中，術中覚醒を問題とした訴えは79症例で，訴え全体の19％にあたる。そのうち，18症例は覚醒状態の患者に誤って筋弛緩薬を投与した症例で，61症

表3 BIS値と術中の生体反応をもとに対処法を選択するためのガイドライン

BIS	術中反応	対処法
＞65	血圧や心拍数上昇，自律神経反応，体性反応が出現 安定している 低血圧，不安定な場合	鎮静薬（麻酔薬）増量，鎮痛薬増量，強い刺激が何かを探索する 雑音混入の可能性を除外，その後鎮静薬を増量 血圧維持処置，鎮痛薬の減量，健忘薬の投与を考慮
50-65	血圧や心拍数上昇，自律神経反応，体性反応が出現 安定している 低血圧，不安定な場合	鎮痛薬の増量，鎮静薬を維持，降圧薬の投与，もしくは筋弛緩薬追加 監視を継続 血圧維持処置，鎮痛薬を減量
＜50	血圧や心拍数上昇，自律神経反応，体性反応が出現 安定している 低血圧，不安定な場合	鎮静薬を減量，鎮痛薬を増量，降圧薬を追加 鎮静薬もしくは鎮痛薬を減量 血圧維持処置，鎮痛薬の減量，さらに鎮痛薬の減量

（Sebel PS. Can we monitor depth of anesthesia? Anesth Analg IARS 2001 Review Course Lectures : 94-8 より改変引用）

例は全身麻酔中の出来事を想起することができた症例であった。覚醒状態での筋弛緩薬投与の大部分は，誤った薬液のラベリングや誤投与などのミスが原因であったが，術中覚醒中ではミスと判断できるのは43％であった。術中覚醒の訴えが多い患者としては，女性患者，60歳より若い患者，ASAリスク分類1もしくは2，待機手術患者が挙げられている。術中覚醒を起こした症例の統計学的分析で優位な因子と判断されたのは，女性患者，術中のオピオイドの使用，筋弛緩薬の使用，そして揮発性麻酔薬の非使用であった。

患者にとって手術中に疼痛があれば最大の悲劇であるが，疼痛を記憶している頻度は低い。患者の訴えの多くは，手術中の出来事が聞こえた，動けない恐怖，不安，死ぬのではないかという感覚などである。術後にも，睡眠障害，悪夢，日中にも急に不安にかられるなどの影響を残すことがある。多くの場合は，時間経過とともにこれらの影響は消失するが，患者によっては持続することもあり，外傷後ストレス障害（posttraumatic stress disorder）に発展することもある。

術中覚醒の原因としては，麻酔深度が浅いこと，患者によって必要麻酔薬量が異なること，麻酔薬投与に関するミスが挙げられる。術中覚醒への具体的対策として，Ghoneim[9]は以下の項目を挙げている。

① 浅い麻酔を実施せざるをえないと予想される場合には，前投薬にベンゾジアゼピンやスコポラミンなどの健忘作用のある薬物を投与する。これらの薬物は記憶の形成に影響するが，すでに形成された記憶の想起には影響しないと考えられている。

② 麻酔導入薬の投与量が就眠に必要な最低限用量であった場合，気管挿管に伴う刺激によって，もしくは気管挿管が困難で時間が経過して覚醒を起こすことがある。したがって，麻酔導入・気管挿管時における覚醒を防ぐには就眠量以上の導入薬を投与し，麻酔薬の補充を常に考慮する必要がある。

③ 筋弛緩薬の投与はできるかぎり避ける。侵

害刺激に対する自律神経反応として頻脈，高血圧，発汗，流涙，瞳孔散大などがみられるが，これらの反応の有無によって，術中覚醒の有無を判断することは困難である．むしろ，随意的な体動があるか，侵害刺激に対する体動があるかのほうがより信頼性が高いと考えられる．このため，筋弛緩薬の投与はできるかぎり避けることが望まれる．少なくとも完全な筋弛緩状態にしないことが勧められる．

④ 亜酸化窒素とオピオイドに加えて，揮発性麻酔薬を 0.6 MAC 以上の呼気終末麻酔薬濃度となるように併用する．

⑤ 吸入麻酔薬を単独で使用する場合には，少なくとも 0.8－1.0 MAC 以上を投与する．

⑥ 浅い麻酔で維持せざるをえない場合には，少量であってもスコポラミン，ミダゾラムなどの健忘作用のある薬物，低用量のケタミンもしくは吸入麻酔薬を投与する．

⑦ 適切な麻酔薬量が投与されているかを麻酔維持中は一定時間ごとに監視する．

⑧ 術中覚醒や記憶がありうることを手術室勤務者が知っていること，また手術中浅麻酔にせざるをえず，術中覚醒の可能性が高くなると予期される症例では，術前に患者へその旨を説明すること．

⑨ 術中覚醒のモニタリングを使用すること．

麻酔中の記憶に関しては，2種の記憶を区別して検討が加えられている．第1の記憶は，術中覚醒，顕在記憶（explicit memory）と呼ばれるもので，手術中にあった出来事を覚醒していたために記憶しているものである．これまで述べてきた記憶である．ただし，術中は覚醒しており，言葉に応答していたにもかかわらずその出来事を想起できない，すなわち覚醒はしていたが記憶はない状態もある．第2の記憶は，無意識下もしくは潜在記憶（implicit memory）と呼ばれるもので，記憶内容を想起することはできないが手術後の行動や経過に影響する記憶である．第2の記憶も臨床上重要な問題を含んでいる．記憶の内容を想起することはできずとも，術後経過に影響を与える潜在記憶が麻酔中に形成されるとすれば，術中に術後経過に好影響を与える刺激（聴覚刺激が一般には考えられている）を与えることが勧められる．しかし，現在までの研究では，潜在記憶の研究法そのものが確立しておらず，その結果の評価も一定していない．

8 適正な麻酔深度

麻酔に求められているのは，① 意識がなく術中覚醒がないこと，さらに術中の記憶形成が抑制されていること，② 術中疼痛がないこと，③ 手術操作の妨げとなる体動がないこと，④ 手術中の生体機能が保たれていること，⑤ 手術終了後は速やかに覚醒し，正常な生活に可能なかぎり早期に復帰すること，などが挙げられる．⑤ は薬物の薬物力学に関連した項目であるが，⑤ 以外の項目をどれだけ満たしているかが麻酔深度を決定する因子と考えられる．しかし，これらの項目を一つの指標で評価すること，麻酔深度を評価することはできない．これらの項目それぞれを形成している生体の調節機構は異なり，また薬物によってこれらの項目への作用は異なる．生体の調節機構や薬物の作用機構の解明，さらに各項目のモニタリング法の開発が必要である．

適正な麻酔深度は手術によって，患者によって異なることも重要である．循環系の合併症を有する患者や循環系の手術では，心血行動態反応が重要であり，循環系反応をモニタリングして麻酔管理をすることが重要である．内分泌・免疫系反応が重要な患者・手術もある．また，MAC や Cp は集団・統計学的にみた麻酔深度に関する必要用量であって，個々の患者の必要用量ではない．個々の患者の適正深度の決定には，その患者にとって重要な必要項目のモニタリングを組み合わせる必要がある．

参考文献

1) Woodbridge PD. Changing concepts concerning depth of anesthesia. Anesthesiology 1957 ; 18 : 536-50.
2) Prys-Roberts C. Anaesthesia : a practical or impractical construct?. Br J Anaesth 1987 ; 59 : 1341-5.
3) Kissin I. General anesthetic action : an obsolete notion?. Anesth Analg 1993 ; 76 : 215-8.
4) Eger EI II, Saidman LJ, Brandstater B. Minimum alveolar anesthetic concentration : a standard of anesthetic potency. Anesthesiology 1965 ; 26 : 756-63.
5) Zbinden AM, Maggiorini M, Petersen-Felix S, et al. Anesthetic depth defined using noxious stimuli during isoflurane/oxygen anesthesia. I. Motor reactions. Anesthesiology 1994 ; 80 : 253-60.
6) Stoelting RK, Longnecker DE, Eger EI II. Minimum alveolar concentrations in man on awaking from methoxyflurane, halothane, ether and fluroxene anesthesia : MAC awake. Anesthesiology 1970 ; 33 : 5-9.
7) Rampil IJ, Mason P, Singh H. Anesthetic potency (MAC) is independent of forebrain structures in the rat. Anesthesiology 1994 ; 80 : 606-10.
8) Rampil IJ. A primer for EEG signal processing in anesthesia. Anesthesiology 1998 ; 89 : 980-1002.
9) Ghoneim MM, Block RI. Learning and consciousness during general anesthesia. Anesthesiology 1992 ; 76 : 276-305.
10) Stanski DR. Monitoring depth of anesthesia. In : Miller RD, editor. Anesthesia. 5th ed. Philadelphia : Churchill Livingstone ; 2000. p.1087-116.

（新宮　興，村尾　浩平）

Chapter 6

麻酔中のモニタリング

STANDARD

近年，医療機器の著しい進歩により，種々のモニターが開発され，多くの情報が経時的に得られるようになってきた。しかしながら，麻酔中は，いかなるモニターが装着されていても，視診，触診，聴診など基本的な理学的診断を怠ってはいけない。モニターはあくまで道具であり，これらを過信しすぎることなく，麻酔科医は自分の五感を使った理学的診断とモニター所見とから，患者の状態を総合的に判断しなければならない。

日本麻酔（科）学会，手術室安全対策委員会と麻酔器機規格委員会の合同委員会で1993年に制定され，1997年に改訂された"安全な麻酔のためのモニター指針"を以下に示す[1]。全身麻酔，硬膜外麻酔，脊髄くも膜下麻酔を行うときに適用されるこれらは，必要最低限のモニターであり，患者の状態や手術の危険性などを考慮し，後述する種々のモニタリングを適宜追加する必要がある。

[麻酔中のモニター指針]

① 現場に麻酔を担当する医師が居て，絶え間なく看視すること。
② 酸素化のチェックについて
　　皮膚，粘膜，血液の色などを看視すること。
　　パルスオキシメータを装着すること。
③ 換気のチェックについて
　　胸郭や呼吸バッグの動き及び呼吸音を監視すること。
　　全身麻酔ではカプノメータを装着すること。
　　換気量モニターを適宜使用することが望ましい。
④ 循環のチェックについて
　　心音，動脈の触診，動脈波形または脈波のいずれか一つを監視すること。
　　心電図モニターを用いること。
　　血圧測定を行うこと。
　　　原則として5分間隔で測定し，必要ならば頻回に測定すること。
　　　観血式血圧測定は必要に応じて行う。
⑤ 体温のチェックについて
　　体温測定を行うこと。
⑥ 筋弛緩のチェックについて
　　筋弛緩モニターは必要に応じて行う。
【注意】 全身麻酔器使用時は日本麻酔学会作成の始業点検指針に従って始業点検を実施すること。

1 呼吸のモニタリング

麻酔中の安全確保のためには，酸素化および換気のモニタリングが必要不可欠である。麻酔中の低酸素血症は，中枢神経系に重篤な不可逆性障害を生じさせる可能性があるため，その早期発見は極めて重要である。酸素化のモニターとして，パルスオキシメータが実用化され麻酔中の安全性が向上したが，皮膚，粘膜，血液の色の視診が基本であり，これらを怠ってはいけない。換気のモニターとして，換気量，気道内圧，カプノグラフィなどが用いられるが，視診，触診，聴診による換気の確認がもっとも重要である。麻酔中は以下の点を注意深く監視しなければならない。

A. 酸素濃度計

吸入気ガスの組成，特に酸素濃度が安全域にあるかどうかをチェックする。気管挿管が施行されている状況では，事故やミスにより吸入気酸素濃度が容易に低下するため，回路内の酸素濃度モニ

ターは必須である。通常，酸素濃度計は呼吸回路の吸気側に設置する。

B. 胸郭の動き，呼吸パターン

有効な換気ができているか視診により観察する。呼吸数，胸郭の動きの左右差（片肺換気，気胸，無気肺など），奇異性呼吸や陥没呼吸（上気道の狭窄，閉塞など）などから換気の異常を早期に発見できる。

C. 呼吸バッグの手ごたえ

人工呼吸中に異常が見られた場合は，ただちに用手換気とし，触診により呼吸状態をチェックする。呼吸バッグの手ごたえにより，気管チューブや呼吸回路の異常，気道狭窄，胸郭・肺コンプライアンスの変化，自発呼吸の有無，バッキング，おおよその1回換気量などを感知することができる。

D. 呼吸音の聴取

視診，触診と同時に，聴診により換気状態を確認する。換気の有無，左右差，呼吸音の異常（雑音，喘鳴など）から異常を早期に発見できる。胸壁聴診器や食道聴診器では，連続的モニターが可能である。

E. 回路内圧計

陽圧換気を行っている場合は，回路内（気道）内圧を連続的にモニターする。最大吸入気圧（peak inspiratory pressure；PIP）をモニターすることで，呼吸回路および換気状態の異常を早期に発見できる。異常高値は気道狭窄や閉塞，異常低値は回路の漏れや脱落，無呼吸を疑う。PIPが肺胞内圧を反映するか否かは，気道曲線をモニターすると判定できる。図1-aでは気道内圧はプラトーを形成しており肺胞内圧とほぼ等しいが，図1-bの場合は気道狭窄のため気道内圧がオーバーシュートしているためPIPは肺胞内圧を反映しな

い。また，呼気終末圧で呼気終末陽圧呼吸（positive end-expiratory pressure；PEEP）の有無，程度を確認する。

F. 換気量計

1回換気量，分時換気量をモニターし，病態に応じた適正な換気量を設定する。呼気は肺胞に達したガス量を反映するため，人工呼吸中は吸気よりも呼気換気量が重要である。吸気と呼気で1回換気量が大きく異なる場合は，回路の漏れ，気管チューブのカフ漏れ，気管支瘻などを疑う。

G. パルスオキシメータ

パルスオキシメータ法は，1970年代に青柳卓雄氏によりその原理が開発され，1980年代にアメリカにおいてその製品化と改良が加えられ，広く臨床に使用されるようになった[2)3)]。測定原理は，Lambert-Beerの法則に基づいている。還元ヘモグロビンに強く吸収される赤色光（660nm波長）と，酸素ヘモグロビンに吸収されやすい赤外光（940nm）を用い，両者の透過光を測定し，その比から酸素飽和度を計算している。吸収された光のうち，拍動成分のみを分析することで，動脈

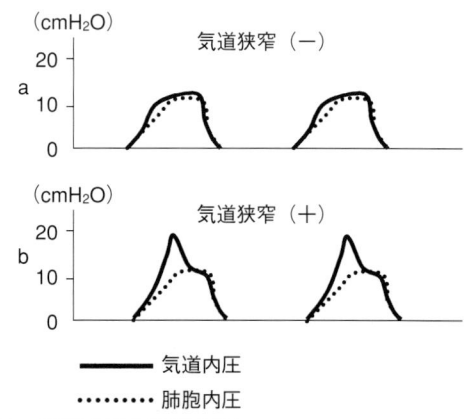

図1 気道内圧と肺胞内圧
気道狭窄がない場合(a)では気道内圧は肺胞内圧とほぼ等しいが，気道狭窄がある場合(b)は気道内圧がオーバーシュートしているため肺胞内圧を反映しない。

血酸素飽和度（Sa_{O_2}）を求めている。ただし，パルスオキシメータで測定した動脈血酸素飽和度はSp_{O_2}と称される。

従来，酸素飽和度は機能的酸素飽和度（Sa_{O_2}）または分画酸素飽和度（$\%O_2Hb$）として測定されてきた。Sa_{O_2}は，酸素と結合しうる，あるいは酸素を運搬しうるヘモグロビンに対する酸化ヘモグロビンの比率で，$\%O_2Hb$は，メトヘモグロビン（MetHb）やカルボキシヘモグロビン（COHb）を含むすべてのヘモグロビンに対する酸化ヘモグロビンの比率である。健常者では，Sa_{O_2}と$\%O_2Hb$の較差は3％以下であるが，COHbの増加する喫煙者やMetHbが増加したような場合には，較差は増大する。一方，パルスオキシメータではCOHbやMetHbを酸化ヘモグロビンと区別できないため，COHbが増加している場合は，Sp_{O_2}は実際の$\%O_2Hb$より高く表示されてしまう。また，MetHbの酸素飽和度が85％であるため，MetHbが増加したような状況ではSp_{O_2}は85％に近づく方向で変化する。

メチレンブルー，インドシアニングリーン，インジゴカルミンなどの色素が注入された場合，Sp_{O_2}は一過性に低下する。電気メス，体動，赤外線ランプなどの周囲の光，末梢循環不全などでは，測定値の信頼性が低下する場合がある。酸素解離曲線から考えると，Pa_{O_2}が600mmHgから100mmHgにしてもSa_{O_2}は100％から99％へとわずかに低下するにすぎないため，Pa_{O_2}が100mmHg以上に維持されている全身麻酔中ではPa_{O_2}低下に対する感度は低い。ただし，Pa_{O_2} 100mmHg以下になると感度は高くなるため，低酸素血症の発見に有用である（図2）。

H. カプノメータ

呼気中の二酸化炭素分圧を連続的に測定する技術で，得られた二酸化炭素濃度曲線をカプノグラムと呼び，これにより麻酔中の換気状態などに関する種々の情報が得られる。ガスサンプルを得る方法として，メインストリーム法とサイドストリーム法がある。メインストリーム法は呼吸回路に二酸化炭素センサーを直接装着したもので，測定値は正確だが死腔は増大する。一方，サイドストリーム法は，呼吸回路から細いチューブでガスを持続吸引して分析するもので，測定の時間的遅れ，波形のひずみなどが生じやすい。また，回路内ガスが持続的に吸引されるため，気道内圧の低下や低換気を起こす危険性もある。いずれの方法でも，測定する部位はできるかぎり患者に近いほうが望ましい。二酸化炭素の分析は，質量分析法または赤外吸光分析法で行う。質量分析法は精度は高いが，装置が大型で高価であり，準備や保守点検に手間がかかる。赤外吸光法は装置が比較的小型で，広く普及している。

正常のカプノグラムを図3-aに示す[4]。曲線は第I-IV相に分けられる。第I相は吸気相にあたり，正常では二酸化炭素濃度はゼロとなる。この相で二酸化炭素濃度が高い場合は，呼気弁の異常による再呼吸やソーダライムの劣化などが考えられる（図3-b）。第II相は呼気上昇相で，解剖学的死腔に存在するガスと肺胞ガスとの混合気の二酸化炭素濃度を示す。正常では鋭い立ち上がりをするが，この立ち上がりが鈍い場合は，気管支攣縮，慢性閉塞性肺疾患，呼吸回路，気管チューブ，

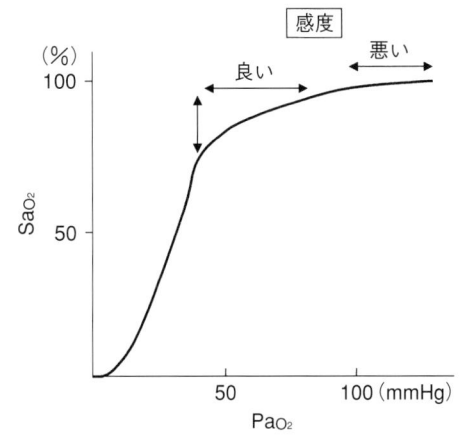

図2　動脈血酸素分圧（Pa_{O_2}）と動脈血酸素飽和度（Sa_{O_2}）の関係

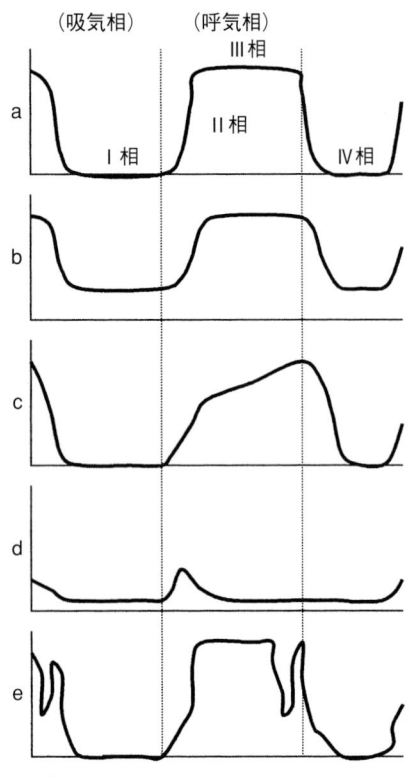

素産生の増加を意味し，浅麻酔や体温上昇（悪性高熱症など），重炭酸塩の静注時などで上昇する。腹腔鏡手術中の腹腔からの二酸化炭素吸収や，長時間の駆血帯，動脈クランプの解除による再灌流時にも上昇する。逆に，P_{ETCO_2}が低下した場合は，深麻酔や体温低下のほかに，肺塞栓症などによる肺血流低下やショックなどの心拍出低下も考慮する。

I. 血液ガス

上述したようにSp_{O_2}が正常（99-100％）であっても，Pa_{O_2}は100mmHg前後から500mmHgと幅があり，また呼気二酸化炭素分圧とPa_{CO_2}も大きく解離する場合があるので，血液ガスの測定が必要である。動脈血ガス分析は，その測定がほぼ自動化され，誤差の少ない測定結果が迅速に得られるようになった。血液ガスから多くの情報を得ることができるが，実際に装置が測定する項目は，主にpH，P_{O_2}，P_{CO_2}およびヘモグロビン濃度である。これ以外のパラメータ（Sa_{O_2}，Ca_{O_2}，HCO_3^-，BEなど）は測定値から計算される場合が多い。計算値の信頼性は，おのおのの演算に用いられた近似値や計算式によって左右される。

測定装置は高度に自動化されたため，測定誤差は血液採血から測定までの血液の取り扱いが原因で生じやすい。採血時，空気が混入した場合，P_{CO_2}は低下し，P_{O_2}は150mmHgに向かって変化する。酸性液であるヘパリンは，0.1mlが血液1mlに混入すると，pHは0.003低下し，P_{CO_2}は0.1mmHg増加するため，ヘパリン残量を最小限にとどめる。乾燥ヘパリンリチウムを用いれば問題はない。動脈ラインからの採血では，生理食塩液の混入を避けるため，ラインの死腔容積の3-5倍の採血をしたのち，検体用の採血を行う。生理食塩液の混入により，空気混入と同様の影響に加え，血液希釈のための誤差が生じる。採血は，呼吸条件などを変えた場合，平衡状態に達するまで10分以上たってから行う。呼吸不全がある場合

図3 カプノグラム
a：正常，b：呼気弁の異常などによる再呼吸，c：気管支攣縮，慢性閉塞性肺疾患など，d：食道挿管，e：自発呼吸がある場合。

サンプリングチューブの閉塞などを疑う（図3-c）。また，食道挿管では，急速に減衰する非定型的な波形が観察される（図3-d）。第III相は呼気平坦相で，肺胞ガスの二酸化炭素濃度を示し，プラトーを形成する。呼気終末二酸化炭素濃度（P_{ETCO_2}）は動脈血二酸化炭素分圧に近似する。動脈血-呼気終末二酸化炭素分圧較差は通常3-5mmHgであるが，肺の換気血流比の異常，死腔増大，肺血流低下などがあると増大する。小児の場合，死腔に比して，1回換気量が小さく，呼吸数が多いため，肺胞（動脈血）と呼気終末二酸化炭素分圧較差は増大する。自発呼吸がある場合は，呼気終末のプラトー部に陥没波形が観察される（図3-e）。第IV相は吸気下降相で，サンプリング部位を新鮮ガスが通過する。P_{ETCO_2}は換気状態以外にも影響を受ける。P_{ETCO_2}の上昇は二酸化炭

は，平衡に達するまで20分以上かかるとされている。採血後はただちに測定する。測定できない場合は氷冷水に浸し8℃以下で保存する。

J. 胸部X線写真

胸部X線写真では，無気肺，肺水腫，気胸，血胸などの診断に加え，気管チューブの位置や中心静脈カテーテルや肺動脈カテーテルの位置確認にも用いられる。

K. 気管支鏡

気管チューブ（二股チューブなど）の位置確認，気道開通の評価，無気肺の原因検索と治療，気道分泌物除去などの目的で使用される。

2 循環モニタリング

麻酔中は，手術侵襲という大きな侵害刺激に対する種々の生体反応を調和するために麻酔薬が使用される。手術侵襲，麻酔薬とも循環に大きな影響を及ぼすため，麻酔中の循環は刻々と変化する。したがって，麻酔中は連続的に循環をチェックすることにより，異常を早期に発見し，その対応を考えなければならない。以下に，麻酔中の主な循環モニタリングを示す。触診，聴診などの五感によるモニタリングと血圧，心電図などの非侵襲的モニタリングを基本とするが，手術侵襲や患者の術前状態に応じて，そのほかの侵襲的モニタリングを追加し，周術期の安全性を向上しなければならない[5]。

A. 触診，聴診，視診

循環モニターとして，もっとも基本となるのは脈の触知である。これにより，心臓からの拍出や血圧がある程度維持されていることが確認できる。血圧測定で異常な値が出た場合，心電図など他のモニターが一時的に作動しなくなった場合，患者搬送時などは，まず触診により循環を確認することが必要である。また，末梢皮膚の触診や視診により，末梢循環の程度も感知できる。聴診では，心拍を連続的にモニターすることができる。静脈血怒張の程度から循環血液量も推定できる。

B. 心電図

心電図はすべての手術患者に装着する。心電図モニターにより，不整脈，心筋虚血，電解質異常，ペースメーカ機能を評価できる。II誘導はP波が明瞭で不整脈の検出が容易であるため，もっとも一般的に用いられる。これで，下壁の虚血を検出することもできる。術前より心筋梗塞・狭心症を有する患者や，負荷心電図で虚血所見を有する患者では，5電極による心電図モニターを使用し，II誘導とV_5誘導を同時にモニタリングする。V_5誘導は電極直下にある左室心筋の電位を反映するため，心筋虚血のモニターとして有用である。術中の心筋虚血の検出感度は，この2種の誘導を同時にモニターすることで80-96％に向上する（V_5誘導単独では75-80％，II誘導単独では18-33％）。心筋虚血は，STの変化やT波の波形で診断する。STが四肢誘導で0.5 mm（0.05 mV）以上，胸部誘導で1.0 mm（0.1 mV）以上の変化を有意な虚血と判断する。一般にSTの低下は冠動脈末梢部の虚血，STの上昇は太い冠動脈由来の心筋壁貫通性の虚血とされる。T波の平坦化や陰転化も虚血の徴候とされる。ただし，心外膜炎では全誘導でSTは上昇し，心室性期外収縮や脚ブロック，心筋肥大でもT波は陰転化することがある。右房負荷でII誘導のP波が増高し，左房負荷ではII誘導で二峰性のP波となる。電解質異常では，血清カリウムが上昇するとT波が尖鋭化して増高（テント上T）し，減少するとT波は平坦化してU波が出現する。高カルシウム血症と低マグネシウム血症ではQT時間が短縮し，低カルシウム血症と高マグネシウム血症では延長する。

C. 血圧

　血圧測定はすべての手術患者で施行しなければならない。通常，非観血的（間接的）血圧測定を用い，最低5分間隔に測定する。5分ごとに血圧が維持されているのを確認することにより，脳の不可逆的障害が生じる時間までに血圧の異常を発見することができる。ただし，循環が不安定な場合や，血圧変動が予想される場合は，必要に応じて頻繁に測定しなければならない。手術侵襲が大きい場合や患者の術前状態から連続的な血圧モニターが必要な場合は，観血的（直接的）血圧測定が必要である。以下，血圧測定法について述べる。

1）非観血法（間接法）

　一般には，四肢のいずれかに巻かれたカフに圧をかけることによるカフ加圧法により行う。カフを収縮期圧以上に膨らませて動脈を圧迫し，血流を途絶させたのち，カフ圧を徐々に減圧して血流を再開させ，触診法，聴診法，オッシロメトリック法などの方法で血圧を測定する。カフ加圧法では，カフのサイズ，脱気の速度によって測定誤差が生じる。適切なカフの幅は，上腕や大腿の約2/3を覆うサイズ，または，カフを巻く肢の直径の1.2倍程度である。カフの脱気の速度が速すぎる場合（特に，心拍数が少ない場合），測定値が実際より低めになる。触診法では，末梢側の動脈の拍動を触知しながらカフを加圧し，脈拍が触知できなくなった点以上に加圧したのち，カフ圧を徐々に減圧し，再び触れた点をもって最高血圧とする。最低血圧は測定できないが，簡便で緊急におおよその血圧を知りたい場合に有用である。聴診法はもっとも一般的な測定法で，肘部の上腕動脈上などに聴診器を当て，徐々にカフ圧を下げコロトコフ音を聞く。初めて音が聞こえる点（Swanの第1点）の圧を最高血圧とし，さらに減圧していき，音が聞こえなくなる点（Swanの第5点）を最低血圧とする。多くの自動血圧計はオッシロメトリック法を使用している。これは，血流が再開するとき，血流が血管を振動させる。この振動を感知して動脈血圧を測定する。カフ圧の振動が最大となる点を平均動脈圧とし，特定のアルゴリズムによって収縮期圧と拡張期圧が決定される。非観血的かつ連続的に血圧測定が可能な方法として，トノメトリ法などがある。トノメトリ法は，橈骨動脈上にセンサーを当て血管外から血管内圧を測定する方法で，上腕動脈での較正が必要となる。

2）観血法（直接法）

　心臓や血管系に異常がある患者，術中に血液ガス測定が頻繁に必要な場合，血行動態の変動が予想される場合は，動脈内に直接カニューレを挿入し，その圧を測定する。侵襲的ではあるが連続した血圧モニタリングが可能で，動脈血液ガス分析の採血にも使用できる。穿刺部位としては，橈骨動脈がもっとも一般的な部位である。そのほかの穿刺部位として，足背動脈，大腿動脈などが用いられる。心臓からの距離が遠いほど，収縮期圧は上昇し，通常，平均血圧は低下，またモニター画面上の動脈波形の幅が狭くなる。穿刺法には直接挿入法と貫通法がある。直接挿入法では，カテーテルが動脈内に入って血液の逆流が認められたところで，カテーテルを寝かせ，金属針をしっかり固定したままでカテーテルを挿入する。貫通法は，動脈を完全に貫通させたのち，金属針を半分だけ抜いた状態で，皮膚とほぼ平行になるまで寝かせ，カテーテルをゆっくり引き戻す。血液の逆流がみられたところで，抵抗がないことを確かめてカテーテルを血管内へ進める。用いるカニューレは対象により異なるが，通常成人では20ゲージ，小児で22ゲージ，乳幼児で24ゲージなどを用いる。ラインをフラッシュする場合は，3ml以上の液体を注入してはいけない。これは，ラインからの逆流で，血栓などが脳循環へ飛散する可能性があるからである。特に乳幼児では1ml以内にとどめる。非観血的血圧測定で左右差がある場合は，一般に

は血圧が高く測定された側に動脈カテーテルを挿入する。

D. 中心静脈圧

中心静脈とは右房とほぼ同じ圧波形を呈する胸腔内の大静脈を指し，この部の圧を中心静脈圧（central venous pressure：CVP）という。CVPは循環血液量と右心室の前負荷を反映する。定常状態では後述する肺動脈楔入圧とよく相関するが，心機能の悪い症例（駆出率EF＜0.4）ではCVPと肺動脈楔入圧（pulmonary capillary wedge support：PCWP）とは相関しない。2-12mmH$_2$Oが正常範囲とされる。心拍出量が低値の場合，CVPが低ければ循環血液量の減少が，高値ならば心筋収縮能の低下が疑われる。輸液負荷を行ってCVPが上昇しているにもかかわらず心拍出量が低下するならば，非代償性の心不全が疑われる。末梢血管収縮が高度で血管内分布容量が減少している場合，呼気終末陽圧（PEEP）がかかっている場合，緊張性気胸や心タンポナーデ，手術操作（胸腔内臓器の圧迫など）などの場合もCVPは高値となる。常に右房の高さをゼロ点としてCVPを評価する。仰臥位での大まかな目安としては中腋窩線を用いる。CVPは呼気終末で測定する。

内頸静脈，外頸静脈，肘静脈，大腿静脈，鎖骨下静脈が中心静脈カテーテルの挿入部位として用いられる。このうち右内頸静脈は心臓にもっとも近く，解剖学的にもほぼ直線で到達でき，また鎖骨下静脈穿刺に比して気胸などの合併症が少ないため，使用されることが多い。鎖骨下静脈穿刺は気胸の危険性はもっとも高いが，カテーテルの固定が容易で長期留置には適している。肘静脈穿刺は中心静脈への到達の確実性に劣る。心疾患のある患者，大量出血の予想される手術，術前より血液量減少のある患者，ショック，脳外科手術で空気塞栓が予想される患者などで，中心静脈カテーテルの挿入が適応となる。

CVP波形には，a波，c波，v波の3つの上向きの波と，x波，y波の2つの下向きの波がある（図4）。これらの波はそれぞれ，心房収縮（a），三尖弁の右房への張り出し（c），右房の充満（v），右房の弛緩（x），三尖弁が開き右室への血液流入（y）に関係する。心房細動ではa波は明確でなくなり，房室解離，三尖弁狭窄，肺高血圧などではa波は高くなる（giant a, cannon wave）。また，三尖弁閉鎖不全ではx波がなくなり，大きなv波となる。

E. 肺動脈カテーテル

肺動脈カテーテルを挿入することにより，肺動脈圧（pulmonary artery pressure：PAP），中心静脈圧（CVP），血液温度，肺動脈楔入圧（PCWP）が測定可能で，心拍出量コンピュータを用いれば心拍出量も測定できる。そのほか，持続的に混合静脈血酸素飽和度を測定できるファイバーを内蔵したもの，心房や心室ペーシングが可能なもの，右室駆出率測定のできるものなど，種々の肺動脈カテーテルが普及している。肺動脈カテーテルから得られる主なパラメータと正常値を表に示す。左心系の弁異常，心筋虚血のため心室機能異常がある症例，心不全でカテコラミンの投与を必要とする症例などに適応となる。

肺動脈カテーテルの挿入がもっとも容易なのは右内頸静脈で，以下，左鎖骨下，左内頸，右鎖骨下，右大腿，左大腿，左右尺側皮静脈の順となる。カテーテルを進めた場合の，圧波形の変化を図5に示す。右室に入ると収縮期圧が大きく上昇し，肺動脈に進むと拡張期圧が上昇する。さらに進め

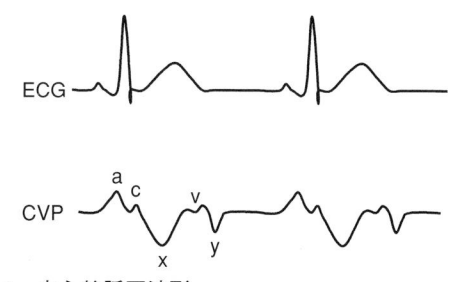

図4 中心静脈圧波形

表　肺動脈カテーテルから得られるパラメータとその正常値

RA	2-9 mmHg
PA (S/D)	15-30/5-15 mmHg
PAP (mean)	10-20 mmHg
PCWP	6-12 mmHg
CO	4-6 $l\cdot min^{-1}$
CI	2.5-4 $l\cdot min^{-1}\cdot m^{-2}$
SV = CO/HR × 100	60-90 $ml\cdot beat^{-1}$
SI = SV/BSA	40-60 $ml\cdot beat^{-1}\cdot m^{-2}$
SVR = (MAP − CVP)/CO × 80	800-1200 $dynes\cdot sec\cdot cm^{-5}$
PVR = (PAP − PCWP)/CO × 80	80-100 $dynes\cdot sec\cdot cm^{-5}$
LVSWI = 1.36 (MAP − PCWP)/100 × SI	45-60 $g\cdot m\cdot m^{-2}$
RVSWI = 1.36 (PAP − CVP)/100 × SI	5-10 $g\cdot m\cdot m^{-2}$

RA : right atrial, PA : pulmonary artery, S/D : systolic/diastolic, PCWP : pulmonary capillary wedge pressure, CO : cardiac output, CI : cardiac index, SV : stroke volume, SI : stroke index, BSA : body surface area, SVR : systemic vascular resistance, PVR : pulmonary vascular resistance, LVSWI : left ventricular stroke work index, RVSWI : right ventricular stroke work index

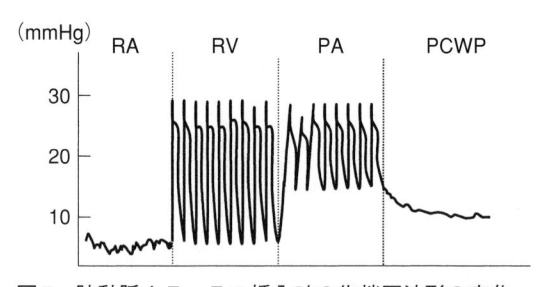

図5　肺動脈カテーテル挿入時の先端圧波形の変化
RA：右房圧，RV：右室圧，PA：肺動脈圧，PCWP：肺動脈楔入圧

ると楔入波形になる．肺動脈圧は，右心系の後負荷，右心不全，肺血管抵抗，肺高血圧症，左心系の前負荷などの評価に用いられる．平均肺動脈圧が25mmHg以上の場合，肺高血圧症とされる．肺動脈圧が急激に上昇した場合，気道内圧の上昇，低酸素血症，左心不全，肺塞栓などを考える．肺動脈楔入圧は，肺毛細血管を通って肺静脈まで内腔が連続していれば，左心系の前負荷が反映される．肺高血圧症や頻脈がなければ，肺動脈拡張期圧はPCWPとほぼ等しくなる．PCWPを連続的に知りたいときは，肺動脈拡張期圧で代用できる．

心拍出量は熱希釈法で測定する．注入する液体は温度が低く量が多いほど正確になるが，10％程度の誤差はある．通常は0-4℃ 5-10 mlの5％ブドウ糖または生理食塩液を用いる．

呼吸の影響を避けるため，呼気終末に測定する．この熱希釈法は心内シャントや三尖弁逆流をもつ患者では測定が不能で，また駆出が1拍ごとに変わるような不整脈（心房細動など）をもつ症例では値は信頼できない．

F. 経食道心エコー法

経食道心エコー法（transesophageal echocardiography：TEE）は食道内に挿入したプローベで断層心エコー図を得るものである．従来の経胸壁心エコーに比べて，拡張した肺の影響を受けないため左心系の画像解像度が優れており，またプローベの固定も容易で，術野から隔離されているので腹部や胸部の手術でも連続的にモニターができるという点で優れている．逆に，得られる断面が限られること，半侵襲的である，小児への使用が制限されるなどの欠点がある．適応は，心臓大血管の形態的評価や血流の評価が必要な患者，左室機能の評価，虚血による左室壁運動異常の早期

第6章　麻酔中のモニタリング

発見，弁置換や形成術の評価，空気塞栓の検出などに用いられる。禁忌としては，食道疾患，胃および食道手術後，出血傾向などが挙げられるが，絶対的禁忌は食道静脈瘤，胃食道穿孔である。麻酔中に使用される主な断層面を以下に示す[6]。

1）左心系長軸像（三腔像）（図6-a, d）

門歯から25-30cmで左房，右房，上行大動脈，肺動脈，冠動脈，大動脈弁，左流出路などが観察できる心基部短軸像が現れ，ここからプローベを下方（背側）に屈曲させると三腔像が見られる。三腔像では左房，僧帽弁，左室，左室流出路，大動脈弁，上行大動脈が一つの断面で観察できる。

2）長軸四腔像（図6-b, d）

三腔像からプローベをわずかに進めると長軸四腔像がみられる。長軸四腔像では，左房，僧帽弁，左室，右房，三尖弁，右室が見える。この断面で左室流入血流がドプラーの方向とほぼ一致するため，左室流入血流速度や僧帽弁での逆流，狭窄による乱流などの観察に頻繁に使用されている。

3）左室短軸像（図6-c, d）

プローベを40-45cmまで進め，上方（腹側）に屈曲させた状態で引き抜いてくると，円形から

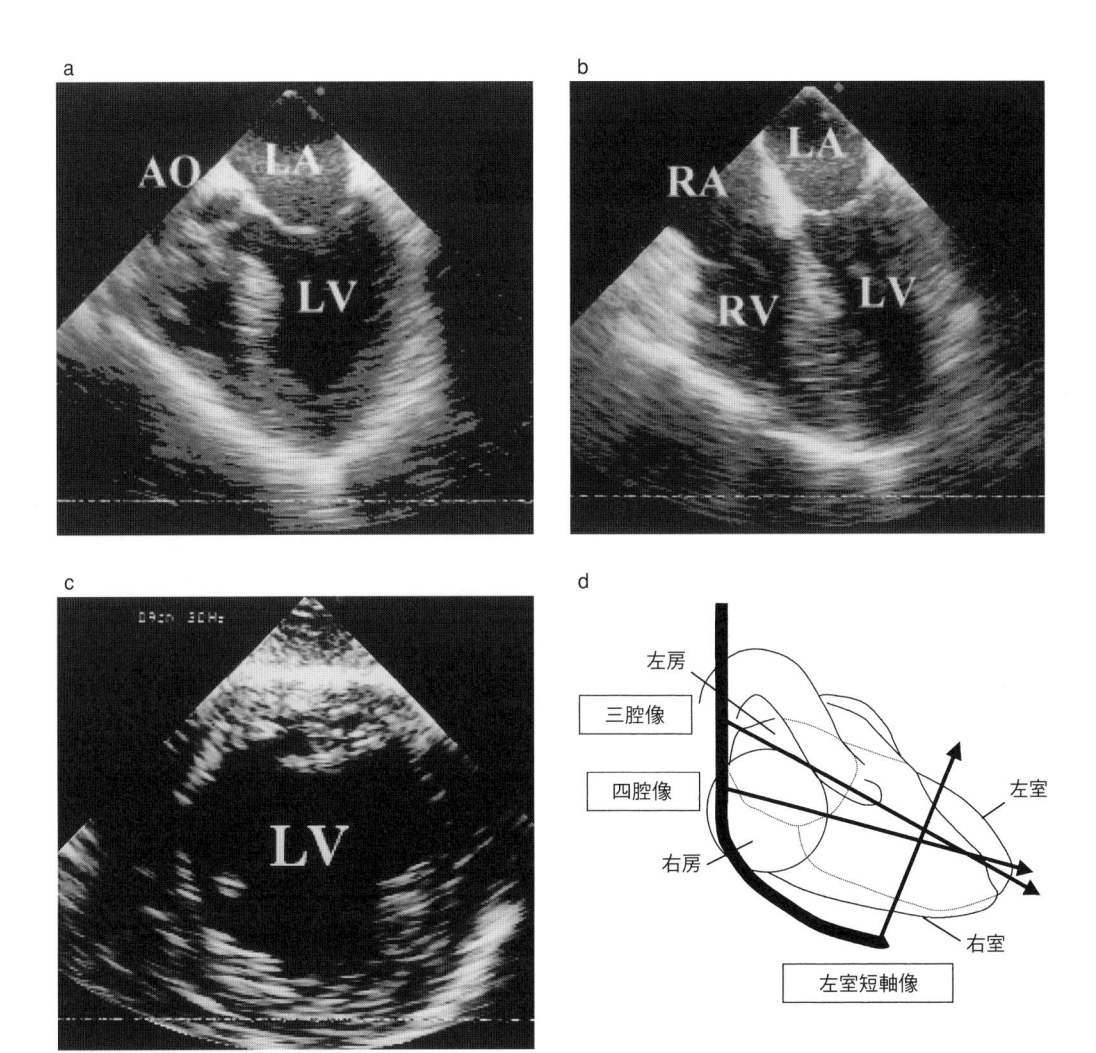

図6　経食道心エコー
　a：左心系長軸像（三腔像），b：長軸四腔像，c：左室短軸像，d：三腔像から左室短軸像までの走査方向
　LA：左房，LV：左室，AO：上行大動脈，RA：右房，RV：右室

楕円形をした左室腔が観察できる。通常，この断面ではプローベ先端は胃内にある。左室短軸像は，壁運動や左駆出率，心拍出量などの評価に使用される。特に，中乳頭筋が左室から膨隆してくる断面を midpapillary level といい，左室壁運動評価の標準的断面として用いられる。

4）下行大動脈

プローベを90°回転させ，背側に向けると，下行大動脈の短軸像が円形に観察される。解離性大動脈瘤の診断に有用である。下行大動脈弓の終末から腹部まで観察は可能だが，大動脈弓の大部分と上行大動脈の上方は食道との間に気管・気管支が介在するため観察できない。

3 神経筋接合部のモニタリング

麻酔中の筋弛緩薬に対する反応の程度は個人差が大きい。したがって，筋弛緩薬は筋弛緩の程度をモニターしながら適正量を投与することが重要である。また，抜管前後の筋弛緩の回復の程度を客観的に知る必要がある。

A. 筋弛緩モニター

末梢神経刺激装置は単収縮，テタヌス刺激，四連刺激，double burst stimulation（DBS），post-tetanic count（PTC）など，さまざまな刺激パターンを出すことができる。神経刺激部位として，尺骨神経，（後）脛骨神経，顔面神経などが用いられる。尺骨神経刺激がもっとも一般的で，表面電極を手関節部の尺骨神経上に装着して母指内転筋を刺激する。脛骨神経刺激は足関節部で（後）脛骨神経上に電極を装着し，短母趾屈筋を刺激する。顔面神経は耳珠の近くの顔面神経上に電極を装着して，眼輪筋を刺激する。非脱分極性筋弛緩薬に対し，横隔膜は母指内転筋に比較して強い抵抗性を示す。したがって，横隔膜のほうが母指内転筋よりも筋弛緩からの回復は早い。顔面神経を刺激し眼輪筋でモニターする場合も，横隔膜と同様，母指内転筋に比較して筋弛緩薬への感受性は低い。刺激は，0.2 msec 刺激幅の矩形波を用い，最大筋収縮を生じるのに必要な電流以上の出力での超最大刺激（supramaximal stimulation）を行う。誘発された筋収縮の反応は，誘発筋電図，force transducer，加速度トランスデューサ，観察者が目で観察する，などの方法で検出する。

B. 刺激と反応パターン（図7）

1）単収縮反応（single twitch，twitch height）

単発刺激により生じる反応。筋弛緩薬作用前の値をコントロールとし，振幅または収縮力の百分率で表す。外科的操作に必要な筋弛緩の程度は25％以下で，気管挿管は5％以下で可能となる。ただし，外科的に必要な筋弛緩レベルは麻酔法によって大きく影響される。

2）テタヌス刺激

50-200 Hz の高頻度刺激によって持続的収縮を起こす。非脱分極性筋弛緩薬の効果が残存しているときに，テタヌス刺激を加えると，しだいに収縮力が低下する（tetanic fade）がみられる。また，非脱分極性筋弛緩薬の使用中に，テタヌス刺激後に単収縮を与えると，テタヌス刺激前よりも強い収縮が得られる。この現象をテタヌス刺激後増強

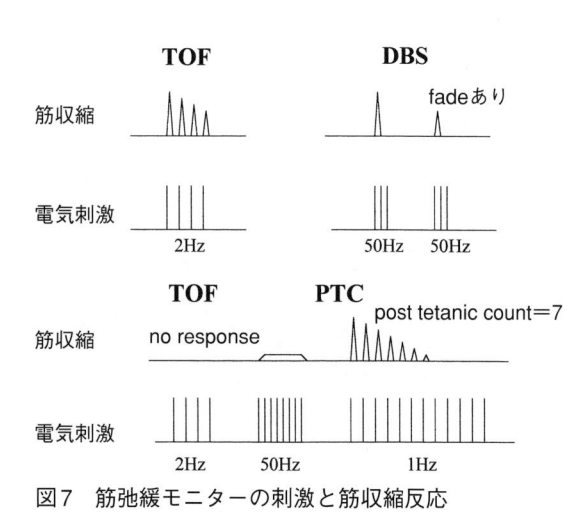

図7 筋弛緩モニターの刺激と筋収縮反応
　TOF：train of four, DBS；double burst stimulation, PTC：post-tetanic count

（post-tetanic potentiation）という。

3）四連刺激（train of four：TOF）

2 Hzで連続4回（2秒間）の刺激を与え，第4収縮の第1収縮に対する比（四連反応比）を測定することにより，その減衰の程度を知る。覚醒時のコントロールを必要としないため，TOFは臨床的に使用しやすい。4回の刺激のうちの4番目の反応（T 4）の消失は単収縮反応の25％に相当する。同様に，3，2，1番目の反応（T 3，T 2，T 1）の消失は単収縮反応の20％，10％，0％に相当する。四連反応比が0.75なら，単収縮反応が100％まで回復しており，50Hz，5秒間のテタヌス刺激でもfadeはみられない。ただし，TOFが完全に戻ったとしても，30％の受容体はまだ筋弛緩薬によって占拠されている。近年，筋弛緩の十分な回復の指標として四連反応比が0.9以上とすべきであると報告されている[7]。

4）double burst stimulation（DBS）

750msecの間隔を置いた50Hzの短いバースト刺激（各群2-3発の最大上刺激）を通常，手関節部尺骨神経に与え母指内転筋の収縮力を触知する。第2群の反応が第1群の反応よりも小さければ，非脱分極性筋弛緩薬が残存している。DBSでみられるfadeはTOFでみられるfadeよりも容易に観察できる[8]。実際，TOFでは0.4以上になるとfadeの検出が困難になる。DBSには2種類が提案されており，各バーストが3発の最大上刺激のDBS 3.3と第1群が3発で第2群が2発のDBS 3.2がある。DBS 3.3はTOF＜0.6で触知率が高く，TOF＞0.5ではDBS 3.2のほうがfadeの触知率が高い。

5）posttetanic count（PTC）

単収縮反応が消失している場合に50Hzのテタヌス刺激を5秒間行い，その後に1Hzの単一刺激を加えて誘発できる反応数をいう。単収縮反応にもTOFにも全く反応しない深い筋弛緩レベルを知ることができる。例えば，3回の反応が認められれば，これをPTC 3と表現する。単一刺激に対する反応の数が少ないほど筋弛緩は深いことになる。一般に，ベクロニウム投与後であれば，PTC 1はTOFでのT1よりも約10分早く出現する。

4 体温・代謝のモニタリング

A. 体温のモニタリング

人間は恒温動物であり，体温を一定に保つためのホメオスターシスが存在する。体温は深部温（core temperature）と外層温（shell temperature）に分けられ，深部温は体温中枢の視床下部の温度とされる。一般に体温とは深部温のことを意味し，外層温は深部温の恒常性を維持するために変化する。体温の調節は，熱産生，熱喪失，およびそれらを制御する視床下部の体温調節中枢によって成り立つ。体温の上昇に対しては，血管拡張や発汗により，また体温低下に対しては血管収縮，代謝亢進，ふるえなどにより温度の恒常性を維持しようとしている。しかし，全身麻酔中は低体温に対して反応が現れる閾値が低下し，体温上昇に対する反応の閾値も上昇しているため，体温は変動しやすい。術中は，麻酔による熱の再分配に加え，体表や術野からの不感蒸泄や放熱による熱の喪失により体温は低下しやすい。また，筋弛緩薬の使用はふるえ反応の出現を抑制する。逆に，全身麻酔中に発生する悪性高熱症は，頻度はまれであるがひとたび発症すると重篤な経過をたどる。したがって，体温を維持するうえで持続モニターが不可欠である。麻酔科領域で温度測定可能な部位として，食道，鼓膜，直腸，膀胱，前額深部，肺動脈，鼻咽頭，皮膚などがある。これらのうち脳温（視床下部温）にもっとも近いとされるのは，食道温，鼓膜温，肺動脈温である。各測定部位の特徴を以下に示す。

1）食道温

食道の下1/3の部位で測定する。心大血管に接しており，中枢および血液の温度を反映する。通

常，脳温と相関する。食道温を食道上部や中部で測定すると，気管内の温度に影響を受ける。上部消化管の手術では使用できない。

2）鼓膜温

温度センサーは内頸動脈に近く，鼓膜には外頸動脈の枝が分布しているので，脳温に近い。食道温より0.2℃程度低い。低体温療法や循環停止法を用いるときの温度測定に適している。鼓膜損傷の可能性があることが欠点である。

3）直腸温

核温度というよりも末梢温に近い。直腸温はふつう腋窩温より1℃程度低く，糞便があったり，下肢から冷たい血液が戻ってくると，温度測定は不正確になる。

4）膀胱温

尿量が多いときには，腎臓の温度，深部温度を反映するが，尿量が減少した状態では，末梢温に近くなる。また，開腹中や下肢の低体温がある場合も，深部体温と皮膚温の中間の値を示す。膀胱留置カテーテルに温度センサーを内蔵しているタイプが使用しやすい。

5）前額深部温

深部体温計を前額部などに使用した場合，いわゆる深部温度と一致する。深部体温計は，経皮的に深部温度を測定する装置で，外気との断熱機構を備え，接着した部分の皮下の組織と温度が平衡になるように設計された温度計である。前額部と，手，足など末梢の深部温度を同時に測定し，その解離から末梢循環不全を推察できる。

6）肺動脈温

温度付き肺動脈カテーテルを入れることにより測定できる。

7）鼻咽頭温

頸動脈に近い位置で体温を測定するので，脳の温度を反映する。

8）皮膚温

麻酔中は血管拡張のため，比較的深部温度に近いが，末梢循環が不良になった状態では低下する。

B．代謝のモニタリング

代謝とは生体における物質の変換過程であり，アデノシン三リン酸（adenosin triphosphate：ATP）産生のためのエネルギー代謝と，細胞の構造と機能を維持するための反応に大別される。麻酔中は，細胞の恒常性維持のため，血清のブドウ糖や電解質などの化学的環境，pHや浸透圧などの物理的環境を監視しなければならない。また，エネルギー代謝に不可欠な酸素の生体内備蓄は限られているため，持続的な酸素供給の確保と，酸素需給バランスの監視が必要となる。

混合静脈血酸素飽和度（$S\bar{v}_{O_2}$）は全身における酸素需給バランスを反映し，動脈血酸素飽和度，ヘモグロビン濃度，心拍出量，酸素消費量の4つの因子により規定される。正常値は70-80％で，低下した場合は，心拍出量の低下，酸素運搬能の低下，組織での酸素消費量の亢進などが考えられる。$S\bar{v}_{O_2}$がモニター可能な肺動脈カテーテルが市販されており，麻酔中に連続的に監視できる。内頸静脈球部酸素飽和度（$Sj\bar{v}_{O_2}$）は内頸静脈から逆行性に内頸静脈球部までカテーテルを挿入し，その部での酸素飽和度を測定したもので，脳の酸素需給バランスの指標として用いられる。局所的な低酸素症は発見できないが，全脳レベルの異常の早期発見には有用に使用できる。

5 止血・凝固系のモニタリング

止血機能は，血管収縮，血小板の凝集，凝固因子の活性化と，血栓が溶解する線溶の段階に分けられる。したがって，止血能の検査を施行する場合は，それぞれの段階に分けてモニターする必要がある。以下に代表的な止血・凝固系検査を示す。

A. 出血時間

血小板数，血小板機能，血管の脆弱性に影響される。血小板が10万・mm^{-3}以下になると，一般に出血時間が延長する。血小板数が正常で出血時間が延長している場合には，血小板凝集抑制薬による血小板機能異常，血小板無力症，フォン・ウィルブランド病などを疑う。

B. プロトロンビン時間（prothrombin time：PT）

外因系および共通系凝固経路に異常がある場合に延長する。V因子，X因子，プロトロンビン，フィブリノーゲンの濃度に影響されるが，PTは特にVII因子欠乏に感度が高い。内因系のVIII，IX，XI，XII因子の異常があっても正常。肝硬変，ワーファリン投与，播種性血管内凝固（disseminated intravascular coagulation：DIC），ビタミンK欠乏症などで延長する。

C. 活性化部分トロンボプラスチン時間（activated partial thromboplastin time：APTT）

XII，XI，IX，VIII因子の関与する内因性凝固経路の異常を検出する。血友病A（VIII因子欠乏），血友病B（IX因子欠乏），ヘパリン投与で延長する。血中に抗凝固物質（ループス抗凝固因子，抗VIII凝固因子抗体など）が存在すると異常値となる。APTTの異常と臨床上の出血が相関しない場合がある。

D. トロンビン時間

フィブリンからフィブリノーゲンへの変換時間を表す。低フィブリノーゲン血症のときは，PT，APTTはわずかに延長するのみだが，トロンビン時間は明らかに延長する。ヘパリン投与でも，トロンビン時間は延長する。

E. 活性化凝固時間（activated clotting time：ACT）

簡便な血液凝固活性の指標として主にヘパリン投与量の決定やプロタミンによるヘパリンの中和の指標として用いられている。新鮮全血に凝固活性薬を加え，フィブリンが形成されるまでの時間を測定する。正常値は90-120秒。人工心肺を用いる場合は，ACTを400秒以上に保つようにヘパリンを投与する。

F. ヘパリナーゼACT

ACTが延長している場合，それがヘパリン投与によるものか，そのほかの因子によるものかを判別することは重要である。ヘパリナーゼはヘパリンを分解する酵素で，ヘパリンの抗凝固作用を消失させるため，ヘパリン以外の因子によるACTの延長がどの程度かを判断できる。ACT II®では，ACTとヘパリナーゼACTとを同時に測定可能である。

G. フィブリノーゲン

正常値は200-400 mg・dl^{-1}で，肝臓で産生され，血管内半減期は約3日である。先天性フィブリノーゲン減少症，肝硬変，慢性肝炎，DICなどで減少する。

H. フィブリン分解物（fibrin degradation product：FDP）/Dダイマー

フィブリン・フィブリノーゲンがプラスミンによって産生された産物をFDPと呼ぶ。FDPは単一ではなく種々のペプチドからなる。このうち安定化フィブリンからの産物の一つにDダイマーがある。FDPの増加は，血栓形成，線溶系の活性化を示唆，DIC，血栓症などで上昇する。

参考文献

1) 日本麻酔学会．安全な麻酔のためのモニター指

針(改訂). 麻酔 1997 ; 46 : 1004.
2) 諏訪邦夫, 奥村福一郎編. モニタリングから何が分かるか. 東京 : 中外医学社 ; 1993.
3) 諏訪邦夫. パルスオキシメーター. 東京 : 中外医学社 : 1989.
4) 大竹一栄, 布宮 伸, 村田克助ほか. モニタリング. 稲田 豊, 藤田昌雄, 山本 亨編. 最新麻酔科学. 上巻. 第2版. 東京 : 克誠堂出版 ; 1995. p.574-604.
5) Mark JB, Slaughter TE, Reves JG. Cardiovascular monitoring. In : Miller RD editor. Anesthesia. 5th ed. Pennsylvania : Churchill Livingstone ; 2000. p.1117-206.
6) 渡橋和政. 経食道エコー法マニュアル. 東京 : 南光堂 ; 1993.
7) Kopman AF, Yee PS, Neuman CG. Relationship of the train-of-four fade ration to clinical signs and symptoms of residual paralysis in awake volunteers. Anesthesiology 1997 ; 86 : 765-71.
8) Hassan H. Monitoring neuromuscular blockade. In : Rogers MC, Tinker JH, Covino BG, et al. editors. Principles and practice of anesthesiology. St Louis : Mosby Year Book ; 1992. p.827-45.

〔川口　昌彦, 古家　仁〕

Chapter 7

吸入麻酔法

STANDARD

1 吸入麻酔の歴史

15世紀にParacelsusは硫酸とアルコールを混合したもの，おそらくエーテルが合成されていると考えられるが，「甘いオイル」と命名している。彼はこれにより鶏を何の合併症も起こさずに眠らせ，また，覚醒させているが，これを外科手術麻酔にまで発展させることはなかった。1846年10月16日Morton WTGによるエーテル公開麻酔がボストンで行われた。このニュースは瞬く間に，ヨーロッパに広まり著名な外科医達がこれを期にエーテルを使用するようになった。Mortonの公開麻酔の前に小さな体表の手術などにはエーテル麻酔がすでに使用されていた。例えば，すでに亜酸化窒素を抜歯に使用していたWells Hや，科学者のJackson C，1942年にすでにエーテル麻酔を行ったLong CWなどである。しかし，彼等の麻酔は公開ではなかったし，論文として報告されていないのでエーテル麻酔の第一人者はMortonであるといえる。クロロホルムはイギリスの産科医であるSimpson JYにより紹介された。しかし，クロロホルムは呼吸循環抑制が強く，極めて治療域がせまいためその投与には高度な技術が必要であり，実際多数の死者をだした。クロロホルムと異なり，エーテルは呼吸循環抑制が少なく，むしろ刺激する。また，現在のように気化器がない時代であるからエーテル投与には現在よりも技術が必要なものの，クロロホルムほど熟練した投与方法は必要なかった。

このように19世紀以前に開発された吸入麻酔薬のなかには亜酸化窒素のように今日でも日常の臨床麻酔で補助的に使用されているすぐれた麻酔薬もあるが，その他の麻酔薬は調節性に乏しかったり，毒性などの点で問題をもっていた。その後1956年にハロタンが開発されるまでサイクロプロペン，トリクロルエチレンなどいくつかの新しい麻酔薬が開発された。

A. 麻酔作用とその構造

吸入麻酔薬の開発過程で以下のことが明らかになった。

① ハロゲン化麻酔薬では炭素とフッ素結合は爆発性を減少させ化学的な安定性を増す。

② 炭素原子をフッ素でハロゲン化すると麻酔作用が低下する。

③ フッ素ではなくより大きな原子量のハロゲン元素である臭素やヨウ素で炭素原子をハロゲン化すると麻酔作用は強化されるが分解されやすくなる。

したがって，CF_3基は極めて化学的に安定で分解されない。このような試行錯誤でほとんどあらゆる可能性の化合物が試験され，それらのなかで臨床使用に耐えるものとして残った最初のハロゲン化吸入麻酔薬が1956年に開発されたハロタンである。ハロタンは非爆発性であり，その構造CF_3-$CHBrCl$から理論的には成功した麻酔薬であるといえる。また，喘息患者などに現在でも臨床使用されることや術後の悪心・嘔吐が少ない，吸入麻酔薬の歴史のなかで一番長く臨床使用されてきたことなどから臨床面でもすぐれた麻酔薬といえる。しかし，ハロタンは理想の吸入麻酔というわけではなかった。循環抑制があり，また，光に対して感受性が強いためにチモールを必要とし，また遮光性の容器に保存することが必要である。チモールはゴムや金属に対して腐食作用があり，これが原因で麻酔器や気化器が損傷する。また，ハロタンにはエピネフリンによる心筋の感受性を

増強する作用があり，手術中に止血などの目的でエピネフリンを使用する場合は注意を必要とする。また，低換気で動脈血二酸化炭素分圧が上昇した場合も不整脈が発生しやすい。そのほか，肝組織障害がまれではあるが報告されている。特にハロタンの代謝産物であるトリフルオロ酢酸がハプテンとなりアレルギー様反応を示した場合は極めて重篤な肝組織障害を引き起こす。これらの短所を克服すべくハロゲン化麻酔薬の開発が始まったが，炭化水素の骨格をもつ麻酔薬はいずれも心筋のエピネフリンに対する感受性を増強することが分かり，ハロゲン化揮発性吸入麻酔薬の主流はエーテル骨格をもつ麻酔薬に移っていった。その中で最初に登場したのがメトキシフルランである。これはメチル・エチルエーテルの骨格をもつが生体内で代謝を受けやすく，その結果生じる無機フッ素が腎障害を引き起こすことが明らかになった。

吸入麻酔薬そのものが毒性をもつ場合は開発初期の段階で除外されるので，そのような麻酔薬が臨床使用薬として出現することはない。吸入麻酔薬そのものではなく，その代謝産物が毒性をもつ場合が問題となる。代謝は種によっても異なり，たとえ動物実験で安全性が確認されても，人での代謝経路や代謝酵素の違いなどで予期せぬ合併症が発生することがある。理想的にはまったく代謝されずにそのままの形で体外に排泄されることである。

B. 現在求められる吸入麻酔薬の条件

1963年にエンフルランがTerell RCにより合成され，臨床使用された。エンフルランはハロタンやメトキシフルランより代謝されにくく，また，エピネフリンによる心筋の感受性もハロタンより低くすぐれた麻酔薬であったが，過換気状態で高濃度を吸入させたときに痙攣を誘発する。また，メトキシフルランほどではないが無機フッ素が代謝産物として生じる。したがって，その異性体であるイソフルランの登場によりほとんど臨床使用されなくなった。

麻酔作用を有しているほとんどのハロゲン化吸入麻酔薬はすでに，爆発性，可燃性，動物実験毒性試験などの基本的なスクリーニングを終了している。そのなかで現在臨床使用まで至っているのはイソフルラン，セボフルラン，デスフルランの三者である。したがって，この三者は吸入麻酔薬の歴史のなかでも究極のものであり，これらの麻酔薬よりすぐれたハロゲン化吸入麻酔薬の今後の出現の可能性は極めて低い。

イソフルランは通常の使用条件での化学的安定性，非可燃性，爆発性などの点では何ら危険性はない。また，いかなる手術，あらゆる年齢層，軽症，重症を問わずすべての病態に適用できる。セボフルランはソーダライムとわずかであるが反応するため閉鎖循環麻酔には適さないもののイソフルランと同様にいかなる手術にも適用できる。これら吸入麻酔薬開発の歴史から臨床に望まれる吸入麻酔薬の条件として以下ような項目を挙げることができる。

① 手術中安定した麻酔深度を維持できる。鎮静と鎮痛作用をもつ吸入麻酔薬。
② 麻酔の導入，覚醒が早い。
③ 心筋抑制が少なく循環器系機能が安定している。
④ エピネフリンに対する心臓の感受性を亢進させない。
⑤ 気道刺激性が少なく，気管支収縮を起こさない。
⑥ 生体内代謝率が低く，肝，腎障害など臓器毒性が少ない。
⑦ 術後悪心・嘔吐を起こさせない。
⑧ 筋弛緩薬，鎮痛薬，鎮静薬と相加，相乗効果がある。

2 吸入麻酔の分類

吸入麻酔法は表1に示すように，リザーババッグの有無，再呼吸の程度，二酸化炭素吸収剤の有無，一方向弁の数で簡単に，吹送法，開放法，半開放法，半閉鎖法，閉鎖法に分類できる。

A. 吹送法

患者の口腔内や気管に直接麻酔ガスを吹送するもので，リザーババッグも二酸化炭素吸収剤も呼吸弁も必要ない。麻酔ガス流量が8-10 $l \cdot min^{-1}$であれば再呼吸はほとんどないが，流量が低下するに従い，再呼吸量が増加する。吸気のときには吹送管からの麻酔ガスと鼻や口腔内の空気を一緒に吸うことになる。今日ではほとんど使用されない。呼吸抵抗がなく極めて単純な構造であることが利点であるが，麻酔ガスの使用量が多い，リザーババッグがないために補助呼吸が不可能，吸入麻酔ガス濃度，酸素濃度が一定しない，気道の乾燥な

表1 吸入麻酔法の分類

	リザーババッグ	再呼吸の有無	二酸化炭素吸収剤	一方弁	長所	短所
吹送法（insufflation）	−	少ない	−	−	簡単な構造，低呼吸抵抗	吸入麻酔ガス，酸素濃度の変化，気化器の使用難
開放法（open, nonrebreathing）						乾燥，経済性が悪い，呼吸抵抗増大
Demand（Mckesson）	−	ほとんどない	−	2		
Fink, Ruben, Frumin valve	＋	ほとんどない	−	2		
半開放法（semiopen）					簡単な構造	乾燥，経済性が悪い
開放点滴	−	部分再呼吸	−	−		
Ayre T-Piece	−	部分再呼吸	−	−		
Magill法	＋	部分再呼吸	−	1		
半閉鎖法（semiclosed）					補助呼吸可，加湿，環境保存（低流量）	二酸化炭素吸収剤との反応物（流量により微量），導入遅延
低流量	＋	部分再呼吸	＋	2		
高流量	＋	部分再呼吸	＋	2		
閉鎖法（closed）					加湿，環境保存	二酸化炭素吸収剤との反応物，吸収剤のダスト，調節性悪い
往復	＋	完全再呼吸	＋	−		
circle	＋	完全再呼吸	＋	2		

どの欠点を有する。

B. 開放法

開放法は吸気のみ麻酔器から麻酔の混合ガスを患者に与えるもので，呼気は完全に大気に開放される。リザーババッグがない場合は当然高流量の麻酔ガスが必要である。この方法の欠点は麻酔ガス流量が多いこと，気道からの水分蒸発が多い，呼吸抵抗はバルブの種類や呼吸回路の内径，長さによって大きくなるなどである。したがって，麻酔ガスが加湿していないときは大人でも長時間の麻酔は無理である。

C. 半開放法

半開放法のなかで開放点滴法は最近の施設では全く使用しない。Ayre T-pieceは極めて単純でありリザーバのところにバッグを付け，高流量を使用すれば小児の麻酔は可能である。しかし，気道の乾燥を防ぐ必要がある。Magill呼吸回路は，T-pieceに比較し呼気弁があるので新鮮ガス流量が患者の換気量以上であれば再呼吸はほとんど発生しない。

D. 半閉鎖法

新鮮ガス流量3 $l \cdot min^{-1}$以上を高流量，それ未満を低流量麻酔という。2 $l \cdot min^{-1}$で分ける説もある。

1) 高流量麻酔

現在もっとも多く使用されている方法である。呼気ガスの一部が二酸化炭素吸収剤を通って二酸化炭素を取り除いたのち吸気ガスと混合して吸入させる方法をいう。この回路では麻酔マスクを患者にフィットさせた場合，脱窒素や麻酔導入は遅くなる（**3**参照）。利点は吸気ガスが加湿されることと，熱の消失がないことが挙げられる。また，リザーババッグで補助呼吸が可能である。

2) 低流量麻酔

利点は経済性と環境汚染の軽減である。環境汚染には揮発性吸入麻酔薬のオゾン層の破壊と地球からの赤外線吸収による温暖化現象があるが，これを減少させることができる。しかし，麻酔ガスが成層圏に達するには約2年を要し，麻酔薬の寿命を考慮するとその影響は少ないと考えられる。亜酸化窒素は成層圏に達し，一酸化窒素を産生しオゾン層を破壊する。また，温暖化作用もある。低流量麻酔の欠点は導入の遅延，吸入酸素濃度の低下，吸入麻酔薬濃度調節性の低下，有害物質の形成，蓄積などが挙げられる。導入遅延の欠点を補う目的で，最初の5～15分は新鮮ガス流量を高流量にすることで迅速な導入ができる。あるいは麻酔回路を高濃度の麻酔ガスで満たしておくなどの工夫が必要である。麻酔維持中も高流量にすればそれだけ調節性は向上する。流量を0.2から1.0 $l \cdot min^{-1}$へ変化させると劇的に調節性が増すが，2から4 $l \cdot min^{-1}$に増加させてもあまり調節性は向上しないとされている。また，セボフルラン麻酔の場合，二酸化炭素吸収剤と反応して生じるCompound Aの安全性は2 $l \cdot min^{-1}$未満の流量では確認されていないため，2 $l \cdot min^{-1}$以上の流量で使用することが推奨されている。

E. 閉鎖法

閉鎖法には呼吸弁のない往復法と呼吸弁のある閉鎖循環麻酔法がある。閉鎖法は完全に再呼吸するもので，実際には呼気二酸化炭素は吸収剤で取り除かれ，酸素は患者で消費された分供給される。往復法では呼気ガスが吸入されるまで二酸化炭素吸収剤を2回通過することにより効果的に二酸化炭素が取り除かれるが，カニスタのチャンネリングなどで二酸化炭素が蓄積する可能性が高く，また，吸収剤の細かいゴミが呼吸回路に入りやすいためにそれによる障害がある。また，吸収剤の位置は患者の気道の直近に置かれるため，それを支える必要がある。閉鎖循環麻酔は吸気呼気弁を有する麻酔回路で，半閉鎖回路でポップオフ弁を閉鎖した状態で，かつ患者，麻酔回路ともに漏れの

ない状態である。呼気ガスは完全再呼吸されるまでに二酸化炭素吸収剤を1回通過する。熱や水分の消失に関してはこの回路が最適であるが、最大の長所は環境汚染や経済性である。欠点としては、一定の吸入麻酔ガス濃度や酸素濃度を維持するために煩雑な手技や機器を必要とする。また、半閉鎖法で示したような調節性が悪いことが挙げられる。しかし、これらの欠点はコンピュータと薬物動態力学にもとづくモデルで簡便化しつつあり、また、調節性を向上させた閉鎖循環麻酔専用の麻酔器もある。

3 吸入麻酔による麻酔導入、覚醒

A. 緩徐導入と急速導入

　吸入全身麻酔の麻酔導入は大きく分けて緩徐導入と急速導入がある。一般的に緩徐導入は吸入麻酔ガスのみを使用して徐々に濃度を上昇させ入眠させる方法であり、主に小児で麻酔導入前に静脈確保が難しい症例に適用されてきた。急速導入は確保された静脈路より静脈麻酔薬を静注して急速に入眠させ、挿管を必要とする場合はさらに筋弛緩薬を投与し、挿管する方法である。静脈麻酔薬は静脈路に投与されてから薬物が実際に効果を発揮するeffect-siteまで到達するのにはあまり時間がかからない。麻酔薬が脳循環に到達するまでは約20秒であり、それから実際に脳組織のeffect-siteに移行にはさらに時間的遅れがある。この時間的遅れを表した係数をkeOと呼ぶ。チオペンタールにしろ、プロポフォールにしろ麻酔導入に使用する静脈麻酔薬はこの時間的遅れは極めて小さくほとんど同時に効果を発揮する。ちなみにプロポフォールのkeOは0.3前後[1)2)]である。半減期である$t_{1/2}$keOは1.5-2.9分である。一方吸入麻酔薬のなかで極めて導入が早いといわれているセボフルランの$t_{1/2}$keOは3.5分[3)]で導入が早いといわれているセボフルランとプロポフォールはこの血

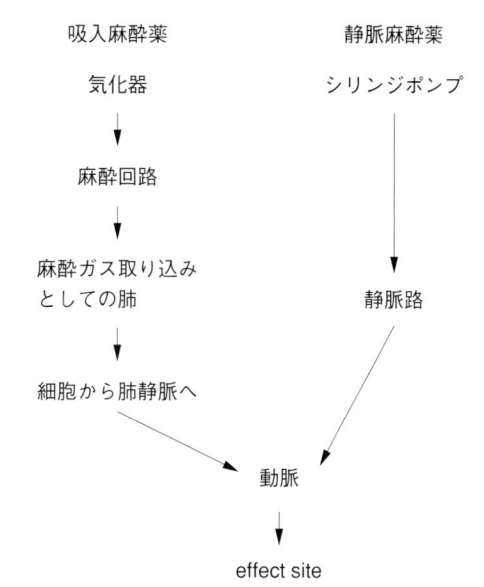

図1　薬物投与部位からeffect-siteまでの経路、吸入麻酔と静脈麻酔の比較

液からeffect-siteへの移行に関してはほとんど同じであるといえる。しかし、図1に示すように吸入麻酔薬がeffect-siteに到達するまでは気化器から始まり、麻酔回路、肺、肺動静脈、動脈といっていくつかの障壁を通る必要がある。一般的に急速導入には静脈麻酔薬が使用され、緩徐導入は吸入麻酔薬で行うのはこうした理由である。

B. Volatile Induction Maintenance Anesthesia（VIMA法）

　吸入麻酔による導入の欠点を補う目的で、回路内をあらかじめ高濃度の麻酔ガスで充満させ、患者には深呼吸をしてもらうことにより就眠させる方法がとられる。VIMA法は、揮発性吸入麻酔薬のみで麻酔導入維持を行う方法で、導入覚醒の早いセボフルランが適している。VIMAの導入方法には従来の緩徐導入のほか、深呼吸導入法、深呼吸急速導入法（深呼吸にバルサルバ操作を追加し息こらえをする）などがある。また、IV-mask inductionでは、最初静脈麻酔で入眠してから吸入麻酔薬を投与して麻酔深度を深くする方法など、吸入麻酔、静脈麻酔の利点をうまく取り入れた麻

I 臨床総論

表2 吸入麻酔薬の薬理学的性質

	亜酸化窒素	ハロタン	エンフルラン	イソフルラン	セボフルラン	デスフルラン
分配係数						
血液／ガス	0.47	2.3	1.91	1.4	0.66	0.42
脳／血液	1.1	2.9	1.4	2.6	1.7	1.3
脂肪／血液	2.3	60	36	45	51	27
oil／ガス	1.4	224	98.5	90.8	53.4	18.7
MAC	105	0.77	1.68	1.15	1.71	6
MACawake	71	0.41	0.51	0.43	0.63	2.5
MACawake/MAC比	0.68	0.53	0.3	0.37	0.37	0.41
代謝率（％）	0	20	2.4	0.2	3	0

酔導入法が試みられている．しかし，吸入麻酔ガスを投与し，その効果がどれくらいの時間で現れるかは極めて重要な問題であり，吸入麻酔薬の薬理学的性質が大きく影響する（表2）．

C. 麻酔導入時間に与える因子

1）気化器

導入時間を短縮するには気化器の濃度を上昇させればその濃度に比例して導入時間は短縮すると予想される．つまり，ハロタンのように血液／ガス分配係数がほかの麻酔薬に比較して大きい吸入麻酔薬による導入でも，吸入麻酔ガス濃度を上昇させれば理論的に早い麻酔導入が可能である．しかし，安全性の点から気化器の濃度には上限があり（セボフルラン，イソフルラン，ハロタンの場合は多くは5％）それ以上は吸入麻酔薬濃度の上昇は不可能である．これは静脈麻酔薬がボーラス投与できることを考えると導入時間を短縮するという点では不利である．また，吸入麻酔薬濃度を上昇させれば単純に導入時間が短縮するわけではない．例えばイソフルランは気道刺激性があるために麻酔の導入時には高濃度を最初から投与することは好ましくない．

2）新鮮ガス流量，麻酔回路容量，換気量

図2-Aは，表2に示した麻酔ガスの薬理学的性質をもとに，新鮮ガス流量6 $l\cdot min^{-1}$，麻酔回路容量6.6 l（標準麻酔回路），分時換気量5.3 $l\cdot min^{-1}$，セボフルラン気化器5％に設定したときの吸入セボフルラン濃度，動脈血セボフルラン濃度，脳内セボフルラン濃度の経時的な変化を調べたものである．この標準的な条件下では吸入麻酔ガス濃度は急速に，動脈血はそれより遅く，さらに脳内濃度がさらに遅れて上昇する．それぞれ設定気化器濃度の50％の濃度に到達する時間は吸気濃度は0.2分，動脈血濃度は3分，脳内濃度は5分を要する．

新鮮ガス流量を2 $l\cdot min^{-1}$に低下させたときは図2-Bに示している．吸気濃度は0.6分，動脈血濃度は4.5分，脳内濃度6分以上とすべてにわたりかなり遅れることが分かる．低流量麻酔では導入や麻酔中濃度を変化させたときにその効果が現れるまでに時間を要することが分かる．

分時換気量を3.5 $l\cdot min^{-1}$に低下させたとき（図2-C）は，吸気濃度の上昇の早さは変化ないが，動脈血濃度，脳内濃度上昇速度は新鮮ガス流量を2 $l\cdot min^{-1}$に低下させたときと同程度に遅れる．

ハロタンは麻酔回路に，あるいはセボフルランは二酸化炭素吸収剤に取り込まれ，それが吸入麻酔ガス濃度の低下につながる．低流量麻酔，低換気量，麻酔ガスの回路内吸着あるいは二酸化炭素吸収剤への吸着を回路内容量の増加分として3 lと仮定すると，経時的な吸気，動脈血，脳内の濃度の変化は図2-Dのようになり，極めて緩慢となる．このようにこの3つの因子は麻酔の導入に

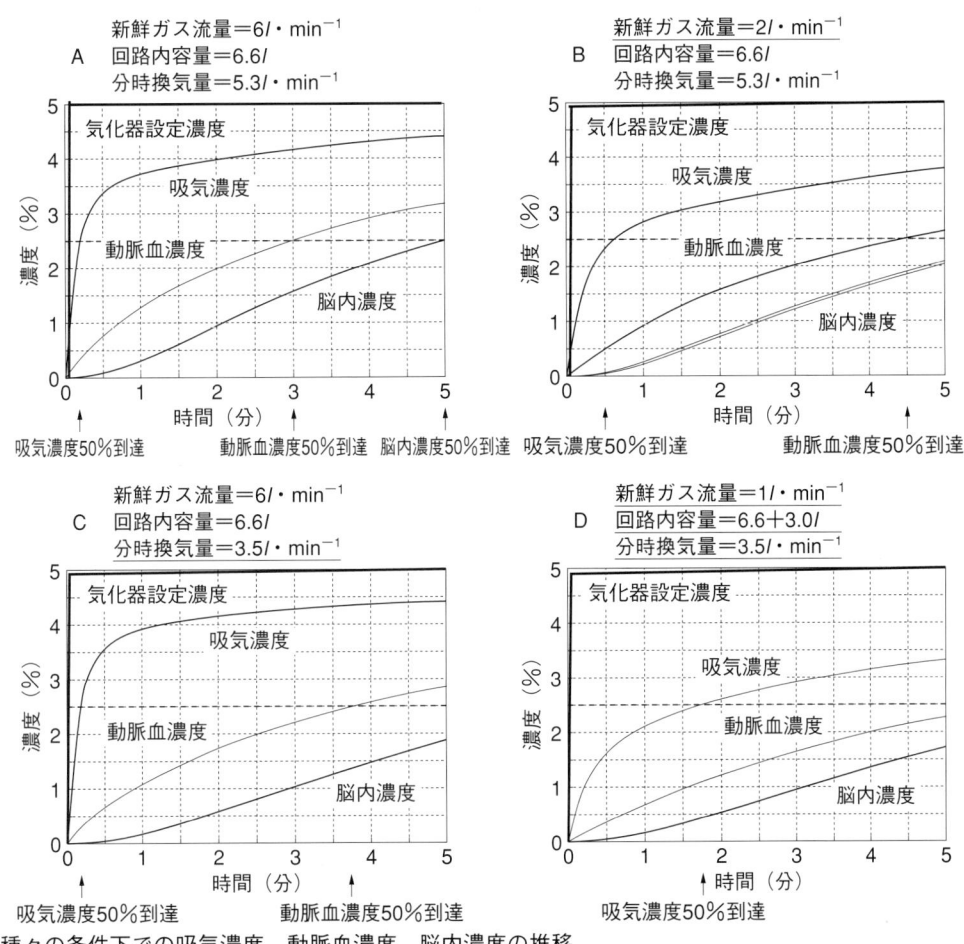

図2 種々の条件下での吸気濃度，動脈血濃度，脳内濃度の推移

大きな影響を与える．

3）血液／ガス分配係数

血液／ガス分配係数は図1の肺胞から血液に移行するときの動向に大きく作用し，一般に血液に溶けにくい（血液／ガス分配係数が小さい）麻酔薬ほど，麻酔の導入覚醒が早いといわれる．これは麻酔の覚醒に関しては理解は容易であるが，導入に関しては少し説明を必要とする．麻酔の導入覚醒はあくまでも脳内の濃度の変化である．仮に肺での換気能力が理想的つまり，麻酔ガスが血中に取り去られてもすぐにそれを補うことが可能なような換気能力の肺であれば，血中に溶け込みやすい麻酔薬ほど麻酔の導入は早いといえる．しかし，実際の肺の換気能力には制限があり，低下し た肺胞内濃度をすぐには補うことができない．したがって，血中に溶け込みやすい麻酔薬は肺胞の麻酔薬濃度が低下し，その結果脳内の濃度も低下し麻酔の導入は遅くなる．

イソフルラン，セボフルランの血液／ガス分配係数はそれぞれ1.4，0.63でハロタンの2.3より低い．セボフルランは従来用いられてきた揮発性吸入麻酔薬に比較し血液／ガス分配係数が小さいために，吸入開始時の血中濃度の上昇速度は大きく，吸入中止時の低下速度も大きいとされる[4]．単に呼名反応が早く回復するだけでなく，その後の覚醒状態で，イソフルランとは明らかに異なっているといえる．

4) keO

これは血中濃度とeffect-siteの濃度との間の時間的ずれを意味する係数である．小さいほど血中濃度の変化に対して短時間で効果が変化することを意味する．

麻酔の導入覚醒が迅速であることは，有用な性質であるが，麻酔からの覚醒が早いために術後の疼痛がほかの麻酔薬より急速に現れるために，血圧の上昇や疼痛による術後の不穏の原因の一つになる．したがって，手術終了までセボフルランと亜酸化窒素の投与を続けておくほうがよい．また，麻酔後の鎮痛について積極的に対処すべきである．

麻酔覚醒時の悪心・嘔吐は麻酔の質を決める重要な因子である．イソフルラン麻酔覚醒時の悪心は5.7％，嘔吐は4.1％と報告されており，亜酸化窒素を併用するとその頻度は増加し，また，45歳以下や女性に多いとされる．高齢者に少なく，女性に多い傾向はハロタンと同じである．セボフルランもイソフルランと同程度であると考えられる．

4 吸入麻酔による麻酔維持

Guedelのエーテル麻酔の手術期には手術侵襲に対する反応が消失するのは周知の事実であり，体動は吸入麻酔薬の強さを比較するgold standardになっている．最小肺胞濃度（minimum alveolar concentration：MAC）は半数の患者が皮膚切開刺激で体動を示さない時の肺胞内麻酔薬濃度であり，吸入麻酔薬の強さの指標として用いられている．

A. 同じMAC相当であっても個々の麻酔薬によって異なる麻酔深度

ハロタンでは呼名反応出現は0.5-0.6MAC，気管挿管に対する体動反応を半数の人で防止するのは1.3MAC必要であるとされており，また，これ

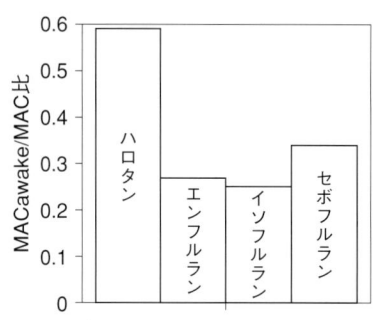

図3 各種吸入麻酔薬のMACawake/MAC比

らの値はすべての吸入麻酔薬で一定であると考えられてきた．しかし，図3に示すように麻酔薬によって微妙に異なることが分かってきた．ハロタンの臨床使用期間があまりにも長かったため，MACawakeはハロタンの0.5MACを用いることが多いが，現在ほとんどの全身吸入麻酔症例をカバーしているエンフルラン，イソフルラン，セボフルランのMACawakeは約0.3MACである．つまり，イソフルラン，セボフルランはハロタンに比較して鎮痛作用よりも相対的に鎮静作用の強い麻酔薬といえる．臨床麻酔においてはこのほか種々のMACに影響する因子，体温，血圧，甲状腺機能，年齢，妊娠，低酸素，貧血などを考慮する必要がある．

B. 鎮痛と鎮静の相互作用

全身麻酔の要素で特に重要な要素は鎮静作用と鎮痛作用である．吸入麻酔薬はこの2つの作用をある比率で合わせもっている薬物といえる．言い換えると鎮静薬と鎮痛薬をある一定の比率で混合したかのような作用をもつ．一般に鎮静作用の代表的指標は前項に挙げたMACawakeであり，鎮痛作用の代表的指標がMACである．したがって，この比が吸入麻酔薬の性質を示すものとしてときどき利用される．この鎮静と鎮痛作用は相互作用はあるが，完全に補い合うことはできない．図4はエンフルランのMACに与えるフェンタニルの影響を調べたものであるがフェンタニルをどんなに増量してもエンフルランのMACの抑制効果に

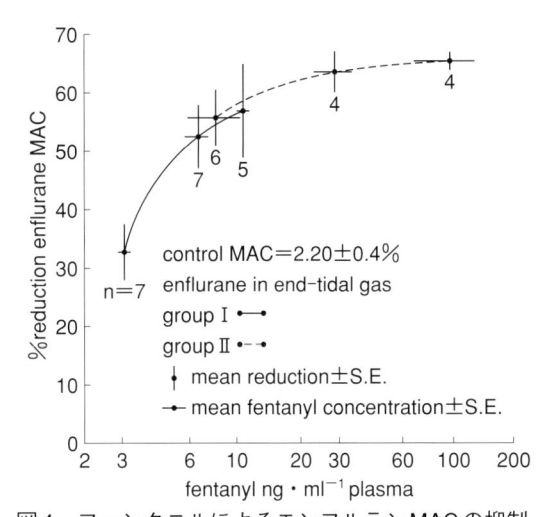

図4　フェンタニルによるエンフルランMACの抑制

は天井効果があり，MACが完全には抑制されないことが分かる[5]。

C. 手術侵襲によって変化する麻酔深度

麻酔深度は麻酔薬による中枢神経機能の抑制と手術侵襲による中枢神経の刺激との相対的関係によって決まる。したがって，手術内容によって手術刺激が異なる場合はたとえ中枢の麻酔薬濃度が一定であっても麻酔深度は変化する。言い換えれば侵害刺激の強さに応じて吸入麻酔薬の濃度を変化維持させなければ麻酔深度は浅くなったり，深くなったりする。脳波上，筋弛緩薬で筋が弛緩していたほうが麻酔深度が深くなることや，スキサメトニウムで筋の伸展受容体を直接刺激して muscle afferent activity が起こることはよく知られた事実である。また，咳によっても脳波の周波数は増加し振幅は低下するし，筋弛緩薬なしの手術では夢をみることが多いという報告もある[6]。

覚醒が遅延したときなど種々の刺激を加えて覚醒させることは実際の臨床の場で行われている。前述したように刺激により麻酔深度は浅くなり患者は覚醒するかもしれないが，刺激がなくなれば刺激前の状態に戻るため，患者が本当に覚醒したことにはならないことに留意しなくてはいけない。

D. 術中覚醒

B項で示したように吸入麻酔薬は鎮静と鎮痛両方の作用をもっているため一見とても便利な麻酔薬のようにみえる。しかし，C項で述べたように麻酔深度は刺激の種類によって影響される。吸入麻酔薬の鎮静と鎮痛が理想の組み合わせであれば極めて好都合であるが，刺激には鎮静作用をよけい必要な侵害刺激もあれば，鎮痛作用をよけいに必要とする侵害刺激もある。例えば，皮膚や腹膜切開刺激反応を抑制するには鎮痛薬を主に必要とするが，腹膜牽引刺激反応を抑制するには鎮痛薬も必要であるが，鎮静薬も多く必要とする[7]。したがって，これら鎮痛と鎮静のさまざまな比率の刺激を効果的に抑制するにはほかの薬物の補助や，麻酔法を追加することが効果的であり実際に行われている。図3に示したようにハロタン以外は鎮痛作用が弱い。イソフルラン，セボフルラン単独で麻酔を維持するときは，その弱い鎮痛作用を補うために，濃度を上昇させる必要があり，術中覚醒を示すことは皆無であろう。また，鎮痛作用を補う目的で亜酸化窒素を併用する場合でも，亜酸化窒素は鎮静作用も有するので，術中覚醒はほとんどないと考えられる。しかし，フェンタニルを併用した場合，あるいは硬膜外麻酔を併用したときは吸入麻酔薬の鎮痛作用をあまり必要としないため，吸入麻酔薬の濃度を低下させることが可能であり，このとき術中覚醒の危険性が高くなるといえる。特に筋弛緩を併用しているときは注意が必要である。

E. 麻酔深度のモニター

筋弛緩薬を使用していないときの一般的な浅麻酔の徴候は，開眼，渋面などの体動である。眼球運動や眼球の非共役位置への移動，流涙も浅麻酔の徴候である。侵害刺激に対して一番信頼のおける浅麻酔の指標は体動であるが筋弛緩薬を使用していれば使えない。したがって，現在臨床麻酔の

場で筋弛緩薬を使用しているときの侵害刺激に対する臨床的なサインには循環動態や交感神経反応を用いているが，これらは非特異的でときに反応が遅かったり解釈するのに難しかったりする。

麻酔深度を直接モニターすることは不可能である。したがって，麻酔作用の中で鎮静，鎮痛などの要素ごとでモニターする試みがなされている。最近，脳波のbispectral analysisによって鎮静作用を解析する手法が開発された。これまでの脳波解析は種々の周波数のサインカーブの単純な和で求めるpower spectral analysisがあった。しかし，生体特に中枢神経の脳波は種々のサインカーブの単純な和だけではなく，相互の波の間に相互相関があって当然である。この関係をbispectral analysisによって調べることによりpower spectral analysisでは解明できない脳波の要素が分かるようになってきた。これらの解析結果と膨大な鎮静の臨床症状を組み合わせて最終的な鎮静の指標として用いる試みがなされ高い評価を得ている[8]。また，聴性誘発脳波を使用して鎮静の度合いを調べる試みもなされている。

F. 脳波，脳圧に関する影響

イソフルランは，エンフルラン，ハロタンより脳血管拡張作用に伴う脳血流増加作用は弱い，また，髄液産生量にも影響しないため頭蓋内圧にも影響を与えない。また，イソフルラン吸入後でも過換気の頭蓋内圧に対する効果を期待できる[9]。

セボフルランでは0.5-1MACで脳血流量はほとんど変化せず脳酸素消費量は濃度依存性に低下する[10]。二酸化炭素に対する脳血管の反応性は保たれており，過換気の頭蓋内圧減少効果はイソフルランと同程度に期待できる[11]。

痙攣誘発性は脳代謝亢進やてんかん患者への適応を考えるうえで重要である。イソフルランはエンフルランの異性体であるがエンフルラン麻酔のときのような痙攣脳波が過換気で誘発されることはない。また，痙攣様脳波を認めたとしても痙攣様運動は伴わないとされる[12]。

通常の臨床の場ではセボフルランが痙攣を誘発することはほとんどないが，動脈血二酸化炭素分圧が低い場合は痙攣の可能性がある。

G. 血圧に対する作用

セボフルランはほかの揮発性麻酔薬と同様循環抑制作用がある[13]。イソフルランも血圧は低下するが正常人における心拍出量は覚醒時と同程度に維持する[14]。したがって，イソフルランは主に抹消血管抵抗を下げることによって血圧が低下し，セボフルランは主に心拍出量の低下によると考えられる。

H. 心拍数に対する作用

イソフルランは正常人において心拍数を増加させる[14]。その原因としてはイソフルラン麻酔では交感神経よりも迷走神経抑制のほうが強いことが原因といえる[14]。また，イソフルランは大動脈と頸動脈の圧受容体反射を抑制する程度が小さいために血圧低下に伴う反射性の心拍上昇を抑制していない可能性もある。セボフルランでは心拍数の増加作用はない。

I. 冠循環に及ぼす作用

イソフルランでは冠血管の自己調節能が抑制され冠動脈スチール現象が起こる[15]。セボフルランではまだ報告がない。

J. 低酸素性肺血管収縮に及ぼす作用

*in vitro*の実験ではハロゲン化吸入麻酔薬は低酸素性肺血管収縮（hypoxic pulmonary vasoconstriction：HPV）を抑制するとされているが*in vivo*では抑制はほとんどないかわずかである[16]。イソフルランはほかの吸入麻酔薬と同様にHPVを容量依存的に直接的に抑制する[17]。しかし，実際に人での側臥位開胸手術で片肺換気麻酔を行った場合でもイソフルランはHPVを抑制しな

い[18]。セボフルランは犬を用いた in vivo の研究ではHPVの抑制はなかった[19]。

K. エピネフリンに対する心臓の感受性

ハロタンに比較してイソフルランでは3-4倍，セボフルランでは6倍量のエピネフリン注入に耐えられるといわれている[20)21]。臨床麻酔上セボフルラン，イソフルラン，エンフルラン，ハロタンの順でエピネフリンによる不整脈誘発は抑制される。

L. 気道刺激性

イソフルランは麻酔導入時の息こらえ，咳嗽の頻度はハロタンに比べて高い。また，喉頭痙攣，しゃっくり，気管支痙攣もより多い傾向がみられる。これは静脈麻酔薬による急速導入を行っても同様である。したがって，イソフルランで緩徐導入をする場合は最初から高濃度を用いずゆっくりと2-5呼吸ごとに吸入濃度を増加させる必要がある。

セボフルランは気道刺激性の少ない点[22]や血液/ガス分配係数の低い利点を使って，セボフルランによる急速吸入麻酔導入も可能である。急速吸入麻酔導入は気道刺激性が少ないことが前提条件となりハロタンでも可能であるが，セボフルランではさらに短時間で導入可能である。

5 吸入麻酔薬の摂取と排泄および代謝

一般に吸入麻酔薬の臓器障害を考慮する場合，吸入麻酔薬そのものによる障害はクロロホルムなどの初期に開発された吸入麻酔薬を除いてはほとんど考えなくてよい。なぜなら，吸入麻酔薬そのものが臓器障害を引き起こすような毒性の強い薬物は開発段階で淘汰されるからである。吸入麻酔薬そのものではなくて，それが体内に取り込まれ代謝され排泄される過程でできた中間あるいは最終代謝産物，ソーダライムとの反応生成物が臓器障害を引き起こす可能性が残されている。

A. 代謝される吸入麻酔薬

1950-1960年頃までは吸入麻酔薬による肝障害は全く注目されていなかった。1960年代にクロロホルムによる肝障害が注目され初め，その原因として肝での代謝の過程で生じる遊離基が原因であることが分かってきた。同様なことが当然ハロタンでもいわれ，ほかの吸入麻酔薬でも可能性があるのではないかと疑われた。ハロタンが臨床使用されたのは1956年である。1958年にBurnap[23]がハロタン麻酔後の肝障害により死亡した症例を報告して以来，ハロタン肝炎の研究が精力的になされた。それ以前は，吸入麻酔薬は生体内での分解をうけるとは考えられていなかった。それを覆したのが1964年のVan Dyke[24]によるラジオアイソトープでラベルしたいくつかの吸入麻酔薬を動物に投与したとき，その尿中に放射能活性を認めたという報告である。その意味で，Van Dykeの功績は大きい。

肝臓を経由する吸入麻酔薬はチトクロームP-450（cyt. 450）酵素により，水溶性の物質に代謝され，排泄される。この薬物代謝過程は第I相と第II相に分けられ，第I相反応は水酸化，脱アルキル化，脱アミノ化などの主として酸化的代謝である。第II相反応はほかの分子との結合が主体であり，グルクロン酸，硫酸，メルカプツール酸など親水性官能基をもつ化合物との抱合反応である。

薬物代謝酵素のほとんどは肝細胞の滑面小胞体に存在し，ふたつのミクロソーム電子伝達系が存在している。一つはニコチンアミド・アデニンジヌクレオチド（nicotiamide adenine dinucleotide：NADH）を電子供与体とし，NADH-Cyt. b5還元酵素およびCyt. b5により構成される系であり，もう一つはニコチンアミド・アデニンジヌクレオチドりん酸還元型（reduced nicotinamide adenine dinucleotide phosphate：NADPH）を電子供与体としNADPH-Cyt. C還元酵素およびCyt. P-450で構

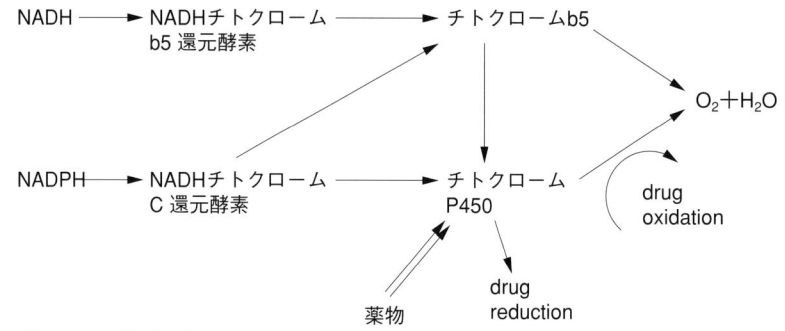

図5 肝臓ミクロゾーム電子伝達系

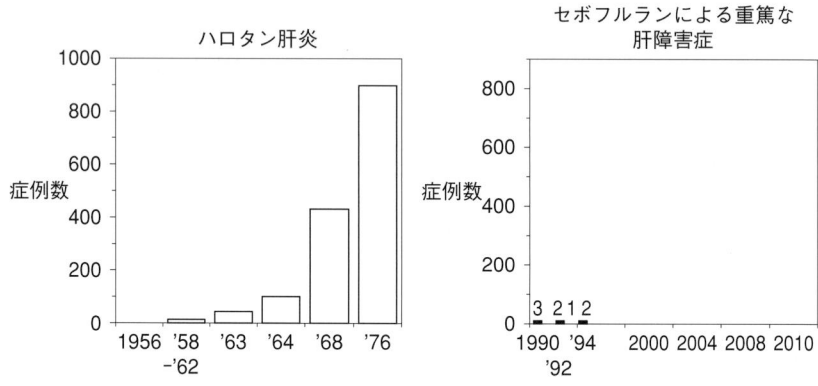

図6 ハロタン，セボフルランの肝障害の推移

成される系である。特にCyt. P-450は種々の薬物において酸化的にもあるいは還元的にも代謝反応を触媒する（図5）。

B. ハロタン肝炎

図6で示すようにハロタンが原因と考えられるいわゆるハロタン肝炎の累積症例数はハロタンが臨床使用された1956年以来，最初は極めて少数であったが8年後の1964年以降1976年にかけて指数関数的に上昇し，ハロタン肝炎が全世界的に注目されるようになった。1969年にはアメリカ政府によるNational Halothane Study[25]という膨大な調査が行われた。ハロタン麻酔での死亡率は1.87％で，全身麻酔症例の死亡率1.97％と同等であり，2回以上のハロタン麻酔を行った症例で広範な肝壊死を生じているもののハロタンとの因果関係は不明であった。

C. ハロタン肝炎の分類

ハロタンの代謝経路を図7に示すが，ハロタンにかぎらず代謝されるほとんどの揮発性吸入麻酔は図7のように好気的代謝と嫌気的代謝の2つの経路がある。肝障害を分類すると以下の2つの異なった種類がある。

① 黄疸などの臨床的な肝障害症状は全くなく，単にGOT，GPTなどの上昇が血液検査で認められるもの。その特徴は以下の点である。
- 嫌気性代謝が原因と考えられている。
- 肝障害の程度はハロタン投与量依存性である。
- 酵素誘導が影響する。
- 肥満度が影響する。
- 年令が影響する。小児は成人の1/20-1/40である。

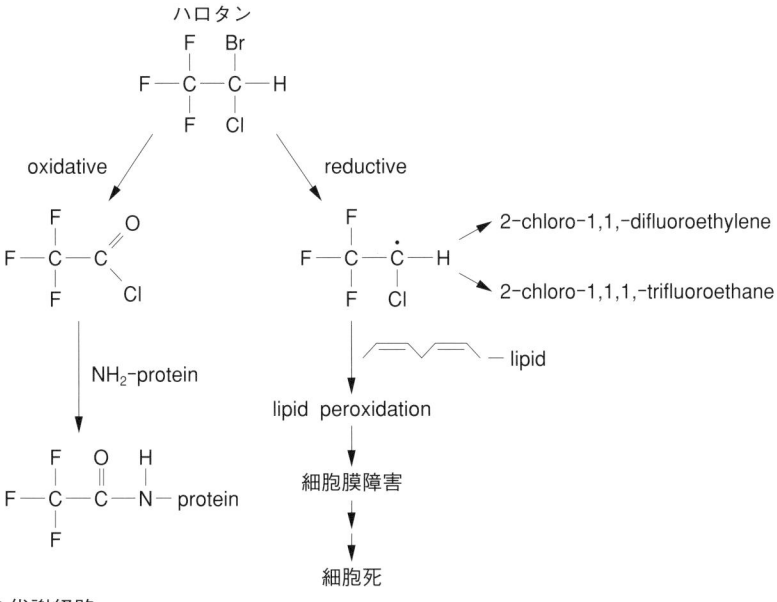

図7 ハロタンの代謝経路

- 肝臓の酸素化状態が影響する。
- 抗原抗体反応が原因ではない。
- 比較的早期（ハロタン麻酔後1-3日後）に発生する。

② 極めて広範な肝細胞壊死を主体とし，臨床症状も黄疸などを伴い重症であるが，頻度はまれである。その特徴としては以下の点である。

- 好気性代謝過程で産生されたトリフルオロ酢酸の抗体が産生されている。
- 詳細な原因は不明であるが，2回目以降のハロタン麻酔に多い。
- 発生は比較的遅い（ハロタン麻酔後7-10日）。

①の比較的頻度の多い肝障害は嫌気的条件下で産生されたラディカルが肝ミクロソームの脂質過酸化を亢進させ肝細胞障害を起こす。ハロタンを代謝する酵素のまだ発達してない小児は当然その危険性は激減する。つまり，この型の肝障害を防ぐには肝臓の酸素需給バランスを保ち，できるだけ代謝の少ない麻酔薬がよいといえる。一方②の頻度はまれであるが重症な肝障害は，好気性代謝産物のトリフルオロ酢酸が原因と考えられている。トリフルオロ酢酸自体は，毒性が低くこれが原因とは考えられない。トリフルオロ酢酸がタンパクと結合してハプテンとなり免疫反応を引き起こすと考えられている。つまり，トリフルオロ酢酸を代謝過程で産生される吸入麻酔薬は頻度は少ないが重篤な肝障害を引き起こす可能性があるといえる。

D. 他の吸入麻酔薬による肝炎

イソフルラン，セボフルランも，生体内で代謝された場合その代謝産物に組織，臓器障害が発生する可能性がある。イソフルランの代謝率は0.2％以下であるのに対してセボフルランは3％前後である（表2）[26]。この点，イソフルランは極めて安定な麻酔薬といえる。また，セボフルランはソーダライムと反応して種々の有害物質を生じる[27]。したがって，閉鎖循環麻酔ではこれらの物質が蓄積して生体に毒性を示す可能性が否定できないため，閉鎖循環麻酔での使用は控えるべきと考える。総流量が$2\ l\cdot min^{-1}$以上の麻酔回路では安全に使用できる。ソーダライムとの反応性はイソフルランではほとんどみられない。したが

って，イソフルランの閉鎖循環麻酔回路は安心してできる。

吸入麻酔薬による肝障害を考える場合，ハロタン肝炎の場合のように肝血流低下による肝組織低酸素による障害と薬物そのものあるいはその代謝産物による肝組織障害との2つを考える必要がある。ハロタンは総肝血流量と酸素供給量を著しく低下させる[28]。しかし，イソフルラン，セボフルランでは心拍出量の低下とともに門脈血流量は低下するがその程度はハロタンよりも小さく肝動脈血流は維持されるために結果として肝臓への酸素供給量の低下は少ない[29]。したがって，低酸素血症による組織障害は通常の使用では考えられない。

代謝産物が原因による肝障害としては，イソフルランの生体内代謝の結果，微量ではあるがハロタンと同様トリフルオロ酢酸およびその類似化合物を生じ，これが肝臓タンパクと結合して抗原性を有する可能性がある。Tリンパ球が感作されたところへもう一度これらの吸入麻酔薬が投与されるとアレルギー性肝障害の発生の危険性がある。イソフルラン，デスフルランのように生体内分解率の極めて低いものではこの危険性も低くなるが，一旦発生すると重篤な肝障害を引き起こす。

セボフルランはフッ素を7分子もつハロゲン化メチルイソプロピルエーテル型吸入麻酔薬である。尿中代謝産物はヘキサフルオロイソプロパノールと無機フッソである。また，スルフォン酸の形で胆汁中にも排泄される。このようにセボフルランはハプテンとなって抗原性を示すトリフルオロ酢酸の産生はない。ほかの代謝産物がハプテンとなる可能性をGreenら[30]はタンパクとの結合率でしらべた（表3）。セボフルランの代謝産物がタンパクと結合する可能性はハロタンに比較して極めて低く，ほとんどないと考えられる。したがって，セボフルランの代謝産物がハプテンとなる可能性も皆無に近い[30]。

E. 吸入麻酔薬と腎障害

麻酔薬の代謝産物が腎障害を示す薬物にメトキシフルランがある。代謝によって生じる無機フッ素が50 $\mu mol\cdot l^{-1}$を超えると一般に多尿性腎障害が生じるといわれている[31]。一般的な臨床使用濃度，つまり肝ミクロゾームにおける薬物代謝機能が飽和された状態ではメトキシフルラン＞セボフルラン＞エンフルラン＞イソフルラン＞デスフルランの順にフッ素の産生が行われる[32]。それによると，セボフルランのフッ素産生能はメトキシフルランの60％以上エソフルランの2倍にも達する。しかし，セボフルランが臨床使用されて以来，長時間の麻酔症例，また，腎細胞障害の危険性があるとする血中無機フッ素濃度が50 $\mu mol\cdot l^{-1}$を超える症例においてもメトキシフルランのように臨床的に重篤な腎機能障害を示した症例報告はなかった。その原因として以下の2項を挙げるこ

表3 セボフルランの代謝産物がタンパクと結合する可能性

麻酔薬	タンパク結合フッ素イオン量
コントロール	0.78 ± 0.10
ハロタン	5.87 ± 0.64
セボフルラン	0.78 ± 0.03

(nMol F⁻/mg Protein)

（Green WB, Eckerson ML, Depa R, et al. Covalent binding of oxidative wetabolites to hepatic protein not detectable after exposure to sevoflurane or desflurane. Anesthesiology 1992；81：A437より改変引用）

とができる。

1）セボフルランの代謝には1種類のP450が関与するがメトキシフルランは多種類のP450が関与

ミクロゾームの分解酵素P450は種々の分解酵素の集合体と考えられており，現在までにP450アイソフォームは14種類発見されている。その中でセボフルラン代謝でP450-2E1というアイソフォームが特異的に関与している。イソフルランも同様にこのP450-2E1アイソフォームに特異的に分解される。一方メトキシフルランの代謝にはP450-2E1だけでなくほかの多くのP450アイソフォーム（P450-2A6，P450-2B6，P450-2C9，P450-2C10，P450-3A4）などが関与している[33]。

2）腎における吸入麻酔薬の代謝の腎障害における関与

薬物代謝の主体はあくまでも肝臓であるが，腎臓においても揮発性吸入麻酔薬は代謝され，また，腎におけるセボフルランの代謝とメトキシフルランの代謝は全く異なることが分かってきた[33]。腎ミクロゾームにおける吸入麻酔薬の脱フッ素化は肝ミクロゾームの50-80分の1と，極めて少ないが腎ミクロゾームのアイソフォームのパターンをみると腎臓のP450-2E1は肝臓に比較して他のアイソフォームより少ない[33]。つまり，腎臓では他のP450-2A6，P450-3Aなどのアイソフォームが主体であり，これらの酵素によるメトキシフルランの脱フッ素はセボフルランの約3-10倍である（表4）。メトキシフルランは肝臓以外に腎でも多く代謝されこれが腎障害をほかの吸入麻酔薬よりも頻繁に引き起こす一つの原因と考えられる。

6 各種吸入麻酔薬

A. ガス吸入麻酔薬

1）亜酸化窒素

導入覚醒の早い，無臭のガス麻酔薬であり，

表4 腎臓と肝臓でのミクロゾームでのセボフルランとメトキシフルランの脱フッ素

	メトキシフルレン	セボフルラン
腎臓	0.19 ± 0.05	0.05 ± 0.09
肝臓	10.0 ± 1.1	4.0 ± 0.7

$(nmol \cdot mg^{-1} \cdot h^{-1})$

（Kharasch ED, Hankins DC, Thummek KE. Human kidney methoxyflurane and sevoflurane metabolism: Intrarenal fluoride production as a possible mechanism of methoxyflurane nephrotoxicity. Anesthesiology 1995；82：689-99 より改変引用）

30％の麻酔下でも無痛効果が強く，ほかの揮発性吸入麻酔薬と併用して用いることが多い。呼吸抑制はほとんどなく，軽度の交感神経刺激作用を有する。血液／ガス分配係数が低く，かつ高濃度で使用するため気胸，気脳，気腫，イレウスなどを有する患者では禁忌である（表1）。また，拡散性低酸素による低酸素に注意が必要である。

2）サイクロプロペン

導入覚醒の早いガス麻酔薬である。爆発性があるため現在ではほとんど使用されない。カテコラミン遊離作用があり，血圧は保たれる。

B. 揮発性吸入麻酔薬

1）エーテル

安全域の広い揮発性麻酔薬である。呼吸循環抑制は少ない。爆発性があるために，現在ではほとんど使用されない。気道刺激性があり分泌物が多いが，気管支拡張作用があり喘息患者の治療にも使用される。

2）ハロタン

不燃性，気道刺激が少なく，調節性にすぐれた揮発性麻酔薬である。呼吸抑制，循環抑制がある。アドレナリンの心筋感受性を高めるので，術中のエピネフリンの使用には注意が必要であり，また褐色細胞腫の麻酔は禁忌である。前述したような原因で肝障害が発生する可能性がある。

3）メトキシフルラン

爆発性もなく，強力な揮発性麻酔薬（MAC＝0.16％）であるが，代謝産物の無機フッ素による腎障害の危険性が高い．呼吸循環抑制はハロタンと同程度であるが，アドレナリンによる心筋の感受性は高めない．褐色細胞腫にも使用される．現在は腎障害の危険性があるためにほとんど使用されない．

4）エンフルラン

麻酔作用はハロタンより弱いが，非爆発性で安定な揮発性吸入麻酔薬である．アドレナリンによる心筋感受性も高めない．低い濃度から棘徐波が観察され，筋攣縮が起こる．

5）イソフルラン

エンフルランの構造異性体である．しかし，エンフルランのような脳波に与える悪影響は少なく，安定であるために閉鎖循環麻酔にも使用できる．

6）セボフルラン

血液／ガス分配係数が小さく麻酔導入，覚醒の早い麻酔薬である．開発当初代謝産物の無機フッ素による腎障害が懸念されたが，3項で述べたように無機フッ素による腎障害は通常の臨床麻酔では発生しないと考えられる．二酸化炭素吸収剤との反応性は開発当初から懸念されていたが，これも $2\ l\cdot min^{-1}$ 以上の高流量麻酔に限って安全である．閉鎖循環麻酔には適さない．

参考文献

1) Schnider TW, Minto CF, Shafer SL, et al. The influence of age on propofol pharmacodynamics. Anesthesiology. 1999 ; 90 : 1502-16.
2) Kazama T, Ikeda K, Morita K, et al. Comparison of the effect-site keOs of propofol for blood pressure and EEG bispectral index in elderly and younger patients. Anesthesiology 1999 ; 90 : 1517-27.
3) Olofsen E, Dahan A. The dynamic relationship between end-tidal sevoflurane and isoflurane concentrations and bispectral index and spectral edge frequency of the electroencephalogram. Anesthesiology 1999 ; 90 : 1345-44.
4) Kazama T, Ikeda K. Comparison of MAC and the rate of rise of alveolar concentration of sevoflurane with halothane and isoflurane in the dog. Anesthesiology 1988; 68:435-7.
5) Murphy MR, Hug CC Jr. The anesthetic potency of fentanyl in terms of its reduction of enflurane MAC. Anesthesiology 1982 ; 57 : 485-8.
6) Oshima E, Shingu K, Mori K. EEG activity during halothane anaesthesia in man. Br J Anaesth 1981 ; 53 : 65-72.
7) Kazama T, Ikeda K, Morita K. The pharmacodynamic interaction between propofol and fentanyl with respect to the suppression of somatic or hemodynamic responses to skin incision, and abdominal wall retraction. Anesthesiology 1998 ; 89 : 894-906.
8) Smith WD, Dutton RC, Smith NT. Measuring the performance of anesthetic depth indicators. Anesthesiology 1996 ; 81 : 38-51.
9) Adams RW, Cucchiara RF, Gronert GA, et al. Isoflurane and cerebrospinal fluid pressure in neurosurgical patients. Anesthesiology 1981 ; 54 : 97-9.
10) Scheller MS, Tateishi A, Drummond JC, et al. The effects of sevoflurane on cerebral blood flow, cerebra metabolic rate for oxygen, intracranial pressure, and the electroencepalogram are similar to those of isoflurane in the rabbit. Anesthesiology 1988 ; 68 : 548-51.
11) Kitaguchi K, Ohsumi H, Kuro M, et al. Effects of sevoflurane on cerebral circulation and metabolism in patients with ischemic cerebrovascular disease. Anesthesiology 1993 ; 79 : 704-9.
12) Eger EII. Isoflurane : A compedium and reference. Madison, Wisconsin, Anaquest, A Division of BOC Inc. 1985.
13) Kazama T, Ikeda K. The comparative cardiovascular effects of sevoflurane with halothane and isoflurane. J Anesth 1988 ; 2 : 63-7.
14) Stevens WC, Cromwell TH, Halsey MJ. The cardiovascular effects of a new inhalation anesthetic, Forane, in human volunteers at constant arterial carbon dioxide tension. Anesthesiology 1971 ; 38 ; 8-12.
15) Buffington CW, Tomson JL, Levine A, et al. Isoflurane induces coronary steal in a canine model of chronic coronary occlusion. Anesthesiology 1987 ; 66 : 280-92.

16) Benumof JL, Alfery Dd. Anesthesia for thoracic surgery, In Miller RD editor. Anesthesia 3rd ed. New York : Churchill Livingstone ; 1990, p.1517-603.
17) Domino KB, Boroowec L, Alexander CM. Influence of isoflurane on hypoxic pulmonary vasoconstriction in dogs. Anesthesiology 1986 ; 64 : 423-8.
18) Augustine SD, Benumof JL. Halothane and isoflurane do not impair arterial oxygenation during one lung ventilation in patients undergoing thoracotomy. Anesthesiology 1984 : 61 : A484.
19) Okutomi T, Ikeda K. Sevoflurane has no inhibitory effect on hypoxic pulmonary vasoconstriction (HPV) in dogs. J Anesth 1990 ; 4 : 123-7.
20) Imamura S, Ikeda K. Comparison of the epinephrine-induced arrthmogenic effect of sevoflurane with isoflurane and halothane. J Anesth 1987 ; 1 : 62-5.
21) Johnston RR. A comprative interaction of epinephrine with enflurane, isoflurane, and halothane in man. Anesth Analg 1976 : 55 ; 709-14.
22) Doi M, Ikeda K. Airway iritation produced by volatile anaesthetics during brief inhaltion: Comparison of halothane, enflurane, isoflurane and sevoflurane. Can J Anesth 1993 ; 40 : 122-6.
23) Burnap TK. Anesthetic circulatory and respiratory effects of fluothane. Anesthesiology 1958 ; 19 : 307-20.
24) Van Dyke RA, Chenoweth MB, Van Poznak A. Metabolism of volatile anaesthetics to $14CO_2$ and chloride. Bioche Pharmacol 1964 ; 13 : 1239-43.
25) National Halothane Study. A Study of the Possible Association between Halothane Aneshesia and Postoperative Hepatic Necrosis. In : Bunker JP, Forrest WH, Mosteller F, Vandam LD, editors. Washington DC : US Government Printing Office ; 1969.
26) Shiraishi Y, Ikeda K. Uptake and biotransformation of sevoflurane in humans; a coparative study. J Clin Anesth 1990 ; 2 : 381-6.
27) Bito H, Ikeda K. Closed-circuit anesthesia with sevoflurane in humans. Anesthesiology 1994 ; 80 : 71-6.
28) Gelman S, Dillard E, Bradley EL. Hepatic circulaton during surgical stress and anesthesia with halothane, isoflurane, or fentanyl. Anesth Analg 1987 ; 66 : 936-43.
29) Frink EJ, Morgan SE, Coetzee A, et al. The effects of sevoflurane, halothane, enflurane, and isoflurane on hepatic blood flow and oxygenation in chronically instrumented greyhound dogs. Anesthesiology 1992 ; 76 : 85-90.
30) Green WB, Eckerson ML, Depa R, et al. Covalent binding of oxidative wetabolites to hepatic protein not detectable after exposure to sevoflurane or desflurane. Anesthesiology 1992 ; 81 : A437.
31) Cousins MJ, Mazxze RI. Methoxyflurane nephrotoxicity. a study of dose response in Man. J Am Med Assoc 1973 ; 225 : 1611-7.
32) Kharasch ED, Thummek KE. Identification of cytochrome P450 2E1 as the predominant enzyme catalyzing human liver microsomal defluorination of sevoflurane, isoflurane and ethoxyflurane. Anesthesiology 1993 ; 79 : 795-807.
33) Kharasch ED, Hankins DC, Thummek KE. Human kidney methoxyflurane and sevoflurane metabolism: Intrarenal fluoride production as a possible mechanism of methoxyflurane nephrotoxicity. Anesthesiology 1995 : 82 : 689-99.

（風間　富栄）

Chapter 8

静脈麻酔法

STANDARD

1 静脈麻酔法の利点と欠点

全身麻酔とは，薬物によって ① 意識の消失，② 鎮痛，③ 体動や反射の抑制，がバランスよく得られた状態である。この3つの要素を単独の薬物で満足することができないため，現在は複数の麻酔薬を併用して全身麻酔を行っている。もちろん揮発性麻酔薬を単独で用いて全身麻酔を行うことは可能であるが，3要素のどこかに過不足がでる。静脈麻酔薬も同様であり，現在は特異的な作用機序や作用部位をもつ薬物が開発されており，全身麻酔も特異的な作用をもつ薬物を組み合わせて，麻酔科医が必要と考える作用を必要なだけ発揮するよう管理する。静脈麻酔薬は，麻酔の導入や切開などの小手術には多用されるが，単独の静脈麻酔薬で外科手術を行うことはほとんどない。静脈麻酔薬を用いた全身麻酔法としては，静脈麻酔薬に鎮痛薬と筋弛緩薬を併用した全静脈麻酔法（total intravenous anesthesia：TIVA）が一般的である。ここでは，静脈麻酔法の利点・欠点としてTIVAのそれを述べる。

A. TIVAの利点

1）亜酸化窒素による事故のないこと

亜酸化窒素を全く使用しないため，亜酸化窒素に起因する事故は起こりようがない。安全装置付麻酔器が普及しているが，それは絶対的安全を保障するものではない。

2）揮発性麻酔薬の使用に伴うトラブルのないこと

セボフルラン，イソフルランなどの揮発性麻酔薬を使用しないため，その使用に伴うトラブル，例えば気化器にほかの麻酔薬を注入するなどの誤りも皆無である。気化器の種類によっては，この種のトラブルが容易に起こりうるし，その具体的例を仄聞している。

3）吸入麻酔薬の吸気・呼気濃度のモニターが不要であること

吸入麻酔薬を一切使用しないため，これらのガスの吸気・呼気濃度をモニターする必要はないし，その設備も不要である。これらのモニターから出る排気ガスも，手術室内汚染の一原因である。

4）手術室内環境汚染が皆無であること

亜酸化窒素を含めて吸入麻酔薬を使用しないため，吸入麻酔薬による手術室内の汚染はいっさい心配ない。したがって，余剰ガス排除装置を必要としないし，もしあったとしても余剰ガス装置を駆動させる必要はない。駆動のための電気代も決して無視できない。空気配管のない場合，エアポンプを使っても，その電気代は，1時間当たり0.1円にも満たない。

例えば，排除装置を有し，手術室内は汚染されずにすんだとしても，麻酔回復室に入室後は，患者から呼出される吸入麻酔薬を排除する有効な方法は室内の換気量を増す以外に現在のところない。たとえ微量であっても，朝から晩までそこで働く麻酔科医や看護婦にとって全く影響がないとはいえない。必要のない麻酔ガスを吸入しなければならない義務もない。

5）亜酸化窒素などによる大気汚染がないこと

近年，フロンなどによるオゾン層の破壊が大きな社会問題となっているが，亜酸化窒素（大気中に0.00003％ある）もいわゆるNOx一族として，オゾンを破壊することが指摘されている。もちろん亜酸化窒素は自然界にも存する物質であるが，それが許容範囲を超えて増加することが危惧され

ているのである．フッ素原子をもつハロゲン化麻酔薬とて同様であろう．

6）特別な設備が必要ないこと

本法を施行するに際して，特別な装置を必要としない．前述したように空気を用いることができれば問題はなく，空気の配管のない場合でも，極めて安価な熱帯魚を飼育する水槽用の空気ポンプ1台（2,000円程度）あれば十分である．しかしF_{IO_2}を正確に規定するため，酸素濃度計は必須である．また，静脈麻酔薬の正確な持続注入のため，シリンジポンプは必要となる．

7）腸管膨大作用の欠如

開腹術においては，亜酸化窒素による腸管の膨大が問題となり，手術操作に際して直接的，間接的に大きな障害となる．

イヌの実験では4時間の亜酸化窒素麻酔によって，腸管の容積は200％に増大するといわれているが，本法では亜酸化窒素を使用しないため，何時間の手術でも腸管は膨大せず，開腹したときのままの状態である．

8）閉鎖腔の問題がないこと

消化管への影響と同じであるが，網膜剥離手術時の空気注入時や鼓膜形成術では，亜酸化窒素による閉鎖腔内圧の上昇のため，その使用が禁忌となる．しかし，本法では亜酸化窒素を用いないため，安心して施行可能である．頭蓋内の空気塞栓に対しても増悪作用がない．

9）カフ内圧への影響のないこと

亜酸化窒素の気管チューブのカフ内への浸透がないため，カフ内圧上昇に伴う気管の機械的圧迫はない．

10）葉酸代謝への影響の欠如

亜酸化窒素を用いないため，ビタミンB_{12}代謝への影響がない．

11）免疫能の影響

われわれの予備的研究では，亜酸化窒素を含めた他の方法に比較しても，免疫能の抑制は軽度である．

12）長時間麻酔における有用性

この麻酔法は手術が長引けば長引くほど有用である．これまで述べてきた各項目を総合すれば，このことは明瞭である．教室では，長時間麻酔（最長31時間）のすべてをプロポフォールを主体としたTIVAで行っているが，麻酔後の患者の一般状態，いわゆる"生き"が良く，吸入麻酔薬の場合と全く異なっていることを経験している．

B．TIVAの欠点

1）調節性に欠ける

吸入麻酔法であれば気化器の簡便な操作によって調節性に優れた麻酔を行うことができる．しかしTIVAでは，煩雑なポンプ操作が必要となる．

2）麻酔深度の判定

吸入麻酔法であれば呼気終末麻酔薬濃度がリアルタイムにモニターされており，肺胞内濃度変化が麻酔深度の判定に参考となる．TIVAではこのようなモニターがなく，麻酔深度の判定が困難なこともある．bispectral index（BIS）を利用するともっともよいが，ケタミンを併用しているので，その値は10-15くらい高くなることに留意する．

3）麻酔からの覚醒

吸入麻酔法と比較して，多少の知識と経験を必要とする．吸入麻酔薬は呼気中に速やかに排泄されるが，TIVAでは薬物の体内動態の特徴を知り，併用による影響と患者の臓器機能などを含めた配慮がより必要となる．

4）手技の煩雑さ

シリンジポンプを複数台用いるため，慣れない間は多少の煩雑さがある．

5）静脈確保が必要である

小児や外傷，精神疾患患者などで患者の協力が得られない場合は行えない．

C．TIVA（PFK）の利点

著者らはプロポフォール，フェンタニル，ケタミンを用いたTIVA（PFK）を行っているので，

その利点を述べる。

1) 中枢神経系に対する作用

プロポフォールは，抑制性アミノ酸受容体であるγアミノ酪酸$_A$（gamma-aminobutyric acid：GABA$_A$）受容体を増強することによって中枢抑制作用を表す[1]。ところが，ケタミンは主として興奮性のアミノ酸受容体であるNMDA受容体と拮抗することで中枢抑制作用を表す[2]。円滑な麻酔を行うには，細胞レベルでも，個々の神経細胞に対して異なった機序での抑制作用がバランスよく作用することが不可欠である。

この関係は，車のアクセルとブレーキに例えると理解しやすい。走行している車（活動している神経細胞）を円滑に停車させるには（バランスのよい麻酔状態にするには），アクセルを離して，ブレーキを踏む必要がある。プロポフォールはブレーキを踏む（抑制経路を増強する）作用はあるが，アクセルも踏みっぱなしなのである。一方，ケタミンはアクセルを離す（興奮経路を遮断する）が，ブレーキの踏みが不足しているのである。ケタミンの単独使用は，アクセルは離すがブレーキが不十分であるため，車が完全に停車できない状態に例えられる。細胞レベルでのこのような現象が，夢や精神症状，脳圧や血圧上昇などのケタミンの副作用の原因の一端を担っていると考えられる。

2) 循環系の調節が容易であること

プロポフォールは循環系に対して抑制的に働き，ケタミンは興奮的に作用する。両薬物を併用することによって，患者の循環系管理調節は容易で，極めて安定した状態が得られる。

3) 良好な術後鎮痛が得られること

プロポフォールには鎮痛作用がなく，麻酔からの覚醒も迅速であるため，なんらかの鎮痛手段は不可欠である。PFKではケタミンが鎮痛に対して重要な役割を担うし，ケタミンの主な代謝産物であるノルケタミンもPFKの良好な鎮痛作用に貢献している。

4) 肝機能に及ぼす影響が少ないこと

プロポフォール，フェンタニル，ケタミンの3薬物を用いてのこれまでの経験では，PFK自体に起因すると思われる肝機能抑制作用はまったく観察していない。

5) 腎機能の保持

十分な尿量が得られる。腎血流量を直接測定していないが，少なくとも臨床的にはなんら問題はないと思われる。

6) 体温の保持

体温はよく保持され，下降することはない。手術室内の温度が高い場合や小児では，むしろ上昇する傾向がある。シバリングの発生はまれである。

D. TIVAにケタミンを用いていることの利点

著者らは，炎症性サイトカイン遺伝子の発現を調節している転写因子であるnuclear factor-kappa B（NF-κB）に注目した。NF-κBは多くの細胞種で細胞が危機に遭遇した結果の生体の反応を感知して，活性化されるタンパク質である。最近の研究では，急速な外界の変化に対応して，NF-κBが活性化して炎症性サイトカインの産生放出を行い，危機が去ったときには速やかに消失するメカニズムも明らかにされつつある。

ケタミンの抗炎症作用に関しては多くの研究がなされ，エンドトキシン（リポ多糖体：LPS）によって誘発される腫瘍壊死因子（tumor necrotizing factor：TNF）やインターロイキン-6（interleukin：IL-6）などの炎症性サイトカインの産生や放出を抑制することが知られている[3]。

著者らは，ケタミンがLPSで活性化されたNF-κBを*in vitro*および*in vivo*で抑制することを確認し，サイトカインの産生や放出の抑制はNF-κBを介したメカニズムによることを明らかにした[4]。ケタミンは，これまで単に鎮痛，鎮静，抗炎症作用を有すると大まかに考えられていたが，生体が危機に瀕したときに惹起されるメカニズムを自然

に賦活する作用を有する可能性がある。これまで教室では，DFK（ドロペリドール，フェンタニル，ケタミン），PFKほぼ20000症例を経験し，ケタミンを含んだTIVAでは「安定」が得られることを臨床的に体感しているが，ケタミンのNF-κBに対する作用がその一因であろう。さらに臨床麻酔にとどまらず集中治療医学や救急医学領域において，NF-κBを調節することによりサイトカイン発現を調節するという遺伝子治療への可能性も示唆される。

2 静脈麻酔薬の種類

全身麻酔法としての静脈麻酔薬としては，主としてバルビツレート，プロポフォール，ケタミンが用いられる。臨床的にはいずれも全身麻酔の導入薬として用いられることが多い。それぞれの静脈麻酔薬について，薬物動態学（pharmacokinetics: what the body does to the drug）と薬力学（pharmacodynamics: what the drug does to the body）の理解が重要である。

3 バルビツレート麻酔

A. 歴史

バルビツレートは，60年以上にわたり臨床の第一線で使用されている。迅速に効果が出現して短時間作用性であることに加え，正しく使用すれば安全性が高いことが理由であろう。1932年にヘキソバルビタールがWeeseとScharpffによって紹介され，その2年後にはチオペンタールがWatersとLundyによって臨床使用された[5]。しかし当時は薬力学はもちろん，薬物動態学の理解が不十分であり，理解のないまま第二次世界大戦中の真珠湾攻撃の際の負傷者に使用され，多くの犠牲者を出したことはあまりに有名である。静脈麻酔薬は「理想的な安楽死法」とまで揶揄された。

もちろん，その後AdamsやGrayをはじめとする数多くの医師たちの努力により「薬物固有の毒性より薬物の投与の仕方こそが問題である」ことが証明されていった。

B. 薬物動態

チオペンタールを静脈内投与すると血流の豊富な組織に急速に取り込まれ，同時に血中濃度は急速に減少する。脳など血流が豊富で容積の少ない臓器と血中チオペンタール濃度は，即座に平衡に達する。図1に示すように，その後血流のあまり豊富でない筋肉や脂肪などに再分布するため，血中および脳内濃度は急速に減少する。再分布とともに肝で代謝されていく。

C. 薬力学

$3-5\ mg\cdot kg^{-1}$を30秒で静脈内投与すると30秒以内に意識消失し，10分以内に覚醒する。脳波上バーストサプレッションが生じるチオペンタールの血中濃度は$37-51\ \mu g\cdot ml^{-1}$である。投与速度が$300\mu g\cdot kg^{-1}\cdot min^{-1}$を超えると，血中濃度は指数関数的に上昇する。末梢組織への蓄積も増えて覚醒が遅延する。

D. 臓器機能に及ぼす影響

1）中枢神経系

用量依存性に脳波を抑制する。覚醒αパターンから高振幅，低周波δそしてθ波となり，バーストサプレッションを経て平坦波となる。平坦脳波は$4\ mg\cdot kg^{-1}\cdot h^{-1}$の持続静注で維持可能である。平坦脳波時の脳酸素代謝（$CMRO_2$）は最大45％減少する。同時に脳血流量が減少して頭蓋内圧も低下する。

2）呼吸系

用量依存性に延髄呼吸中枢を抑制する。唾液分泌を促すことはほとんどないが，まれに気管支痙攣や喉頭痙攣を起こす。喘息患者にも安全に用いられるが，ケタミンがもつ気管支拡張作用はな

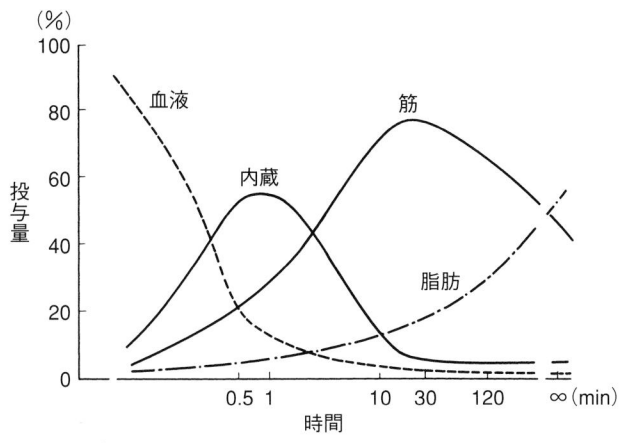

図1 チオペンタールの体内再分布
(Price HL, Kovnat PJ, Safer JN, et al. The uptake of thiopental by body tissues and its relation to the duration of narcosis. Clin Pharmacol Ther 1960 ; 1 : 16-22 より改変引用)

い。

3）心血管系

直接心筋を抑制する。心拍出量を減少させ末梢血管拡張作用を有する。いずれにしても血圧低下を来しやすい。

4）その他

肝腎機能に直接影響を与えることは少ない。しかし，肝腎疾患のため低タンパク血症を有する患者では，タンパクと結合していないチオペンタールの割合が増加するので，緩徐に静注したり投与量を減少させる注意が必要である。胎盤通過は早く，投与2，3分後には児-母体間で平衡に達する。

4 プロポフォール麻酔

A. 歴史

KayとRolly[6]が最初の臨床使用報告を1977年に行い，麻酔導入薬としての有用性を確認した。迅速かつ完全な覚醒が得られることが最大の利点である。術後の悪心・嘔吐の出現も少ない。

B. 薬物動態

プロポフォールの薬物動態学は，性別，年齢，体重，合併疾患，併用薬物の違いによって大きく左右される。例えば，クリアランスは肝血流量によって変化し，心拍出量に対するプロポフォールの作用が区画（コンパートメント）間のクリアランスに影響を与える。高齢者では，クリアランス率が減少しているうえに中心区画容量も小さくなっている。人工心肺中の患者では，中心容量が増加しており，血中濃度を維持するためにはプロポフォールの投与速度を速める必要がある。小児は中心区画容量が大きく，クリアランスも速い。肝疾患の存在は，クリアランスが不変で，中心区画容量が増加していると考えるとよい。排泄半減期も遷延する。

C. 臓器機能に及ぼす影響

1）中枢神経系

意識を消失させる作用が中心である。作用機序は明確にされてはいないが，抑制系GABA受容体β_1サブユニットを増強させる作用であると考えられている。バルビツレートと異なり，鎮痛作用はない。$2.5 \, mg \cdot kg^{-1}$の静脈内投与を行うと速

やかに（腕-脳循環時間で）意識を消失する。最大効果は90-100秒後にみられ，5-10分効果は持続する。意識消失状態を持続させるには，刺激を与えないボランティアでの検討では少なくとも2 mg·kg^{-1}·h^{-1}の持続投与が必要である。大量にプロポフォールを用いても，単独で麻酔を行うことは困難である。鎮痛作用がないことに加え，術中覚醒の可能性も高い。

2）呼吸系

呼吸抑制作用がある。併用薬によって抑制作用が異なってくるので注意が必要である。2.5 mg·kg^{-1}の静脈内投与で30％に呼吸停止を認める。100 μg·kg^{-1}·min^{-1}の持続投与で呼吸数は20％，1回換気量は40％減少する。

3）心血管系

血圧低下作用がある。麻酔導入量（2-2.5 mg·kg^{-1}）で収縮期圧が25-40％低下する。機序としては，心拍出量の低下（15％程度），1回拍出係数の低下（20％程度），全血管抵抗の低下（15-25％程度）が考えられている。プロポフォールの麻酔導入量投与後の血圧低下は，血管拡張作用と心筋抑制作用の双方が関係している。これらの作用は，用量依存性かつ血漿濃度依存性である。血管拡張作用については，交感神経系の抑制と血管平滑筋細胞内カルシウムへの直接作用が関与している。麻酔導入量の投与では，心拍数には有意な変化は与えない。麻酔の維持に用いた場合，100 μg·kg^{-1}·min^{-1}の持続投与では，有意な全血管抵抗の低下（30％程度）が観察されるものの，心拍出量に変化はない。しかし，麻薬や亜酸化窒素を併用すると，54-108 μg·kg^{-1}·min^{-1}の持続投与で全血管抵抗の有意な変化はみられず，心拍出量が低下する。

4）その他

筋弛緩作用を増強することはない。悪性高熱症のトリガーとなることもない。肝腎機能，血液凝固機能に影響を及ぼさない。しかし，脂肪懸濁液自体が血小板凝集能を抑えるという基礎実験はある。アレルギー反応の既往のある患者では，アナフィラキシー様反応を示すことがあるため，多薬にアレルギー反応をもつ患者には注意する。抗嘔吐作用をもつ。

5 ケタミン麻酔

A. 歴史

フェンサイクリジンはMaddoxによって合成され，1958年Greifensteinらによってはじめて臨床使用された。その誘導体であるケタミンは，Stevensによって1962年に合成された。1965年CorssenとDomino[7]がヒトに用いた。以来，半世紀を超える長期にわたって臨床使用されている静脈麻酔薬である。鎮痛作用をもつ唯一の静脈麻酔薬であり，循環・呼吸機能を抑制しない。視床や新皮質などは抑制するが，大脳辺縁系は賦活する。

B. 薬物動態

脂溶性が高いため分配容量は3 l·kg^{-1}と大きい。分布半減期は11-16分である。クリアランスも890-1227 ml·min^{-1}と高い。排泄半減期は2-3時間である。静注後の作用発現は30-60秒である。血中濃度の減少は，再分布と肝における代謝排泄である。主として肝で代謝されるが代謝経路は複雑である。代謝産物の一つであるノルケタミン（metabolite I）は，ケタミンの約30％の鎮静・鎮痛作用をもつ。プロポフォール，ケタミンを用いたTIVAで，血中プロポフォール，ケタミン，ノルケタミン濃度を追跡した著者らの結果では，プロポフォール，ケタミンは持続投与中止とともに速やかに血中濃度が減少している（図2）。一方，ケタミンの約30％の鎮痛・鎮静作用をもち，しかも循環・呼吸抑制のないノルケタミン濃度は，持続投与中止後12-24時間かけて徐々に減少していく。このようなケタミンの代謝特徴を活用

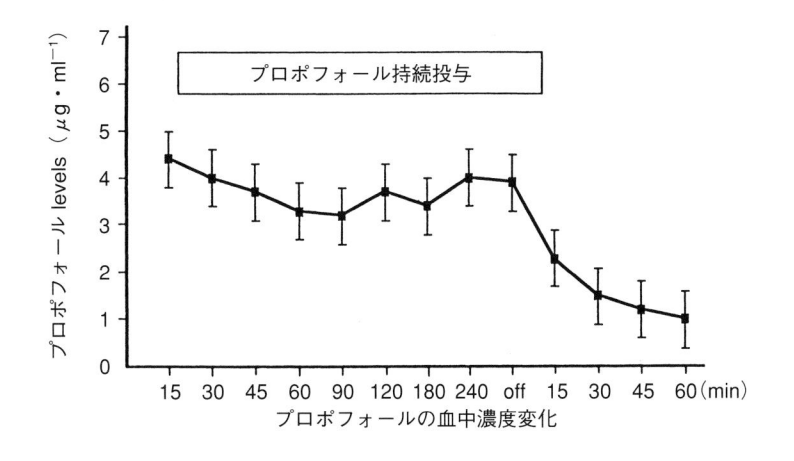

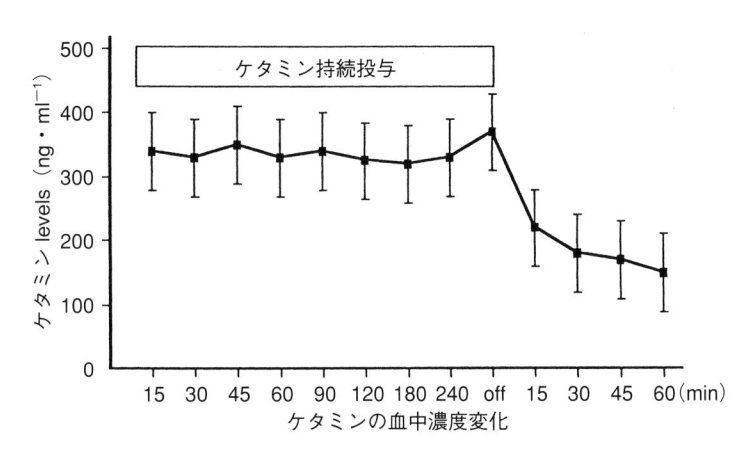

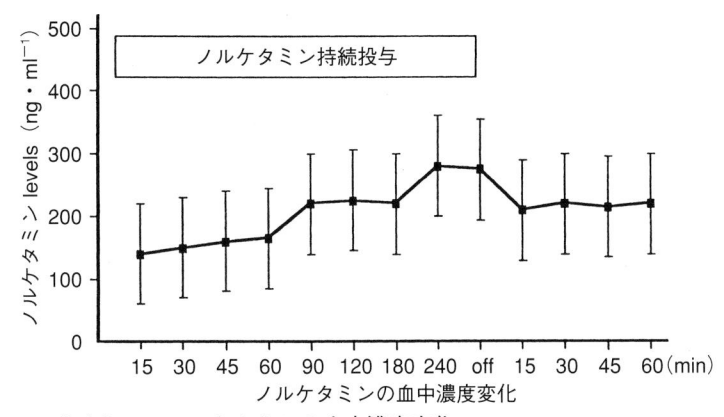

図2 プロポフォール，ケタミン，ノルケタミンの血中濃度変化

すれば，術後の鎮痛・鎮静薬の使用量は減少し，呼吸・循環抑制の心配のない管理が容易に可能となる．

C. 臓器機能に及ぼす影響

1）中枢神経系

0.5-2 mg·kg^{-1}の静脈内投与で30-60秒後に意識の消失，鎮痛作用が発現する．開眼，眼振がみ

られ，多くの反射が維持されたカタレプシー様の状態となる。脳血流量，脳酸素消費量の増加作用がある。頭蓋内圧は上昇する。$2\ mg\cdot kg^{-1}$の投与では10-13分で覚醒する。

2）呼吸系

呼吸機能は保たれ，二酸化炭素反応性も維持される。気管支拡張作用を有する。

3）心血管系

交感神経興奮により血圧上昇，心拍出量の増大，心拍数の増加が観察される。

4）その他

唾液分泌が亢進する。

6 全静脈麻酔法（TIVA）

TIVAとは，麻酔の状態を作り出すために必要な薬物をすべて経静脈的に投与する方法である。具体的には鎮静・催眠薬，鎮痛薬，筋弛緩薬を組み合わせて投与し，吸入麻酔薬を全く用いない方法をTIVAと定義する。したがって，チオペンタールやケタミンを単独に投与したとしても，これは単なる静脈麻酔でありTIVAとはいわない。鎮痛を硬膜外麻酔で得る場合も，TIVAといって差し支えない。

TIVAは麻酔指導医が是非とも習得しておくべき一麻酔法であるが，いまだ一般的でないのが現状である。そこで，ここでは臨床に即したTIVAの実際〔プロポフォール，フェンタニル，ケタミンを用いた全静脈麻酔（PFK）の施行法〕を詳述する[8)9)]。

すべて経静脈的に麻酔薬を投与するので，確実な静脈路確保と輸液ラインの外れや閉塞がないよう特に留意する。静脈麻酔薬を接続する三方活栓や延長チューブは，すべてルアロックのものを用いることを推奨する。

プロポフォールとケタミンは，シリンジポンプを用いて持続静注しているが，麻酔導入時には，フェンタニル投与後，ケタミン20mg，プロポフォール20mgずつ交互にボーラスで静注する（表）。フェンタニルのオピオイド受容体における濃度は，投与後3分でピークに達するので，気管挿管まで3分間待つほうがよい。麻酔薬のボーラス投与は，シリンジポンプの早送り，またはボーラスで行っているが，$5-10\ ml\cdot min^{-1}$くらいの緩徐投与が望ましく，就眠量まで繰り返し投与する。緊急手術の麻酔では，症例に応じてプロポフォールまたはケタミン単独による急速導入も可能であり，気管挿管後，通常のPFKに切り換える。麻酔管理上，シリンジポンプは吸入麻酔の気化器と同等であるので，麻酔科医がシリンジポンプの表示を常に容易に判読できるレイアウトを心掛ける。

麻酔深度は一般に筋緊張と呼吸パターンの変化，さらに血圧，心拍数，脳波（bispectral index：BIS）などから判断するが，筋弛緩薬を多量投与し，プロポフォールの投与量が比較的多いときには，血圧，心拍数，BIS値に頼らざるをえなくなる。ケタミンに比して呼吸抑制が強いプロポフォールでは，特に自発呼吸は維持されにくく，自発呼吸が存在する場合にはかなり麻酔深度としては浅いと考えたほうがよい。自発呼吸が消失している場合には，血圧と心拍数，BIS値を見ながら管理する。おのおの10％増加したら，プロポフォールを20 mgボーラスで投与し，プロポフォ

表　PFKの実際

■導入	
フェンタニル	$50-100\ \mu g$
ケタミン	$0.5-1.0\ mg\cdot kg^{-1}$
プロポフォール	$0.5-1.0\ mg\cdot kg^{-1}$
筋弛緩薬	必要に応じて
■維持	
フェンタニル	$50-100\ \mu g$ずつ間欠投与（total：$5-10\ \mu g\cdot kg^{-1}$）
ケタミン	$0.5-1.0\ mg\cdot kg^{-1}\cdot hr^{-1}$
プロポフォール	$3-12\ mg\cdot kg^{-1}\cdot hr^{-1}$
筋弛緩薬	必要に応じて

ールの持続投与量を 2 mg・kg^{-1}・hr^{-1} 増量する。フェンタニルは上述の循環動態変動時に 50μg 程度を静注するが，麻酔覚醒時にフェンタニルの鎮痛作用が残っていることが望ましい。これはプロポフォールでは覚醒が速やかであるため，プロポフォールを主体とした麻酔では術後早期に疼痛を訴える可能性が高いためである。プロポフォールの投与は step down 方式はとらず，麻酔中の手術侵襲や循環動態の変化に応じて，あたかも吸入麻酔の気化器ダイアルのごとく自由に操作する。また，プロポフォールは手術終了時まで原則として減量して投与を続行するが，自発呼吸の回復を麻酔バックで感じて，そのパターンと回数から投与量を調節する。

　ケタミンに関しては，麻酔維持は通常 1 mg・kg^{-1}・hr^{-1} としている。ケタミンの持続投与は，通常の手術では手術終了が予想される 30 分前に投与を中止する。ケタミンによる循環系刺激作用が著明なときや，麻酔深度が十分と考えられるときには 0.5 mg・kg^{-1}・hr^{-1} 程度まで減量して投与するが，患者の時々刻々の循環動態の変化でそのつど投与速度を変えないことが肝要である。このようなときには前述したように，プロポフォール，フェンタニルで対処する。一方，低血圧を主体とする循環動態不安定時には，プロポフォールの持続投与を減量あるいは中止し，ケタミンの持続投与量を 2 mg・kg^{-1}・hr^{-1} まで増量して差し支えない。すなわち，フェンタニル，ケタミン（FK）で施行となる。筋弛緩薬に関しては，筋弛緩薬投与なしでも，麻酔管理が可能な症例もあるが，PFK 自体には筋弛緩作用がないため，開腹手術などの特に筋弛緩を必要とする手術はもちろん，これ以外の麻酔でも，原則として投与する。これは急激に手術侵襲が増大する場合があり，このとき筋弛緩薬が投与されていないと体動を防ぎえないため，ある程度の筋弛緩薬投与は原則として必要と考える。しかし，われわれの教室では，麻酔終了時の筋弛緩薬の拮抗薬投与は行わず，自然に麻酔からの覚醒を待つのを原則としているが，これによるトラブルは経験していない。多くの症例では，手術終了後 15 分以内に気管チューブ抜去が可能であり，著者が麻酔を実際担当した成人の開心術症例 16 症例でも，プロポフォール投与中止後，平均 13.3 ± 4.7（標準偏差）分で呼名に開眼し，呼吸機能は気管チューブ抜去可能となるまで回復している。いずれにしても，麻酔回復室の機能が十分である必要があり，吸入麻酔の場合をも含めて，気管チューブ抜去後，最低 60 分間は回復室で呼吸・循環動態を注意深く観察することを特に強調したい。

7 標的濃度調節持続静注（target controlled infusion：TCI）

　TIVA のコンセプトが理解され始め，静脈麻酔薬の投与法も種々工夫されるようになってきた。静脈麻酔薬の投与法もインフュージョンポンプを用いるのが一般的である。TCI はこれを一歩進めて，あらかじめ静脈麻酔薬の薬物動態モデルソフトを入力させたコンピュータとインフュージョンポンプとを結び，静脈麻酔薬の投与調節を自動的にしようとするものである。薬物動態モデルソフトには，多種多様な患者における体内での薬物の排泄，代謝と薬物動態データが内蔵されている。麻酔科医は目標血中濃度（目標効果部位濃度）と患者の年齢，性別，体重を入力する。

　薬物動態モデルソフトは，コンパートメントモデルが基礎となっている。まず患者をコンパートメントモデルとみなす。血中濃度-麻酔効果曲線は，図 3 に示したように S 字曲線を示す。すなわち，血中濃度と麻酔効果は比例しない。そこで麻酔効果と比例する区画（コンパートメント），すなわち効果部位区画を想定する（図 4）。効果部位区画濃度と血中濃度は，ある一定時間が経過すれば平衡するものとして，目標効果部位濃度を目標血中濃度として設定してコンピュータ入力す

る。コンピュータは目標効果部位濃度が得られるように投与速度を計算し，その結果をインフュージョンポンプに出力する。

A. TCIの利点と問題点

実用面での投与の簡便性，理論面での麻酔深度の良好な調節性がTCIの利点として挙げられている。問題点としては，臨床の場ではあまりに関係因子が複雑多岐にわたるため，いかにコンピュータソフトによってシミュレーションが発展したとしても麻酔科医の観察やそれに基づいた投与量，投与速度の設定がシミュレーションより優れていることである。今後bispectral indexなどの薬力学因子を加味した投与法が発展していくと考えられる[10]。教育機器としてTCIが広く活用されつつある。

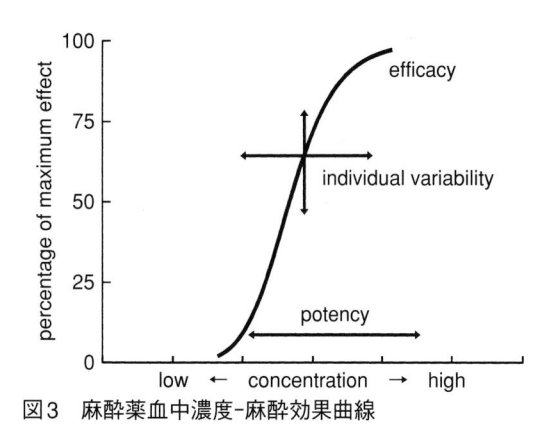

図3 麻酔薬血中濃度−麻酔効果曲線

参考文献

1) Hara M, Kai Y, Ikemoto Y. Propofol activates $GABA_A$ receptor-chloride ionophore complex in dissociated hippocampal pyramidal neurons of the rat. Anesthesiology 1993 ; 79 : 781-8.
2) Church J, Lodge D. Section VII. New Basic Science Developments : NMDA Antagonist Actions and Neuroprotective Effects. In : Domino EF, editor. Status of Ketamine in Anesthesiology. Ann Arbor, MI : NPP Books ; 1990. p.501-9.
3) Larsen BG, Hoff W, Wilhelm H, et al. Effect of intravenous anesthetics on spontaneous and endotoxin-stimulated cytokine response in cultured human whole blood. Anesthesiology 1998 ; 89 : 1218-27.
4) Sakai T, Ichiyama T, Lipton J. Ketamine suppresses endotoxin-induced NF-κB expression. Can J Anaesth 2000 ; 47 ; 1019-24.
5) Dundee JW. Historical vignettes and classification of intravenous anesthetics. In : Aldrete JA, Stanley TH, editors. Trends in intravenous anesthesia. Chicago : Year Book Medical Publishers ; 1980. p.1-9.
6) Kay B, Rolly G. ICI 35868, a newintravenous induction agent. Acta Anaesthesiol Belg 1977 ; 28 : 303-16.
7) Corssen G, Domino EF. Dissociative anesthesia: Further pharmacologic studies and first clinical experience with the phencyclidine derivative CI-581. Anesth Analg 1966 ; 45 : 29-40.
8) 松木明知, 石原弘規, 高橋 敏ほか. ケタミン, フ

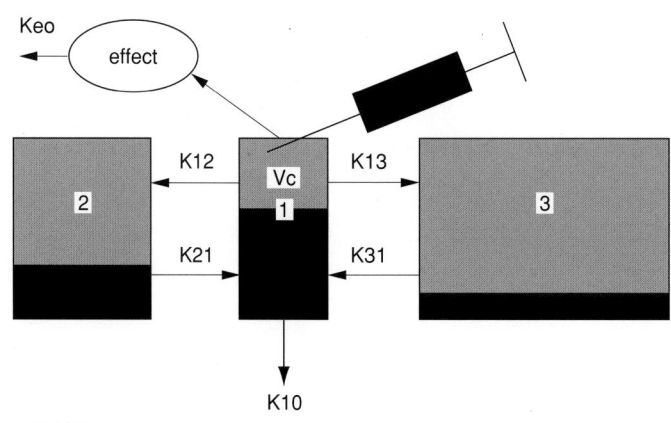

図4 コンパートメントモデル
効果部位コンパートメント濃度は麻酔効果と比例すると想定する。

ェンタニルによる完全静脈麻酔の臨床的研究—第2報：ケタミン持続投与中止後の薬物動態—. 麻酔 1991 ; 40 : 61-5.
9) 松木明知. 全静脈麻酔PFKの手技. 日本醫事新報 1996 ; 3786 : 94-5.

10) Sakai T, Matsuki A, Giesecke AH. Use of an EEG-bispectral closed-loop delivery system for administering propofol. Acta Anaesthesiol Scand 2000 ; 44 : 1007-10.

（坂井　哲博）

Chapter 9

麻酔による呼吸系の変化

STANDARD

1 麻酔による呼吸調節系の変化

A. 麻酔下における呼吸調節

呼吸は，① 神経性調節，② 化学性調節，③ 行動性調節の3つの系によって調節されている（図1）。これらのうち，神経性調節系は気道反射などの神経反射によって呼吸パターンや換気量を制御する系であり，化学性調節系は血液ガス変化が呼吸パターンや換気量を制御する系である。一方，行動性調節系は，不安が過換気状態をもたらす例にみられるような高位中枢からの影響が呼吸変化を生み出す系である。麻酔下では無意識状態となるため，行動性調節の果たす役割は極めて小さい。しかし，麻酔後の回復室や病棟での意識下の呼吸状態を評価する場合には，その役割は大きなものとなり，決して無視できない。いずれの系においても，中心的役割を果たしているのは呼吸中枢である[1]。

1）神経性調節

神経性調節の代表的な例として肺伸展受容器を介するヘリング・ブロイエル反射が挙げられるが，この反射の臨床的意義については不明な点が多い。一般的には，成人において1回換気量が1000ml以下の状態でヘリング・ブロイエル反射が呼吸パターンや呼吸量に影響を与えることはないと考えられている。したがって，通常の麻酔時にヘリング・ブロイエル反射が呼吸に影響を与えることはないと思われる。一方，咳反射に代表されるような気道防御反射は，誤嚥防止という点から極めて重要な臨床的意義があるものと考えられる。気道防御反射は多数の反射からなる総称であり，気道への異物侵入を防ぐと同時に，気道内に侵入した異物の排出の役目も果たす[2]。

2）化学性調節

化学性調節は，血液ガスの変化を介して行われる調節であり，pH，Pa_{CO_2}，Pa_{O_2} を化学調節因子と呼んでいる。pH低下，Pa_{CO_2} 上昇，Pa_{O_2} 低下は末梢および中枢化学受容器を刺激し，この刺激を介して換気の亢進が生じる。これらのうち，Pa_{CO_2} の上昇は中枢化学受容器を比較的選択的に刺激し，Pa_{O_2} 低下は末梢化学受容器を選択的に刺激すると考えられている。中枢化学受容器の刺激

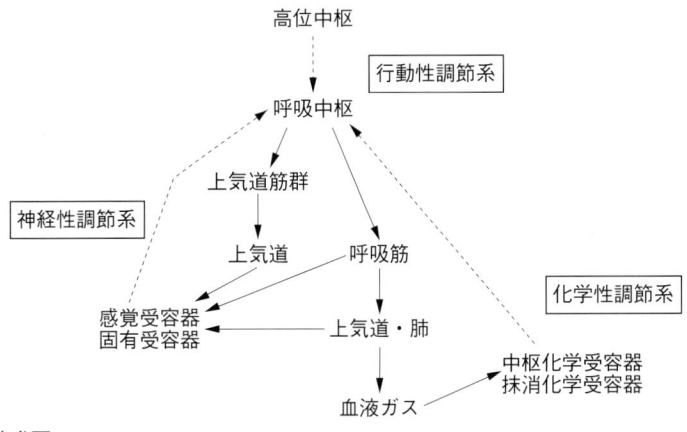

図1 呼吸調節系の模式図

の本質はH^+の上昇，すなわちpHの低下と考えられているが，血液中のH^+は血液脳関門を通過しないため，血液中のpH低下には中枢化学受容器刺激作用はない。一方，Pa_{CO_2}上昇によりCO_2は容易に血液脳関門を通過し，脳細胞外液中で$CO_2 \rightleftarrows H^+ + HCO_3^-$の反応を介して$H^+$が増加し，これによって中枢化学受容器を刺激する。また，血液中のpHとP_{CO_2}の間には

$$pH = pK^1 + \log \frac{[HCO_3^-]}{\alpha Pa_{CO_2}}$$

のヘンダーソン・ハッセルバルヒの式で表される関係があり，HCO_3^-が一定の場合はPa_{CO_2}の上昇はpHの低下をもたらす。さらに，肺胞では肺胞換気式

$$P_{AO_2} = P_{IO_2} - \frac{1-(1-R)F_{IO_2}}{R} Pa_{CO_2}$$

で表されるように，肺胞での酸素レベルは吸入酸素濃度や肺胞でのP_{CO_2}に影響される。通常，Pa_{CO_2}の上昇はPa_{O_2}の低下を促す。

3）行動性調節

麻酔に関連して，行動性調節が臨床的意味をもってくる多くの場合は，不安に起因する過換気であろう。過換気は血液中のP_{CO_2}を低下させ脳血管の収縮をもたらすため，啼泣が引き起こす過換気による脳虚血が重篤な合併症を引き起こす可能性のある"もやもや病"などの小児患者では十分な鎮静が必要となる。

B. 麻酔下でのCO_2応答と低酸素応答

麻酔薬が呼吸の化学性調節機構に及ぼす影響を検討するときに，その影響をもっとも簡単に理解でき，かつ測定可能なのはCO_2に対する換気応答である。測定に必要なのはCO_2レベルの測定と換気量の測定であり，通常は両者の複数の測定値をX-Y軸にプロットすることによって，いわゆるCO_2換気応答曲線が得られる（図2-A）。この応答曲線は生理的範囲内では直線として扱うことができ，P_{CO_2}の上昇に伴う換気量の増加の比，すなわち（$\Delta \dot{V}_E / \Delta P_{CO_2}$）を$CO_2$換気応答曲線の傾き（スロープ）を求めると，この値がCO_2応答の感受性を表す指標となる。同様の測定法は，低酸素に対する換気応答にも応用でき，この場合は酸素レベル（P_{O_2}あるいはSa_{O_2}）を一定に保った状態でのCO_2の測定と換気量測定が必要になる（図2-B）。低酸素換気応答曲線は，Pa_{CO_2}を一定に保った状態で得られた換気量とPa_{O_2}の関係を$\dot{V}_E = \dot{V}_O + A/(Pa_{O_2} - 32)$の式に双曲線回帰させることによって低酸素に対する感受性を表すAを得ることができる（図2-C）。低酸素応答はCO_2と相互作用をもち，CO_2上昇で換気応答曲線は上方に，CO_2低下で下方に移動する（図2-D）。CO_2換気応答曲線のスロープ値や低酸素換気応答曲線のA値の絶対値は個人のばらつきが大きく，それ自身ではあまり意味がなく，薬物などの投与前後の値を比較して初めて意味をもつようになる。すなわち，麻酔薬のCO_2応答や低酸素応答への影響は，麻酔下の換気応答曲線と意識下での換気応答曲線を比較して初めて評価できる。一般的に麻酔薬はCO_2や低酸素に対する感受性を低下させるが，これらの変化はX-Y軸の換気応答のプロットでCO_2換気応答曲線の右下方への移動，低酸素換気応答曲線の左下方への移動として表される（図3）[3]。

C. CO_2無呼吸域値

人工呼吸中の過換気により血液中のCO_2レベルが低下したとき，無呼吸になることはまれではない。このような無呼吸状態はCO_2が換気応答曲線で換気がゼロになる点，すなわち無呼吸閾値以上になれば解消する。しかし，意識下のヒトではCO_2の低下が生じても行動性呼吸調節の影響により正常な換気量が持続するため，この無呼吸閾値を正確に求めることは容易ではない。したがって，麻酔下の状態との比較は困難である。一方，麻酔下の状態では比較的容易に測定が可能であり，また麻酔深度と並行して変化することから，麻酔薬の影響を検討する手段としては無視できない有用

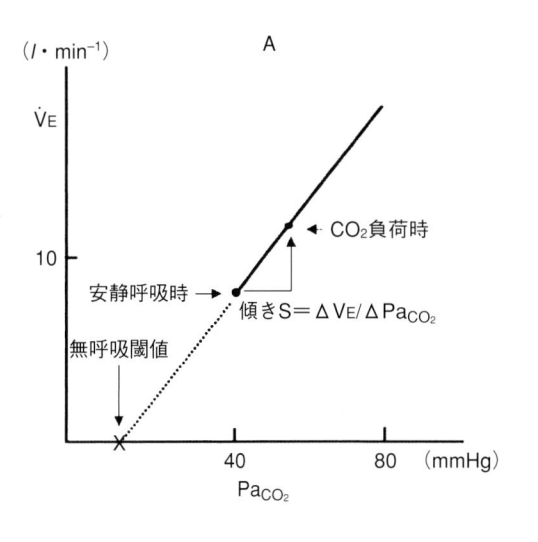

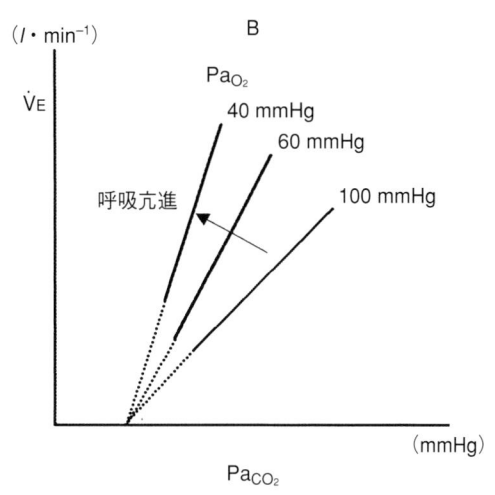

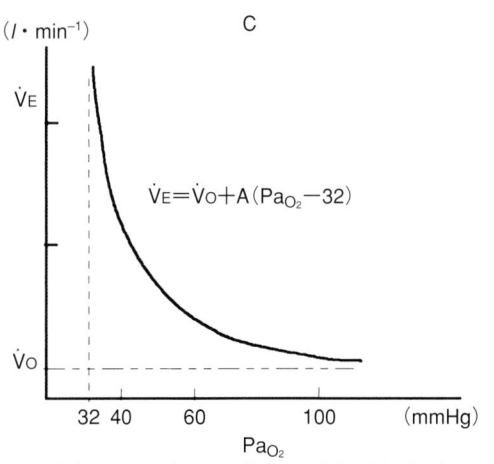

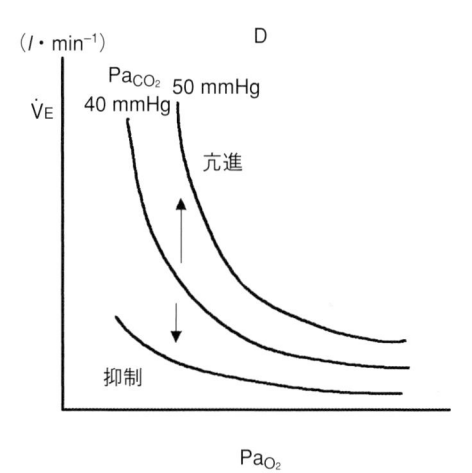

図2 CO$_2$換気応答曲線および低酸素換気応答曲線

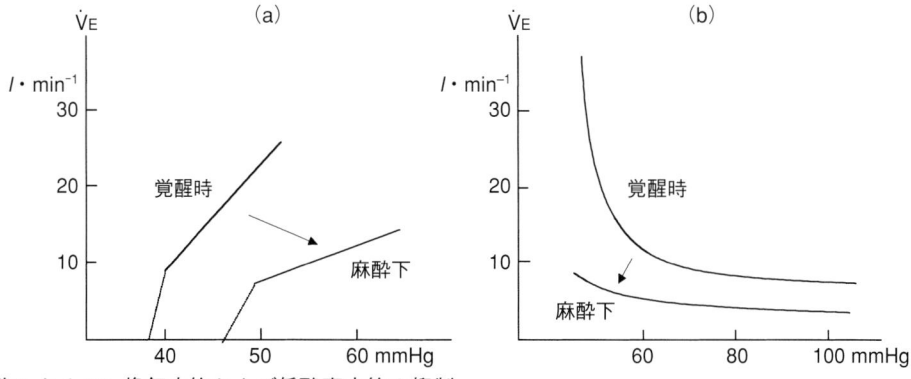

図3 麻酔によるCO$_2$換気応答および低酸素応答の抑制

麻酔下では麻酔による呼吸抑制作用により，CO$_2$換気応答曲線(a)は右下方移動し，低酸素換気応答曲線(b)は左下方に移動する。

性がある。麻酔時の手術侵襲は，CO_2換気応答曲線の傾きを変えずに左方移動させることが知られているが，この影響はCO_2無呼吸閾値の低下としてもとらえられる。

D. 各種麻酔薬の呼吸調節系への影響

1) 吸入麻酔薬

現在，わが国で使用されている主な揮発性麻酔薬は，ハロタン，エンフルラン，イソフルラン，セボフルランであるが，これらのうちハロタンやエンフルランは年々その使用が減っている。しかし，特にハロタンの歴史は古く，現在でもゴールドスタンダード的役割を果たしており，新しい麻酔薬の効力はハロタンと比較して行うことが多い。また，異なる吸入麻酔薬を比較する場合には，一定の麻酔効力あるいは麻酔深度で比較しなければならないが，この場合，最小肺胞濃度（minimum alveolar concentration：MAC）を用いて比較するのが普通である。一般的に吸入麻酔薬は，呼吸の化学性調節系に用量依存的な抑制作用を及ぼす。そのため，安静時のPa_{CO_2}は上昇し，CO_2換気応答は低下する。これらの変化を同じMACで比較すると，エンフルランがもっとも大きく，セボフルランはハロタンよりやや大きいことになる。また，吸入麻酔薬は呼吸パターンを変化させる。特徴的な呼吸パターンは，1回換気量の低下と呼吸数の増加であるが，このような変化は吸入麻酔薬の種類の違いによって多少は異なる。しかし，実際の臨床では，手術による侵襲が麻酔による呼吸抑制作用に拮抗し，さらに揮発性麻酔薬は亜酸化窒素などと併用することが多く，揮発性麻酔薬の単独作用によって生じる呼吸パターンの変化や呼吸抑制を比較しても，あまり臨床的意味はないものと思われる。吸入麻酔薬が化学調節系へ影響を考慮した場合，臨床的にもっとも重要な事柄は，低濃度吸入麻酔薬が低酸素換気応答を抑制することである。臨床上このような状況は，全身麻酔直後の回復室などでたびたびみられ，残留する吸入麻酔薬が呼吸系のアラームというべき低酸素換気応答を抑制し，低酸素状態がさらに増強するような状態である。

吸入麻酔薬の呼吸の神経性調節への影響は，反射の抑制という形で臨床的にも重要な意味をもつ。呼吸に関連した反射は数多く存在するが，大別すれば，咳反射によって代表される気道防御反射と，上気道開存を維持する反射に分けることができる。気道防御反射は，通常，用量依存的な抑制を受けるが，浅麻酔時にはむしろ亢進することが普通である。吸入麻酔による緩徐導入時や麻酔覚醒時に生じる喉頭痙攣などは，気道防御反射の異常な亢進によるものであり，気道保持が難しくなるばかりでなく，誤嚥などの発生を誘発する要因ともなる。気道保持に関しては，吸入麻酔薬は上気道筋群への呼吸中枢からの出力を比較的選択的に抑制し，さらに気道内陰圧によって発生する気道拡大反射を抑制することで，気道閉塞が生じやすい状態を作ると考えられる（図4）。

2) 静脈麻酔薬

チオペンタールのようなバルビタール薬は，用量依存的に呼吸を抑制するといわれている。例えば，鎮静量ではCO_2換気応答や低酸素換気応答などは意識下の状態と変わりないが，睡眠量の投与後にはこれらは意識下の50％以下に低下する。臨床で麻酔導入に使用するチオペンタール4-5mg・kg^{-1}でしばしば無呼吸状態が生じることも，バルビタール薬の睡眠量での呼吸抑制作用を裏付けている。プロポフォールもバルビタール薬と同様に呼吸抑制作用をもつが，麻酔維持量を倍増しても吸入麻酔薬と異なり，明らかな用量依存的抑制は認められない。したがって，プロポフォールと吸入麻酔薬による呼吸抑制の用量依存性については，両者間で大きな差異があることが考えられる。ケタミンは，その呼吸調節系への影響を評価することが極めて難しい麻酔薬である。急速に投与すれば呼吸抑制が生じる可能性があるが，呼吸刺激作用を示すとの報告や，呼吸に大きな影響を

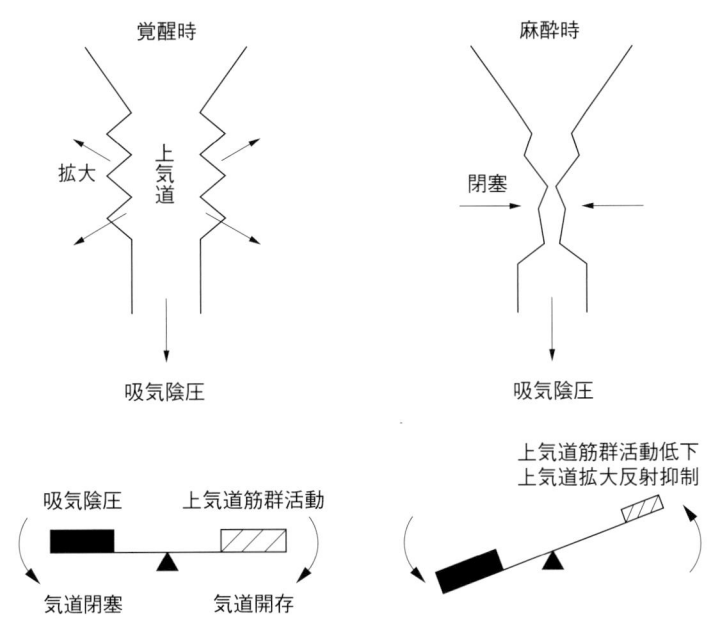

図4 覚醒時および麻酔時の上気道における力のバランス
　覚醒時には吸気陰圧が上気道虚脱性を促す要因となるが，これに拮抗する上気道筋群の働きがある．麻酔時には吸気陰圧はやや低下するものの，これを上回る上気道筋群活動の低下があり，結果として気道は閉塞方向に向かう．

与えないとの報告もある．ケタミンに呼吸抑制作用があるとした報告でも，CO_2換気応答曲線のわずかな右方移動は認めたもののスロープには影響がなかった．ケタミンは麻酔作用以外にも交感神経活動の増強作用などを有するため，呼吸への影響の評価が難しいものと考えられる．モルヒネやフェンタニルなどの麻薬が呼吸抑制作用を有することは古くから知られている．麻薬による呼吸抑制はCO_2換気応答曲線の右方移動とスロープの低下で明らかにされるが，右方移動はスロープの低下より感受性が高いと考えられている．フェンタニル投与後に呼吸抑制の回復過程を観察した研究結果からも，右方移動の回復がスロープの回復よりも相当遅れることが示されている．麻薬による呼吸抑制は，その投与法によっても大きく異なる．CO_2換気応答曲線のスロープ変化を検討した研究では，フェンタニル200 μgの筋注によってスロープの有意な変化は生じなかったが，同量の硬膜外への投与ではスロープの減少を認めている．この場合，血中フェンタニル濃度は筋注のほうが高かった．鎮静薬のうち神経遮断薬として使用されるドロペリドールの呼吸作用に関しては，ドロペリドールの呼吸作用は個人のばらつきが大きく，全体としては顕著な影響はないと考えられている．一方，ベンゾジアゼピン系の薬物では，軽度の呼吸抑制作用を有する．CO_2換気応答曲線変化からみた場合，右方移動する場合とスロープが低下する場合があり，一定していない．リドカインのような局所麻酔薬は経静脈的に投与された場合，呼吸への影響は投与方法や背景の状態によって，その作用に著しい差が認められている．例えば，吸入麻酔薬による麻酔下のヒトではリドカイン静脈内投与により呼吸が抑制されるが，意識下の被験者にリドカインを静脈内投与した際にはCO_2換気応答上昇を認める場合もある．このように局所麻酔薬は，CO_2換気応答に対して必ずしも抑制効果を示すわけではない．一方，高位硬膜外麻酔時のように局所麻酔薬によるブロックが呼吸筋の神経

支配に及ぶ場合は，CO_2換気応答曲線のスロープが低下する．さらに，リドカインのような局所麻酔薬は化学性調節系に影響を与えると同時に，神経性調節系を抑制する．このような特徴を生かして，臨床では気道反射抑制の目的でリドカインの静脈内投与が行われる．リドカイン投与による気道反射抑制は用量依存的であり，その作用は中枢の抑制にあると考えられる．

3）術後の低酸素応答抑制の臨床的意義

一般的に，吸入麻酔薬による全身麻酔直後は，残留する麻酔薬によって低酸素換気応答は抑制される．しかし，その抑制は環境の影響を強く受けることが明らかとなっている．すなわち，吸入麻酔薬による全身麻酔後に騒がしい環境に置かれた患者では，低酸素換気応答が維持される．一方，静かな環境で放置された患者では，低酸素換気応答が欠如し，重篤な低酸素状態に陥る可能性がある[4]．吸入麻酔薬のなかでは，低酸素換気応答をもっとも抑制するのはハロタンであり，もっとも影響が少ないのはデスフルランであると報告されている．また，同様の低酸素換気応答抑制は，吸入麻酔薬以外の静脈麻酔薬でも認められ，プロポフォールによる鎮静状態でも低酸素換気応答は抑制される．低酸素が持続する場合，低酸素の中枢作用により換気が抑制されることがあり，これを低酸素性換気抑制（hypoxic ventilatory depression：HVD）と呼んでいる．例えば，成人でCO_2レベルを一定に保ったまま1時間程度の低酸素状態に曝露すると，最初の数分で換気が著しく亢進したのち，換気は徐々に低下し，30分後には低酸素前の換気量よりもわずかに上昇したレベルで一定になる（図5）．HVDは新生児で特に顕著であり，その機序として脳血流の増加，呼吸ニューロンの直接的抑制，各種神経伝達・調節物質の関与などが考えられている[5]が，結論は得られていない．HVDは意識下のみならず麻酔下でも認められ，持続する低酸素状態が存在する場合の呼吸調節系の評価にはHVDを考慮する必要がある．

呼吸調節系での反応には性差が認められる．例えば，モルヒネ投与によって男女ともに分時換気量の低下や呼気終末二酸化炭素分圧の上昇が生じるが，女性においては男性よりもCO_2換気応答曲線の傾き低下が顕著となる．一方，無呼吸閾値はモルヒネ投与で男性のほうが女性よりも増加する．さらに，モルヒネ投与により低酸素応答は女性では低下するが，男性では低下しない．このような性差は，末梢化学受容器の反応の違いから生じることが示唆されている．

2 麻酔による呼吸メカニックスの変化

肺が律動的に呼吸筋によって動かされ，肺内にガスの出入りが存在して肺換気が生じる．気体が気道内や肺内を動くことによって，気体に流れが生じ，流速や圧変化が重要な意味をもってくる．自発呼吸や人工呼吸下で換気量が生じるためには，肺や胸郭の抵抗に打ち勝つ十分な吸気圧が必要となる．ここで，圧，量，流量が換気力学における基本的測定量となる．圧と量の関係はエラスタンス（圧／量）あるいはコンプライアンス（量／圧）として表すことができ，呼吸器系の弾性体としての性質を表す指標となる[6]．一方，圧と流量の関係からは，気道系の流量に対する抵抗（流量／圧）を知ることができる．麻酔時の呼吸メカニックスの変化は，呼吸出力や呼吸パターンにも影響を与えるが，このような変化は麻酔薬の

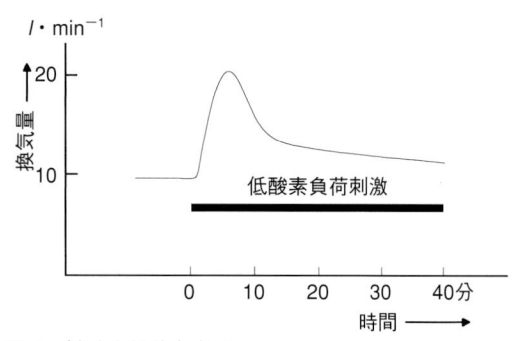

図5　低酸素性換気抑制

中枢作用のみならず，麻酔薬の末梢気道の直接的影響や呼吸筋力の変化によっても影響される。また，体位や気管チューブの存在，麻酔回路内の抵抗負荷も気道抵抗に影響を及ぼし，これらの影響は患者の術前呼吸機能状態によっても大きく左右される。さらに，手術侵襲，特に胸部や上腹部への手術操作は，呼吸中枢や呼吸筋に対して間接的および直接的な影響を及ぼすことから，麻酔下の呼吸機能を評価するうえでは，これらすべてを考慮することが必要になる。

A. 麻酔による機能的残気量の変化

呼吸筋活動が麻酔により用量依存的に抑制され，また上部胸郭の拡張に重要な役割を果たす肋間吸気筋が吸入麻酔薬により比較的選択的に抑制されることは古くから知られている。このような呼吸筋活動の抑制は換気量の低下をもたらすが，同時に呼吸のメカニックスにも大きな影響を与える。横隔膜や傍胸骨肋間筋のような吸気筋には，律動性の収縮と同時に，呼気時にもある程度の緊張を保つ働きがあり（baseline tone），麻酔は律動性収縮の抑制と同時にbaseline toneを抑制する。これらの抑制により，麻酔導入と同時に横隔膜は頭側に移動し，上部胸郭は下方に移動することで機能的残気量（functional residual volume：FRC）が低下する（図6）[7]。このようにして生じたFRCの低下は，血液ガス維持機能に多大な影響を与える。例えば，著しいFRCの低下が生じ，FRCがクロージングキャパシティより小さくなった場合（図7），特に下側部（dependent part：仰臥位の場合は背側肺）では肺胞が閉塞や虚脱状態にとなり，肺シャントが生じ，その結果として低酸素血症が発生する。クロージングキャパシティは加齢とともに増加するので，このような変化は高齢者では極めて普通に認められる。また，一度閉塞した肺胞は容易には開放せず，再開放するためには大きな圧，あるいは深吸気が必要となる。FRCの低下は，直接機械的な気管支内径の低下を招くが，麻酔時には必ずしも気道抵抗が増加しない場合がある。これは麻酔薬，特に吸入麻酔薬を使用した場

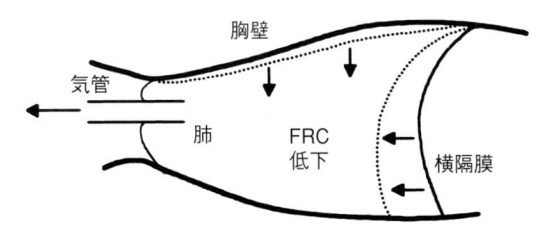

図6 麻酔時の呼吸筋緊張低下とFRC変化

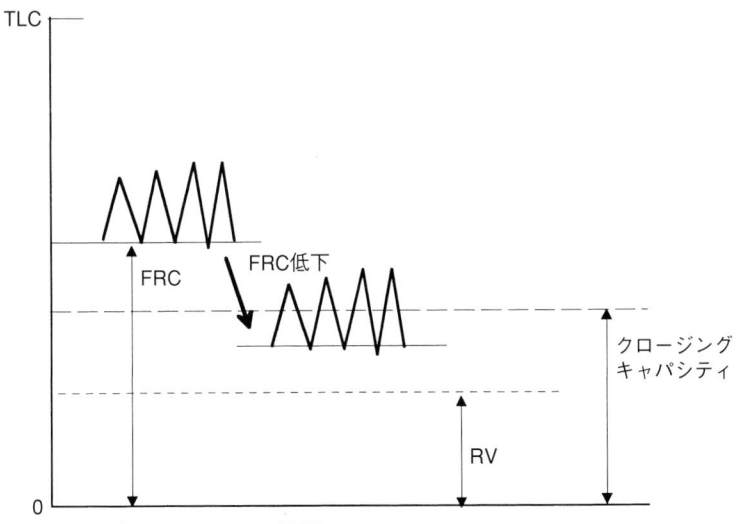

図7 FRC変化とクロージングキャパシティの関係

合に，その気管支拡張作用が肺気量変化に伴う直接作用に拮抗するためと考えられている．

B. 麻酔関連薬物の気道抵抗に与える影響

麻酔時に使用される薬物は気道抵抗を変化させる可能性があるが，これは気道平滑筋の緊張を変化させることによって生じるものと考えられている．その機序として，気道反射の変化，気道平滑筋への直接的影響，炎症性メディエータの放出への影響などが挙げられる[8]．吸入麻酔薬は一般的に気道抵抗を減少させると考えられているが，その作用機序でもっとも重要なものは気道反射の抑制と考えられている．臨床的には気道過敏性が亢進した患者で，気管挿管操作などの気道刺激による気管支収縮をいかに防止するかが麻酔管理上の問題点となっているが，十分な麻酔深度を吸入麻酔薬で保つことで気道収縮を防止できる．また，吸入麻酔薬が少なからず直接的に気道平滑筋を弛緩させる作用を有することも，喘息患者や慢性気管支炎患者などで好んで吸入麻酔が使用させる理由となっている．バルビツレートのような静脈麻酔薬についても，気道反射を抑制できる十分な麻酔深度を保つかぎりにおいては，喘息発作などを防止できると考えられているが，少しでも浅麻酔状態になると気道反射は防止できず，かつ本来，薬物が有しているヒスタミン遊離作用などの影響によって気管支収縮が表面化すると考えられている．静脈麻酔薬プロポフォールにはヒスタミン遊離作用はなく，かつ軽度な気道平滑筋弛緩作用があるため，バルビツレートよりは喘息患者の麻酔には有利であると考えられる．ケタミンには気道平滑筋弛緩作用があることはよく知られており，喘息患者ではたびたび使用されている．ケタミンの気道平滑筋弛緩作用のもっとも特徴的なことは，この作用がβ遮断薬で抑制されることであり，ケタミンの交感神経刺激作用が気道平滑筋弛緩にかかわっている可能性が示唆されている．筋弛緩薬の気管支平滑筋に対する効果は，ヒスタミン遊

離作用と副交感神経末端部における作用の両方を考慮する必要がある．古くから使用されていた筋弛緩薬クラーレやガラミンは，それぞれヒスタミン遊離作用およびシナプス前のムスカリンM_2受容体の遮断によって，理論的には喘息を悪化するとされている．一方，現在もっとも多く使用されているベクロニウムには，ヒスタミン遊離作用もM_2受容体遮断作用も弱く，臨床的には問題ないとされている．スキサメトニウムも副交感神経末端部におけるアセチルコリン作用を増強して，一過性の気道平滑筋収縮を招く可能性がある．筋弛緩拮抗薬であるネオスチグミンやフィゾスチグミンも，副交感神経末端部におけるアセチルコリン作用を増強して，気管支平滑筋緊張を亢進させる薬物として知られているが，理論的には同時に用いるアトロピンの投与によって，この作用を最小限に抑えることが可能である．

3 麻酔による肺循環の変化

肺におけるガス交換は，換気と肺循環との協調的に相まって生じるものである．したがって，麻酔の肺循環への影響は，麻酔の換気への影響と同等に重要である．肺循環系は体循環と直列に連結しているため，肺循環と体循環の血流量はほぼ等しく，麻酔の体循環への影響は直接肺循環にも影響を与える．しかし，肺循環系は低圧，高コンプライアンス系であり，血流抵抗が小さい．そのため，重力，血管外圧，体位の影響を受けやすいという特徴がある．

A. 肺内血流分布

肺血流量は立位では上部で少なく，下部では多い．これは肺血圧が重力の影響を受け，上部で低く，下部で高いということに起因している．しかし，肺循環の特徴は肺胞内毛細血管レベルにおいて，血管の開存が肺動脈圧，肺静脈圧，肺胞内圧のバランスによって規定されることである．この

バランスは図8に示すように，立位では3つのゾーンに分けられる[9]。上部のゾーン（Zone 1）においては，肺動脈圧が重力の影響で肺胞内圧より低く，この領域における血管は虚脱して血流は途絶する。中間部のゾーン（Zone 2）では，肺動脈圧は肺胞圧より高くなり，血流はあるが下流の肺静脈圧より肺胞内圧のほうが高いため，血流は肺動脈圧と肺胞内圧の較差によって規定され，肺動静脈圧勾配には左右されない状態となっている。下部ゾーン（Zone 3）では，肺動脈および肺静脈の血管内圧は肺胞内圧より高くなり，肺動静脈圧較差によって血流が生じる。このような重力の影響によって発生する肺内血流の局所的不均等状態は立位のみならず，基本的には仰臥位，側臥位，腹臥位など，どの体位においても当てはまると考えられている。

B．低酸素性肺血管収縮

肺内血流分布は重力のみならず，低酸素の影響を強く受けることが知られている。一般に体循環系の血管平滑筋は低酸素で拡張するが，肺血管は低酸素によって収縮する。これを低酸素性肺血管収縮（hypoxic pulmonary vasoconstriction：HPV）と呼ぶが，その本体は明からではない。肺内において局所的な低酸素状態が出現した場合，その周辺の血管は収縮し血流抵抗は増加する（図9）[10]。この作用により，低酸素領域の血流は低酸素状態がない領域に振り向けられ，結果としてガス交換の効率低下が軽減される。臨床的には，無気肺や片肺換気時に低酸素性肺血管収縮の存在が低酸素の重篤化を防止する意義があると思われる。周術期に使用されるいくつかの薬物は，低酸素性肺血管収縮を抑制することが知られている。代表的なものは吸入麻酔薬であり，一般的に用量依存的に低酸素性肺血管収縮を抑制する。一方，静脈麻酔薬では抑制作用は弱いと考えられている。そのほか，ニトログリセリンやニトロプルシド，カルシウム拮抗薬のような血管拡張薬は低酸素性肺血管収縮を抑制し，非ステロイド性抗炎症薬は低酸素性肺血管収縮を増強することが知られている。

4 麻酔による呼吸合併症

麻酔による呼吸合併症は，大別して換気障害と酸素化障害に分けることができる。これらの障害は単独で発症することもあるが，両者が混合した形で発症することもまれではない。

A．換気障害

自発呼吸下における換気障害は，主に呼吸調節

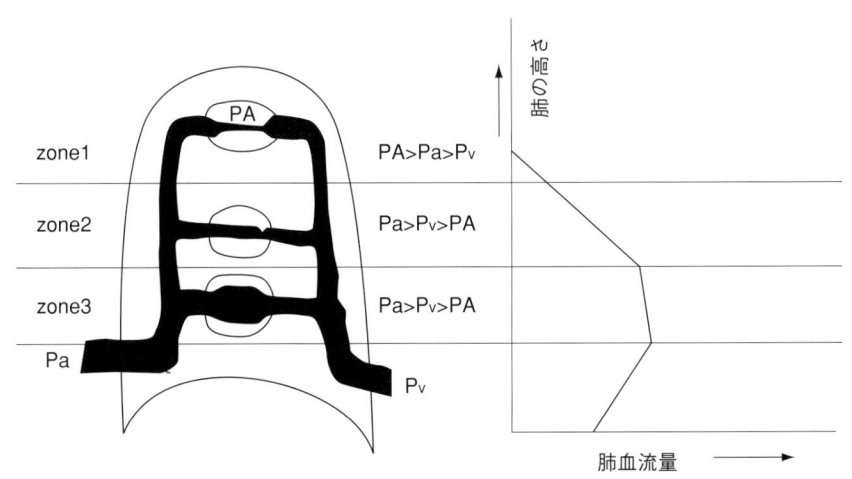

図8　重力の肺血流量への影響

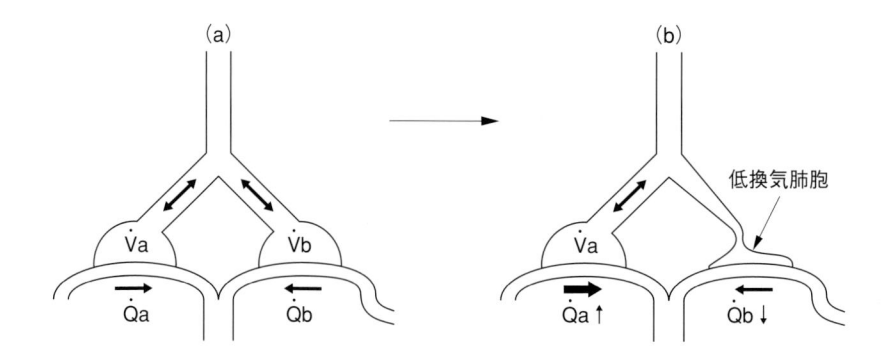

図9 低酸素性肺血管収縮（HPV）
低換気などで肺血管が低酸素状態に曝されると肺血管が収縮し，血流の再分配が生じる。
(a)正常状態，(b)低酸素状態

系や呼吸筋の異常が原因となることが多く，呼吸抑制，気道閉塞などの臨床所見がみられる。また，動脈血ガス分析では，Pa_{CO_2}の上昇およびpHの低下によって特徴づけられる呼吸性アシドーシスを呈することが普通である。酸素吸入下では著しいPa_{O_2}の低下は認められないことも多いが，極度の換気低下が存在する場合はPa_{O_2}低下も認められるようになる。このような合併症の原因としては，麻酔薬の用量依存的な呼吸中枢への直接的抑制作用，化学受容器活動の抑制，神経筋接合部でのシナプス伝達の抑制などが考えられている。一般的に，麻酔は主呼吸筋である横隔膜に比較して上気道筋群をより選択的に抑制する。この抑制により，上気道は閉塞しやすい状態となる（図4）。上気道の中では，軟口蓋部，舌根部，喉頭部が閉塞部位となるが，特に軟口蓋部が閉塞する頻度が高い。体位や気管チューブの存在，麻酔回路内の抵抗負荷は，気道抵抗や反射機能にも影響を及ぼし，これらの影響は患者の術前呼吸機能の状態によっても大きく変化する。また，手術侵襲，特に胸部や上腹部への手術操作は，呼吸中枢への間接的影響や呼吸筋への直接的影響によって，呼吸筋活動に重大な影響を及ぼすことは古くから知られている。

B. 酸素化障害

酸素化障害は，肺におけるガス交換が障害された場合によくみられ，原因となる疾患は無気肺，肺水腫，肺炎，肺塞栓などである。麻酔は呼吸メカニックスや肺循環に影響を与え，換気血流異常や肺胞ガス交換障害を助長し，それ自身で酸素化障害を引き起こすこともあり，すでに原因疾患で発症している酸素化障害を増悪することもある。酸素化障害が存在する場合，肺胞酸素分圧と動脈血酸素分圧の差，すなわち$A-aD_{O_2}$が増加する。また，肺内シャントの増加によって生じた低酸素血症は，純酸素の投与によってもPa_{O_2}はあまり上昇しない。さらに，自発呼吸下で換気障害が存在しない場合は，低酸素刺激による過換気でPa_{CO_2}は低下することもある。

参考文献

1) Cherniack NS. Periodic breathing during sleep. In : Saunders NA, Sullivan CE, editors. Sleep and breathing. New York : Marcel Dekker ; 1994. p.157-90.
2) Nishino, T. Physiological and pathophysiological implications of upper airway reflexes in humans. Jpn J Physiol 2000 ; 50 : 3-14.
3) 西野　卓. 麻酔法・麻酔薬の選択. 呼吸 1988 ; 7 : 48-52.
4) van den Elsen MJLJ, Dahan A, Berkenbosch A, et al.

Does subanesthetic isoflurane affect the ventilatory respomse to acute isocapnic hypoxia in healthy volunteers? Anesthesiology 1994 ; 81 : 860-7.
5) Neubauer JA, Melton JE, Edelman NH. Modulation of respiration during brain hypoxia. J Appl Physiol 1990 ; 68 : 441-51.
6) 佐藤二郎, 篠塚典弘, 石川輝彦ほか. 呼吸不全と呼吸メカニックス—抵抗は抵抗下か？ —人工呼吸 1998 ; 15 : 1-8.
7) Froese AB, Bryan CH. Effects of anesthesia and paralysis on diaphragmatic mechanics in man. Anesthesiology 1974 ; 41 : 242-55.
8) Hirshman CA, Bergman NA. Factors influencing intrapulmonary airway calibre during anaesthesia. Br J Anaesth 1990 ; 65 : 30-42.
9) West JB, Dollery CT, Naimark A. Distribution of blood flow in isolated lung: relation to vascular and alveolar pressures. J Appl Physiol 1964 ; 19 : 713-22.
10) Eisenkraft JB. Effects of anaesthetics on the pulmonary circulation. Br J Anaesth 1990 ; 65 : 63-78.

〔西野　卓〕

Chapter 10

麻酔による循環系の変化

STANDARD

1 麻酔薬の心血管系への影響

A. 麻酔薬と心臓

麻酔薬の心臓への影響を，刺激伝導系，心筋細胞，心機能に分けて説明する。

1）麻酔薬の刺激伝導系への影響

麻薬や静脈麻酔薬は刺激伝導系に与える影響が少ないのに比較して，吸入麻酔薬はエンフルラン，イソフルラン，ハロタンの順に正常の房室伝導や副伝導路の房室伝導の不応期を延長させる。そのため，カテーテルアブレーションの際には，これらの吸入麻酔薬を避けるのが望ましいとされている[1]。セボフルランは，最近のヒトの研究結果では，正常あるいは異常な刺激伝導系に対する影響はほとんどない[2]。QT間隔については，イソフルラン，セボフルランは延長させ，ハロタンは短縮させると報告[3]されている。

2）麻酔薬の心筋細胞への直接作用

揮発性吸入麻酔薬のヒト心筋細胞に対する負の変力作用は，ハロタン＞イソフルラン＝セボフルラン＞デスフルランの順になっている[4]。

3）麻酔薬の心機能への影響（心臓収縮能）

揮発性吸入麻酔薬は，心筋細胞に対してと同様に，ハロタン，イソフルラン，セボフルラン，デスフルランのすべてが心臓および心機能に対して負の変力作用を有する。麻薬，特にフェンタニルは，揮発性吸入麻酔薬に比べて，負の変力作用が弱く，冠動脈バイパス（coronary artery bypass grafting：CABG）をはじめとする心臓手術や心疾患患者の麻酔に使用されている。作用時間が短いレミフェンタニルは，消失半減期が3-10分で，持続注入の必要があるのが少し難点であるが，心疾患患者に最近使用され始めている[5]。心筋の酸素受給バランスからみて，レミフェンタニルとプロポフォールの併用が最小限侵襲心手術（minimally invasive cardiac surgery：MICS）のCABGに適していたという報告[6,7]や，ファーストトラック心臓手術に有用であったという報告[8]がある。

小児領域でも，レミフェンタニルとセボフルランの併用は，フェンタニルとセボフルランの併用よりも，血圧や心拍数を安定させると報告[9]されている。小児麻酔では，吸入麻酔薬の使用が依然として主流である。セボフルランやイソフルランに対して，ハロタンは心血管系の抑制作用が強く，特に先天性心疾患を有する小児ではその傾向が強い[10]。ハロタン吸入による徐脈や血圧低下は，心音の聴診ではっきり分かるという面白い報告[11]もある。

［注］：BIS（bispectral index）値は，プロポフォール投与時の鎮静度をよく表すことで知られているが，プロポフォールとレミフェンタニルの併用の挿管時においても，血圧や心拍数の変化と同等に，麻酔深度をよく示している[12]。

B. 麻酔薬と血管系

1）麻酔薬と体血管系

プロポフォールは，直接的に，または間接的に体血管抵抗を低下させる。小児集中治療領域でプロポフォールを用いると，徐脈も加わるので注意が必要である。先天性心疾患の小児では，プロポフォールの体血管抵抗の低下が低酸素血症を引き起こす可能性が指摘されている[13]。

［注］揮発性麻酔薬による導入と維持（volatile induction and maintenance of anesthesia：VIMA）と全静脈麻酔（total intravenous anesthesia：TIVA）

と心血管系

VIMAにセボフルラン（8％），TIVAにプロポフォール（4-8μg・ml^{-1}）を使用し，導入時間，回復時間，術後疼痛，悪心・嘔吐などの合併症，血圧，脈拍，経費を比較した[14]。導入時間はプロポフォールで有意に短く，術中脈拍はプロポフォールでやや徐脈傾向にあった。しかし，血圧などには大きな差は認められなかった。ただし，費用の点ではセボフルランを使用したVIMAのほうが有意に安価であった[14]。高血圧患者を集めて行った研究では，VIMAとTIVAに有意差はなかったものの，双方の患者に40mmHgの血圧低下が起きている[15]。小児にセボフルラン8％のVIMAを行った研究では，20％に徐脈が起きている[16]。つまり，どちらの麻酔法も大きな差はないが，一方にこだわりすぎると危険を生じる可能性もある。

2）麻酔薬と肺血管系

麻酔薬は一般的に肺血管を拡張させる。麻酔薬の肺血管拡張作用は，低酸素性肺血管収縮（hypoxic pulmonary vasoconstriction：HPV）に対する影響が臨床的に問題になる。一側肺換気中にHPVを抑制すれば，非換気側へのシャントが増える。揮発性麻酔薬は，静脈麻酔薬に比較して，HPV抑制作用が強い。イソフルランはプロポフォールよりHPV抑制作用が強い。セボフルランは，HPV抑制作用が弱く，シャントを増加させる作用が少ないといわれている[17]。

3）麻酔薬と微小循環系

麻酔薬，特に揮発性麻酔薬は，微小循環のoscillatory vasomotionを抑制することが動物研究で明らかになっている。その機序については，ギャップジャンクション，一酸化窒素-カリウムチャネル，細胞内カルシウムへの影響などが挙げられている。

2 麻酔による循環調節系の変化

A. 麻酔薬と神経性制御系

1）麻酔薬と自律神経系

イソフルランやデスフルランは，高濃度を急激に吸入させると，交感神経系を興奮させ，血液中のエピネフリンや抗利尿ホルモンを増加させる[18)19]。ハロタンは交感神経・副交感神経をともに抑制するのに対し，セボフルランは副交感神経抑制がより強い[20]。亜酸化窒素は，弱い交感神経興奮作用があるが，揮発性麻酔薬や麻薬と併用すると，最小麻酔濃度（minimum anesthetic concentration：MAC）や必要量を減少させ，外科的侵襲に対する交感神経の緊張を弱める効果がある[3)12)21)〜23]。揮発性麻酔薬は，ハロタン，セボフルラン，イソフルラン，デスフルランともに程度の差はあれ，圧受容器反射を抑制する[24)25]。

プロポフォールは交感神経系の抑制作用が強い。この作用は，イソフルランやデスフルランの高濃度吸入に伴う交感神経亢進を相殺するために，併用すると有用である[26]。しかし，老人や小児では，徐脈や低血圧を来すため，プロポフォールの投与量には注意を要する。プロポフォールは，チオペンタールよりも，乳児で血圧低下が著しかったという報告[27]がある。

［注］α_2刺激薬；クロニジン，デキサメデトミジン

α_2刺激薬は交感神経シナプス後膜や脳の青斑核のα_2受容体に作用し，交感神経の緊張緩和作用がある。α_2刺激薬の一つであるクロニジンの使用により，プロポフォールやチオペンタールの過量投与を防ぐことができ，導入時の心血管動態を安定化できる[28]。また，クロニジンよりα_2受容体選択性が数十倍高いデキサメデトミジンは，血管外科手術患者において，フェンタニル＋イソフルラン麻酔からの覚醒時の心拍数や

ノルエピネフリンの上昇を防ぐことができる[29]。短時間作用性のβ受容体拮抗薬を含めて，交感神経系への作動薬の使用は麻酔薬の補助として期待される。

プロポフォールは，圧受容器反射曲線の左方移動，すなわち圧受容器反射感度を低下させる[30]。ケタミンは，交感神経興奮作用をもつ薬物であり，ショック患者の麻酔導入によく用いられる。通常の患者の導入でケタミンを用いる際には，麻薬を併用すると血行動態の安定がもたらされる[31]。ケタミン麻酔下では，迷走神経を介する反射も抑制される。小児の斜視手術における眼球心臓反射に対する麻酔薬の影響を調べた研究で，ケタミン＋ミダゾラムの麻酔法は，プロポフォール＋アルフェンタニル，あるいはハロタンやセボフルラン麻酔に比べて，血圧や心拍数の変動が少なかった[32]。

硬膜外麻酔や脊髄くも膜下麻酔は，心臓交感神経の遮断，あるいは血管支配の交感神経の遮断により，徐脈や低血圧を来す。脊髄くも膜下麻酔に局所麻酔薬を単独で使用するよりも，フェンタニルを加えて局所麻酔薬の量を少なくしたほうが血圧が保たれ，昇圧薬の使用を減らすことができる[33]。

B. 麻酔薬と脳循環制御系

脳血流の自己調節能は，神経性，体液性あるいは局所性に制御されている[34]。麻酔薬，とりわけ揮発性麻酔薬は，この自己調節能を障害する。イソフルランは現在，脳外科麻酔で汎用されているが，自己調節能に関してはセボフルランのほうが保たれるという最近の報告[25]がある。デスフルランは，セボフルランとの比較で，導入時に脳血流速度を増加させやすく，頭蓋内コンプライアンスの低下した患者では注意が必要である[22]。ケタミンも同じく脳血流を増加させるといわれてきたが，プロポフォール併用下ではその作用は認められなかった[23]。亜酸化窒素には弱い脳血流増加作用[35]と脳代謝亢進作用があり，脳外科麻酔では使用を避ける傾向にある。麻薬や静脈麻酔薬は，自己調節能を比較的保つが，血管拡張薬を使用すると自己調節機能が障害されることが明らかになった[36]。

C. 麻酔薬と体液性制御系

麻酔薬は一般的にホルモン分泌抑制作用を有する。イソフルランやセボフルランは外科的侵襲に対するノルエピネフリンやエピネフリンの分泌を抑制せず，逆に亢進させたというヒトの研究結果[37]がある。また，セボフルラン麻酔下で，アルドステロン分泌が亢進するという報告[38]もある。これらは，外科的侵襲下では揮発性麻酔薬単独の麻酔が交感神経活動の亢進を抑制することが不可能であることを示唆している。揮発性麻酔薬にフェンタニルを加えると，ストレス反応は抑制される[39]。

3 麻酔による循環器合併症

A. 不整脈

ハロタンがカテコラミンと相加的に心室性不整脈を惹起することはよく知られている。

B. 心筋虚血

麻酔薬は，一般的に冠動脈を拡張し，心筋の代謝を抑制するため，心筋虚血に対しては保護的に働く。ところが，正常な冠動脈のみ拡張すると，血流が虚血域から正常領域へシフトする冠盗血現象が生じて，虚血域がさらに拡大する。イソフルランの冠盗血現象惹起作用は，現在のところ否定的である。しかし，イソフルランはデスフルランとともに交感神経刺激作用があるため，虚血性心疾患患者では頻脈に注意を要する。麻薬を併用するなどで可及的に頻脈を避ける必要がある。

心筋虚血に対する揮発性麻酔薬，特にイソフルランの作用で最近注目に値するのは，プレコンデ

イショニング作用である[40]。プレコンディショニングとは，長い時間の虚血による臓器の梗塞が起きる前に短時間の一過性の虚血が繰り返されると，梗塞範囲が縮小するというものである。この事実は，臨床的にも実験的にも確かめられているが，その機序については意見の一致をみていない。細胞膜やミトコンドリア膜に存在するアデノシン三リン酸（adenosine triphosphate：ATP）感受性Kチャネルの活性化と，それに引き続くプロテインカイネースの活性化がプレコンディショニングに関与していると考えられている。揮発性麻酔薬であるイソフルランやセボフルランは，一過性の虚血に代わって，プレコンディショニング作用を発揮するという報告[41)42)]が相次いでいる。しかし，麻酔薬のもつ代謝抑制による臓器保護作用との区別が難しいところである。現時点では，大規模な臨床試験の結果に基づいたevidenceはないので，結論を出すのはいまだ早計と思われる。

C. 心停止

麻酔薬そのものが心停止の原因になることは極めて少ないが，麻酔薬の選択や投与方法で適切な麻酔管理がなされないと，心停止が起こりうる。最近の成人の調査によると，American Society of Anesthesiologistsの高リスク患者や高齢者で，麻酔薬の過量投与が心停止に結びついており，これらは防止可能である[43)]。小児の周術期心停止の原因を調査した最近の大規模な報告では，薬物性（特にハロタン）および心血管系の破綻が原因で心停止を来した症例が全体の約7割を占めた[44)]。小児では，セボフルランのほうが心血管系を安定させ，安全ではないかという見解が初めて示され，今後の調査が期待される。

参考文献

1) Sharpe MD, Dobkowski WB, Murkin JM, et al. The electrophysiologic effects of volatile anesthetics and sufentanil on the normal atrioventricular conduction system and accessory pathways in Wolff‐Parkinson‐White syndrome. Anesthesiology 1994；80：63‐70.
2) Sharpe MD, Cuillerier DJ, Lee JK, et al. Sevoflurane has effect on sinoarterial node function or on normal atrioventricular and accessory pathway conduction in Wolff‐Parkinson‐White syndrome during alfentanil/midazolam anesthesia. Anesthesiology 1999；90：60‐5.
3) Kleinsasser A, Kuenszberg E, Loeckinger A, et al. Sevoflurane, but not propofol, significantly prolongs the Q-T interval. Anesth Analg 2000；90：25‐7.
4) Riou B. Halogenated anesthetics and human myocardium. Anesthesiology 2000；92：1‐2.
5) Howie MB, Cheng D, Newman MF, et al. A randomized double-blinded multicenter comparison of remifentanil versus fentanyl when combined with isoflurane/ propofol for early extubation in coronary artery bypass graft surgery. Anesth Analg 2000；92：1084‐93.
6) Kazmaier S, Hanekop GG, Buhre W, et al. Myocardial consequences of remifentanil in patients with coronary artery disease. Br J Anesth 2000；84：578‐83.
7) Ahonen J, Olkkola KT, Verkkala K, et al. A comparison of remifentanil and alfentanil for use with propofol in patients undergoing minimally invasive coronary artety bypass grafting. Anesth Analg 2000；90：1269‐74.
8) Cheng DCV, Newman MF, Duke P, et al. The efficacy and resource utilization of remifentanil and fentanyl in fast-track coronary artery bypass graft surgery: A prospoective randomized, double-blinded controlled, multi-center trial. Anesth Analg 2001；92：1094‐102.
9) Davis PJ, Finkel JC, Orr RJ, et al. A randomized, double-blinded study of remifentanil versus fentanyl for tnsillectomy and adenoidectomy surgery in pediatric ambulatory surgical patients. Anesth Analg 2000；90：863‐71.
10) Rivenes SM, Lewin MB, Stayer SA, et al. Cardiovascular effects of sevoflurane, isoflurane, halothane and fentanyl-midazolam in children with congenital heart disease. Anesthesiology 2001；94：223‐9.
11) Manecke GR, Nemirov MA, Bicker AA, et al. The effect of halothane on the amplitude and frequency characteristics of heart sounds in children. Anesth Analg 1999；88：263‐7.

12) Guignard B, Menigauz C, Dupont X, et al. The effect of remifentanil on the bispectral index change and hemodynamic responses after orotracheal intubation. Anesth Analg 2000 ; 90 : 161-7.
13) Williams GD, Jones TK, Hanson A, et al. The hemodynamic effects of propofol in children with congenital heart disease. Anesth Analg 1999 ; 89 : 1411-6.
14) Watson KR, Shah MV. Clinical comparison of 'single agent' anesthesia with sevoflurane versus target controlled infusion of propofol. Br J Anaesth 2000 ; 85 : 541-6.
15) Nathan N, Vial G, Peyclit A, et al. Induction with propofol target-concentraion infusion vs. 8% sevoflurane inhalation and alfentanil in hypertensive patients. Anaesthesia 2001 ; 56 : 248-71.
16) Green DH, Townsend P, Bagshaw O, et al. Nodal rhythm and bradycardia during inhalation induction with sevoflurane in infants: a comparison of incremental and high-concentration techniques. Br J Anaesth 2000 ; 85 : 368-70.
17) Beck DH, Doepfmer UR, Sinemus C, et al. Effects of sevoflurane and propofol on pulmonary shunt fraction during one-lung ventilation for thoracic surgery. Br J Anaesth 2001 ; 86 : 38-43.
18) Evert TJ, Trotier TS, Aratin SR, et al High concentration of isoflurane do not block the sympathetic nervous system activation from isoflurane. Can J Anesth 2001 ; 133-8.
19) Weiskopf RB, Moore MA, Eger EI, et al. Rapid increase in desflurane concentration is associated with greater transient cardiovascular stimulation than with rapid increase in isoflurane concentraion in humans. Anesthesiology 1994 ; 80 : 1035-45.
19) De Hert SG, Van der Linden PJ, ten Broecke PW. Effects of desflurane and sevoflurane on length-dependent regulation of myocardial function in coronary surgery patients. Anesthesiology 2001 ; 95 : 357-63.
20) Constant I, Dubois M-C, Plat V, et al. Changes in electroencephalogram and autonomic cardiovascular activity during induction of anesthesia with sevoflurane compared with halothane in children. Anesthesiology 1999 ; 91 : 1604-15.
21) Katoh T, Kobayashi S, Suzuki A, et al. The effect of fentanyl on sevoflurane requirements for somatic and sympathetic responses after orotracheal intubation. Anesthesiology 1999 ; 90 : 398-405.

22) Bedforth NM, Hardman JG, Nathanson MH. Cerebral hemodynamic response to the introduction of desflurane : Acomparison with sevoflurane. Anesth Analg 2000 ; 91 : 152-5.
23) Sakai K, Cho S, Fukusaki M, Shibata O, et al. The effects of propofol with and without ketamine on human cerebral blood flow velocity and CO_2 response. Anesth Analg 2000 ; 90 : 377-82.
24) Ebert TJ, Harkin CP, Muzi M. Cardiovascular responses to sevoflurane : a review. Anesth Analg 1995 ; 81 : S11-22.
25) Summors AC, Gupta AK, Matta BF. Dynamic cerebral autoregulation during sevoflurane anesthesia : A comparison with isoflurane. Anesth Analg 1999 ; 88 : 341-5.
26) Loepatka CW, Muzi M, Ebert TJ. Propofol, but not etomidate, reduces desflurane-mediated sympathetic activation in humans. Can J Anesth 1999 ; 46 : 342-7.
27) Wodey E, Chonow L, Beneux X, et al. Haemodynamic effects of propofol vs thiopental in infants : an echocardiographic study. Br J Anaesth 1999 ; 82 : 516-20.
28) Marinangell F, Cocco C, Ciccone A, et al. Haemodynamic effects of intravenous clonidine on propofol or thiopental induction. Acta Anaesthesiol Scand 2000 ; 44 : 150-6.
29) Talke P, Chen R, Thomas B, et al. The hemodynamic and adrenergic effects of perioperative dexmedetomidine infusion after vascular surgery. Anesth Analg 2001 ; 92 : 1139-45.
30) Keyl C, Schneider A, Dambacher M, et al. Dynamic cardiocirculatory control during propofol anesthesia in mechanically ventilatied patients. Anesth Analg 2000 ; 91 : 1188-95.
31) Katz RI, Levy A, Slepian B, et al. Haemodynamic stability and ketamine-alfentanil anaesthetic induction. Br J Anaesth 1998 ; 81 : 702-6.
32) Hahnenkamp K, Honemann CW, Fischer LG, et al. Effect of different anaethetic regimes on the oculocardiac reflex during paediatric and strabismus surgery. Paediatr Anaesth 2000 ; 10 : 601-8.
33) Ben-David B, Maryanovsky M, Gurevitch A, et al. A comparison of minidose lidocaine-fentanyl and convensional-dose lidocaine spinal anesthesia. Anesth Analg 2000 ; 91 : 865-70.
34) 花岡一雄編, 麻酔生理学, 脳循環. 東京: 真興交易

医書出版部 ; 1999. p.131-40.
35) Aono M, Sato J, Nishino T. Nitrous oxide increases normocapnic cerebral blood flow velocity but does not affect the dynamic cerebrovascular response to step changes in end-tidal P_{CO_2} in humans. Anesth Analg 1999 ; 89 : 684-9.
36) Endoh H, Honda T, Komura N, et al. The effects of nicardipine on dynamic cerebral autoregulation in patients anesthetized with propofol and fenntanyl. Anesth Analg 2000 ; 91 : 642-6.
37) Segawa H, Mori K, Murakawa M, et al. Isoflurane and sevoflurane augment norepinephrine responses to surgical noxious stimulation in humans. Anesthesiology 1998 ; 89 : 1407-13.
38) Watanabe T, Ogawa R. Supression of surgical hyperaldosteronism by potassium canrenoate during gynecologic surgery under sevoflurane anesthesia. Acta Anaesthesiol Scand 2000 ; 44 : 758-62.
39) Katoh T, Kobayashi S, Kato S, et al. Fentanyl augments block of sympathetic responses to skin incision during sevoflurane anaesthesia in children. Br J Anaesth 2000 ; 84 : 63-6.
40) Waltier DC, Pagel PS, Kersten JR. Approaches to the prevension of perioperative myocardial ischemia. Anesthesiology 2000 ; 92 : 253-9.
41) Hara T, Tomiyasu S, Sungsam C, et al. Sevoflurane protects stunned myocardium through activation of mitochondrial ATP-sensitive potassium channels. Anesth Analg 2001 ; 92 : 1139-45.
42) Roscoe AK, Christensen JD, Lynch C III. Isoflurane, but not halothane, induces protection of human myocardium via adenosine A1 receptors and adenosine triphosphate-sensitive potassium channels. Anesthesiology 2001 ; 92 : 1692-701.
43) Biboulet P, Aubas P, Dubourdieu J, et al. Fatal and non fatal cardiac arrests related to anesthesia. Can J Anesh 2001 ; 48 : 326-32.
44) Morray JP, Geiduschek JM, Ramamoorthy C, et al. Anesthesia-related cardiac arrest in children. Anesthesiology 2000 ; 93 : 1-3.

（岡本　浩嗣，外　須美夫）

Chapter 11

麻酔による神経内分泌系の変化

STANDARD

1 内分泌系の機能と調節機構

多細胞生物は，機能的に特化した細胞群が集まって機能単位，すなわち臓器を構成し，それらが集まって個体を形成している。生体が外部環境の変化に対応して生存するためには，これらの機能単位が互いに連携して調和のとれた活動を行い，内部環境の恒常性を維持していく必要がある。そのためには細胞間情報伝達が必要となる。多くの場合，生体はこの情報伝達を，情報を伝える化学物質とそれを特異的に認識する受容体によって行っている。放出された情報伝達物質が拡散によって広がり，周囲に存在する他の細胞に達する場合をパラクリン，自分自身に作用する場合を自己分泌，血流に乗って遠く離れた細胞に作用する場合を内分泌と呼ぶ。神経による情報伝達もシナプス内で神経伝達物質（neurotransmitter）を介して行われることから，これも化学調節の一種である。

A. ホルモンの分泌調節機構

1）負のフィードバック

分泌されたホルモンによって引き起こされた結果が，直接あるいは間接にそのホルモンの分泌細胞に作用し，ホルモンの分泌を抑制する機構で，内分泌系の調節機構の中心である。血中の基質による抑制とホルモンによる抑制がある。基質による抑制の例として，インスリンによる血糖の調節が挙げられる。血糖が上昇すると，それが刺激となって膵臓の膵島のβ細胞からのインスリンの分泌が亢進する。その結果，血糖が低下しインスリンの分泌が抑制される。ホルモンによる抑制の典型例は，視床下部-下垂体-副腎系でみられる。視床下部から出た副腎皮質刺激ホルモン放出ホルモン（corticotropin releasing hormone：CRH）は，下垂体からの副腎皮質刺激ホルモン（adrenocorticotropic hormone：ACTH）分泌を増加させ，その結果，副腎皮質からのヒドロコルチゾン分泌が亢進する。血中濃度の上昇したヒドロコルチゾンが視床下部や下垂体に作用してCRHやACTHの分泌を抑制する。

2）正のフィードバック

負のフィードバックとは逆に，ホルモンの分泌の結果が，さらにそのホルモンの分泌を促進する機構である。卵巣から分泌されるエストロゲンは，通常は負のフィードバックによって下垂体からの性腺刺激ホルモン〔黄体形成ホルモン（luteinizing hormone：LH），卵胞刺激ホルモン（follicle stimulating hormone：FSH）〕の分泌を抑制している。しかし，排卵の24時間前になるとエストロゲンはLHの分泌を抑制せず，むしろ亢進させるようになる。その結果，LHの血中濃度が急激に上昇する。これをLHサージと呼び，これによって排卵が起こる。

3）中枢神経による調節

感覚器を介して得られる外部環境に関する情報や，血圧，浸透圧，血糖値，体温などの内部環境の恒常性に関する情報は，ほとんどすべて脳に伝えられる。生体には固有のリズムがあるが，これも脳にその中枢がある。脳はこれらの情報に基づいて，内分泌系を制御している。

4）自律神経系による調節

自律神経系を介した調節の例としては，膵ホルモンと副腎髄質が挙げられる。膵臓の膵島は自律神経の支配を受けており，迷走神経の刺激によってインスリン分泌は亢進し，交感神経刺激によってインスリンの分泌は抑制される。副腎髄質は交感神経終末と同じ構造であり，交感神経の興奮に

よって血流中にエピネフリンを放出する。

5）神経内分泌による調節

下垂体からのホルモン分泌は、視床下部からの支配を受けている。下垂体前葉の各ホルモンは、視床下部の神経核群のニューロンで作られる分泌刺激ホルモンや分泌抑制ホルモン、あるいはその両者によって調節されている（図1）。この視床下部の神経ホルモンを発見したのは、アメリカのSchallyおよびGulleminらで、それぞれブタおよびヒツジの視床下部から甲状腺刺激ホルモン放出ホルモン（thyrotropin releasing hormone：TRH）を単離し、構造決定を行った。SchallyとGulleminはこのペプチドホルモンを含む視床下部神経ホルモンの発見により、1977年のノーベル医学生理学賞を受賞した。この発見が契機となり、中枢神経系による下垂体ホルモンの分泌調節機構が明らかとなった。視床下部と下垂体は、下垂体門脈系と呼ばれる血管によって結ばれている。視床下部のこれら神経核群のニューロンの軸策が、この下垂体門脈系に延びており、ここへ放出ホルモンあるいは抑制ホルモンを分泌する。門脈系に分泌されたこれらのホルモンは下垂体前葉へ至り、下垂体ホルモンの分泌を調節している（図2）。

バソプレシンやオキシトシンのように、視床下部にあるニューロンの軸策が下垂体後葉にまで延びてきて、その軸策の末端からホルモンが体循環に直接放出されるものもある。

手術に伴うさまざまな刺激は中枢神経へ伝達され、これら神経内分泌を介してストレス反応を引き起こす。

2 麻酔・手術侵襲ストレスと内分泌系の変化

A. ストレスが内分泌系に及ぼす影響

ストレスとは「生体の恒常性あるいは健康にとって脅威となる物理的、化学的あるいは心理的な因子」と定義される。多種多様な刺激がストレスとなりうるが、それに対する生体の反応は刺激の種類によらず、ほぼ一定である。

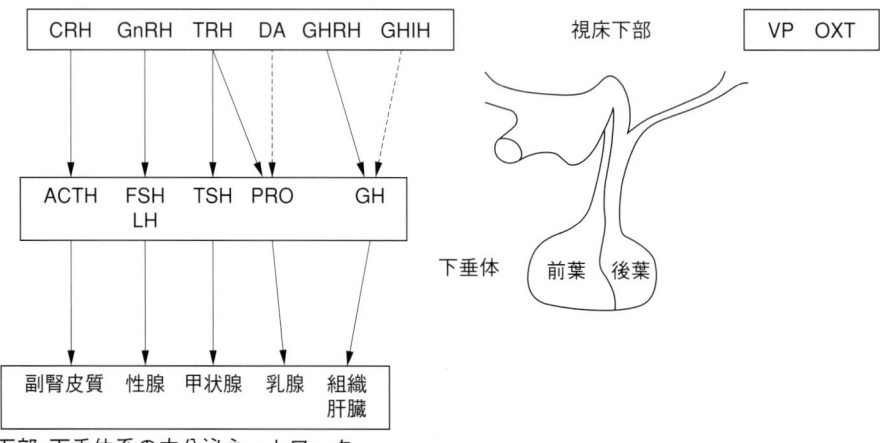

図1　視床下部-下垂体系の内分泌ネットワーク
　実線の矢印は促進、破線の矢印は抑制
　視床下部神経ホルモン
　CRH：副腎皮質刺激ホルモン放出ホルモン，GnRH：ゴナドトロピン放出ホルモン，TRH：甲状腺刺激ホルモン放出ホルモン，DA：ドパミン，GHRH：成長ホルモン放出ホルモン，GHIH：成長ホルモン抑制ホルモン
　下垂体前葉ホルモン
　ACTH：副腎皮質刺激ホルモン，FSH：卵胞刺激ホルモン，LH：黄体化ホルモン，TSH：甲状腺刺激ホルモン，PRO：プロラクチン，GH：成長ホルモン
　下垂体後葉ホルモン
　VP：バソプレシン（抗利尿ホルモン），OXT：オキシトシン

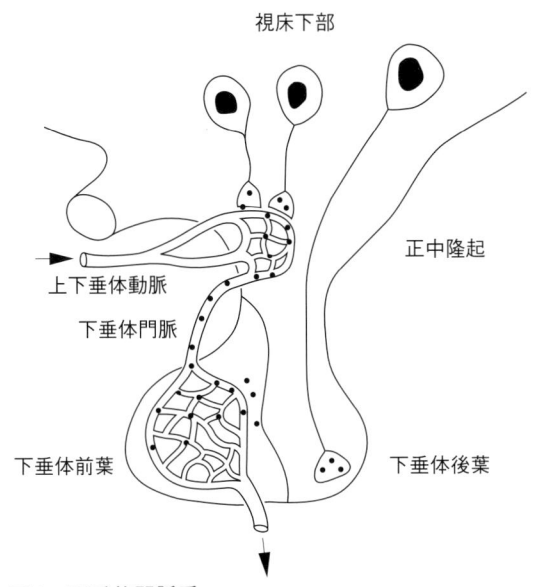

図2 下垂体門脈系

視床下部の下垂体ホルモン分泌調節ホルモンを含むニューロンの軸索が正中隆起の部分で下垂体門脈系に放出される。分泌調節ホルモンは門脈を通って下垂体前葉に至り、前葉の分泌細胞に作用する。

下垂体後葉ホルモンを含むニューロンも視床下部に存在するが、その軸索は直接下垂体後葉まできている。

すなわち、

① 視床下部-下垂体-副腎系が賦活され、副腎皮質ホルモンの分泌が亢進する
② 交感神経系が賦活され、副腎髄質からのエピネフリン分泌が亢進する
③ 下垂体後葉からのバソプレシンの分泌が増加する
④ インスリンの分泌が抑制される一方で、グルカゴンの分泌が増大する
⑤ 副腎皮質ホルモンによってカテコラミンに対する反応性が維持される

ことである。

その結果、

① 心拍出量が増大し、血流の分布が変化する
② 異化が亢進し、血糖が上昇する
③ 尿細管における水の再吸収が増加し、体液が保持される

ことになる。

これらがさまざまなストレスに対する、共通した生体の反応である。

B. 手術侵襲と内分泌反応

手術侵襲は極めて強いストレスであるため、手術によって内分泌ストレス反応が惹起される。手術侵襲に対する生体反応を対象とした臨床研究が多く行われているが、純粋に手術に対する反応、すなわち無麻酔下での内分泌反応を調べることは不可能であるため、すべてがなんらかの麻酔を行ったうえでのデータである点に注意を要する。麻酔薬による反応の修飾については後述する。

1）視床下部-下垂体-副腎系

手術侵襲によってACTHの血中濃度は数十倍に増加するが、この反応はほとんどが末梢から中枢神経系に、神経性に伝達された侵害刺激に対する反応として起こる[1]。その結果、副腎皮質からのコルチゾール分泌が増加する。

2）他の下垂体前葉ホルモン

手術侵襲によって成長ホルモン、プロラクチンも分泌が亢進する[2]。一方、甲状腺刺激ホルモン（TSH）や卵胞刺激ホルモン（FSH）、黄体形成ホルモン（LH）といった性ホルモンは影響を受けないか、あるいは分泌が抑制される[3,4]。

3）下垂体後葉ホルモン

バソプレシンは、遠位尿細管からの水の再吸収を調節しているホルモンで、通常は血液の浸透圧と血圧によって分泌調節がされているが、ACTH同様、痛み刺激に反応して著しく分泌が増加する[5]。手術中の血中バソプレシン濃度は、手術前の数十から数百倍に達する。痛み以外にも吐き気が、バソプレシンの強力な分泌刺激となることを知っておく必要がある。

オキシトシンの分泌も手術によって増加する[6]。

4）カテコラミン

血液中のカテコラミンは、主にノルエピネフリンとエピネフリンであるが、ノルエピネフリンは、

交感神経終末内に放出されたもののうち，再取り込みされなかったものが血液中に漏れ出してきたものである．一方，エピネフリンは副腎髄質からホルモンとして分泌されたものである．ともに交感神経の活動性を示す指標となるが，ストレス反応としての挙動は両者で異なる．インスリン低血糖ストレスに対する血液中のカテコラミン濃度の変化をヒトで調べた研究によると，ノルエピネフリンは数倍の上昇にとどまるのに対して，エピネフリンは数十倍にまで上昇することが報告[7]されている．手術侵襲に対するカテコラミンの反応も同様で，両者とも血中濃度は増大するが，エピネフリンの増加が著しい[8]．

5）膵ホルモン

膵臓から分泌されるホルモンは，主にインスリンとグルカゴンである．手術侵襲によって興奮した交感神経を介してインスリンの分泌は抑制され，グルカゴンの分泌は亢進する[9][10]．この2つは糖代謝に対して互いに反対方向に作用する．グルカゴンは異化ホルモンであり，解糖あるいは糖新生を促す．一方，インスリンは糖からグリコーゲンの合成を促進する．インスリンは糖代謝における唯一の同化ホルモンである．

6）甲状腺

甲状腺ホルモンも糖新生，グリコーゲン分解といった異化作用をもつが，手術侵襲によって，その血中濃度が大きく変化することはないようである．

C. 麻酔薬による内分泌反応の修飾

1）非侵襲時の内分泌系に対する麻酔薬の影響

エーテルはACTHの分泌を増大させ，ヒドロコルチゾン分泌を亢進させる．このエーテルによる下垂体-副腎系の活性化を「ether stress」と呼ぶことがあるが，エーテルの吸入がストレスであるというより，むしろエーテルの中枢神経刺激作用によるものと思われる．一方，現在使われているイソフルランやセボフルラン，亜酸化窒素などには，このような作用はないようである．ACTH分泌の日内変動や，LHサージに対する麻酔薬の影響は明らかとなっていない．

2）手術侵襲ストレス反応に対する効果

(a) 吸入麻酔薬

揮発性吸入麻酔薬は，意識を消失させたり侵害刺激に対する体動を抑制する作用は強いが，ストレス反応に対する効果は弱い[11]とされてきたが，明確な証拠はなかった．しかし，カテコラミンの分泌に関しては，イソフルランとセボフルランでは最小肺胞濃度（minimum alveolar concentration：MAC）の濃度付近で用量依存性の抑制効果がみられないことが分かり，これらの麻酔薬は交感神経系の反応を抑制する効果をもたないことが明らかとなった（図3）[8]．ACTHやバソプレシンなどの内分泌ストレス反応に関しては，まだ報告がないが，おそらくカテコラミンと同様に抑制効果はないものと思われる．亜酸化窒素には強い鎮痛作用があるため，ストレス反応を抑制する可能性があるが，確かな報告はない．

(b) 静脈麻酔薬

手術刺激に対する内分泌反応に対する効果をチオペンタールとエトミデートで比較した報告[12]では，ヒドロコルチゾンの反応をエトミデートは抑制するが，チオペンタールは抑制しない．この抑制は，同時に測定したACTHがエトミデートではより大きな反応を示したことから，視床下部あるいは下垂体のレベルではなく，副腎皮質のレベルでの抑制であることが分かった．

(c) 麻薬

麻薬は用量依存的に内分泌ストレス反応を抑制するが，モルヒネでは4 mg·kg^{-1}，フェンタニルでは50-100 μg·kg^{-1}で，反応はほぼ完全に抑制される[13][14]．この抑制は，視床下部のレベルで起こると考えられている[15]．

(d) 局所麻酔薬

脊髄くも膜下麻酔で行われた手術では，副腎皮質ホルモンの分泌が起こらないことは以前から知

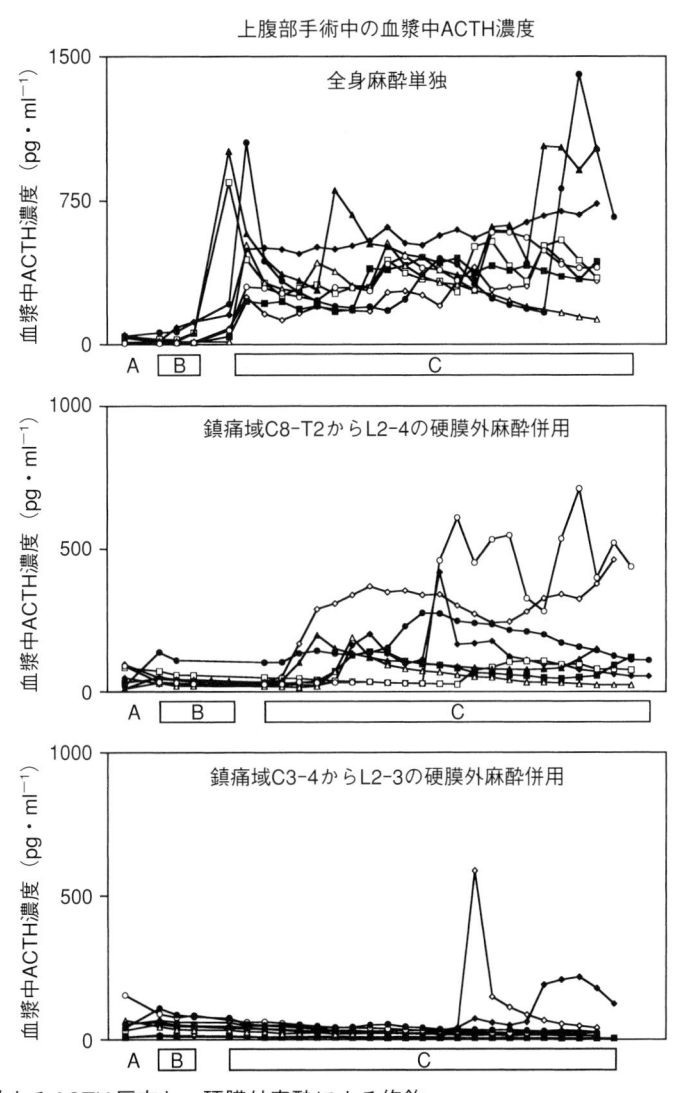

図3　上腹部手術に対するACTH反応と，硬膜外麻酔による修飾
　手術開始から1時間目までを2.5分おきに測定している。
　上段：全身麻酔単独の場合。手術開始直後から著明な上昇が見られる。
　中段：上部胸椎までの硬膜外麻酔を併用した場合。皮膚切開に対しては反応しないが，腹腔内操作の開始と同時にACTHの反応が見られる。
　下段：上部頸椎までの硬膜外麻酔を併用した場合。ACTHの反応は消失した。
　A：手術室入室時，B：皮膚切開から開腹までの期間，C：腹腔内操作中

られていた。下肢や下腹部の手術では，全身麻酔に硬膜外麻酔を併用することによってストレス反応を完全に抑制することが可能であることから，これらの手術ではストレス反応は末梢に加えられた痛み刺激が中枢神経に伝達されることによって起こるものと考えられた[16]。一方，上腹部手術では，硬膜外麻酔を併用しても反応は抑制できないとされてきた。しかし，上腹部手術であっても，硬膜外麻酔によって上部頸髄のレベルまでの鎮痛域を得ることによって，内分泌ストレス反応を抑制できることが明らかとなった。このことは，上腹部手術では横隔神経が上腹部臓器からの侵害刺

I 臨床総論

激の伝達に関与していることを意味している（図4）[1]。

D. 内分泌ストレス反応の意義

　麻酔の目的は，外科的侵襲に対する生体反応を抑制することである。侵襲に対する反応には，侵襲から逃れようとする体動や血圧の上昇といった交感神経反応，さらに内分泌反応などがあるが，手術中にわれわれ麻酔科医がモニターしているのは主に血圧や心拍数といった循環系のパラメータであり，血中のホルモン濃度など，他の生体反応の程度をリアルタイムにモニターする方法はない。そのためわれわれは，手術中の血圧や心拍数が安定していると，他の生体反応も同じように抑制された，あるいは制御された状態が得られているように思ってしまいがちであるが，実際には生体の内部環境は内分泌ストームとでも呼ぶべき状態になっている。

　ストレス反応についての考え方の一つとして「ストレス反応は本来生体に備わっている防御機構であり，それを抑制することは望ましくない」という考え方があるが，それは確かなことであろうか？　自然環境下でストレス反応が起こるのは，fight and flightといわれるように敵と遭遇して

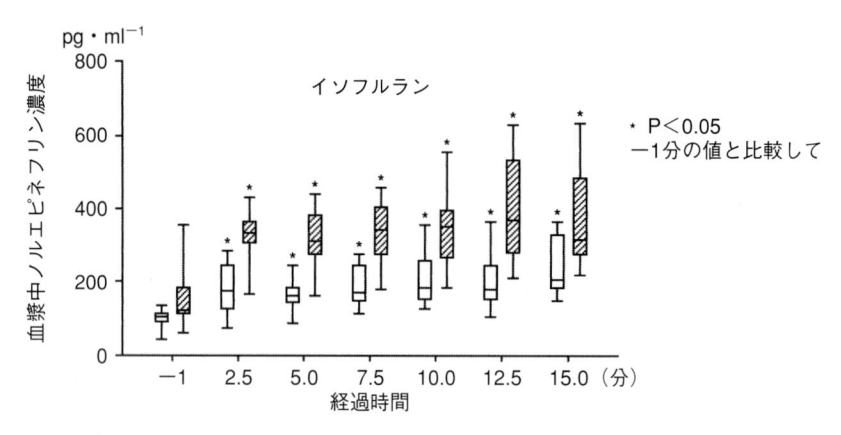

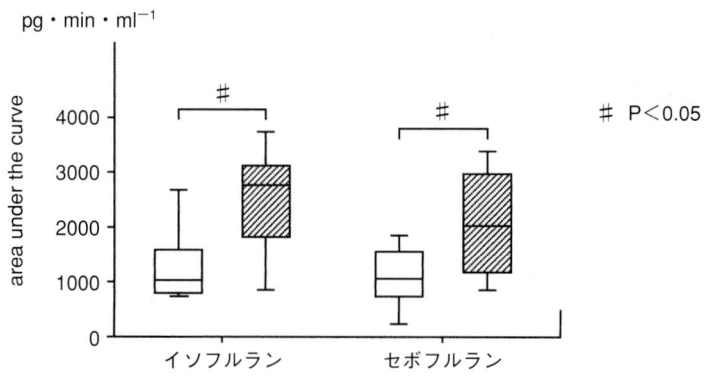

図4　手術刺激に対する血中ノルエピネフリンの反応
　上段はイソフルラン麻酔の場合で，手術開始から15分目までを2.5分おきに測定している。2.5分後から有意な上昇が見られる。下段は，刺激前の値を基準値として，そこを通る水平線と血中濃度の時間経過を結んだ線で囲まれた面積（Area under the curve）で反応の大きさを表したもの。イソフルランでもセボフルランでも高濃度投与したほうが反応がむしろ大きい。

戦ったり，逃げたりするとき，外傷，飢餓，脱水に陥ったとき，寒冷にさらされたときなどが挙げられる。それらに対して，心拍出量の増加，骨格筋への血流の増大，糖の動員，体液の保持といった反応は有利に働くことが予想される。しかし同時に，酸素消費量が増大し，心臓の仕事量も増大する。異化反応の亢進は体タンパクの崩壊を伴い，生体を疲労，疲弊させる。すなわちストレス反応は，体に負担あるいは犠牲を強いることによって，危機的状況を乗り切るための行動をとれるような内部環境を作る反応と解釈できる。そして，これらの脅威を無事に乗り切ったあとは，安静を保ち体力の回復を待つことになる。それでは手術の場合にもストレス反応が必要であろうか？ 手術とは管理された状態で意図的に与えられる侵襲であるが，患者は侵襲に対してfight and flightする必要はなく，本当に必要としているものは，痛みもなく，暖かく，十分な栄養補給が行える環境で安静に過ごし，手術によってもたらされた組織損傷の修復を待つことである[17]。そのように考えると，体力を消耗させるストレス反応はむしろ有害に働き，術後の死亡率を悪化させる可能性があるといえる[18]。

E. 副腎皮質ホルモンの補充療法

カナダの内分泌学者のHans Selyeは，生体にとってのさまざまな脅威，あるいは好ましからざる環境を「ストレス」と呼び，このストレスによって常に副腎皮質が刺激されると推論した。また，副腎を摘出された動物や下垂体機能不全，あるいは下垂体を摘出したヒトでは，通常では十分耐えうる程度の内部あるいは外部環境の変化が致命的になることが経験的に知られていた。これらのことから，副腎皮質ホルモンには「抗ストレス作用」があると考えられている。そのためprimaryな副腎不全あるいは抗炎症薬としての副腎皮質ホルモン投与のためにsecondaryな副腎不全状態にある患者が手術を受ける場合には，副腎皮質ホルモンを補充することが一般的に行われる。しかし，どの程度の量を補充するかについては，結論が得られていない。生理的な範囲の量を投与した場合と，大量投与（薬理学的用量）を行った場合で，術後経過に差はないようである[19]。副腎皮質ホルモンには，抗炎症作用やカテコラミンに対する組織の反応性を増加させる作用がある。また，多くの細胞がその機能を維持するのに，直接あるいは間接に副腎皮質ホルモンを必要とすることも明らかとなっている。しかし，ストレスに対する生理的反応として副腎皮質ホルモンの分泌が増大することの意味，つまり抗ストレス作用の本質はいまだに解明されていない。

3 麻酔とサイトカイン

生体に外傷や感染などの侵襲が加わると，発熱などの急性期反応と呼ばれる一連の反応が起こる。この反応を司るのがサイトカインである。

A. サイトカインとは

サイトカインとは，

① 分子量8万以下の比較的小さなタンパクまたは糖タンパクである

② 免疫応答や炎症反応に関与し，反応の大きさや持続時間を調節する

③ 生理活性が大変強く，$pmol \cdot l^{-1}$の濃度で作用を発揮する

④ 局所で産生され，自己分泌あるいはパラクリンとして作用する

⑤ 非常に多彩な作用を有するとともに，同一の作用を異なる多くのサイトカインが有する

⑥ サイトカイン分泌細胞間でサイトカインを介したネットワークを形成する

という特徴を有する生体情報伝達物質である。現在では20種類以上のサイトカインが同定されている（表）。

サイトカインは主に免疫関連細胞から分泌さ

表 種々のサイトカイン

●主な炎症性サイトカイン
TNF：炎症反応，悪液質，敗血症性ショックを引き起こす。
IL-1：発熱反応，リンパ球活性化，ACTH分泌。敗血症性ショックを引き起こす。
IL-6：リンパ球活性化，急性期タンパクの誘導。
IL-8：リンパ球活性化，虚血再灌流障害に関与。

●主な抗炎症性サイトカインおよびサイトカイン拮抗物質
soluble TNF receptor：TNFに結合して，TNFが細胞膜受容体と結合するのを阻害する。
IL-1受容体拮抗薬：IL-1の内因性拮抗物質。
IL-4：IL-10の産生を促進する。
IL-10：TNF，IL-1，IL-6，IL-8の産生を抑制する。
TGF-β：T細胞からのサイトカインの分泌を抑制する。

れ，精緻な免疫応答を調節しているが，同時に全身性の炎症反応にも関与する。

B. 急性期反応

組織が損傷されたり細菌などが侵入してくると，その部位にまずマクロファージと単球が集まってくる。これが急性期反応の始まりである。活性化されたマクロファージや単球から主としてインターロイキン（interleukin：IL）-1と腫瘍壊死因子（tumor necrosis factor：TNF）が放出される。IL-1とTNFは相互に産生を増幅し，局所での濃度が高まってくる。これらのサイトカインがリンパ球を刺激して，IL-6やIL-8などのサイトカインが大量に産生される。その結果，局所での炎症反応が成立すると同時に，IL-6やIL-8が血流に乗って全身の種々の臓器に達して作用を発揮し，全身性急性期反応が引き起こされる。

1）発熱

IL-1やIL-6が視床下部の体温調節中枢に作用し，体温のセットポイントが変化することによって発熱すると考えられている[20]。

2）血漿中タンパク質区分の変化

急性期タンパクには，C-reactive protein（CRP）やα_2マクログロブリン，フィブリノーゲンをはじめ30種類以上ある。CRPは細菌などの貪食を盛んにする非特異的なオプソニンとして作用する

が，これは主としてIL-6の刺激により肝臓で産生される[21]。急性期反応が起こると，アルブミンやトランスフェリンといったタンパクは合成が低下し，血中濃度は低下する。微量元素も変化する。セルロプラスミンの産生が増加し，血清銅濃度が上昇する一方で，キャリアタンパクの減少によって亜鉛や鉄濃度の低下が起こる。

3）末梢血中の顆粒球数の増加

IL-1は血管内皮，骨髄，線維芽細胞による顆粒球コロニー刺激因子（granulocyte-colony stimulating factor：G-CSF）や顆粒球マクロファージコロニー刺激因子（granulocyte macrophage-colony stimulating factor：GM-CSF）の産生を活性化させる。これらの刺激因子が骨髄に作用して顆粒球の骨髄からの放出と産生の増加をもたらす[22,23]。

4）内分泌系に対する作用

IL-1，IL-6がACTH分泌を刺激し，ヒドロコルチゾンの産生を増大させ，負のフィードバックによってサイトカインの産生を抑制する[24,25]。

C. 麻酔，手術とサイトカイン

手術とは，生体に計画的に加えられる組織損傷である。したがって，サイトカインが産生され急性期反応が起こる。さまざまな手術で血液中のサイトカイン濃度を測定する試みが行われてきた。

その結果，TNF-αやIL-1βは検出されないか，されても一過性の上昇であることが明らかとなった。一方，開腹・開胸術などのいわゆるmajor surgeryではIL-6, 8, 10が常に検出されることが明らかとなってきた。特にIL-6に関する知見が多く得られている。

手術によるIL-6反応の特徴をまとめると，次のようになる。

① 体表の小手術では，IL-6の上昇はわずかである。胆嚢摘出術，股関節置換術，血管手術，そして結腸直腸の手術の順に血液中のIL-6濃度の上昇は大きくなる[26]。

② 胆嚢摘出術や結腸切除術は，開腹で行うより腹腔鏡で行うほうがIL-6の反応は小さい[27][28]。

③ 人工心肺はIL-6産生の強い刺激となる[29]。

④ 術後に感染症などの合併症を起こすと，IL-6の血中濃度は急上昇する。

われわれは経験的に胆嚢摘出術より胃切除術を受けた患者のほうが，術後の消耗がより大きく，回復にも時間がかかること，さらに食道亜全摘術ではその程度がさら大きいことを知っている。このことを「胆嚢摘出術よりは胃切除が，さらには食道亜全摘術のほうが侵襲が大きい」と表現している。このいわゆる手術侵襲の大きさというものがIL-6の反応の大きさと平行することが明らかとなってきた。

さらに，このIL-6の反応と内分泌反応との違いを見ると，大変興味深いことに気づく。

① 同じ術式を全身麻酔のみで行った場合と，硬膜外麻酔を併用し，痛み刺激を遮断した場合とを比較すると，内分泌ストレス反応は硬膜外の併用で抑制されるが，IL-6の反応は両者で差がない[30]。

② 同じ全身麻酔で，胆嚢摘出術や結腸切除術を開腹で行った場合と腹腔鏡で行った場合を比較すると，内分泌反応は両者で差はないが，IL-6の反応は腹腔鏡のほうが小さい[27][28]。

これらの事実から，内分泌反応とサイトカイン反応の違いが明らかとなってくる。内分泌反応は，末梢に加えられた痛み刺激が中枢に伝えられて起こる。痛み刺激は組織損傷によって起こるが，それに対する内分泌反応は，損傷がある一定以上であれば，その広さとは相関しない。一方で，サイトカインの反応は組織損傷の大きさに相関し，痛み刺激はその発生に重要でない。内分泌反応は手術侵襲の痛みの強さを反映し，麻酔によるその抑制の効果を見るのに優れた指標であるが，われわれが漠然と評価していた侵襲の大きさとは必ずしも相関しない。ところがIL-6に代表されるサイトカインの出現によって，それまで定量化する方法がなかった「侵襲の大きさ」を評価できるようになったことは大きな進歩である。

麻酔に用いる薬の中でIL-6の反応に大きく影響するものは麻薬である[31]。麻薬はおそらく鎮痛作用を介してではなく，リンパ球表面のオピオイド受容体を介して，サイトカインの産生を直接抑制するものと思われる。

D. サイトカインバランス

TNF-αやIL-1β，IL-6，IL-8など炎症反応の原因となるサイトカインを炎症性サイトカインと呼ぶ。一方で，これら炎症性サイトカインの作用に拮抗するサイトカイン＝抗炎症性サイトカインが存在する。抗炎症性サイトカインとしては，IL-10，IL-1ra, soluble TNF receptorなどがある。エンドトキシン刺激や手術侵襲に対して抗炎症性サイトカインの血中濃度は，炎症性サイトカインより数オーダー高濃度にまで達する。炎症性サイトカインは，局所では免疫応答や組織修復に必要であるが，これらが全身性に過度に作用すると，急性呼吸促迫症候群（acute respiratory distress syndrome：ARDS）などの臓器障害を起こす[32]。抗炎症性サイトカインは，局所で作用する炎症性サイトカインが流血中に漏れ出て，全身性に作用するのを抑制していると考えられている。抗炎症性サイトカインを投与して敗血症の治療を行う試

みが一時行われたが，明らかな効果を得ることができなかった．炎症反応は，種々サイトカインが次々と活性化されてゆくカスケード反応で，異なるサイトカインが同一の作用を有しているため，あるひとつのサイトカインの作用を拮抗しても炎症反応を止めることはできないのであろう．炎症性サイトカインと抗炎症性サイトカインのバランスがとれていることが重要であり，種々の病態はこの2つのサイトカインのバランスの崩れとして理解するようになってきている．

4 最後に

外科手術という治療法は発想としては大変古くからあったと思われるが，手術によって起こる耐えがたい痛みと，それから逃れるための体動のために，永年現実的な医療行為とはなりえなかった．19世紀半ばに麻酔が発見されて初めて外科手術は医療となったわけであるが，このことから分かるように，当初麻酔に求められたものは，患者が痛みを感じないこと，手術中に動かないことであった．したがって，麻酔薬の効力もこの侵害刺激から逃れようとする四肢の逃避反応の抑制効果によって測定されるようになった．これがMACである．麻酔深度の評価，異なる麻酔薬間の力価の比較など，すべてMACに基づいて行われており，麻酔科学領域での重要な物差しとなっている．しかし，この章で紹介したように，手術によって起こる生体反応は四肢の逃避反応だけではない．むしろ内分泌反応やサイトカイン反応のほうが患者の術後状態に大きくかかわるという点で，より重要であろう．さらに重要なことは，現在用いられている全身麻酔薬にはこの内分泌反応やサイトカイン反応を抑制する効果が期待できないということである．つまり手術刺激が加わっても体動がなく，さらには血圧，心拍数も安定した状態になっていても，すなわち従来の物差しで測れば十分な麻酔がかかっている状態であっても，ストレス反応という観点から見れば必ずしも理想的な麻酔状態が得られているとはいえない．麻酔に求められるものが，手術ができるようにすることから，術中・術後の質を向上させることへと移りつつある現在の麻酔科学では，ストレス反応という観点から今までの麻酔を評価し直し，MACに代わる新しい物差しをもつべき時期に来ていると思われる．

参考文献

1) Segawa H, Mori K, Kasai K, et al. The role of the phrenic nerves in stress response in upper abdominal surgery. Anesth Analg 1996 ; 82 : 1215-24.
2) Noel GL, Suh HK, Stone JG, et al. Human prolactin and growth hormone release during surgery and other conditions of stress. J Clin Endocrinol Metab 1972 ; 35 : 840-51.
3) Chan V, Wang C, Yeung RTT. Pituitary-thyroid response to surgical stress. Acta Endocrinol 1978 ; 88 : 490-8.
4) Crane-Chartens AC, Odell WB, Thompson JC. Anterior pituitary function during surgical stress and convalescence: Radioimmunoassay measurement of blood, TSH, LH, FSH, and growth hormone. J Clin Endocrinol 1969 ; 29 : 63-71.
5) Cochrane JP, Forsling ML, Gow NM, et al. Arginine vasopressin release following surgical operations. Br J Surg 1981 ; 68 : 204-13.
6) Nussey SS, Page SR, Ang VT, et al. The response of plasma oxytocin to surgical stress. Clin Endocrinol 1988 ; 28 : 277-82.
7) Garber AJ, Cryer PE, Santiago JV, et al. The role of adrenergic mechanisms in the substrate and hormonal response to insulin-induced hypoglycemia in man. J Clin Invest 1976 ; 58 : 7-15.
8) Segawa H, Mori K, Murakawa M, et al. Isoflurane and sevoflurane augment norepinephrine responses to surgical noxious stimulation in human. Anesthesiology 1998 ; 89 : 1407-13.
9) Russell RCG, Walker CJ, Bloom SR. Hyper-glucagonemia in the surgical patients. Br Med J 1975 ; 1 : 10-2.
10) Holter JB, Pflug AE. Effects of anesthesia and surgical stress on insulin secretion in man. Metabolism 1980 ; 29 : 1124-7.
11) Prys-Roberts C. Anaesthesia: a practical or impracti-

cal construct? Br J Anaesth 1987 ; 59 : 1341-5.
12) Fragen RJ, Shanks CA, Molteni A, et al. Effects of etomidate on hormonal responses to surgical stress. Anesthesiology 1984 ; 61 : 652-6.
13) George JM, Reiser CE, Lanece RR, et al. Morphine anaesthesia blocks cortisol and growth hormone response to surgical stress in humans. J Clin Endocrinol Metab 1974 ; 38 : 736-41.
14) Stanley TH, Berman L, Green O, et al. Plasma catecholamine and cortisol responses to fentanyl-oxygen anesthesia for coronary-artery operations. Anesthesiology 1980 ; 53 : 250-3.
15) Hall GM, Lacoumenta S, Hart GR, et al. Site of action of fentanyl in inhibiting the pituitary-adrenal response to surgery in man. Br J Anaesth 1990 ; 65 : 251-3.
16) Engquist A, Brandt MR, Fernandes A, et al. The blocking effects of epidural analgesia on the adrenocortisol and hyperglycemia responses to surgery. Acta Anaesthesiol Scand 1977 ; 21 : 330-5.
17) Mori K, Segawa H. Lecture. In : Mori K, et al editors. Why TIVA now new balanced anesthesia. Netherlands : Elsevier Science B. V. : 1998. p.3-9.
18) Kehlet H, Holte K. Effect of postoperative analgesia on surgical outcome. Br J Anaesth 2001 ; 87 : 62-72.
19) Lloyd EL. A rational regimen for perioperative steroid supplements and a clinical assessment of therequirement. Ann R Coll Surg Engl 1981 ; 63 : 54-7.
20) Jones PG, Kauffman CA, Bergman AG, et al. Fever in the elderly: Production of leukocytic pyrogen by monocytes from elderly persons. Gerontology 1987 ; 30 : 182-7.
21) Wong GG, Clark EJ. Multiple actions of interleukine 6 within a cytokine network. Immunol today 1988 ; 9 : 137-9.
22) Kaushansky K, Lin N, Adamson JW. Interleukine 1 stimulates fibroblasts to synthesize granulocyte macrophage and glanulocyte colony-stimulating factors. J Clin Invest 1988 ; 81 : 92-7.
23) Clark SC, Kame R. The human hematopoietic colony-stimulating factors. Science 1987 ; 236 : 1229-36.
24) Woloski BM, Smith EM, Meyer WJ, et al. Corticotropine releasing activity of monokines. Science 1985 ; 230 : 1035-7.
25) Lumpin MD. The regulation of ACTH secretion by IL-1. Science 1987 ; 238 : 452-5.
26) Cruickshank AM, Frazer WD, Burns HJG, et al. Response of serum interleukine-6 in patients undergoing elective surgery of varying severity. Clin Sci 1990 ; 79 : 161-5.
27) Joris J, Cigarini I, Legrand M, et al. Metabolic and respiratory changes after cholecystectomy performed via laparotomy or laparoscopy. Br J Anaesth 1992 ; 69 : 341-5.
28) Ozawa A, Konishi F, Nagai H, et al. Cytokine and hormonal responses in laparoscopic-assisted colectomy and conventional open colectomy. Surg Today 2000 ; 30 : 107-11.
29) Tønnesen E, Brix Christensen V, Toft P. The role of cytokines in cardiac surgery. Int J Cardio 1996 ; 53s : 1-10.
30) Moore CM, Desborough JP, Powell H, et al. Effects of extradural anaesthesia on interleukin-6 and acute phase response to surgery. Br J Anaesth 1994 ; 72 : 272-9.
31) Crozier TA, Møller JE, Quittkat D, et al. Effect of anaesthesia on the cytokine responses to abdominal surgery. Br J Anaesth 1994 ; 72 : 280-5.
32) Suter PM, Suter S, Girardin E, et al. High bronchoalveolar lavage levels of tumor necrosis factor and its inhibitors, interleukin-1, interferon, and elastase in patients with adult respiratory distress syndrome after trauma, shock or sepsis. Am Rev Respir Dis 1992 ; 145 : 1016-22.

（瀬川　　一）

Chapter 12

局所麻酔法

STANDARD

12-A 局所麻酔法の定義と分類

局所麻酔（local anesthesia）とは，痛覚伝導路を局所麻酔薬により可逆的に遮断して，無痛を得る方法である．局所麻酔薬を投与する部位により，

1. 表面麻酔（topical anesthesia）
2. 浸潤麻酔（infiltration anesthesia）
3. 静脈内区域麻酔（intravenous regional anesthesia）
4. 伝達麻酔（conduction anesthesia）

に分類される．

1 表面麻酔（topical anesthesia）

粘膜や皮膚の表面に局所麻酔薬の塗布，噴霧，うがい，点眼などの方法で無痛を得る方法である．

1860年，NiemannとLossenは，コカインの抽出に成功したが，局所麻酔薬として医学領域に紹介されることはなかった．1884年，Carl Kollerが眼科の表面麻酔にコカインを導入したのが，局所麻酔法の始まりである．コカインには血管収縮作用があり，エピネフリン添加は不要で麻酔効果も大きいが，麻薬でありコカイン中毒のため，現在使用されることは少ない．1904年，Einhornはプロカインを臨床使用した．1943年，Löfgrenと Lundqvistがリドカインを合成し，1948年，Gordhが臨床に使用した[1]．表面麻酔に用いられる局所麻酔薬（表1）は，高濃度であり，粘膜面からの吸収が速やかなため，局所麻酔薬中毒に注意する必要がある．

イオン泳動は，体表面の2点間に流した微弱電流で，陽極に添加した局所麻酔薬を，皮下に無痛かつ効果的に浸透させることができる．

2 浸潤麻酔（infiltration anesthesia）

局所麻酔薬を直接皮膚切開部，手術野周辺の皮膚，皮下組織，筋，骨膜，腹膜下などに浸潤するように注射する局所麻酔法である．局所麻酔薬としては，0.5-1％リドカイン，0.5-1％メピバカイン，0.5％プロカイン，0.25％ブピバカインなどの低濃度のもので十分である（表2）．希望する作用持続時間により局所麻酔薬を選択する．短時間持続性のプロカインは15-30分，中等時間持続性のリドカインは30-60分，メピバカインは45-90分である．長時間持続性のブピバカインは120-240分であるが，本邦では浸潤麻酔の適用はない．局所麻酔薬の吸収遅延化，作用時間延長，出血軽減の目的で添加するエピネフリンの，もっとも有効な濃度は20万倍であり，それ以上の濃

表1　表面麻酔に用いられる局所麻酔薬

一般名	商品名	種類	用法・用量
塩酸リドカイン	キシロカイン®	液：4％ 20 ml, 100 ml	1回80-200 mg
		眼科用液：4％ 20 ml, 100 ml	1回1-5滴
		ポンプスプレー：8％ 80 g, ノズルを1回押すごとに0.1 ml（8 mg）噴霧	1回8-40 mg
		ゼリー：2％ 30 ml	尿道麻酔：200-300 mg（男子），60-100 mg（女子） 気管内：適当量
		ビスカス：2％ 100 ml	1回100-300 mg
	ペンレス®	テープ剤：1枚中18 mg含有	静脈留置針穿刺予定部位に約30分間貼付する。
塩酸ジブカイン	ペルカミン®	末	（1-2％）噴霧または塗布
塩酸オキシブプロカイン	ベノキシール®	液：0.4％ 5 ml, 1％ 20 ml, 100 ml	基準最高用量1回100 mg
		ゼリー：0.2％ 20 ml, 100 ml	
		点眼液：0.4％ 20 ml, 100 ml	1回1-4滴
塩酸コカイン	塩酸コカイン®	末	粘膜：5-10％溶液 点眼：0.5-4％ 外用：1-5％軟膏として使用
塩酸テトラカイン	テトカイン®	注：20 mg	（0.25-2％）1回5-80 mg

度は必要としない[2]）。

　十分な浸潤麻酔に必要な投与量は，麻酔が必要な術野の面積と手術時間に依存する。広範囲の浸潤麻酔が必要なときは，基準最高用量を超えないように希釈して投与する。

3　静脈内区域麻酔（intravenous regional anesthesia）

　四肢を駆血帯（ターニケット）で圧迫し，血流を遮断した状態で静脈内へ局所麻酔薬を注入することによって，ターニケット装着部より末梢の局所麻酔を得る方法である。

　1908年にドイツのAugust Bierによって初めて報告され，Bier blockとも呼ばれている。腕神経叢ブロックの登場で普及しなかったが，1963年にHolmesが麻酔効果のより確実なリドカインを使用した手技を発表してから，静脈内区域麻酔が広く普及した[3]）。

　作用機序は，静脈内に投与された局所麻酔薬が静脈壁を通って一部は隣接する動脈内へ，一部は直接神経に達して局所麻酔薬効果を発揮すると考えられている。

　利点は，手技が簡単，作用発現と回復が早い，

表2 浸潤麻酔に用いられる局所麻酔薬

一般名	商品名	種類	用法・用量
塩酸リドカイン	キシロカイン®	注：0.5％，1％，2％（5 ml，10 ml，20 ml，100 ml）	1回10-200 mg 基準最高用量：1回200 mg
	キシロカイン®エピネフリン含有	注：0.5％，1％ エピネフリン1:100,000含有，2％ エピネフリン1:80,000含有（20 ml，100 ml）	1回10-500 mg 基準最高用量：1回500 mg
塩酸メピバカイン	カルボカイン®	注：0.5％，1％，2％（2 ml，5 ml，10 ml，20 ml，100 ml）	1回10-400 mg 基準最高用量：1回500 mg
塩酸ジブカイン	ペルカミン®	末	（0.05-0.1％）1回1-40 mg 基準最高用量：1回40 mg
塩酸プロピトカイン	シタネスト®	注（カートリッジ）：3％ 1.8 ml（エピネフリン含有）	1回0.3-1.8 ml
塩酸プロカイン	塩酸プロカイン®	末 注：0.5％	1回1000 mgまで 基準最高用量：1回1000 mg
	オムニカイン®	注：0.5％ 1 ml，1％ 10 ml，2％ 1 ml，2 ml	
塩酸テトラカイン	テトカイン®	注：20 mg	（0.1％）20-30 mg 基準最高用量：1回100 mg

筋弛緩が得られる，麻酔範囲が調整できることである。

薬物は静注用リドカインを用いる。エピネフリンは添加しない。ブピバカインは，血管内投与された場合，重篤な心血管虚脱が報告[4]されており，避けるべきである。

手技：上肢のできるかぎり末梢側に静脈カニューレを挿入し，ダブルターニケットを装着する。エスマルヒ駆血帯で上肢を脱血し，収縮期圧より150mmHg高い圧でターニケットを加圧して駆血する。0.5％リドカイン40ml（3mg・kg^{-1}）を緩徐に注入すると約5分で無痛が得られる。ターニケット痛を訴えたときは，末梢側のターニケットを加圧して中枢側を脱気する。25分経過すると安全にターニケットの解除が可能である。ターニケットが途中で緩んだ場合や，20分以内に解除したときは，局所麻酔薬中毒の危険性がある。ターニケットを解除する際，10秒間脱気，1分間再加圧を3回繰り返すと血中濃度の上昇が遅れるので，局所麻酔薬中毒の危険性が減少する[5]。

4 伝達麻酔（conduction anesthesia）

伝達麻酔とは，麻酔を必要とする部位の痛みを支配する脊髄神経の中枢側の適当な部位に局所麻酔薬を注射し，痛みの遠心インパルスを遮断する麻酔法である。Kollerが初めて表面麻酔を行った同じころ，1884-1885年にHalstedとHallがコカインを用いて神経ブロックを行ったのが伝達麻酔の始まりである[1]。

伝達麻酔は，次のように分類される。

◎中枢神経ブロック（central neural blockade）：
　脊髄くも膜下麻酔，硬膜外麻酔
◎末梢神経ブロック（peripheral nerve blockade）

- 多神経ブロック（major nerve block）
  2つ以上の神経または神経叢をブロック（例：腕神経叢ブロック）
- 単神経ブロック（minor nerve block）
  単一の神経をブロック（例：尺骨神経ブロック，橈骨神経ブロック）

以下，上肢，下肢および胸郭の末梢神経ブロックについて概説する。

A. 上肢の神経ブロック：腕神経叢ブロック（brachial plexus block）

1911年Kulenkampffが鎖骨上法を，同年にHirschelが腋窩法を発表した。1970年にWinnieが斜角筋間法を発表して腕神経叢ブロックが盛んに行われるようになった。

解剖（図1）：腕神経叢は，第5-8頸神経（C5-8），第1胸神経（T1）の第1次前枝から構成される。ときに，第4頸神経および第2胸神経より分枝を受ける。これらの神経根は椎間孔を出たあとは外側前方下方に向かい，前斜角筋（頸椎の前結節-第1肋骨の斜角筋結節）と中斜角筋（頸椎の後結節-鎖骨下動脈後方の第1肋骨）の間を通り第1肋骨の上縁に至る。この間に，神経根は3つの神経幹（上神経幹：C5とC6，中神経幹：C7，下神経幹：C8とT1）を形成し，第1肋骨上で鎖骨下動脈の頭側後方に位置する。第1肋骨の外側縁で各神経幹は前枝と後枝に分かれ，鎖骨中央の後方から腋窩に入る。腋窩内で6つに分枝した幹枝は，腋窩動脈との位置関係により外側神経束，後神経束，内側神経束を形成する。小胸筋の外側縁でこれら3つの神経束は終末枝となる。すなわち，外側神経束は正中神経の外側頭と筋皮神経に，内側神経束は正中神経の内側頭，尺骨神経，内側前腕皮神経，内側上腕皮神経に，後神経束は橈骨神経になる。

正中神経（median nerve）は，母指，示指，中指，および環指の橈骨側部分の手掌側の皮膚，同部位の指先皮膚の知覚と，母指，示指の屈曲を支配する。正中神経麻痺により，母指と示指のつまみ動作ができなくなる（猿手）。

橈骨神経（radial nerve）は，手背の橈骨側の皮膚，母指，示指，中指，および環指の橈骨側部分の手背側近位の皮膚の知覚と，すべての伸筋の運動を支配する。橈骨神経麻痺により，手がだらりと垂れ，母指の外転が不能となる（下垂手）。

尺骨神経（ulnar nerve）は，小指および環指の尺側半分，および同じ部分の手掌側，手背側の皮膚の知覚と，小指の外転を支配する。尺骨神経麻

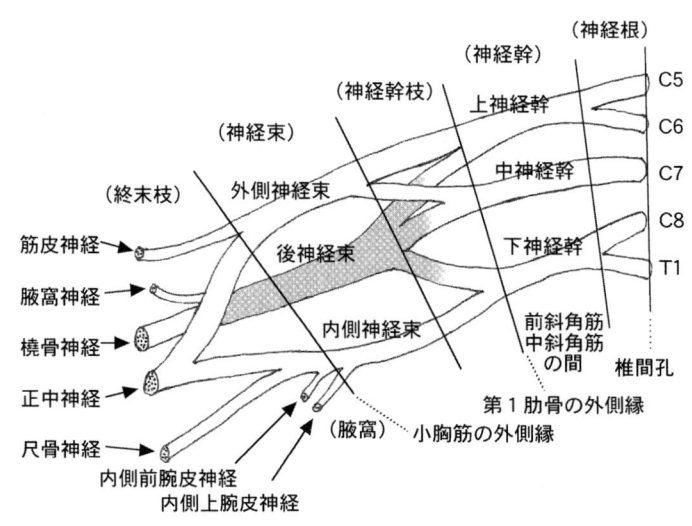

図1　腕神経叢の解剖

痺により，中手指節関節が過伸展位，指節間関節は屈曲位をとる（鉤手）。

筋皮神経（musculocutaneous nerve）は，前腕橈骨側から橈骨手根関節までの皮膚の知覚と，肘関節の屈曲を支配する。筋皮神経麻痺により前腕の屈曲が不能，回外不能または減弱する。

腕神経叢ブロックでは，神経と血管を包む神経血管鞘内に局所麻酔薬を注入する必要がある。神経に針先が触れて起こる放散痛を得る古典的方法と，神経刺激装置による筋収縮を目標にする方法がある。

穿刺部位により，1）斜角筋間法，2）鎖骨上法，3）鎖骨下法，4）腋窩法がある。斜角筋間法は肩や上腕の麻酔に適する。鎖骨上法は，上肢全体が均等に麻酔される。鎖骨下法と腋窩法は，手，前腕，肘の麻酔に適する。

1）斜角筋間法（interscalene block）

斜角筋間法は，患者の上肢の位置に関係なく簡便に行うことができる。下神経幹（C8，T1）のブロックが不完全なことがあり，尺骨神経ブロックの追加が必要となる。

手技：胸鎖乳突筋の後縁の外側後方にまず前斜角筋を触れ，次いで斜角筋間溝を探す。第6頚椎横突起の高さに一致する輪状軟骨から外側に引いた線と斜角筋間溝が交わる点から，針を45度尾側やや後方に刺入する。放散痛が得られれば局所麻酔薬10-40 mlを注入する。確実なブロックを行うには神経刺激装置を用いる。

気胸の危険性は少ない。前斜角筋を越えて前方に局所麻酔薬が広がるために，ほぼ全症例に同側の横隔神経ブロックによる横隔膜の麻痺が生じる。針を横突起に向けて水平もしくは頭側に刺入すると，針先はたやすく椎間孔に入り，硬膜外腔やくも膜下腔へ局所麻酔薬が注入される。血管内注入による局所麻酔薬中毒に注意する。

2）鎖骨上法（supraclavicular block）

Kulenkampffが原法を発表し，クーレンカンプ法とも呼ばれる。鎖骨上アプローチで腕神経叢に到達する鍵となるのが第1肋骨であるが，残念ながら皮膚の上からは触れにくい。第1肋骨は上下が平らな表面をしており，彎曲している部分に前斜角筋の腱が付着する斜角筋結節があり，この結節の前方に鎖骨下静脈溝が，後方には鎖骨下動脈溝が，さらにすぐ後ろには中斜角筋の付着部がある。鎖骨下動脈溝の上を，鎖骨下動脈とこの動脈に接して頭側後方に上・中・下神経幹が密に収束している（図2）。ここに少量の局所麻酔薬を注入することで，迅速かつ確実な麻酔が得られる。

手技：仰臥位で，顔を反対側に向け，上肢を躯幹に沿って下方に伸ばす。鎖骨の中央から1.5-2 cm後方の斜角筋間溝で，鎖骨下動脈の拍動に触れる点を刺入点とする。この拍動は，鎖骨下動脈が斜角筋群の間から現れて，腕神経叢が第1肋骨と交差するところで触れるものであり，鎖骨上法における有効な指標である。針を尾側に，やや内側後方に向けて刺入すると，3-4 cmの深さで放散痛が得られる。放散痛がなく第1肋骨に当たれば，第1肋骨上で針を前後にずらして放散痛が得られる点を探す。放散痛が得られれば，局所麻酔薬20-30 mlを注入する。

合併症として気胸が0.5-6％，横隔神経ブロックが40-60％にみられる。Brownら[6]は，胸鎖乳突筋の鎖骨に付着する外側縁を刺入点とし，"plumb-bob technique（測鉛おもりの手技）"を用いることで気胸を生じないと報告している。X線透視下に行う方法や，超音波を利用したエコーガイド下に胸膜の位置を確認する方法は，安全で確実である。

3）鎖骨下法（infraclavicular block）

Rajらにより紹介されたアプローチである。Borgeatら[7]は，Raj法の変法を報告している。鎖骨中央下縁より1 cm下方を刺入点とし，神経刺激装置を用いて，針を皮膚に45-60度の角度で外側に，大胸筋外側縁で腋窩動脈を最中枢側に触知する所に向けて進める。気胸の発症はなく，手首や指の筋収縮が得られたときのブロック成功率は

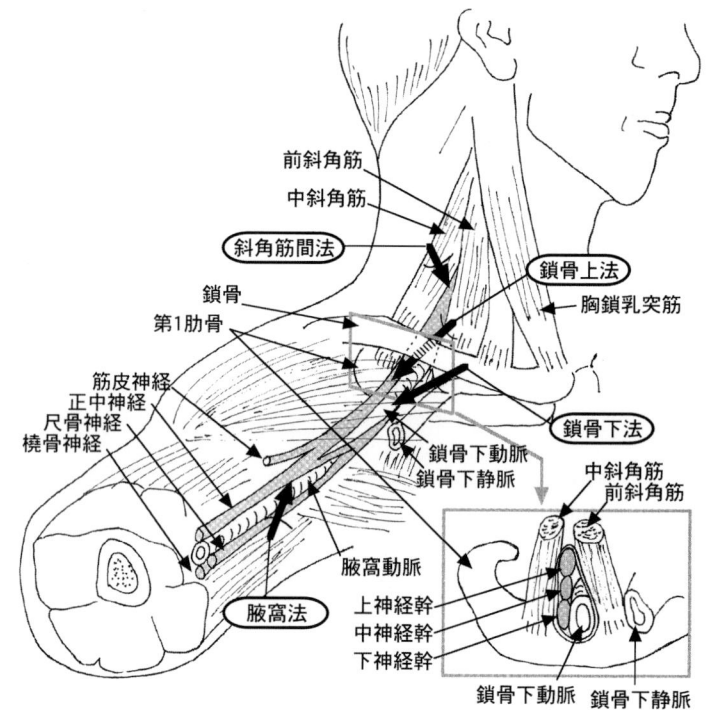

図2　腕神経叢の走行と腕神経叢ブロック

97％である。

4）腋窩法（axillary block）

腋窩法は，アプローチが容易で，手や前腕の麻酔が確実に得られ，硬膜外腔やくも膜下腔への局所麻酔薬の誤注入や，気胸などの重篤な合併症がないためよく用いられる。筋皮神経が効きにくい。ブロック施行時に上肢を外転しなくてはならない。

神経血管鞘のコンパートメント内で，腋窩動脈の上方に正中神経，下方に尺骨神経，背側に橈骨神経が走っている。腋窩レベルでは，筋皮神経はすでに鞘から出ており，烏口腕筋の中を走っている。

手技：仰臥位で，肘を90度曲げて上肢を外転させる。腋窩動脈の拍動の真上で，腋窩のもっとも中枢側に針を刺入する。神経血管鞘を穿刺したとき，クリックを感じる。吸引して針先が血管内にないのを確認して鞘内に局所麻酔薬を注入する。放散痛法では，放散痛を得られた所で局所麻酔薬を各神経に10 ml注入する。橈骨神経は動脈を少し移動させて放散痛を得る。動脈貫通法は，腋窩動脈を貫通して動脈の後と前に局所麻酔薬を半量ずつ注入する。神経刺激装置を用いると，確実な麻酔が得られる。

B. 下肢の神経ブロック

通常，下肢の手術は，脊髄くも膜下麻酔や硬膜外麻酔により安全に確実に行われるので，下肢の神経ブロックの頻度は上肢に比べて少ない。腰部仙骨神経叢は，腕神経叢のように皮膚の近くで密集していないので，手技的に困難である。しかし，腰部仙骨神経叢の解剖をよく理解することにより，幅広い麻酔管理ができる。完全な交感神経ブロックを来さない利点がある。

解剖（図3）：腰部神経叢は，第1-4腰神経（L1-4）の第1次前枝由来である。しばしば第12胸神経（T12）からの枝を含む。腰部神経叢は，大腰筋と腰方形筋の間，すなわち大腰筋筋溝

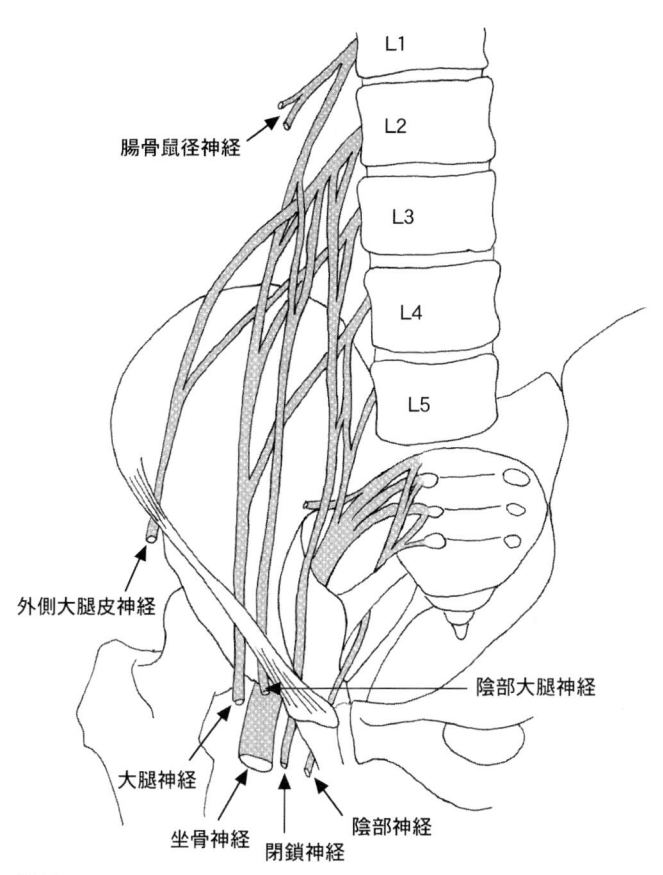

図3 腰部仙骨神経叢の解剖

(psoas compartment) 内にある。L2，L3，L4の前枝は閉鎖神経を，L2，L3，L4の後枝は大腿神経を形成する。外側大腿皮神経は，L2，L3の後枝から形成される。仙骨神経叢は，第4腰神経（L4）の一部，第5腰神経（L5），第1-3仙骨神経（S1-3），第4仙骨神経（S4）の一部の第1次前枝から構成されている。坐骨神経は，L4，L5，S1，S2，S3から形成される。

1）大腰筋筋溝ブロック（psoas compartment block）

大腰筋筋溝ブロックにより，殿部と大腿前面外側が麻酔される。下肢すべての知覚をブロックするには，坐骨神経ブロックを併用する。

後方到達法：患側を上にした側臥位で，L4棘突起の外側5 cm，尾側3 cmから皮膚に垂直に刺入しL5横突起の上縁をすべらせて抵抗消失法を用いて進めていくと，腰方形筋を貫通したところで抵抗が消失し大腰筋筋溝に到達する。局所麻酔薬30 mlを注入する。

血管周囲到達法（3-in-1ブロック[8]）：仰臥位で鼠径靱帯上に大腿動脈の拍動を触れる。大腿動脈の外側を放散痛が得られるまで針を進める。大腿鞘の遠位を圧迫して局所麻酔薬20-40 mlを注入する。1箇所で大腿神経，外側大腿皮神経，閉鎖神経の3本の神経をブロックできる。MRIを用いた研究から，局所麻酔薬は頭側に広がって大腰筋筋溝で腰部神経叢をブロックするのではなく，大腿神経がブロックされたのち，局所麻酔薬が外側，尾側，やや内側に広がり，外側大腿皮神経と閉鎖神経の前枝がブロックされる[9]。

2）大腿神経ブロック（femoral nerve block）

大腿神経は，腰筋の外側縁から出て腰筋と腸骨

筋の間の溝を下方に走り，大腿動脈の外側で鼠径靱帯の下を通って大腿に向かう。鼠径靱帯から膝までの大腿前面の知覚を支配する。終末枝は伏在神経であり，膝から第1趾までの下腿内側の知覚を支配する。

手技：仰臥位で，前上腸骨棘と恥骨結節を結ぶ鼠径靱帯上で大腿動脈の外側を穿刺し，放散痛が得られたら局所麻酔薬7-10 mlを注入する。

3）外側大腿皮神経ブロック（lateral femoral cutaneous nerve block）

外側大腿皮神経は，腰筋の外側縁から出て腸骨筋膜の中を走り，上前腸骨棘の内側1-2 cmで鼠径靱帯の下を通り，腸骨棘の下7-10 cmで大腿筋膜を突き抜け，前枝，後枝に分かれる。前枝は大腿前面外側から膝までの知覚を，後枝は殿部から大腿中央の外側の知覚を支配する。

手技：上前腸骨棘の内側2 cm，尾側2 cmから垂直に大腿筋膜を穿刺し，扇状に局所麻酔薬10-15 mlを注入する。

4）閉鎖神経ブロック（obturator nerve block）

閉鎖神経は，腰筋の内側縁から出て，前下方に膀胱壁に接して走り，恥骨と坐骨から作られる閉鎖孔の外側上部にある閉鎖管を通過する。前枝は股関節に関節枝を出し，大腿内側部の知覚と浅部の内転筋の運動を支配する。後枝は膝関節と深部の内転筋に分布する。閉鎖神経ブロックは，経尿道的膀胱切除の際，閉鎖神経の刺激による下肢の内転筋運動を遮断するために，脊髄くも膜下麻酔に併用してよく用いられる。

手技：神経刺激装置を用いる。仰臥位で，恥骨結節の1-2 cm外側，1-2 cm尾側から垂直やや内側に向けて刺入し，恥骨下枝に当たれば，針先が恥骨下枝の外縁を通り抜けて閉鎖管に入るようにやや外側頭側に向けて再刺入し，大腿内側の内転筋がもっとも収縮する位置を求め，局所麻酔薬10-15 mlを注入する。Wassef[10]は，内転筋間アプローチとして，内転筋が恥骨に付着する部位で内転筋の背部に針を刺入し，神経刺激装置を用い て，大腿動脈内側1-2 cmで鼠径靱帯の下に位置する閉鎖管の方向に進める方法を報告している。

5）坐骨神経ブロック（sciatic nerve block）

坐骨神経は，下肢の神経の中でもっとも太く，骨盤を出るときは2 cmの径がある。梨状筋の下を通り仙坐骨孔から骨盤壁を出て，坐骨結節と大腿骨大転子の間に位置する。大殿筋下縁で表在性となり大腿後面を膝窩まで下行し，膝窩部で内側の脛骨神経と外側の総腓骨神経に分かれる。大腿後面の皮膚，下腿の内側以外の皮膚の知覚を支配する。

手技：ブロック側を上にした側臥位をとり，非ブロック側の下肢は伸展，ブロック側の股関節，膝関節は屈曲し，膝内側をベッド上につける。上後腸骨棘と大腿骨大転子を結ぶ線の中点から尾側に引いた垂線と，大転子と仙骨裂孔を結ぶ線との交点が穿刺点となる。放散痛が得られたところで局所麻酔薬20-30 mlを注入する。

C. 胸郭の神経ブロック

1）肋間神経ブロック（intercostal nerve block）

もっとも注意しなければならない合併症は，気胸である。複数の肋間神経に対して局所麻酔薬を大量に使用した場合，吸収が早く局所麻酔薬中毒が起こりやすい。

肋間神経は第1-11胸神経（T1-11）の第1次前枝である。第12胸神経（T12）は肋下神経である。各肋間神経には4つの枝がある。灰白交通枝は，交感神経節に至る。後皮枝は，傍脊柱部分の皮膚と筋に分布する。外側皮枝は，中腋窩線から出て前方と後方に向かう枝に分かれる。終末枝は前皮枝である。肋間神経は，肋骨下縁の肋骨溝の中を肋間動静脈とともに走る。肋間神経はもっとも尾側にある。

手技：腹臥位で，針先を，肋骨角線上の肋骨下縁にコツコツと当てて，ゆっくりと下方にずらす。抵抗がなくなり針先が肋骨下縁を3-5 mmくぐり抜け，神経血管鞘を穿刺した所で，局所麻酔薬

3-5 ml を注入する。

2）胸腔内局所麻酔薬注入法（interpleural regional analgesia）

1986年，Reiestad と Stromskag[11]）が報告した。複数の肋間神経がブロックされ，胆嚢摘出，乳房切除，腎臓摘出，開胸手術などの術後鎮痛や，多発肋骨骨折や膵癌の癌性疼痛の鎮痛に有効である[12]）。

手技：側臥位または坐位で，第6または7肋間で，背部正中線から外側10 cmを刺入点とし，肋骨の上縁を，抵抗消失法を用いて，硬膜外針を壁側胸膜と臓側胸膜の間に進め，硬膜外カテーテルを留置する。局所麻酔薬は，0.5％ブピバカイン20-30 ml などを用い，4-24時間（平均8時間）の作用持続時間が得られる。

D. 局所麻酔薬の選択（表3）

希望する作用持続時間によって局所麻酔薬を選択する。短時間持続性（15-30分）のプロカイン，中等時間持続性（60-120分）のリドカイン，メピバカイン，長時間持続性（180-360分）のブピバカイン，ロピバカインなどがある。エピネフリンを添加すると作用時間が延長するが，ブピバカイン，ロピバカインのような長時間作用性の局所麻酔薬では効果が少ない。作用発現時間は，リドカイン，メピバカインは10-20分，ブピバカイン，ロピバカインは15-30分である。

ブピバカインは光学異性体のR体とS体を1：1

表3 伝達麻酔に用いられる局所麻酔薬

一般名	商品名	種類	用法・用量
塩酸リドカイン	キシロカイン®	注：0.5％，1％，2％（5 ml，10 ml，20 ml，100 ml）	1回15-200 mg 基準最高用量：1回200 mg
	キシロカイン®エピネフリン含有	注：0.5％，1％ エピネフリン1:100,000含有，2％ エピネフリン1:80,000含有（20 ml，100 ml）	1回15-400 mg 基準最高用量：1回500 mg
塩酸メピバカイン	カルボカイン®	注：0.5％，1％，2％（2 ml，5 ml，10 ml，20 ml，100 ml）	1回20-400 mg 基準最高用量：1回500 mg
塩酸ブピバカイン	マーカイン®	注：0.25％，0.5％（20 ml，100 ml）	1回2 mg・kg^{-1}まで
塩酸ロピバカイン	アナペイン®	注：0.75％（10 ml，20 ml）	1回300 mgまで
塩酸ジブカイン	ペルカミン®	末	（0.05-0.1％），1回3-40 mg 基準最高用量：1回40 mg
塩酸プロピトカイン	シタネスト®	注（カートリッジ）：3％ 1.8 ml（エピネフリン含有）	1回0.3〜1.8 ml
塩酸プロカイン	塩酸プロカイン®	末 注：1％，2％	（1〜2％），1回10-400 mg
	オムニカイン®	注：1％ 10 ml，2％ 1 ml，2 ml	
	ロカイン®	注：1％，2％（1 ml，2 ml，5 ml）	
塩酸テトラカイン	テトカイン®	注：20 mg	（0.2％）10-75 mg 基準最高用量：1回100 mg

で含むラセミ体で製剤化されており，R体はS体に比べて心毒性が強く，麻酔効果が弱い。ロピバカインはブピバカインに代えて使用できる心毒性が少ない長時間作用性の局所麻酔薬として開発され，S体のみを製剤化している。海外では，ブピバカインの心毒性を軽減するためにS体のみを製剤化したレボブピバカインが開発されている。

参考文献

1) Rushman GB, Davies NJH, Atkinson RS. 第15章 局所麻酔法. 松木明知監訳. 麻酔の歴史　150年の軌跡. 第2版. 東京：克誠堂出版；1999. 155-74.
2) Braid DP, Scott DB. The systemic absorption of local analgesic drugs. Br J Anaesth 1965；37：394-404.
3) Holmes CM. The history and development of intravenous regional anaesthesia. Acta Anaesthesiol Scand Suppl 1969；36：11-8.
4) Albright GA. Cardiac arrest following regional anesthesia with etidocaine or bupivacaine. Anesthesiology 1979；51：285-7.
5) Sukhani R, Garcia CJ, Munhall RJ, et al. Lidocaine disposition following intravenous regional anesthesia with different tourniquet deflation technics. Anesth Analg 1989；68：633-7.
6) Brown DL, Cahill DR, Bridenbaugh LD. Supraclavicular nerve block：anatomic analysis of a method to prevent pneumothorax. Anesth Analg 1993；76：530-4.
7) Borgeat A, Ekatodramis G, Dumont C. An evaluation of the infraclavicular block via a modified approach of the Raj technique. Anesth Analg 2001；93：436-41.
8) Winnie AP, Ramamurthy S, Durrani Z. The inguinal paravascular technic of lumbar plexus anesthesia：the "3-in-1 block". Anesth Analg 1973；52：989-96.
9) Marhofer P, Nasel C, Sitzwohl C, et al. Magnetic resonance imaging of the distribution of local anesthetic during the three-in-one block. Anesth Analg 2000；90：119-24.
10) Wassef MR. Interadductor approach to obturator nerve blockade for spastic conditions of adductor thigh muscles. Reg Anesth 1993；18：13-7.
11) Reiestad F, Stromskag KE. Interpleural catheter in the management of postoperative pain：A preliminary report. Reg Anesth 1986；11：89-91.
12) Covino BG. Interpleural regional analgesia. Anesth Analg 1988；67：427-9.

（寺井　岳三，浅田　章）

STANDARD

12-B 局所麻酔法の合併症と局所麻酔薬中毒

　局所麻酔法の合併症は，手技に伴うものと，使用する局所麻酔薬や添加された薬物に起因するものがある。

1 手技に伴う合併症

　局所浸潤麻酔，神経ブロック，神経叢ブロックを通じて共通の合併症として，神経損傷，血管穿刺，血腫，そして薬物の血管内注入が挙げられる。さらに，解剖学的な位置関係により生じうる合併症として，例えば肋間神経ブロック，胸部傍脊椎神経ブロック，Kulenkampff法などで気胸，星状神経節ブロックで反回神経麻痺，腕神経叢麻痺，上顎神経ブロックで外転神経麻痺，動眼神経麻痺，斜角筋間ブロックでの硬膜外麻酔などがある。

　表面麻酔でも薬物アレルギーや吸収による局所麻酔薬中毒は起こりえ，特に気管内へのリドカイン投与では血中濃度の上昇は速やかである。

　脊髄くも膜下麻酔や硬膜外麻酔などで脊髄硬膜外血腫，硬膜下血腫を来すのは非常にまれであるが（硬膜外麻酔で1/15万，脊髄くも膜下麻酔で1/22万と試算されている），実際に血腫を発生した報告[1]の87％が凝固障害あるいは穿刺が困難であった症例が含まれるという。プロトロンビン時間で50％以上の延長を認める凝固障害，5万・mm^{-3}以下の血小板減少，血小板機能低下や抗凝固薬，血小板凝集抑制薬の使用継続中の患者では，基本的にこれらのneuraxial blockや神経ブロック，神経叢ブロックは避けるべきである。近年，心臓疾患や下肢の血行障害，脳梗塞後，あるいは透析患者でさまざまな種類の抗凝固薬が投与される機会が多いので，投薬中止時期と期間を考慮すべきである（表）。

2 使用する薬物に基づく合併症

　局所麻酔薬は，適切な解剖学的な位置に正しい投与量で用いられれば副作用はないが，全身性反応，局所的毒性反応は起こしうる。特に偶発的な静脈内投与やくも膜下投与，過量投与により生じる。

A. 局所麻酔薬中毒

　局所麻酔薬が血液中に吸収あるいは注入されることによって，血中濃度が上昇し起こる全身的な急性反応である。中枢神経系症状が心血管系症状よりも敏感であり，循環虚脱の生じる量より中枢神経系の毒性が生じる量のほうが低い。ブピバカインの心毒性，特に過誤静注時の致死的不整脈と循環虚脱後の蘇生困難が強調されている[2]。ブピ

表 抗凝固薬，血小板凝集抑制薬の脊髄くも膜下麻酔，硬膜外麻酔時に推奨される中止時間

薬品名	作用機序	半減期	中止期間
ヘパリン	AT Ⅲ存在下に第Xa因子活性，トロンビン活性を阻害 抗凝固作用	1.5時間	3-4時間 ACT，APTTを指標に再開は穿刺後1時間以上経過してから
低分子ヘパリン (フラグミン®)	トロンビン活性に比し第Xa因子活性を選択的に阻害 抗凝固作用	4時間	8-24時間 再開は穿刺後24時間以上経過してから
ワルファリン (ワーファリン®)	ビタミンK依存性のⅡ，Ⅶ，Ⅸ，Ⅹ因子欠乏状態 抗凝固作用	36時間	3日間 PTの正常化を指標に
チクロピジン (パナルジン®)	血小板膜のGタンパクⅡb，Ⅲaの不可逆的阻害，血小板内のcAMP増加，遊離Ca^{2+}濃度抑制 血小板凝集抑制作用	効果は血小板の寿命期間を通じて持続	7-10日
アスピリン (バイアスピリン®，バッファリン81®)	COX-1阻害によりTXA2の合成を阻害 血小板凝集抑制作用	効果は血小板の寿命期間を通じて持続	7-10日 (危険度を増すという確証はない)
シロスタゾール (プレタール®)	ホスホジエステラーゼⅢ阻害 血小板凝集抑制作用	18時間	2日
エイコサペンタエン酸 (エパデール®)	ホスホジエステラーゼ阻害 血小板凝集抑制作用	効果は血小板の寿命期間を通じて持続	7日
サルポグレラート (アンプラーグ®)	セロトニン5-HT_{2A}受容体拮抗 血小板凝集抑制作用	投与12.5時間で作用消失	1日

バカインは右旋体R(+)と左旋体S(-)の光学異性体(enantiomers)とが混在するラセミ体であるが，S(-)体のレボブピバカインは，R(+)ブピバカインより心毒性は弱い。S(-)体のみ精製されたロピバカインは，知覚遮断の作用に比べ運動神経遮断が弱く，中枢毒性，心毒性はブピバカインの2/3から半分である。R(+)体はS(-)体より，心筋のNa^+チャネルに対する親和性が高く，K^+チャネルの遮断作用も強いことが心毒性の原因と思われる。しかし，麻酔等力価のブピバカイン，レボブピバカイン，R(+)ブピバカイン，ロピバカインをヒツジの左冠動脈に直接注入すると心毒性に差がない[3]のに，静脈内投与ではS(-)体の心毒性が小さいのは，個有の興奮性中枢毒性に差があることも原因していると考えられる[4]。

1) 中枢神経系毒性

(a) 症状

典型的な症状としては，舌や口のしびれ感→めまい，ふらつき→視覚・聴覚障害(視力障害，複視，耳鳴)→見当識障害，眠気→興奮，ふるえ，顔面や四肢末端の筋攣縮，振戦→強直性間代性の全身痙攣という順番で生じる。自律神経系の活動変化も伴い，興奮，痙攣の時期には血圧上昇や頻脈を来す。患者の舌がもつれながら多弁になり，寒くもないのに体のふるえを訴えたら，痙攣発生

閾値に近づいた危険なサインである。酸素を投与し，ジアゼパムなら 5-10 mg を静脈内投与する。大量の局所麻酔薬が急速に静脈内投与されると，中枢神経興奮の初期徴候にすぐに引き続いて抑制が生じ，呼吸抑制，呼吸停止が起こる。頭頸部のブロックで頸動脈，椎骨動脈へ直接的に，あるいは末梢動脈から逆行性に脳動脈に局所麻酔薬が注入されたときは少量で即座に痙攣を生じる。あらかじめベンゾジアゼピン系薬物やバルビタールなどの中枢神経抑制薬が投与されていると，興奮が先行することなく中枢神経抑制が起こることもある。全身麻酔中は痙攣閾値は上昇し，交感神経の興奮も抑制されるので，循環抑制のみが顕性化する[5]。痙攣は大脳皮質のγアミノ酪酸（gamma-aminobutyrice acid：GABA）作動性抑制性ニューロンが遮断されて促進性ニューロンの活動の抑制が効かなくなるため（抑制の抑制），興奮性活動が増加して生じる。さらに局所麻酔薬の血中濃度が上昇すると，促進回路の活動も低下して全体的な中枢神経抑制が生じる。

（b）麻酔力価，血中濃度との関係

麻酔薬の力価と中枢神経系の毒性は相関し，したがって力価と中枢毒性を生じる量は逆相関する。また，注入速度と，ある一定の血中濃度に上昇する速度も中枢毒性に関係し，投与速度あるいは上昇速度が速いと低い血中濃度でも中枢神経毒性が生じる。中脳網様体多ニューロン活動と大脳皮質，海馬，扁桃核の脳波を比較した動物実験では，抑制→興奮→抑制→痙攣という4相性の変化は局所麻酔薬全般の性質であるが，投与速度が速いと抑制相がはっきりしなくなるという[6]。一般的にヒトでは，中枢神経系の中毒症状の発現時の血中濃度は，リドカインで 5 $\mu g \cdot ml^{-1}$，ブピバカインでは 1.6 $\mu g \cdot ml^{-1}$，痙攣発生時の血中濃度はリドカインで 10 $\mu g \cdot ml^{-1}$，ブピバカインでは 3-4 $\mu g \cdot ml^{-1}$ とされる。

2）循環毒性

（a）電気生理学的作用

直接心筋抑制は，伝導心筋線維や心室筋といった伝導速度の速い組織の脱分極速度の減少であり，オープン可能なナトリウムチャネルが減少することに基づく。局所麻酔薬の種類によって電気生理学的効果には質的な差があり，ブピバカインは伝導心筋線維，心室筋の脱分極の立ち上がりの速い第1相の Vmax をリドカインよりも強く抑制する。また，使用依存性ブロックからの回復速度は，ブピバカインのほうが遅い。つまり，頻拍時でもリドカインでは，ナトリウムチャネルは遮断から完全に回復するが（fast in-fast out），ブピバカインでは不完全な回復であり（fast in-slow out），リドカインの抗不整脈作用とブピバカインの催不整脈作用の差に関与している。動物，ヒトの電気生理学的研究で，局所麻酔薬の血中濃度が高いと，心臓のいろいろな部位での伝導を遅延し，P-R 時間や QRS 幅は増大する。血中濃度が極端に高いと，洞結節の自発ペースメーカを抑制して洞性徐脈や洞停止を招来する[1)7)]。したがって，重度の伝導障害のある患者には特に注意を要する。

（b）心筋収縮力，血管平滑筋に対する作用

遊離心筋で，すべての局所麻酔薬は用量依存性に陰性変力作用を示す。

末梢血管平滑筋には，リドカイン，ブピバカインともに二相性作用を示し，低濃度では血管収縮を示すが，高濃度では拡張に転ずる。コカインは，唯一血管収縮作用のみを示す局所麻酔薬である。肺血管も収縮する。血管収縮には細胞内 Ca^{2+} の増加が関与していると考えられている。

（c）循環虚脱／中枢神経毒性の比

局所麻酔薬の安全性の指標のひとつとして，循環虚脱を生じる量と痙攣を発生する量の比があるが，その比が小さいほど安全域が狭い。血中濃度比では，リドカインが約4.5に対し，ブピバカインが2.6である。ロピバカインは2.1と比率はブピ

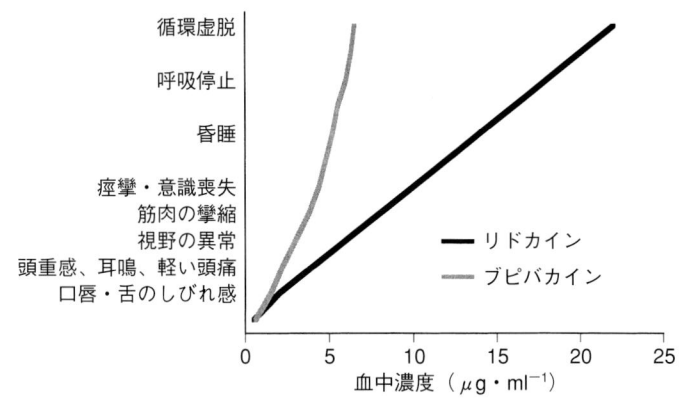

図1 リドカインとブピバカインの血中濃度と局所麻酔薬中毒の症状の関係
ブピバカインは循環毒性と神経毒性を生じる血中濃度比が小さい。

バカインと同様であるが，血中濃度はやや高値であり，生体内クリアランスも高いため，より投与量の安全域が広い．中毒症状とリドカイン，ブピバカインの血中濃度の対比を図に示した．妊娠はブピバカインの毒性に対する感受性を増し，プロゲステロンの作用が示唆されているが，心筋への取り込みが増加するわけではない．

(d) 心室性不整脈

さまざまの動物種で，ブピバカインがもっとも致死的不整脈を誘発しやすいことが確認されている．リドカイン，メピバカイン，テトラカインではまれであり，ロピバカインでもブピバカインよりはるかに少ない．伝導異常によりリエントリーを生じて心室頻拍，心室細動に至るが，その発生機序には心筋の強いNa^+チャネル遮断作用とともに，中枢神経の興奮作用も関与している．

(e) 心蘇生

ブピバカインの静脈内過量投与による心停止は蘇生が困難である．アシドーシスや低酸素症の存在は，蘇生をさらに困難にするので，酸素投与と人工呼吸による適正な換気が必須である．ベンゾジアゼピン系薬物の前投与は，むしろ心蘇生を困難にするという研究結果がある．動物実験でエピネフリン大量投与，アトロピン，イソプレナリン，アムリノン，心ペーシング，リドカイン，ブレチリウム，ヘキサメトニウム，ドブタミン＋クロニジンなどについて検討されているが，不整脈に対してはリドカインではなく，ブレチリウムやフェニトインが有効であったという症例報告がある．

3) 投与部位，薬物による吸収の違い

静脈内投与された局所麻酔薬は血漿タンパクに結合し，また肺，肝をはじめとした組織に取り込まれるので，これらの器官の通過の有無が中毒症状の発現に大きな差を生じる．局所静脈内局所麻酔で駆血帯の開放が早いと静脈内投与と同様の血中濃度上昇が起こる．局所麻酔薬の投与部位による吸収の相違を比較すると，使用する局所麻酔薬が同じであれば，肋間神経ブロック＞仙骨硬膜外ブロック＞腰部硬膜外ブロック＞腕神経叢ブロック＞くも膜下＞浸潤麻酔＞皮下注の順で血中濃度が高い[8]．また，血流の豊富な組織（顔面，頭皮，粘膜下組織など）では，吸収の程度が増大する．例えば，同量のリドカインを用いた場合，肋間神経ブロックで中枢神経の中毒症状を示しても，腕神経叢ブロックでは何の症状も出現しない．エピネフリンの添加は，リドカイン，メピバカインでは投与部位にかかわらず最高血中濃度を低下させ，ブピバカイン，エチドカインでは末梢神経ブロックでは最高血中濃度は低下するが，硬膜外投与では変化がない．吸収率は局所麻酔薬によって差があり，リドカイン＞プロピトカイン，またロピバカイン＞エチドカインである．

4）局所麻酔薬の薬物動態

局所麻酔薬の薬物動態には，年齢，肝機能，肝血流，心拍出量などが関与する。静脈内投与されたリドカインの生体半減期は，22－26歳では80分であるのに対し，60－71歳では138分に延長する。また，新生児はリドカイン，ブピバカインの排泄能が低いが，特にメピバカインは成人の半減期2時間に対して8.7時間にも達することが産科麻酔に用いられない理由である。肝機能低下や肝血流の減少は，アミド型局所麻酔薬の代謝速度を低下させ血中濃度の上昇を来すので，β遮断薬，H_2遮断薬の投与が影響する。また，コリンエステラーゼが低下していれば，エステル型局所麻酔薬の加水分解の速度も低下する。うっ血性心不全では，リドカインの消失が減少し，ドパミン投与は消失を早める。

5）アシドーシスによる増強

呼吸性，あるいは代謝性アシドーシスにより陽イオン型の局所麻酔薬の割合が増加する。アシドーシスにより脳血流が増加すると，局所麻酔薬の脳への到達量が増加し，また局所麻酔薬の血漿タンパクとの結合率が低下して脳細胞へ拡散しうる遊離型局所麻酔薬の比率が増加するが，陽イオン型は塩基型よりも脂質膜のバリアを拡散して細胞内へ移行するのが遅いので，これらの効果は相殺される。しかしながら，細胞内pH低下により局所麻酔薬の塩基型から陽イオン型への変換が起こると，神経細胞膜を通過できなくなり（イオントラッピング），陽イオン型はナトリウムチャネルと結合しやすいため，中毒症状が増強する。局所麻酔薬の痙攣閾値とPa_{CO_2}とは逆相関し，ネコでPa_{CO_2}を25－40mmHgから65－81mmHgに上げると痙攣閾値は半分になる[9]。中枢神経毒性により痙攣や抑制が生じると，低換気のため呼吸性アシドーシス，低酸素となり，さらに中枢神経毒性が増強するという悪循環に陥る。一方，過換気は中毒症状を改善させる。呼吸補助と循環補助が重要である。

B. アレルギー反応

エステル型局所麻酔薬が加水分解されて生成されるパラアミノ安息香酸は，アレルギー反応を起こすことで知られている。アミド型局所麻酔薬によるアレルギー反応は非常にまれであるが，バイアル製剤に含まれているメチルパラベンの化学構造がパラアミノ安息香酸と類似しており，アレルギー反応に一部関与していると考えられる。しかしながら，局所麻酔薬の使用に関連した異常反応の中でも，アレルギー機序によるものは1％に満たないと考えられる。

C. メトヘモグロビン血症

プロピトカイン（プリロカイン®），ホスタカイン，クロロプロカイン，アミノ安息香酸エチルなどは，肝臓でo-トルイジンが生成され，ヘモグロビンと結合するとメトヘモグロビンを形成する。これらの局所麻酔薬の投与量が多くなり，メトヘモグロビンの血中濃度が$1.5\ g\cdot dl^{-1}$を超えるとチアノーゼを呈する。治療にはメチレンブルーを静脈内投与する。

D. 局所毒性

局所麻酔薬は，いずれも濃度が高いと神経毒として作用し不可逆性の伝導障害を起こすが，臨床使用濃度以下でもその可能性があることが示唆されている。しかしながら，Na^+チャネルブロックそのものが原因ではないようである。溶液のpHの低さや添加アルカリ化剤も関係する。腰部脊髄くも膜下麻酔では，髄液による希釈を前提としての臨床使用濃度が設定されている。細径の持続腰部脊髄くも膜下麻酔カテーテルは，狭い範囲に局所麻酔薬が集中し高濃度となって神経障害を起こすと考えられ，脊髄くも膜下麻酔用の5％リドカインもアメリカでは使用禁止となっている。ブピバカインは，脊髄くも膜下麻酔時の神経毒性という面では，もっとも安全であるが，骨格筋に使用

すると一過性の筋細胞損傷を来す．逆に，5-10％リドカインや4-20％テトラカイン，1％ジブカインなどの高濃度局所麻酔薬は，アルコールに代わる神経破壊薬としてペインクリニック領域の半永久的神経ブロックに用いられることがある[10]．バイアルの局所麻酔薬に添加されている防腐剤のメチルパラベンについては，高濃度を用いた実験では神経毒性をもつが，腰部脊髄くも膜下麻酔に用いた場合は髄液で希釈されるので，臨床的に問題となることはないようである．

E. 添加エピネフリンによる合併症

添加エピネフリンによる合併症としては，終動脈であり側副血行のない部位では血管収縮による血流不全，組織壊死が生じるので，指ブロック（Oberst）や陰茎ブロックはエピネフリン添加局所麻酔薬の使用は禁忌である．局所から吸収された，あるいは血管内に誤注入されたエピネフリンは血圧上昇，心悸亢進，頻脈，不整脈，不安，興奮，ふるえ，顔面蒼白，冷汗，呼吸促進などの症状を生じ，虚血性心疾患では注意が必要である．また，低カリウム血症を生じ，心電図上のT波の平低化で気づく．エピネフリンの血中への吸収は，リドカインと併用したときのほうがより促進される．硬膜外麻酔時の試験投与量では，1/20万の濃度で3 ml用いれば，血圧上昇（2分間で15 mmHg以上）あるいは心拍数増加（20 bpm以上）により血管内誤注入を感知できる[11]．セボフルラン麻酔の小児では，アトロピンをあらかじめ静脈内投与しておけば，心拍数増加10 bpm以上，血圧上昇15 mmHg以上が良い指標となる[12]．

参考文献

1) Vandermeulen SP, Van Aken H, Vermylen J. Anticoagulants and spinal-epidural anesthesia. Anesth Analg 1994 ; 79 : 1165-77.
2) Reiz S, Nath S. Cardiotoxicity of local anaesthetic agents. Br J Anaesth 1986 ; 58 : 736-46.
3) Chang DH-T, Ladd LA, Copeland S, et al. Direct cardiac effects of intracoronary bupivacaine, levobupivacaine and ropivacaine in the sheep. Br J Pharmacol 2001 ; 132 : 649-58.
4) Mather LE, Chang DH. Cardiotoxicity with modern local anaesthetics: is there a safer choice? Drugs 2001 ; 61 : 333-42.
5) Nishikawa K, Fukuda T, Yukioka H, et al. Effects of intravenous administration of local anesthetics on the renal sympathetic nerve activity during nitrous oxide and nitrous oxide-halotahne anesthesia in the cat. Acta Anaesthesiol Scand 1990 ; 34 : 231-6.
6) Shibata M, Shingu K, Murakawa M, et al. Tetraphasic actions of local anesthetics on central nervous system electrical activities in cats. Reg Anesth 1994 ; 19 : 255-63.
7) 横山和子, 益田律子, 田村高子ほか. II. 麻酔中の不整脈. 横山和子編. 麻酔中の不整脈. 東京：HBJ出版；1990. p.18-32.
8) Tucker GT, Mather LE. Clinical pharmacokinetics of local anesthetics. Clin Pharmacokinet 1979 ; 4 : 241-78.
9) Englesson S. The influence of acid-base changes on central nervous system toxicity of local anesthetic agents. I. An experimental study in cats. Acta Anaesthesiol Scand 1974 ; 18 : 79-87.
10) 飯室慎祐, 浅田　章. 三叉神経痛に対する高濃度局所麻酔薬の効果—どのくらいの濃度を用いればよいか—. ペインクリニック 2000 ; 21 : 1127-31.
11) Liu SS. Hemodynamic responses to an epinephrine test dose in adults during epidural or combined epidural-general anesthesia. Anesth Analg 1996 ; 83 : 97-101.
12) Tanaka M, Nishikawa T. Simulation of an epidural test dose with intravenous epinephrine in sevoflurane-anesthetized children. Anesth Analg 1998 ; 86 : 952-7.

（西川　精宣，浅田　章）

Chapter 13

硬膜外麻酔法

STANDARD

1 歴史

A. 外国

　1885年，脊髄くも膜下麻酔の研究をしていたCorningが，初めて硬膜外腔を発見した。Corningは，イヌの椎弓切除を行っているとき，血管が豊富な硬膜外腔を認めている。ここに2％コカインを注入すると，後肢に麻痺が起こるが，完全に回復することを観察し，臨床に応用した。第10-12胸椎棘間から，ゆっくり針を進めながら3％コカイン3 mlを注入した。6-8分間観察して変化がないときは，コカインの注入を繰り返した。やがて下肢に麻痺が現れた。Corningは，この麻酔法は下肢や泌尿器の手術に利用できると述べた。Corningの行った麻酔は，髄液の逆流が認められていないことと，効果の発現が遅いことから，硬膜外麻酔であろうと考えられている[1]が，脊髄くも膜下麻酔と硬膜外麻酔が区別されていないときのことであり，明確に硬膜外麻酔とはいいにくい[2]。

　実質的な臨床応用は，仙骨硬膜外麻酔から始まった。1901年にSicardとCathelinは，それぞれ独立して仙骨裂孔からコカインを注入した。Sicardは腰下肢痛の患者に，Cathelinは鼠径ヘルニアの患者に試みた[3]。

　1904年にプロカインが作られ，1909年にStoeckelは，プロカインにエピネフリンを添加して産科麻酔のために仙骨硬膜外麻酔を行った。効果は1時間30分持続し，陣痛が弱くなることを報告した。その後，仙骨硬膜外麻酔はいろいろな症例に利用され，仙骨の解剖や局所麻酔薬の用量についての報告が相次いだ。

　腰部硬膜外麻酔は，1921年にスペイン軍の外科医Pagésが，黄色靱帯の穿通感を触知法（tactile method）を用いて確認し，胸椎や腰椎で行ったことに始まる[4]。Pagésは，のちに抵抗消失法（loss-of-resistance method）を開発した。10 mlの注射器に5 mlの生理食塩液を入れて硬膜外針のハブに接続し，ゆっくり針を進めながら注射器の内筒を押し続け，黄色靱帯を穿通すると抵抗が消失することを確認した。この確認法の開発によって，脊柱のどこででも硬膜外穿刺ができるようになった。

　さらに1926年，Janzenは硬膜を穿刺する前に陰圧になることに気づいた。1928年，Heldtらも，脊髄くも膜下麻酔のとき，硬膜穿刺の直前に陰圧になることを確認した。これをもとに1933年にGutierrezは，懸滴法（hanging-drop method）を発表した[4]。

　Dogliottiも硬膜外麻酔の臨床に大いに貢献した一人である。300症例の臨床経験と，死体を用いた硬膜外腔の研究から，示唆に富む報告を行っている。硬膜外腔の穿刺方法として，正中法と傍正中法を記述した。

　カテーテルを留置する持続法を最初に用いたのはHingsonらである。1942年に仙骨硬膜外麻酔に利用した。さらに1946年にBrownらは，持続仙骨麻酔を行うときのカテーテル留置法を図示している。

　Tuohyは，1943年にIrvingが持続仙骨硬膜外麻酔を行っているのを見て，この方法を1944年に持続脊髄くも膜下麻酔に応用した。そして1945年に，彼は針先を彎曲させたTuohy針を作った。

　本格的な持続硬膜外麻酔は，1947年1月13日，ハバナのCurbeloが，下部胸椎で16ゲージのTuohy針にNo. 3.5の尿管カテーテルを挿入・留置

したのに始まる[4]。Curbeloは，1946年11月にMayo Clinicを訪問したとき，Tuohyが彎曲針を用いて持続脊髄くも膜下麻酔を行っているのを見て，この針を持続硬膜外麻酔に応用した。このときから持続硬膜外麻酔は広く行われるようになった。

B. 日本

日本における硬膜外麻酔の歴史も，仙骨硬膜外麻酔から始まっている[5]。1926年から，中川や永井は，仙骨硬膜外麻酔を膀胱鏡検査に用いている。腰部硬膜外麻酔は，並川が1934年に抵抗消失法を用いて，虫垂炎，鼠径ヘルニア，腹膜炎の手術に用いた。

胸部や下腹部の手術に対する硬膜外麻酔は，1951年から星川，彦坂らが懸滴法を用いて穿刺して，肺葉切除や胸郭形成術に利用し，広く用いられるようになったが，その後，吸入麻酔による気管挿管全身麻酔法が普及したため，硬膜外麻酔の利用は激減することになる。そのような中で，西邑，小坂らが，安全で効果的な硬膜外麻酔法の開発と普及に努めた。

1987年，昭和天皇の手術が，硬膜外麻酔と気管挿管全身麻酔で行われたことと，1991年に吸入麻酔薬としてセボフルランが導入され，術後すぐ患者が覚醒するようになり，術後鎮痛対策が必要になったことから，硬膜外麻酔ならびに硬膜外鎮痛が爆発的に普及した。

2 解剖

A. 硬膜外腔の広がり

硬膜外腔は，脊柱管の全周にわたって，硬膜の外側に存在する。MRIで見ると，後方を頂点とする三角形をなしている（図1）。脊柱の硬膜外腔は，大後頭孔から，尾側は仙骨裂孔を覆っている仙尾靱帯までである。外側は黄色靱帯あるいは脊椎骨膜よりなる。黄色靱帯は，頸部で薄く，胸部から腰部にかけて厚くなっている[6]。側方は，硬膜が神経根を包む。神経根は椎間孔を通って脊柱管の外へ出る。神経根を覆っている硬膜は，脊髄

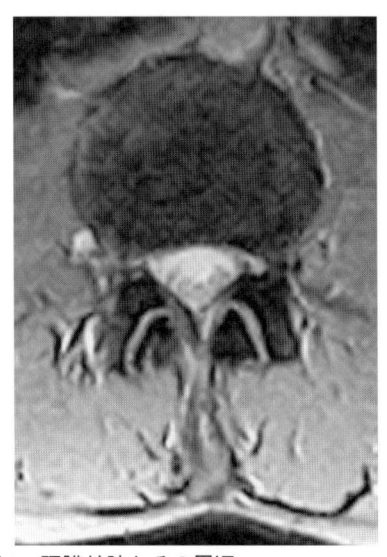

図1 硬膜外腔とその周辺
左：MRIによる第4腰椎の横断，T2強調像
髄液は白く見える。その周囲の黒いところが硬膜外腔である。
右：第4腰椎レベルの横断面

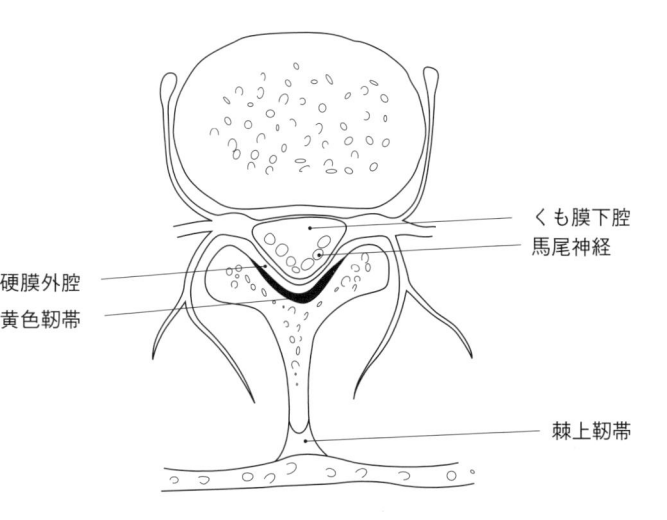

神経節の辺りで神経上膜へ移行する。

　前方の硬膜外腔は狭いが，後方は少し広い。下部頸椎で2 mm，胸椎で3-5 mm，腰椎で5-6 mmの広さである[6]。内腔は脂肪や結合組織で満たされ，血管やリンパ管が走行しているが，脂肪と静脈叢が目立つ。ここの内椎骨静脈叢は，奇静脈を経て上大静脈へ流入する。胸腔または腹腔圧の上昇，下大静脈の圧迫によって血流が阻害されると，内椎骨静脈叢は静脈還流の代償路となり，静脈叢が怒張する。このようなときは，穿刺に際して血管を傷つけたり，血管内にカテーテルを留置したりする頻度が高くなる。

　硬膜外麻酔は，穿刺部位により頸部，胸部，腰部，仙骨硬膜外麻酔に分ける。胸部では棘突起が尾側へ傾き，尾側の棘突起と屋根瓦のごとく組み合わさっているため，穿刺が難しい。背中を丸くして，棘突起の隙間を広げることが，穿刺の成功率を高める。皮膚から硬膜外腔までの距離は，穿刺部位で異なるが，4 cm前後である[7]（図2）。硬膜外腔の尾側端は，仙尾靱帯で覆われているので，この靱帯を貫くと硬膜外腔へ入る。小児で皮膚からおよそ1 cm，成人で1.5 cmである[7]（図2）。

　仙骨裂孔は（図3），両側の上後腸骨棘と正三角形を作る位置にある。仙骨裂孔の形は，個人に

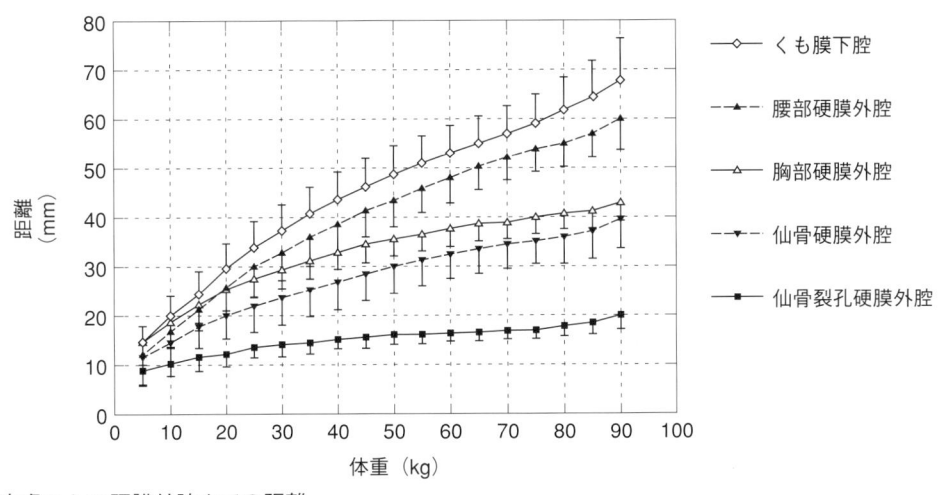

図2　皮膚からの硬膜外腔までの距離
　仙骨硬膜外腔までの距離は，後仙骨孔から，仙骨裂孔硬膜外腔までの距離は，仙骨裂孔からである。
　（Dalens BJ. Regional anesthesia in children. In : Miller RD, editor. Anesthesia. 5th ed. Philadelphia : Churchill Livingstone ; 2000. 1549-85 より引用）

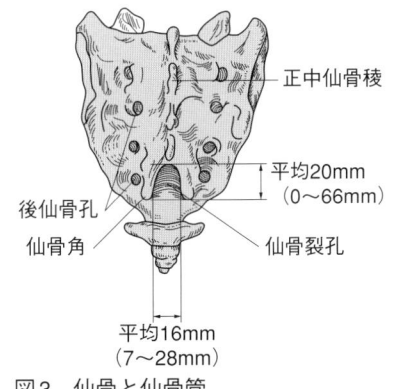

図3　仙骨と仙骨管
　左は仙骨後面で，右は仙骨矢状断

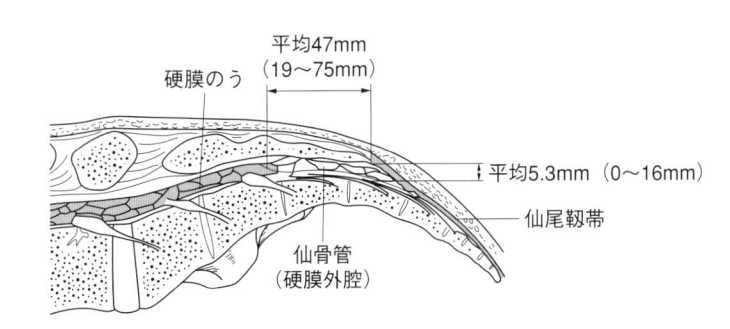

I 臨床総論

よって異なる。解剖学的な個体差が大きい。硬膜嚢は第2仙椎で終わるが，小児では第3仙椎まである。

B. 硬膜外腔の圧

硬膜外穿刺時の陰圧は，硬膜外針で硬膜を圧迫するために生じる[8]（図4）。硬膜外穿刺のときに陰圧は最大になり，穿刺後はくも膜下腔の髄液圧と平衡になる。第7胸椎レベルで，硬膜穿刺の直前に最大－60 mmHgの陰圧が観察されている。

3 作用機序

硬膜外腔へ投与された局所麻酔薬は，いろいろな所へ流れて行って神経軸索の活動電位の伝播を阻害して，麻酔効果を現す。流れて行く所として次の3つが考えられている[8]（図5）。

① 椎間孔を通って脊柱管の外へ出て，硬膜の覆いがなくなったところで神経に作用する。

② 硬膜は後根神経節の辺りで薄くなり，やがて神経上膜に移行する。この硬膜の薄くなった所を浸透して中へ入り，前根および後根に作用する。

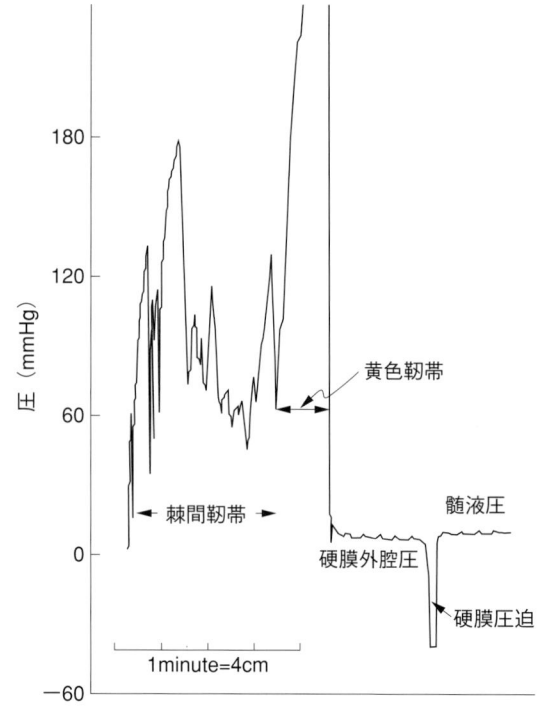

図4 硬膜外穿刺時の圧の変動
（Cousins MJ, Veering BT. Epidural neural blockade. In : Cousins MJ, Bridenbaugh PO, editors. Neural Blockade in Clinical Anesthesia and Management of Pain. 3rd ed. Philadelphia : Lippincott-Raven ; 1998. 243-320 より引用）

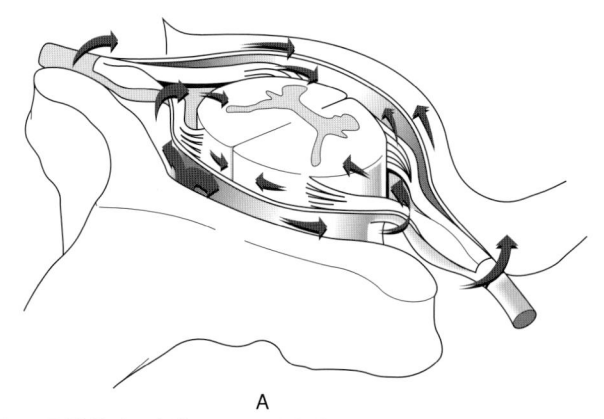

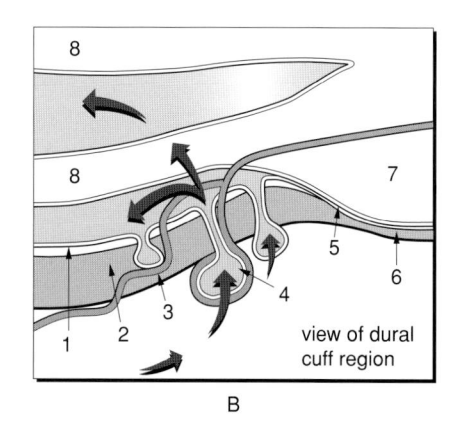

図5 硬膜外腔へ投与した局所麻酔薬の広がり
Aは横断面，Bは拡大図である。1：くも膜，2：硬膜，3：静脈，4：くも膜顆粒，5：神経周膜，6：神経上膜，7：後根神経節，8：脊髄神経根を示す。
（Cousins MJ, Veering BT. Epidural neural blockade. In : Cousins MJ, Bridenbaugh PO, editors. Neural Blockade in Clinical Anesthesia and Management of Pain. 3rd ed. Philadelphia : Lippincott-Raven ; 1998. 243-320 より引用）

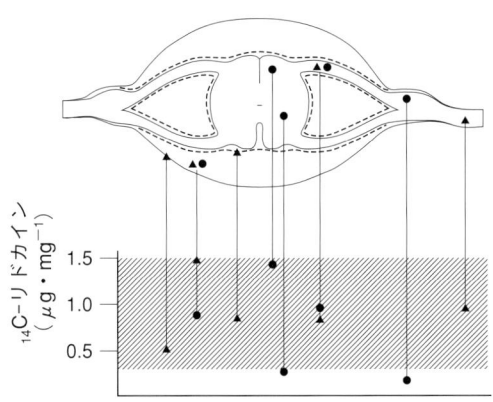

図6 硬膜外腔へ投与した局所麻酔薬のくも膜下腔への移行
硬膜外投与（▲）と一緒にくも膜下投与（●）後の濃度も示されている。
（Bromage PR. Mechanism of action. Epidural Analgesia. Philadelphia：WB Saunders；1978. 119-59より引用）

③ 硬膜の端に存在するくも膜顆粒から髄液の中へ入り，くも膜下腔で前根，後根，および脊髄の表面に作用する。

硬膜外麻酔の効果は，これらの総合的なものと考えられている。

くも膜下腔への移行については，硬膜外腔にプロカインを投与したとき，くも膜下腔の濃度が無痛を示す濃度まで上昇することが示されている。また，放射性同位元素を用いた研究で，局所麻酔薬は硬膜を通過して，前根，後根，および脊髄から検出されることが認められている[9]（図6）。

さらに，硬膜外腔へ投与した局所麻酔薬が脊髄へ作用していることは，胸部硬膜外麻酔で下肢の反射が変化することや，硬膜外麻酔からの回復のときに下肢の効果がいつまでも続き，脊髄くも膜下麻酔のときと同様に消退することから推察される。

硬膜外麻酔の効果は，臨床的に次のような順序で現れる。

① 末梢血管の拡張と皮膚温の上昇（B線維のブロック）
② 温度覚の消失（Aδ，C線維のブロック）
③ 痛覚と圧覚の消失（Aβ，Aδ，C線維のブロック）
④ 運動麻痺（Aα，Aγ線維のブロック）
⑤ 固有受容（深部感覚）の消失（Aα線維のブロック）

ただし，局所麻酔薬の1回の投与で，固有受容まで麻痺することはまれである。

局所麻酔薬は，硬膜外腔から速やかに血中へ移行する。局所麻酔薬にエピネフリンを添加して用いると，血中への移行は遅れる。それによって局所の濃度が高くなり，神経遮断効果は強くなり，持続時間も長くなる[8]。

4 器具と局所麻酔薬

A. 器具

局所麻酔薬を単回投与するだけならば，先端が彎曲した針を使う必要はないが，硬膜外カテーテルを留置して持続硬膜外麻酔を行うときは，Hustead針またはTuohy針を使用する（図7）。太さは17ゲージくらいが適切であろう。一緒に針の中を通る硬膜外カテーテルを用意する。

硬膜外腔の確認に抵抗消失法を用いるときは，2 mlまたは5 mlのガラスの注射器，または使い捨ての抵抗消失法用注射器を準備する。そのほか，消毒やカテーテルの固定に使う絆創膏なども一緒に組み込まれた表1のようなセットを利用すると

I 臨床総論

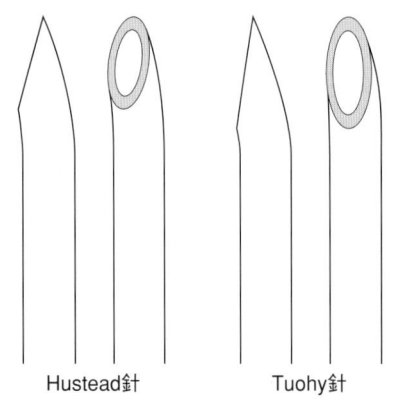

図7 硬膜外穿刺に用いられる針
Hustead針とTuohy針。Tuohy針のほうが曲がりが大きい。

便利である。

B. 局所麻酔薬

局所麻酔薬にはエステル型とアミド型があるが，硬膜外麻酔に使われるのはアミド型が多い。主なアミド型は，表2のような物理化学的特性をもつ[10]。

このような特性は，麻酔効果と密接に関係する。解離定数は効果の発現に，分配係数は麻酔効力に，タンパク結合率は効果の持続に関係する。ロピバカインやブピバカインは解離定数が大きいため，

表1 硬膜外麻酔用セット

1. 硬膜外針：16-18ゲージTuohy針またはHustead針1本
2. 硬膜外カテーテル（使用する針の中を通るもの）1本とフィルタ1個
3. 抵抗消失法用使い捨て注射器またはガラス注射器（2または5 ml）1本
4. 注射針：18，23，25ゲージを各1本
5. 穴開き覆布1枚
6. ガーゼ2, 3枚
7. 消毒薬および生理食塩液を入れるカップを各1個
8. 皮膚消毒用鉗子と綿球2個
9. 不織布付き絆創膏1枚

表2 アミド型局所麻酔薬の化学構造と物理化学的特性

局所麻酔薬	化学構造	分子量	解離定数	分配係数	タンパク結合（％）
リドカイン		234	7.8	43	64
メピバカイン		246	7.8	21	77
ロピバカイン		262	8.2	115	94
ブピバカイン		288	8.2	346	96

分配係数はn-octanol／pH7.4 buffer.
(Whiteside JB, Wildesmith JAW. Developments in local anaesthetic drugs. Br J Anaesth 2001; 87: 27-35より改変引用)

生体のpHでは，ほとんどがイオン化してしまう。それに比べて，リドカインとメピバカインは解離定数が小さく，生体のpHで塩基型（非イオン型）で存在する割合が多い。塩基型は神経軸索の細胞膜を通過して形質へ入り，内側から膜にあるナトリウムチャネルをブロックして効果を発揮するため，リドカインやメピバカインのほうが効果の発現が早い。しかし，分配係数が小さい。すなわち，脂肪に対する親和性が低いので，効力は弱い。そのため高濃度で用いなければならない。リドカインとメピバカインはタンパク結合率が低く，効果の持続は短い。ブピバカインがもっとも効力が大きく，持続時間も長い。しかし，誤って静脈内へ投与したときの心毒性も強い。

リドカインまたはメピバカインは，1.5％または2％溶液で用いる。両方を比べると，メピバカインのほうがわずかに効果の持続時間が長い。20万倍エピネフリンを添加して使用すると，効果の持続は50％延長する。フェンタニルを加えて使用すると，効果の発現は早くなり，麻酔効果も強くなる[6]。

ブピバカインの効果の持続は，リドカインまたはメピバカインのおよそ3倍である。欧米では0.75％溶液が使用されているが，日本で使えるのは0.5％である。ブピバカインに20万倍エピネフリンを添加しても，効果の持続は延長しない。ロピバカインの効力は，ブピバカインの60％程度と考えられている。そのため，硬膜外麻酔には0.75％または1％で使用する。ロピバカインは，光学異性体の片方だけで，心毒性は弱い。

長時間作用性の局所麻酔薬は，効果の発現が遅いので，初回充填量としては効果発現の早いリドカインまたはメピバカインを使い，追加投与にロピバカインまたはブピバカインを使うのがよいであろう。ロピバカインは，感覚神経ブロックが強く，運動神経ブロックが弱いので，術後鎮痛に適している。

硬膜外腔へ投与した局所麻酔薬は，内椎骨静脈叢から速やかに吸収され，奇静脈から上大静脈へ入る。投与後10分くらいで血中濃度は最大になる（図8）。局所麻酔薬は，当初は肺に取り込まれるが，すぐほかの血流の多い臓器，脳，心，肝，腎へ分布し，時間がたつと血流の少ない臓器，筋肉や脂肪へも分布する。

アミド型の局所麻酔薬は，肝でゆっくり代謝され，血中濃度もゆっくり減少する。リドカイン，

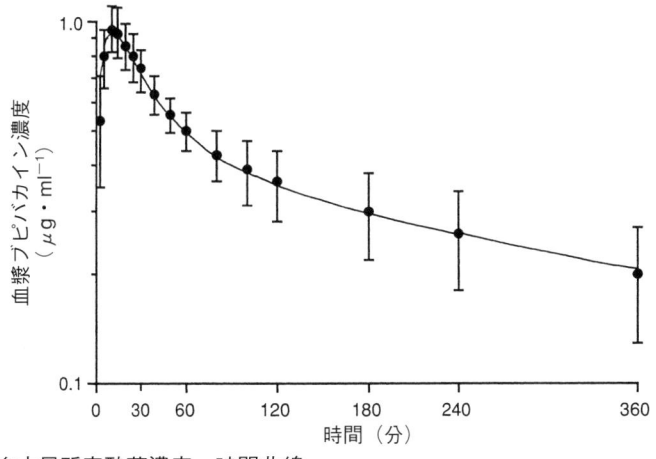

図8 硬膜外麻酔後の血中局所麻酔薬濃度・時間曲線
　年齢35-60歳の7人の女性の硬膜外腔へ0.5％ブピバカイン10mlを注入したあとの動脈血漿中濃度を示す。最大濃度は平均$1.0\,\mu g \cdot ml^{-1}$，そのときの時間11.0分，分布容量92l，消失半減期5.0時間である。

メピバカインの半減期はおよそ2時間，ロピバカイン，ブピバカインの半減期は4-5時間である．

5 手技

A. 硬膜外穿刺

手術室における成人の硬膜外穿刺は，鎮静薬ないし鎮痛薬を与えて鎮静した状態で行う．穿刺針が誤って神経に近づいたり触れたりしたときに，患者は感覚異常を訴える．全身麻酔のもとで穿刺すると，穿刺針が神経に触れたり刺さっても術者に分からないので危険である．

坐位，側臥位，腹臥位のいずれの体位ででも行うことができるが，手術室では側臥位で行うことが多い．右利きの麻酔科医は左側臥位がやりやすい．

背中をエビのように丸くして棘突起の間隙を拡げ，穿刺針が入りやすいようにする．刺入部を中心に広く消毒し，周囲に滅菌した覆布をかける．正中アプローチで穿刺するか，傍正中アプローチで穿刺するかを決め（図9），針の刺入部位に局所浸潤麻酔を施す．

腰部の場合，皮膚から硬膜外腔までおよそ4 cmである（図2）．まず，穿刺針の先端を黄色靱帯へ刺入する．黄色靱帯は5 mmの厚さである[6]．内針を抜いて，陰圧の確認を抵抗消失法で行うなら，2 mlまたは5 mlの注射器におよそ2 mlの生理食塩液と0.25 mlくらいの気泡を入れて接続し（図10），注射器内筒を加圧しながら針を進め，抵抗の消失を感じたら針先は硬膜外腔へ入っている．左右の手を別々に動かすことに自信がないときは，針を両手でわずかに進め，片手を離して内筒を押してみて，抵抗があるときは再度両手で針を少し進める．この操作を繰り返しながら抵抗のないところを探す（触知法または触感法）．

懸滴法を用いるときは，ハブのところに生理食塩液または局所麻酔薬溶液をつけて針を両手で進め，水滴が吸い込まれたら針先が硬膜外腔へ入っている．再度，水滴をつけて針をわずかに進めても水滴は吸い込まれる．針先が硬膜を押すため，硬膜外腔が広くなり，陰圧ができるためである．しかし，懸滴法の利用者は少ない[11]．

硬膜外カテーテルを3-5 cm留置して針を抜く．カテーテルを長く挿入すると，カテーテルの先端は椎間孔から逸脱する．麻酔中だけ使用するのであれば，硬膜外腔に3 cm留置するのがよいであろう．術後も継続して使用するなら，抜けることも考慮して5 cm留置する．カテーテルは多孔で，軟らかいものがよいであろう．

留置したら，髄液または血液がカテーテルの中を逆流してこないことを確認する．逆流してくるとき，または疑わしいときは，棘間をずらして刺し直す．

次にカテーテルから，試験量として20万倍エピネフリン入り局所麻酔薬を3 ml注入する．こ

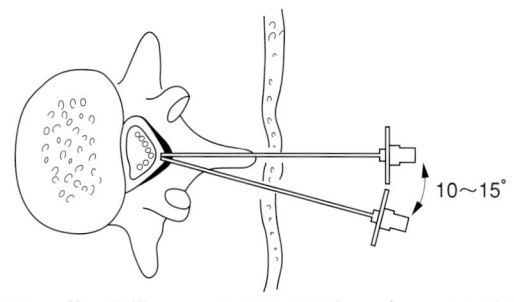

図9　第4腰椎レベルにおける正中アプローチと傍正中アプローチ

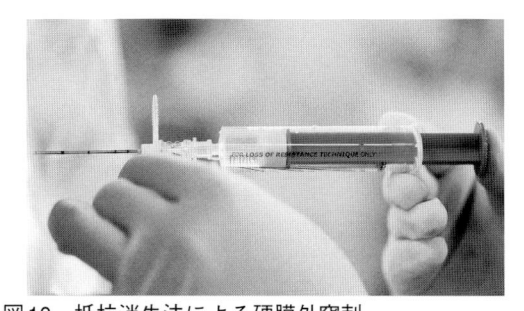

図10　抵抗消失法による硬膜外穿刺
0.25 mlくらいの気泡入り生理食塩液を使用している．

れでエピネフリンが15 μg注入される。心拍数が20beats・min^{-1}以上増加したら，カテーテルの血管内留置を疑う。下肢に麻痺が生じたら，くも膜下留置を疑う。これらの所見がないことを確認してから初回量を注入する。

　局所麻酔薬は，注入部位から頭側と尾側へ広がり，用量に比例して神経が麻痺する。必要とする脊髄分節だけ麻酔することができる（分節麻酔）。ただし，注入部位から頭側と尾側へ均等に広がるわけではない。頸部で注入すると胸部へ，腰部で注入するとやはり胸部へ広がりやすい。

　高齢者，身長の低い人，妊婦では，分節当たりの必要量は少ない。特に年齢の影響が大きい。20歳の人なら1分節の麻酔に1.5 mlの局所麻酔薬を必要とするが，60歳の人なら1 mlですむ（図11）。

　硬膜外麻酔では運動神経の麻痺が弱く，十分な筋弛緩が得られないことがある。このようなときは，あまり間隔を開けずに，例えば20分後にもう一度局所麻酔薬を注入してrepaintingを行うと，効果が増強する。

　手術中に麻痺域が1, 2分節狭くなったら，初回量の1/2-2/3を追加注入すると，前回と同じ麻痺域がすぐ得られる。

B. 仙骨硬膜外穿刺

　成人は腹臥位で，小児は全身麻酔のもとで側臥位で実施する（図12）。成人では腰の下に枕を入れ，下肢を外転，内旋すると大殿筋が邪魔にならない。

　仙骨裂孔をきちんと触れ，成人には局所浸潤麻

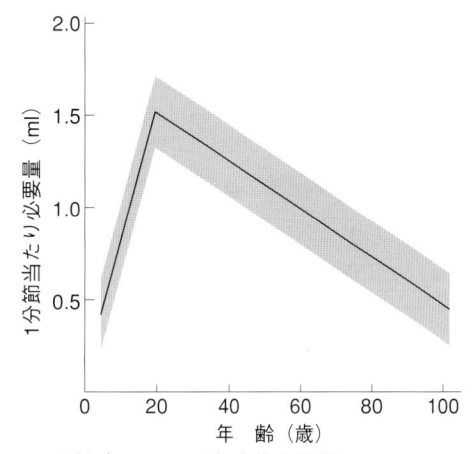

図11　分節当たり局所麻酔薬必要量
第2腰椎から2％リドカインを硬膜外腔へ注入したときに1分節の麻酔に必要な容量を示してある。
（Bromage PR. Mechanism of action. Epidural Analgesia. Philadelphia : WB Saunders ; 1978. 119-59より引用）

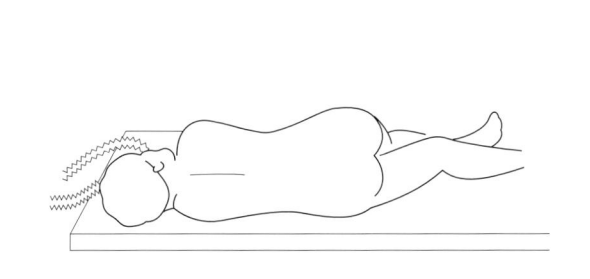

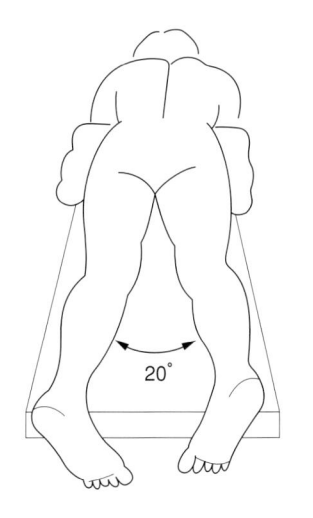

図12　仙骨硬膜外穿刺のときの体位
　右：成人，左：小児

I 臨床総論

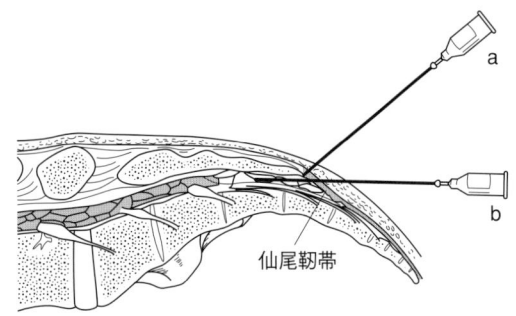

図13 仙骨硬膜外穿刺のときの針の角度
aの状態で穿刺して,針先が仙尾靱帯を貫いたら,bのように仙骨管に水平にして進める。

酔を十分に施してから,皮膚に対して45度の角度で穿刺し,仙尾靱帯を貫いたプツンという感覚が得られたら,針を仙骨管に水平にして1-2 cm進める(図13)。小児の場合は硬膜囊が第3仙椎まであるので,あまり針を進めない。仙骨管内へ0.5 cm進めるにとどめる。穿刺時に針が仙骨管の後壁に当たったときは,わずかに引き戻してから水平にして進めるとよい。

仙骨硬膜外穿刺では陰圧は認められないので,生理食塩液または局所麻酔薬溶液を0.5 ml程度注入して抵抗のないことを確認する。必要に応じてカテーテルを留置して局所麻酔薬を注入するが,仙骨管は広いので高用量を必要とする[12]。

6 生理学的変化

生理学的変化は,しばしば副作用と考えられるが,それは極端なときであって,通常の変化は局所麻酔薬の投与によって起こる生理学的なものである。

交感神経が麻痺するので循環系に変動が起こる。心臓の交感神経はT1-4,副腎髄質の交感神経はT6-L1,末梢血管の交感神経はT1-L2であるが,どの範囲の交感神経がどの程度ブロックされるかによって影響が異なる。麻酔レベルがT10以下なら,末梢血管が拡張して静脈還流が減少するが,麻痺していない所の末梢血管が収縮して静

脈還流を増加させ,さらに心拍数を増やして代償する。麻酔レベルが上昇するに従って代償機構は不十分になる。特に心臓交感神経がブロックされると,心拍数が減少して循環抑制は顕著になる。ただし,上胸部の硬膜外麻酔では,心拍数は減少するが,内臓血管への影響が少ないので,血圧はほとんど低下しない。胸腰部硬膜外麻酔で内臓血管が拡張すると,門脈血流量は減少し,肝血流量は減少する。

硬膜外麻酔は,交感神経をブロックすることによって,交感神経・内分泌反応を抑制し,血中カテコラミンをはじめ種々のホルモンの手術ストレスによる増加を抑制する。その結果,手術ストレスによる異化を抑えることができる。

硬膜外麻酔による運動神経麻痺は弱いので,頸胸部へ局所麻酔薬を投与して横隔神経や肋間神経に弱い麻痺が生じたとしても,呼吸機能の抑制は軽い。肺活量や1秒量の減少は25%程度である。ただし,20-30分で繰り返し投与して,いわゆるrepaintingを行うと,横隔神経も麻痺して,患者は呼吸困難を訴えるようになる。

硬膜外麻酔によって交感神経がブロックされると,副交感神経が優位になり,腸管の収縮と蠕動は亢進する。

7 適応と禁忌

A. 適応

① 頭部,顔面,頸部以外のあらゆる手術に利用できる。下腹部や下肢の手術ばかりでなく,脊髄くも膜下麻酔では難しい胸部,上腹部の手術にも利用できる。

② 全身麻酔を行いにくい患者,例えば胃が空でないために意識を消失させると吸引性肺炎を起こす危険のある患者にも利用できる。

③ 筋弛緩薬を使いにくい患者にも利用できる。

④ 意識の喪失を望む患者,硬膜外麻酔では除

くことができない脳神経を介する副交感神経反射をブロックしたいときには，全身麻酔と併用することができる。

B. 禁忌

① 患者が硬膜外麻酔を拒否したり，穿刺の間，体位を保持できないようなときは行わない。

② 血液凝固障害のあるとき，抗凝固療法を受けている患者には行わない。

③ 穿刺部位の皮膚ならびに内部に炎症や腫瘍があるときは行わない。

④ ショックや脱水などで循環血液量が著明に減少しているときは，交感神経活動が高度に緊張して循環を維持している。硬膜外麻酔を行って交感神経をブロックすると，代償機構が破綻して循環虚脱に陥るので行わない。

⑤ あらかじめ神経学的症状があるときは，避けたほうがよいこともある。

8 硬膜外麻酔と全身麻酔の併用

A. 硬膜外麻酔の長所

硬膜外麻酔は，術野からの侵害刺激が中枢神経へ伝わるのを遮断する[13]（図14）。それによって，内分泌代謝反応の亢進，異化を抑える。下腹部や下肢の手術なら完璧に，上腹部の手術でもかなりの程度抑えることができる。脊髄くも膜下麻酔ほど強くはないが，筋弛緩効果があるので，筋弛緩薬がいらない。呼吸機能への影響も少ない。患者は術後も痛がらないし，硬膜外カテーテルを残して術後鎮痛に利用できる。

B. 硬膜外麻酔の短所

効果の発現が，脊髄くも膜下麻酔に比べると遅い。一部の脳神経に含まれている副交感神経をブロックできないので，内臓からの反射を抑制できない。また，交感神経を広範にブロックすると，血圧低下などの循環変動が大きい。持続硬膜外麻酔で局所麻酔薬を反復注入すると，血中局所麻酔薬濃度が増加して中毒症状を現すことがある。

C. 全身麻酔との併用

手術中に意識があると，副作用が現れても患者が自覚症状を訴えるので早期に発見できる利点があるが，患者が不安や恐怖を抱くという欠点もある。このような精神的な影響は，内分泌代謝反応を亢進する。硬膜外麻酔は体表からの侵害刺激を

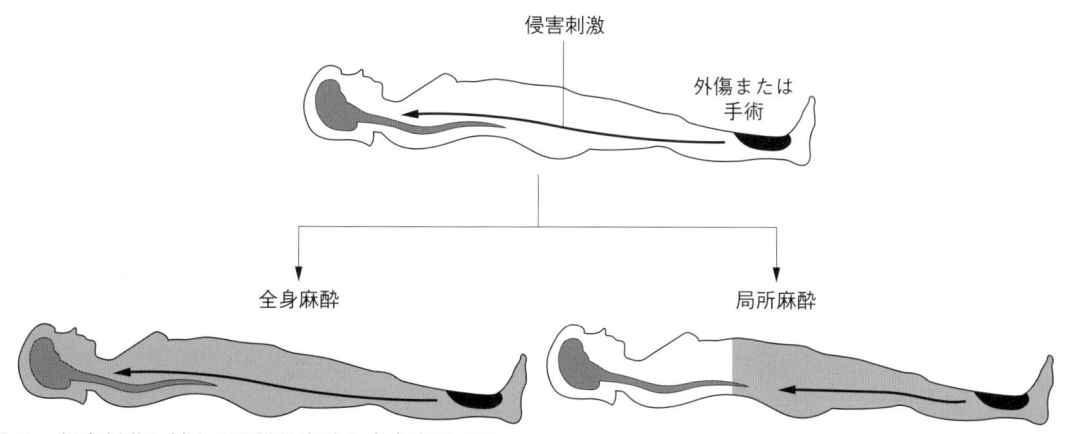

図14 侵害刺激に対する硬膜外麻酔と全身麻酔の違い
　全身麻酔では侵害刺激は絶えず中枢神経へ到達するが，硬膜外麻酔では途中で中断される。
〔高崎眞弓．麻酔法の選択：局所麻酔か全身麻酔か？　高崎眞弓編．まれな疾患の麻酔（麻酔科診療プラクティス1）．東京：文光堂；2001．2-9より引用〕

抑えることができるが，内臓からの侵害刺激を十分に抑えることができない。

これらの欠点を補うために，しばしば全身麻酔を併用する。しかし，硬膜外麻酔による血圧低下に，全身麻酔薬の循環抑制が加わるため，血圧は著明に低下する。そのため局所麻酔薬の用量を減らして，交感神経の遮断範囲を狭くすることが多い。すなわち，極めて低用量で用いることが多い。1.5-2％リドカインまたはメピバカインを，4-6 ml・h^{-1}で硬膜外腔へ持続注入する。このような低用量では，侵害刺激は十分に遮断されていないであろう。

硬膜外麻酔を手術前から実施しておけば，術後痛に対して先取り鎮痛効果を期待することができるし，カテーテルを残して術後鎮痛に利用すれば効果的であることも間違いない。

9 合併症と対策

A. 手技に基づいて起こる合併症

偶発的硬膜穿刺は，0.5-1％の頻度で起こる。太い針で穿刺しているので，その後の頭痛の発生は多い。頭痛の原因は，硬膜穿破時にくも膜下腔へ入った空気によるとの意見もあるが，硬膜とくも膜に開いた孔から髄液が漏れることによるとの意見が支持されている。

頭痛に対しては，水分投与量を増やしてカフェインを与えると有効である。硬膜外カテーテルが留置されていれば，硬膜外腔へ生理食塩液を注入して髄液圧を上げると軽快する。自己血を硬膜外へ注入して孔を塞ぐ，自己血パッチ療法は効果的である。

硬膜外カテーテルを留置すると，血管内へ留置されることがある。カテーテルから血液が引けないから留置されていないとはいいきれない。試験量として20万倍エピネフリン入り局所麻酔薬3 mlを用いて，試してみる。心拍数が20beats・min^{-1}以上増えたら血管内留置と判定する。疑わしいときは棘間をずらして入れ替える。

カテーテルがくも膜下腔へ留置されていることもある。初回量を注入すると全脊髄くも膜下麻酔になるので，必ず試験量で試してみる。もし全脊髄くも膜下麻酔が発生したら，呼吸が止まるので，見落とさずに発見し，呼吸を補助する。低血圧になるが対応は容易である。呼吸は短時間で回復する。

低用量の局所麻酔薬で広範な麻痺が現れたときは，硬膜下注入の可能性が高い[14]。硬膜外麻酔の1％程度に起きているという報告もある。

B. 薬理学的合併症

リドカインやメピバカインを反復注入すると，血中濃度は段々と増加する。それによっていろいろな中枢神経症状を現す。患者は頭がふらつく，眠い，舌がもつれる，しゃべりにくいなどと訴える。しかし，高度な症状，例えば痙攣を起こすことはまれである。痙攣は，局所麻酔薬を直接血管内へ注入したときに起こる。いずれもベンゾジアゼピン作動薬で止まる。

アミド型の局所麻酔薬は，アレルギー反応を起こす危険は少ない。麻酔に使うほかの薬物に比べて，アナフィラキシーを発症する頻度は低い。

C. 生理学的合併症

ショックや脱水で循環血液量が減少している患者に硬膜外麻酔を行うと，循環虚脱から心停止に至る。重篤な低血圧は，硬膜外麻酔の1-2％に発生する。昇圧薬と輸液または血漿増量薬で対処できるが，急激かつ高度な低血圧は対処が難しい。ショック状態またはそれに近い患者に硬膜外麻酔を行うときは，低用量から慎重に実施する。循環血液量を補充してから増量する。

硬膜外麻酔によって骨盤神経と陰部神経，または仙髄排尿中枢（S2-4）が麻痺すると尿閉になる。上位の中枢からのコントロールも障害される

ので，排尿は容易に障害される．膀胱カテーテルを留置して対応する．

D. 神経系の合併症

太い針を刺すため，術後に穿刺部位の痛みを訴えることが多い．背部痛は術後患者にしばしば認められるので，硬膜外麻酔との因果関係が定かでないとの意見もあるが，気にかかる．

穿刺針や留置カテーテルに帰因する神経損傷も，まれに起こる．意識を残して穿刺すれば，誤って針が神経根に近づいたり触れたりしても，患者が感覚異常を訴えて危険を知らせてくれる．神経根は可動性で，針が近づくと離れようとする．感覚異常を訴えても，不可逆的な障害が少ないのは，このような理由によるであろう．しかし，小児の仙骨および胸・腰部硬膜外麻酔は，全身麻酔のもとで行わなければならない．全身麻酔のもとに行ったために神経損傷が増えたという事実がないことから，容認されている．仙骨硬膜外麻酔では，近くに神経は少ないが，胸・腰部の場合は熟練した者が慎重に行わなければならない．

硬膜外血腫と膿瘍による脊髄・神経根の圧迫と，それによる神経障害の報告が増えている．硬膜外血腫の発生は，150000回の硬膜外穿刺に1回といわれていたが，最近では1000-10000回に1回の割合で発生するという[14]．抗凝固療法の普及と関係するかもしれない．

硬膜外血腫は，カテーテル抜去直後に発症することが多い．カテーテル周囲で凝固していた血管が，カテーテル抜去によって再び破綻する．静脈血栓塞栓症予防のためにヘパリンが投与されていると，止血しないため血腫を作る．ヘパリンを中止して，凝固能が正常に戻ってからカテーテルを抜くことが大切である．抗血小板薬を服用している患者も多いが，投与を中止して，活性化部分トロンボプラスチン時間（activated partial thromboplastin time：APTT）が正常に戻ってから穿刺する．

硬膜外膿瘍の発生頻度は0.01％くらいである．局所麻酔薬には抗菌作用があるし，術後は予防的に抗菌薬が投与されるので，それほど多くはない．穿刺に際して皮膚常在菌が運び込まれることが危惧されているので，易感染性の患者や，菌血症が疑われる患者には，穿刺時の皮膚消毒にアルコール入りクロルヘキシジンを用いるほうがよい．

参考文献

1) Bacon DR. Regional anesthesia and chronic pain therapy : A history. In : Brown DL, editor. Regional anesthesia and analgesia. Philadelphia : WB Saunders ; 1996. p.10-22.
2) Vandam LD. History of anesthetic practice. In : Miller RD, editor. Anesthesia. 5th ed. Philadelphia : Churchill Livingstone ; 2000. p.1-11.
3) Brown DL, Fink BR. The history of neural blockade and pain management. In : Cousins MJ, Bridenbaugh PO, editors. Neural blockade in clinical anesthesia and management of pain. 3rd ed. Philadelphia: Lippincott-Raven ; 1998. p.3-27.
4) 小坂義弘. 硬膜外麻酔の歴史. 新版硬膜外麻酔の臨床. 東京：真興交易医書出版部；1997. p.15-35.
5) 小坂義弘：硬膜外麻酔の歩み．LiSA 2001；8：264-6.
6) Brown DL. Spinal, epidural, and caudal anesthesia. In : Miller RD, editor. Anesthesia 5th ed. Philadelphia : Churchill Livingstone ; 2000. p.1491-519.
7) Dalens BJ. Regional anesthesia in children. In : Miller RD, editor. Anesthesia. 5th ed. Philadelphia : Churchill Livingstone ; 2000. p.1549-85.
8) Cousins MJ, Veering BT. Epidural neural blockade. In : Cousins MJ, Bridenbaugh PO, editors. Neural blockade in clinical anesthesia and management of pain. 3rd ed. Philadelphia : Lippincott-Raven ; 1998. p.243-320.
9) Bromage PR. Mechanism of action. Epidural analgesia. Philadelphia : WB Saunders ; 1978. p.119-59.
10) Whiteside JB, Wildesmith JAW. Developments in local anaesthetic drugs. Br J Anaesth 2001；87：27-35.
11) 指宿昌一郎，高崎眞弓．硬膜外穿刺手技の現状．臨床麻酔 1999；23：1717-20.
12) 高崎眞弓：小児仙骨麻酔．臨床麻酔 1989；13：

453-62.
13) 高崎眞弓. 麻酔法の選択：局所麻酔か全身麻酔か？ 高崎眞弓編. まれな疾患の麻酔（麻酔科診療プラクティス1）. 東京：文光堂；2001. p.2-9.
14) 高崎眞弓. 硬膜外麻酔と合併症. 臨床麻酔　2001；25：1381-9.

〈高崎　眞弓，笠羽　敏治〉

Chapter 14

脊髄くも膜下麻酔法

STANDARD

1 脊髄くも膜下麻酔の歴史

spinal anesthesiaという言葉を最初に用いたのはCorningであるが，腰椎穿刺手技はWynter, Quinckeらにより1891年に発見され，臨床手技として標準化された。そして1898年にAugust K.G. Bierが初めて脊髄くも膜下麻酔を外科手術に応用した。このとき使用された局所麻酔薬がコカインである。その後もさまざまな局所麻酔薬が合成され，脊髄くも膜下麻酔に応用されるようになった[1]。1903年には，脊髄くも膜下麻酔の作用時間延長目的にエピネフリンが使用された。1909年にはBabcockが低比重液を開発し臨床使用し，1930年にはKeyesとMcClellandが高比重液を初めて使用した。

本邦初の脊髄くも膜下麻酔は1900年に北川乙次郎によりコカインを用いて施行されている[1]。その後，トロパコカイン，プロカイン，ジブカインなどさまざまな局所麻酔薬が脊髄くも膜下麻酔に用いられた。そして，ジブカイン製剤であるペルカミンS®は1940年代初頭より，ネオペルカミンS®，テトラカイン，リドカインは1950年代より今日まで臨床で使用されてきたが，2000年4月に本邦でもようやく脊髄くも膜下麻酔用ブピバカインが使用可能となった。

2 脊髄くも膜下麻酔に関連した解剖と生理

A. 解剖

1）脊椎について

脊椎は，頸椎（7），胸椎（12），腰椎（5），仙椎（5，癒合），尾骨（4，最後の3個は癒合）の計33個の脊椎骨からなる。脊椎骨には，椎体，椎弓根，椎弓版に囲まれた椎孔があり，各脊椎骨が連続することにより脊柱管が形成され，その中に脊髄，くも膜下腔，硬膜などが存在する。

脊椎には4箇所の生理学的彎曲が存在し，仰臥位の状態では第3腰椎部はもっとも高く，第5胸椎部はもっとも低くなる（図1）。

2）皮膚から脊髄までの間に存在する組織

正中法では，穿刺針は以下の組織を通過する。皮膚→皮下組織→棘上靱帯→棘間靱帯→黄色靱帯→硬膜外腔→硬膜→硬膜下腔→くも膜→くも膜下腔（図2-A）。くも膜下腔は髄液で満たされている。

傍正中法で穿刺を行う場合，穿刺針は傍脊柱筋

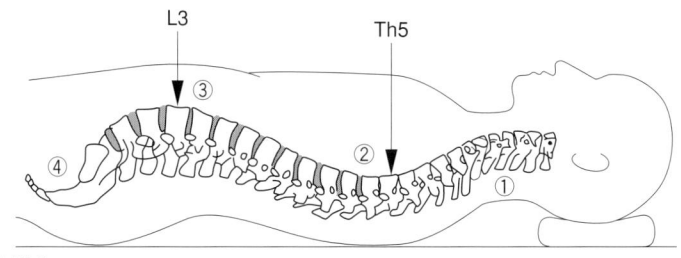

図1 脊柱の生理学的彎曲
脊柱は仰臥位の状態で① 頸椎（前彎），② 胸椎（後彎），③ 腰椎（前彎），④ 仙椎（後彎）に生理的彎曲を有する。
特に第3腰椎部はもっとも高く，第5胸椎部はもっとも低くなる。

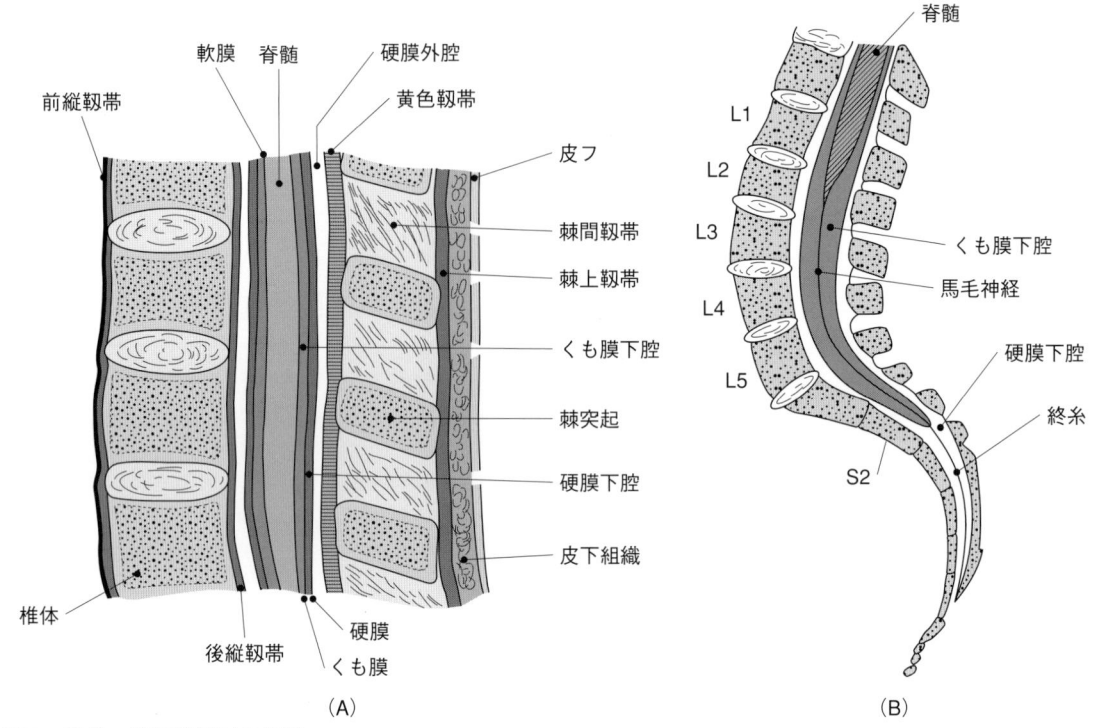

図2 脊椎，脊柱管周囲の組織
(A) くも膜下穿刺時に針が通過する組織
(B) 脊椎と脊髄，くも膜下腔，硬膜外腔の関係

を通過し黄色靱帯に達する。

3）髄液について

髄液は側脳室，第3脳室，第4脳室の脈絡叢で産生される。側脳室で産生された髄液はモンロー孔から第3脳室に入り，中脳水道を経て第4脳室に到達，ルシュカ孔，マジャンディ孔を通り，くも膜下腔に達する。髄液の1日の産生量，分布などの詳細は表1に示した。

4）皮膚分節（図3）

脊髄神経の皮膚支配領域を示す皮膚分節を図3に示した。

5）脊髄の血管支配

(a) 動脈

脊髄の血流は，大動脈弓，大動脈から由来する椎骨動脈，甲状頸動脈，肋間動脈，腰動脈，腸腰動脈などからの脊髄枝により灌流されている。これら脊髄枝は，根動脈として神経根とともに椎間孔から脊柱管内に入り，前根動脈と後根動脈に分岐する。胎生期には，脊髄枝は左右31本ずつあるが，成長に伴い退化し成人では前根動脈は6対，後根動脈は4–8対程度しか認められなくなる。前根動脈はT9，T10付近と，L2付近で特に太くなっている。これらのうちT9–L2に認められる太い前根動脈を大前根動脈（Adamkiewiczの動脈：約80％が左側の椎間孔から脊柱管内に入る）といい，脊髄下部1/3の血流を司っている重要な血管である（図4-A）。腰椎穿刺の際，大前根動脈の損傷により腰髄領域の虚血が起こりうる。

上下の前根動脈は腹側に縦走する1本の前脊髄動脈を，上下の後根動脈は脊髄の背側に縦走する2本の後脊髄動脈を形成する。前脊髄動脈の上端は延髄前面で椎骨動脈と交通し，後脊髄動脈の上端は延髄後面で椎骨動脈，後下小脳動脈と交通している。脊髄内部は前脊髄動脈からの中心動脈と，

表1 脳脊髄液について

産生部位	側脳室，第3脳室，第4脳室の脈絡叢から
産生量	400-500 ml・day^{-1}
吸収	静脈洞のくも膜顆粒
髄液の分布	総量：くも膜下腔に130-150 ml 脊柱管内：20-30 ml 第1腰椎以下：5 ml
性状	色：無色透明 比重：1.003-1.009（平均1.006）37℃ 髄液圧：70-120 mmH$_2$O 細胞数：0/3-12/3 浸透圧：290 mOsm・l^{-1} 糖：45-70 mg・dl^{-1} タンパク質：15-45 mg・dl^{-1} Na：133-145 mEq・l^{-1} Cl：15-20 mEq・l^{-1} Ca：2-3 mEq・l^{-1} Mg：2-2.5 mEq・l^{-1} pH：7.27-7.37（7.32） HCO$_3$：23 mEq・l^{-1} Pco$_2$：48 mmHg

前脊髄動脈と後脊髄動脈の間で脊髄を囲むように走行している冠状動脈から脊髄内側に向かう周辺動脈により灌流されている（図4-B）。

(b) 静脈

脊髄灰白質，白質からの血流は，それぞれ中心静脈から前正中静脈に，周辺静脈から冠状静脈に注ぐ。上下の冠状静脈は連絡しあい前正中静脈，後正中静脈を形成し，前根静脈，後根静脈を経て内・外椎骨静脈叢に注ぐ。

6) 脊髄円錐，硬膜嚢と椎体との位置関係

脊髄は第2腰椎の高さで脊髄円錐として終わり，それ以下は馬尾神経となる。くも膜下腔（硬膜嚢）は第2仙骨の高さで終わり，それ以下は硬膜外腔となる（図2-B）。くも膜下穿刺を第3-4腰椎間から行う理由は，① ここでは馬尾神経となっているため脊髄を損傷する危険性が少ないこと，② 注入された局所麻酔薬が頭側と尾側の両方に流れていくことなどが挙げられる（図1）。

7) 穿刺部位決定の指標と脊柱の傾きの性差

穿刺部位を決定するための解剖学的指標と，脊柱の傾きの性差を図5に示した。

B. 生理

1) 神経系に対する影響

(a) くも膜下腔での局所麻酔薬の作用部位

局所麻酔薬の作用部位は，脊髄神経根，脊髄，後根神経節とされ，これらのうち主たる作用部位は脊髄神経根（前根，後根）である。くも膜下腔，硬膜外腔の神経根は，神経外膜で覆われていないため，髄液中の局所麻酔薬の作用を受けやすく，神経根の最外層の神経線維から順次遮断されていく。局所麻酔薬の髄液中の濃度は，神経組織への取り込みに影響する。くも膜下腔の局所麻酔薬は，くも膜を通過し後根神経節に達する。

(b) 遮断される神経線維の順序

交感神経節前線維，冷覚，温覚，痛覚，触覚，

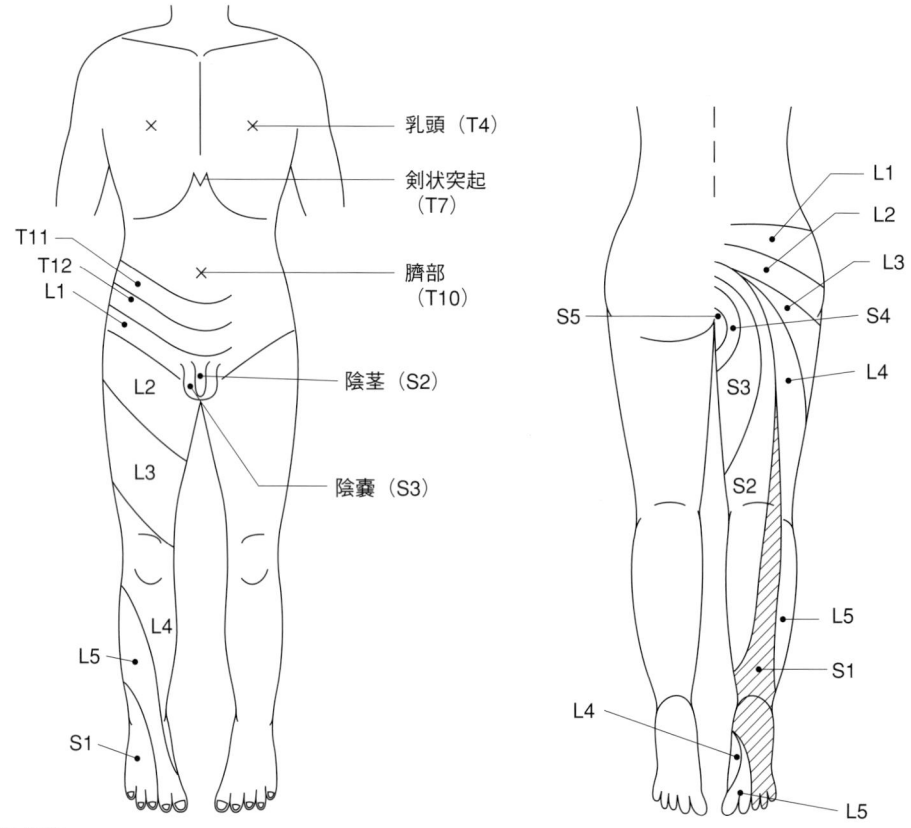

図3 皮膚分節
　脊髄に比べ脊柱管の発育が良いため，脊髄節と皮膚分節は離れている。また，背部では当該棘突起より3-5分節上の神経支配である。

圧覚，運動，自己受容感覚の順，すなわち細い神経線維から遮断されていくという考えが一般的であるが，太い神経線維のほうが作用を受けやすいという報告[2]もある。

(c) 各神経の遮断レベルの比較

　交感神経遮断は痛覚遮断より2-6分節上方，運動神経遮断は痛覚遮断よりも平均2.8分節下方となる。

(d) くも膜下投与薬物が脊髄に及ぼす作用

[1] 局所麻酔薬

　リドカイン，テトラカインにより脊髄の血流が増加するという意見もあれば，変化しないという意見もある。また，ブピバカインは脊髄の血流量を低下させる。

[2] 血管収縮薬

　エピネフリン，フェニレフリンにより脊髄の血流が減少するという意見と，変化しないという意見がある。正常な症例であれば，血管収縮薬を局所麻酔薬に添加する，しないにかかわらず，脊髄の血流には悪影響を及ぼさないとされているが，高齢者，糖尿病，動脈硬化症を有する症例では血管収縮薬による脊髄の虚血が懸念される。

　一方，エピネフリンなどのα受容体作動薬は脊髄後角に作用し，抗侵害刺激作用を発揮する。局所麻酔薬の作用持続時間延長の機序のひとつとして考えられている。

(e) 脊髄くも膜下麻酔が脳血流量に及ぼす作用

　血圧が正常の場合，平均動脈圧が60-150mmHgの間にあれば脳血流量は一定に保たれる

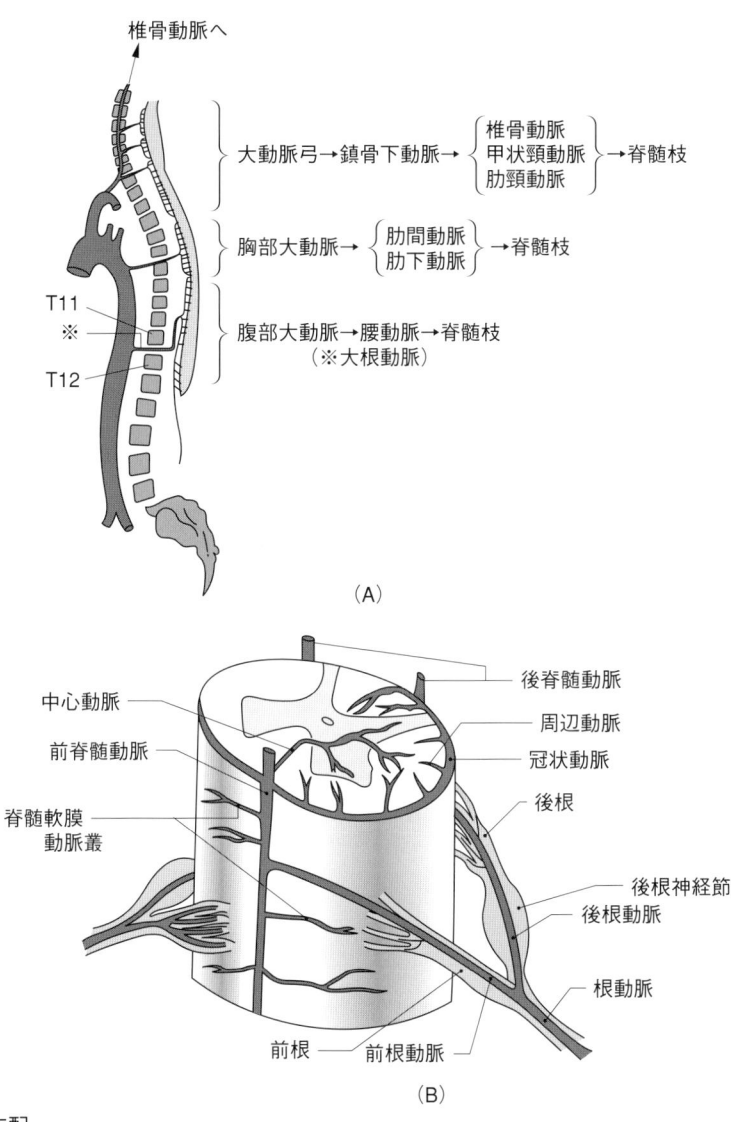

図4 脊髄の動脈支配
(A) 大動脈から脊髄への血液供給
(B) 脊髄白質，灰白質への血液供給

(自己調節)。しかし，本態性高血圧がある場合，一定の脳血流を得るための平均動脈圧は正常血圧の症例よりも高い状況にある。

2) 心血管系に対する影響
(a) 血圧低下

麻酔高が同じ若年者と高齢者では，高齢者のほうが血圧低下が顕著で，高血圧症例は正常血圧症例よりも血圧低下の程度が強い[3]。血圧低下の機序を以下に挙げる。

[1] 交感神経節前線維の遮断による血管拡張

交感神経支配領域の静脈内に血液が貯留し静脈還流が減少し，心拍出量が低下する。また，動脈の拡張により後負荷は軽減する。

交感神経の遮断範囲と血圧低下の程度は，相関するという意見と相関しないという意見がある。

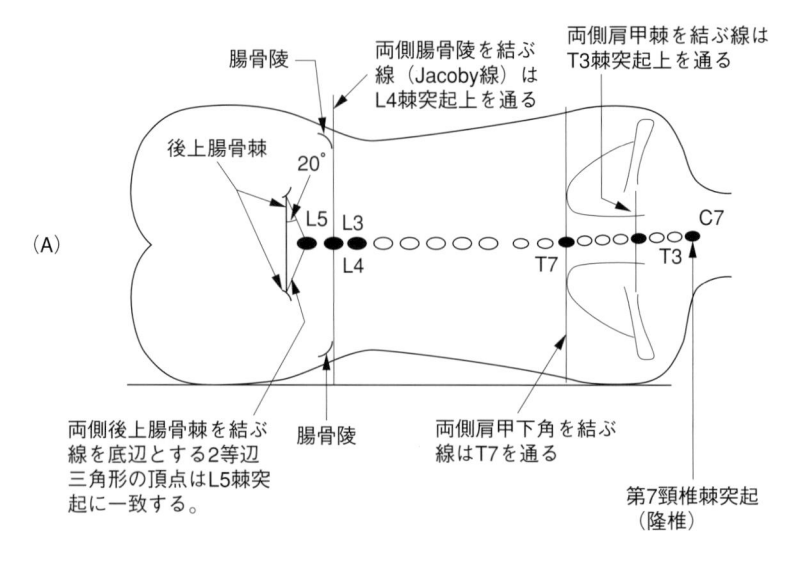

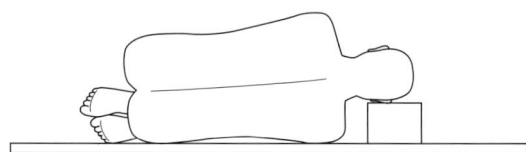

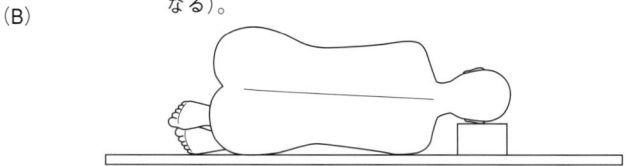

I 臨床総論

図5 穿刺部位を決定するための解剖学的指標(A)と，脊柱の傾きの性差(B)

[2] 交感神経心臓枝の遮断

交感神経心臓枝の遮断により，心拍出量が減少する。

(b) 徐脈

脊髄くも膜下麻酔中に心拍数50 beats·min^{-1}以下の中等度の徐脈を起こす危険因子として，①元々の心拍数が60 beats·min^{-1}以下，② ASAリスク分類が1，③β遮断薬の使用，④知覚遮断レベルがT6以上，⑤ 50歳以下，⑥ PR間隔の延長が挙げられる[4]。また，徐脈の程度は，麻酔高よりも血圧低下によく相関する。以下に，その機序を挙げた。

[1] 心臓促進神経の遮断

麻酔高がT1-4に達し心臓促進神経が抑制され，迷走神経優位となること。

[2] 反射による心拍数の減少

ⅰ）左心房の伸展受容器：心房充満圧の低下時に伸展受容器を介する反射により徐脈となる。

ⅱ）Bainbridge反射：右房の伸展受容器に加わった刺激が迷走神経を介し延髄に達し，遠心性に交感神経を介し心拍数と心収縮力が増加する反射である。静脈還流減少時には逆に心拍数は減少す

る。

ⅲ）Benzold-Jarisch反射：左室壁の伸展により左室下後壁の伸展受容器が刺激され，求心路である迷走神経（C線維），迷走神経中枢が興奮し，遠心路である迷走神経心臓枝が促進，交感神経心臓枝が抑制される。その結果，血圧低下，徐脈，冠動脈拡張が生ずる。脊髄くも膜下麻酔後の急激な徐脈，心停止の原因と考えられている[5]。

(c) 心拍出量の低下

静脈還流の減少，ファーラ体位により生ずる。

(d) 心筋の機能低下[3]

心室充満圧の減少，副腎支配の交感神経遮断による血中カテコラミンの減少，心臓促進神経の遮断などによる。

(e) 冠血流量に及ぼす影響

血圧低下により冠血流量は減少するが，冠動脈が正常で血圧低下が軽度であれば，前負荷，後負荷ともに軽減するため，心筋の低酸素は起こらない。ただし，冠動脈疾患を有する場合には当てはまらない。

(f) 肺血流に対する影響

静脈還流の減少により，平均肺動脈圧は低下する[3]。

3）呼吸器系に対する影響

(a) 呼吸筋に対する影響

麻酔高がT10程度であれば，ほとんど影響しないが，麻酔高がそれ以上に上昇すると呼吸筋が影響を受ける。

[1] 肋間筋

麻酔高が上位胸髄レベルに達すると，内・外肋間筋による吸気運動は抑制されるが，横隔膜の機能が正常であれば，その代償作用のため呼吸にはあまり影響しない。

[2] 腹筋

腹筋の弛緩により呼気が障害されると，最大呼気圧，最大呼気流量が減少し喀痰の排出が十分に行えなくなる可能性がある。

[3] 横隔膜

横隔膜を支配する横隔神経の中枢（C3-5）にまで麻酔高が達すると，呼吸は停止する。

(b) 呼吸中枢に対する影響

血圧低下による呼吸中枢の血流低下，低酸素は，呼吸抑制の原因となる[3]。

(c) 気管支に対する作用

肺に分布している交感神経中枢（T2-4），副腎を支配している交感神経中枢（T10-L1）が遮断されると，気管支収縮が起こりうる。脊髄くも膜下麻酔で気管支喘息が誘発された症例も報告されている。したがって，気管支喘息患者に対する高位脊髄くも膜下麻酔は注意すべきである。

4）腎に対する影響

平均動脈圧50mmHg以下では，腎血流量が低下し，尿量も減少する（自動調節能）。

5）内分泌系に対する影響

脊髄くも膜下麻酔の効果が十分に得られれば，疼痛刺激に伴う内分泌反応は抑制される。

6）消化器系に対する影響

食道は迷走神経支配のため影響を受けない。腹腔内臓器を支配する交感神経節前線維（中枢はT6-L2）が遮断され副交感神経優位になると，消化管の蠕動運動が亢進し，悪心・嘔吐の原因となる。括約筋は弛緩する。

肝血流量は血圧低下の程度に並行する。

7）脾臓に対する影響

高位脊髄くも膜下麻酔により，2-3倍に増大する。

8）免疫系に対する影響

術後の免疫抑制を予防することが報告されている。

3 脊髄くも膜下麻酔用器具と使用局所麻酔薬

A. 脊髄くも膜下麻酔用器具 (図6)

1）脊髄くも膜下麻酔セット

① 消毒用鉗子，② 滅菌ガーゼ数枚，③ 消毒用

I 臨床総論

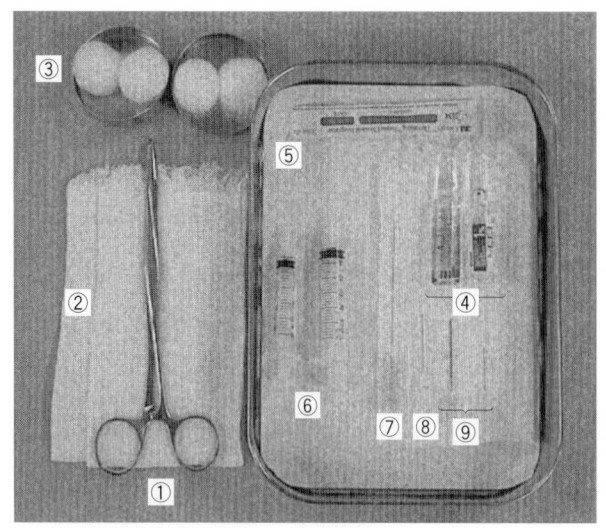

図6 脊髄くも膜下麻酔セットの一例

脊髄くも膜下麻酔セット
① 消毒用鉗子
② 滅菌ガーゼ
③ 消毒用綿球とシャーレ
④ 局所麻酔薬
　左：脊髄くも膜下麻酔薬
　　　マーカイン注脊麻用0.5％高比重®
　右：皮膚，皮下組織浸潤用局所麻酔薬
　　　1％カルボカイン®
⑤ 消毒済みを示すインジケータ

脊髄くも膜下麻酔施行時にセットに追加する物品
⑥ ディスポーザブル注射器
　左：皮膚，皮下組織浸潤麻酔用（2ml）
　右：脊髄くも膜下麻酔薬注入用（5ml）
⑦ ディスポーザブル脊髄くも膜下麻酔針
⑧ ディスポーザブル誘導針
⑨ ディスポーザブル注射針
　25G：皮膚，皮下組織への浸潤麻酔用
　18G：脊髄くも膜下麻酔薬吸引用

微細な亀裂が入っているアンプルは熱で破裂するので，汚染された薬液の使用を防止できる。

綿球とシャーレ，④ 局所麻酔薬（皮膚，皮下浸潤麻酔用，脊髄くも膜下麻酔薬），⑤ 滅菌済みであることを示すインジケータをセットとしてオートクレーブで滅菌する。必要に応じ，エピネフリンをセットに加える。

2）脊髄くも膜下麻酔施行時にセットに追加する物品

以下のディスポーザブルの製品を追加する。① 注射器（2 ml，5 ml），② 脊髄くも膜下麻酔針，③ 誘導針，④ 注射針

脊髄くも膜下麻酔針は23 G，25 G穿刺針を用いるが，27 G針，29 G針も市販されている。針先端の形状により，クインキー針とペンシルポイント針（Whitacre針，Sprotte針），open end針に分類される（図7）。

B. 脊髄くも膜下麻酔薬（表2）

1）塩酸ブピバカイン製剤[6]

バイアル入り製品と異なり防腐剤は添加されていない。ブピバカインには血管収縮作用があるため，エピネフリンを添加しても作用時間の延長は他の局所麻酔薬ほど期待できないと考えられている。

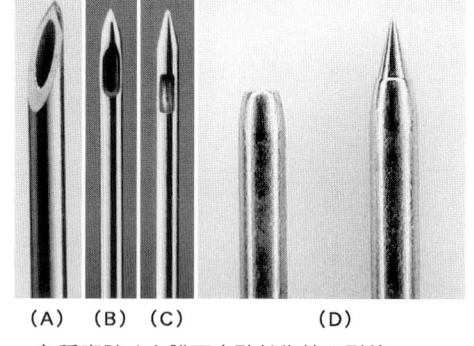

図7 各種脊髄くも膜下麻酔針先端の形状
（A）クインキー針（Quincke針）
（B）ペンシルポイント針（Whitacre針）
（C）ペンシルポイント針（Sprotte針）
（D）open end針
（A）-（C）：ビー・ブラウンジャパン
（D）：Dr.ジャパン株式会社

(a) マーカイン®注脊麻用0.5％高比重

ブドウ糖を添加し高比重に調整してある。くも膜下腔への注入量は3-4 mlであるが，手術部位，身長，年齢，患者の全身状態により調節する。高比重ブピバカインは，下腹部手術，下肢の手術に良い適応となる。

(b) マーカイン®注脊麻用0.5％等比重

等比重に調整してある。下肢骨折手術で，患肢

第14章 脊髄くも膜下麻酔法

表2 脊髄くも膜下麻酔時にくも膜下腔に投与される各種局所麻酔薬

薬物		成分	溶媒	比重	作用時間（分）	剤型
マーカイン®0.5％注 脊麻用	高比重	0.5％ブピバカイン	7.27％ブドウ糖水溶液	1.025-1.031	120-180	4 ml/アンプル
	等比重		蒸留水	1.002-1.007	120-180	4 ml/アンプル
ペルカミンS®		0.3％ジブカイン	5.0％食塩液	高比重 1.035-1.039	90-150	3 ml/アンプル
ネオペルカミンS®		0.24％ジブカイン 0.12％テーカイン®	9.5％ブドウ糖水溶液	高比重 1.035-1.039	90-150	3 ml/アンプル
テトカイン®	高比重	テトラカイン	5％ブドウ糖注射液 10％ブドウ糖注射液 20％ブドウ糖注射液	1.019 1.033-1.035 1.075-1.076	90-180	粉末
	等比重		生理食塩液または穿刺後採取した髄液		45-60	
	低比重		蒸留水	0.99	45-180	
キシロカイン®注射液3％		3％リドカイン	ブドウ糖	高比重（1.030-1.035）	60-90	3.5 ml/アンプル

を下にできない場合や，循環系の予備力の低下している高齢者などがよい適応となる．投与量は2-4mlであるが，手術部位，手術時間，身長などにより増減する．等比重液は交感神経線維に対する遮断作用が弱いため高比重液より血圧低下が起こりにくい．

2）塩酸ジブカイン製剤

ジブカインは作用が強力で，作用持続時間が長い局所麻酔薬であるが，毒性が強いため，欧米諸国ではすでに注射薬として使用されていない．

(a) ネオペルカミンS®

塩酸ジブカインと塩酸パラブチルアミノ安息香酸ジエチルアミノエチル（テーカイン）含む合剤．ブドウ糖で高比重に調整してある．投与量は必要とする麻酔高により異なるが1.5 ml（サドルブロック）-2.5ml（T6程度までの麻酔高）である．

(b) ペルカミンS®

塩酸ジブカインを塩化ナトリウム水溶液により高比重に調整してある．

3）テトカイン®

粉末を表2に示した溶媒で溶解し，高比重液，等比重液，低比重液として使用する．高比重溶液では0.1-0.5％注射液とし，6-15 mgを，低比重溶液では0.2-0.5％注射液とし3 ml投与する．

4）キシロカイン®注射液「3％」

リドカインをブドウ糖により高比重に調整してある．リドカインは作用持続時間が短いものの，術後に一過性の神経麻痺が認められた症例も報告されている．使用量は必要とする麻酔高により異なるが，サドルブロックで1.3-1.7 ml，T6までの麻酔高で2.0-2.7 mlである．

5）ロピバカイン

本邦では脊髄くも膜下麻酔に対する適応は認め

られていないが，欧米では0.75％ならびに1％ロピバカイン等比重液2.5 mlの股関節手術に対する有用性や，0.5％ならびに0.75％ロピバカイン等比重液3 mlの下肢の小手術に対する有用性などが報告されている。等比重ロピバカイン12 mgは等比重液ブピバカイン8 mgと同等の効果が得られる。

一方，婦人科領域でロピバカイン高比重液25 mgと等比重液25 mgの比較では，高比重液のほうが麻酔高の広がり，術中の痛みの訴え，知覚神経遮断，運動神経遮断からの回復の早さなどの点から優れているとされている。また，高比重ロピバカイン8 mgは高比重ブピバカイン4 mgと同等の効果が得られる。

4 脊髄くも膜下麻酔の適応と禁忌

A. 脊髄くも膜下麻酔の適応

下腹部以下の手術（婦人科手術，下肢の手術，肛門，外陰部の手術）で，手術時間2時間程度の手術が良い適応である。患者の意識を低下させたくない場合，胃内容物が残存している場合，気道の病変や多量の喀痰がある場合なども適応となるが，脊髄くも膜下麻酔の禁忌を考慮にいれたうえで最終的に適応の有無を判断する。

B. 脊髄くも膜下麻酔の禁忌

1) 絶対的禁忌

① 循環血液量が著しく減少し，重度のショック状態の場合：脊髄くも膜下麻酔により症状が増強するため。
② 出血傾向がある場合や抗凝固薬を投与されている場合：くも膜下腔，硬膜外腔に血腫を形成する可能性があるため。
③ 重症心不全（冠動脈疾患：急性心筋梗塞，心筋障害）を有する場合：脊髄くも膜下麻酔により血圧が低下し基礎疾患が悪化する可能性があるため。
④ 穿刺部の炎症，敗血症，菌血症がある場合：髄膜炎，硬膜外膿瘍発症の危険性があるため。
⑤ 中枢神経系疾患，末梢神経疾患を有する場合（脳腫瘍，筋萎縮性側索硬化症，神経炎，梅毒，てんかんなど）：局所麻酔薬による神経障害や，脊髄くも膜下麻酔による脳嵌頓が発生する可能性があるため。
⑥ 穿刺体位がとれない場合。
⑦ 幼小児：意志の疎通がとれないため。
⑧ 患者が拒否した場合。

2) 比較的禁忌

① 脊髄くも膜下麻酔後の後遺症と混同しやすい既往症がある場合：脊髄くも膜下麻酔による後遺症であるのか，既往症の症状であるのか鑑別が困難なため。
② 脊椎が高度に変形している場合：穿刺自体が困難であり，穿刺できても麻酔高の調節が困難なため。
③ 患者の協力が得られない場合（痴呆，精神病患者）：意志の疎通が困難なため。
④ 循環器系の予備力が低下している場合：急激な血圧変動による，重要臓器の血流低下が予測されるため。
⑤ 高度の肥満が認められる場合：穿刺，麻酔高の決定が困難。麻酔高の上昇による呼吸への悪影響が考えられるため。
⑥ 腹腔内圧が上昇している場合：麻酔高の調節が難しいため。
⑦ ショック準備状態，全身衰弱が激しい場合：循環動態の急激な変動が予測されるため。
⑧ 長時間手術：麻酔効果が手術中に消失する可能性があるため。
⑨ 気道確保が困難な場合：麻酔高が上昇した場合，人工呼吸が困難であるため。
⑩ 髄液の逆流が得られなかったり，血性の髄液の流出が認められる場合：確実な効果が期待できないため。

5 脊髄くも膜下麻酔の手技

A. 準備

1）合併症に対する準備

麻酔器，吸引器，昇圧薬，抗コリン薬などを準備する。

2）その他の準備

心音・呼吸音聴取用聴診器，血圧計，鎮静薬，心電図，パルスオキシメータ，脊髄くも膜下麻酔セットを準備する。

B. 手技

1）体位をとる

（a）側臥位（図8-A）

脊柱の傾きに注意し（図5-B），ベッドの傾斜を調節する。

（b）坐位（図8-B）

会陰部，肛門の手術，肥満患者で側臥位でのくも膜下穿刺が難しい場合には坐位で行う。

2）穿刺部位と穿刺方法の決定

正中法がよく用いられるが，高齢者で靱帯が骨化している場合，脊椎の変形が著明な症例などでは傍正中法を用いる（図9-A）。

3）手袋の装着

4）消毒と脊髄くも膜下麻酔セットの用意

① セットを開封，滅菌済みであることを確認し，ポピドンヨードによる消毒を行う（2回）。

② 脊髄くも膜下麻酔セットの準備をする。

ⅰ）2 ml，5 mlそれぞれの注射器に1％メピバカイン，脊髄くも膜下麻酔薬をとる。

ⅱ）脊髄くも膜下麻酔針のチェック：内套針の通り具合，先端の状態などを確認する。

③ 感染予防に最適とされている80％アルコール加0.5％グルコン酸クロルヘキシジン[7]による消毒を2回行う。

④ 消毒薬をガーゼで拭き取る。

5）穿刺

① 皮膚，皮下組織の浸潤麻酔（図9-B）。

② 誘導針の刺入

誘導針を使用することの利点は① 細い脊髄くも膜下麻酔針をまっすぐ刺入できること，② 脊髄くも膜下麻酔針を皮膚に接触することなく刺入できるため，清潔さが保たれることが挙げられる。

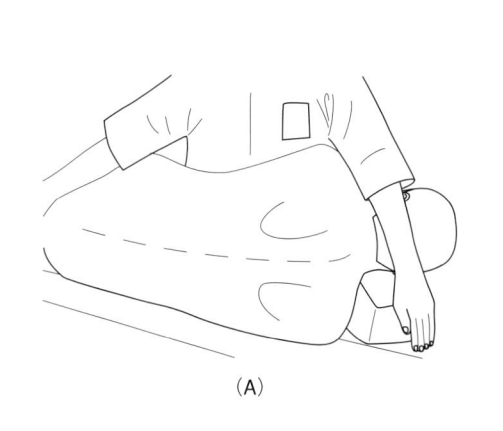

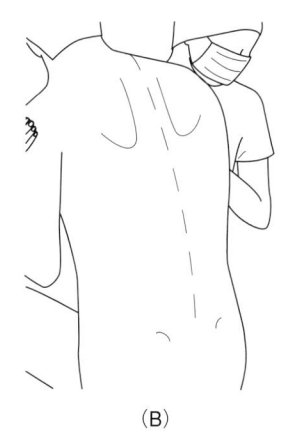

（A） （B）

図8　体位

（A）高めの枕を使用。患者に両手で自分の両膝を抱え込ませ，頭は自分の臍を見るようにして腰を丸めさせる。看護師がこれを介助する。

（B）手術台に深く腰掛けさせ，患者の手は大腿部に置き，頭は下を向かせ腰を丸めさせる。看護師が前方より患者を支える。

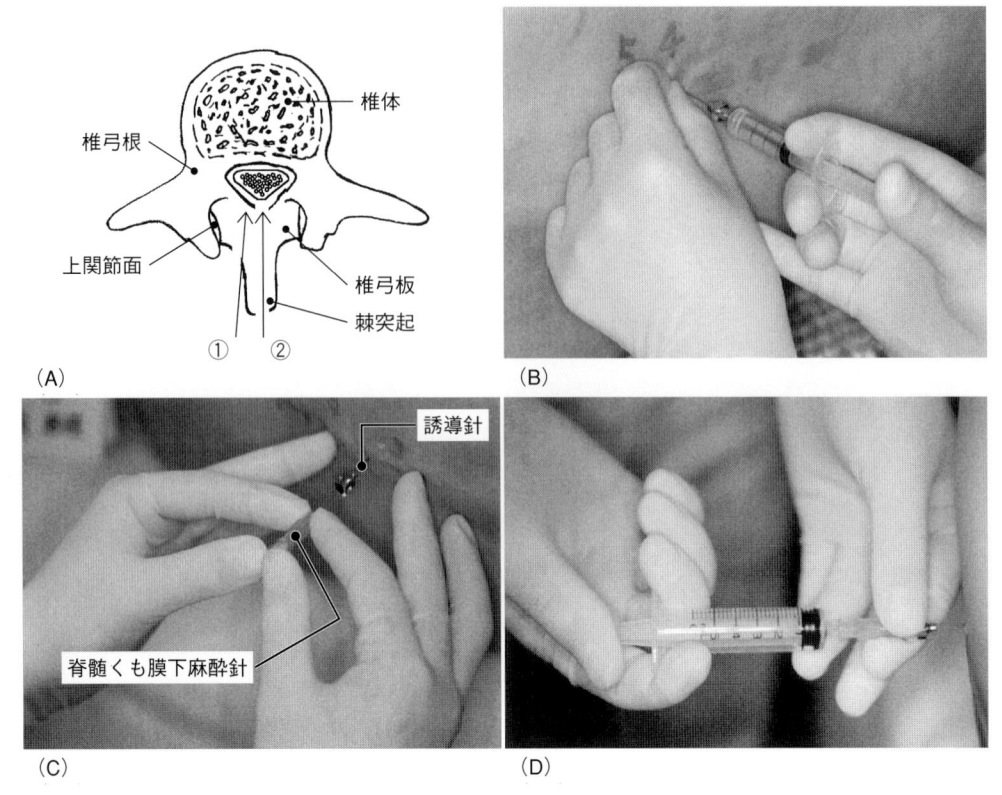

図9 脊髄くも膜下麻酔の手技（写真はすべて正中法）
（A）くも膜下腔へのアプローチの方法 ① 正中法，② 傍正中法
（B）誘導針の刺入
（C）脊髄くも膜下麻酔針刺入時の針の持ち方
（D）脊髄くも膜下麻酔薬の注入時の針と注射器の持ち方

③ 脊髄くも膜下麻酔針の刺入（図9-C）

ⅰ）脊髄くも膜下麻酔針の切り口を上向きにして誘導針から刺入し，ゆっくりと進める。

ⅱ）内套針を抜き，髄液の逆流を確認する。逆流がなければ，内套針を戻し針を再び進める。髄液の逆流が認められるまで同様の操作を繰り返す。

④ 局所麻酔薬の注入（図9-D）

髄液の逆流を認めたら注射器を脊髄くも膜下麻酔針に接続し，髄液の逆流を確認後0.2ml・min^{-1}の速度で注入する。注入終了後，髄液の逆流を確認しこの髄液も注入し抜針する。

6）針刺激痛覚検査による麻酔高の確認

脊髄くも膜下麻酔で行われる代表的な手術と必要な麻酔高を表3に示した。脊髄くも膜下麻酔の固定時間（15-20分）が経過してから枕の変更，体位変換を行う。しかし，麻酔高は麻酔開始後1時間は徐々に上昇していくので，手術が短時間で終了しても，麻酔開始後1時間は手術室で患者を観察する。

C. 穿刺が成功しない場合の対策

① 穿刺部位の再確認，変更，② 針の方向を少し頭側に向ける，③ 体位をとりなおす，④ 細い脊髄くも膜下麻酔針を使用しているのであれば誘導針を使用するか，太めの脊髄くも膜下麻酔針に変更する，⑤ 経験豊富な麻酔科医と交代する，⑥ 麻酔方法を変更する。

表3　手術の種類と必要な麻酔高

	術式	麻酔高
下腹部手術	子宮全摘	T7
	卵巣摘出	T7
	虫垂切除術	T4-5
	恥骨後式前立腺摘出術	T10
	膀胱部分切除	T10
	外鼠径ヘルニア	T10
鼠径部以下	経尿道的手術	T10
	TUR-Pt	
	TUR-Bt	
	精巣の手術	T10
	下肢の手術	T10
	外陰部，肛門の手術	S2

1) 虫垂の手術，腹腔内にガーゼを挿入する手術の場合，内臓神経を遮断しておく必要がある。
2) 膀胱を灌流液で膨らませる場合はT10までの麻酔高が必要。
3) 精巣の交感神経支配はT10である。
4) 下肢の手術ではターニッケトペインのことを考慮すれば，T10までの麻酔高は必要である。

D. 麻酔効果が不十分な場合の原因と対策

1) 原因
①薬液注入時の脊柱の傾きが不適切，②局所麻酔薬がくも膜下腔に注入されていない，③穿刺部位が低すぎる，④注入速度が遅すぎる，⑤注入量が少ない，⑥くも膜下腔の癒着，脊椎の変形，などが考えられる。

2) 対策
①再度脊髄くも膜下麻酔を行う，②穿刺部位を1椎間上方に変える，③側臥位の向きを反対に変更する，などを試みても適切な麻酔高が得られなければ麻酔法自体を変更する。

E. 麻酔高に影響を与える因子

Greene[8]により麻酔高に影響を及ぼす因子が数多く挙げられているが，麻酔を行う際には各因子を考慮に入れ総合的に判定しなければならない。

1) 患者の特徴
①年齢：年齢が進むほど麻酔高は上昇しやすいという考えと，それに否定的な考えがある。
②身長：極端な高身長は例外として，麻酔高の予測因子として乏しい。
③体重：麻酔高を予測するのは難しいものの，肥満患者ではBMIと麻酔高は相関する。
④脊柱の解剖学的変形：側彎症，亀背などがあると麻酔薬の拡散に影響する。
⑤体位：脊髄くも膜下麻酔薬注入時の脊柱の傾き，術中の体位により麻酔高は影響を受ける。例えば頭低位の状況で高比重液を注入すれば麻酔高は上昇しやすい。
⑥腹腔内圧：腹腔内圧が高い場合（妊娠末期の妊婦，大量の腹水，腹腔内の巨大な腫瘍など），くも膜下腔が狭くなり髄液量も減少するため麻酔高は上昇しやすい。

2) 技術的な問題
①注入時の技術：薬液が全量注入されないと麻酔高は上昇しにくい。
②穿刺部位：等比重液の場合，穿刺部位が高ければ麻酔高は上昇する。
③局所麻酔薬の注入速度：関係あるという考えもあれば，それに否定的な考えもある。

3) 髄液の性状
①髄液の比重：注入する薬物が等比重液であっても性別，妊娠などにより比重は異なるため等比重液とならない場合がある。
②髄液量：髄液量が少なければ，麻酔高は上昇しやすくなる。

4) 注入する局所麻酔薬の特徴
①比重：等比重液より高比重液のほうが麻酔高が上昇しやすい。
②総投与量（mg）注入量（ml）と濃度：注入量が多いほど，また使用濃度が高いほど麻酔高は高くなると考えがちであるが，これら因子のひとつを変えると他の因子も変化してくるので一概に

I 臨床総論

はいえない。等比重液では注入量,濃度よりもむしろ総投与量が影響する。一方,高比重液では総投与量,注入量はあまり麻酔高には影響しないと考えられている。

③ 局所麻酔薬の温度:等比重液の局所麻酔薬であってもその温度が髄液より低い場合,比重は髄液より高くなる。

これ以外にも性別,咳嗽,血管収縮薬,穿刺針の切り口の向きなどが挙げられるが,麻酔高には関与していないと考えられている。

6 脊髄くも膜下麻酔の合併症と対策

A. 脊髄くも膜下麻酔により早期に起こる合併症

1) 血圧低下
(a) 処置
① 輸液負荷:乳酸リンゲル,酢酸リンゲルなどの晶質液の輸液速度を速める。
② 昇圧薬の静脈内投与(表4)。
③ トレンデレンブルグ体位:静脈還流を増加させる。
④ 酸素投与:血液中の酸素含量を増加させ,低血圧による組織の低酸素を予防する。
(b) 予防法
① 脊髄くも膜下麻酔施行前に輸液を負荷:有用であるという報告があるが,いまだ議論のあるところである。

2) 悪心・嘔吐
(a) 処置
① 血圧低下の治療,② 酸素の吸入,③ 制吐薬(ドロペリドール2.5-5mg),鎮静薬を投与する。

3) 呼吸抑制
(a) 処置
酸素投与,補助呼吸,人工呼吸を行う。

4) 広範囲にわたる脊髄くも膜下麻酔,全脊髄くも膜下麻酔
局所麻酔薬が頭側に拡散し広範囲の遮断が起こると,不安,不穏,興奮などの症状が認められる。局所麻酔薬が脳幹部に達し,全脊髄くも膜下麻酔になると意識消失,呼吸停止,血圧低下,徐脈が生ずる。呼吸,循環の管理を行う。

B. 術後に認められる脊髄くも膜下麻酔の合併症

1) 脊髄くも膜下麻酔後頭痛(脊麻後頭痛)
(a) 特徴と症状

表4 脊髄くも膜下麻酔で使用する昇圧薬

商品名 (薬品名)	1アンプル中の用量	作用	1回の使用量 (静脈内投与)	血圧上昇以外の作用
エフェドリン® (塩酸エフェドリン)	40 mg	α,β受容体刺激作用 ノルエピネフリン放出促進	5-10 mg	心拍数増加 中枢神経刺激作用 気管支拡張作用 膀胱底部の平滑筋緊張亢進
エホチール® (塩酸エチレフリン)	10 mg	α,β受容体刺激作用	2 mg	心拍数増加
メキサン® (塩酸メトキサミン)	10 mg	$α_1$受容体刺激作用	2 mg	迷走神経反射による 心拍数減少
ネオシネジン® (塩酸フェニレフリン)	1号:1 mg 2号:5 mg	$α_1$受容体刺激作用	0.1-0.5 mg	心拍数減少

太い脊髄くも膜下麻酔針ほどその頻度は高く，症状も強い．若年者の女性に多く，頭痛は坐位，咳嗽，いきみで増強し，仰臥位で軽減するのが特徴である．悪心・嘔吐，食欲不振，耳鳴，聴力の変化を伴うこともある．重症例では複視，その他の脳神経麻痺を来す．

(b) 頭痛の発生機序

硬膜の穿刺孔から髄液が硬膜外腔に流出し，髄液圧が低下し以下のことが起こる．

① 脳の下方移動により痛覚感受性組織が牽引され，脳血管，小脳テントに圧がかかる．

② テント上では三叉神経を介した前頭部痛が生ずる．

③ テント下では舌咽神経，迷走神経を介した後頭部痛が，第1-3頸神経を介した頸部痛，肩の痛みが生ずる．

④ 頭蓋内圧の低下を補うため脳血管が拡張することも頭痛の原因と考えられている．

(c) 予防法

① 脊髄くも膜下麻酔針の選択：穿刺針が細いほど脊麻後頭痛の発生率は低く，同じ太さの針でもQuincke針よりもWhitacre針，Sprotte針などペンシルポイント針のほうが脊麻後頭痛の発生率は低くなる[9]．Quincke針はきれいに硬膜を切開するのに対し，ペンシルポイント針は硬膜を鈍的に挫滅（図10）するため後者の方が組織損傷が強く起こり，修復機転が強く働くためと考えられている[10]．

② 穿刺針の切り口の向き：穿刺針の切り口の向きを硬膜の線維に平行に刺入すると，発生率が低下することが認められている[11]．

③ 早期離床することの是非：早期離床と安静臥床では発生率に差がないとされている[12]．

④ 穿刺アプローチ：50-60歳では正中法と傍正中法とで脊麻後頭痛の発生頻度を比較したところ，前者の方が脊麻後頭痛の頻度が少ないと報告されている．

⑤ 何回も硬膜を穿刺しないこと：硬膜の穿刺孔が多くなれば，髄液の流出も多くなる．

(d) 治療方法

① 安静臥床

② 輸液を負荷し髄液の産生を増やす．

③ 非ステロイド性抗炎症薬の投与．

④ 血液パッチ：患者の血液8-10mlを硬膜外腔に注入する．凝固した血液が硬膜の穿刺孔をふさぎ，髄液漏出が止まる．

⑤ 安息香酸カフェインの静脈内投与，筋肉内投

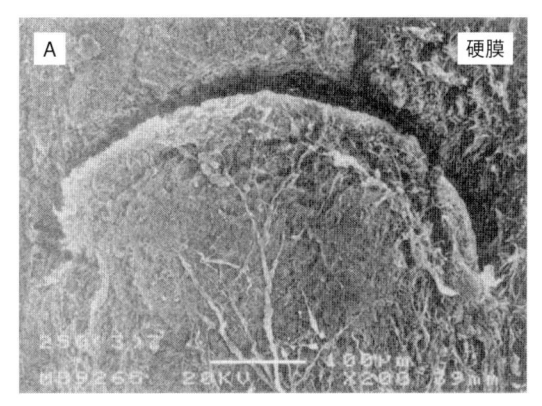

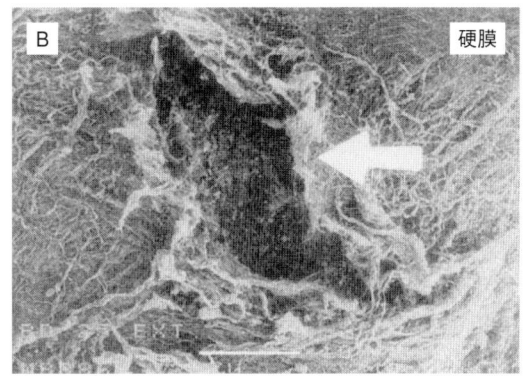

図10 硬膜穿刺孔の電子顕微鏡写真

（A）：25G Quincke針のベベルの向きを硬膜の線維に平行に刺入したのちに硬膜にできた穿刺孔．穿刺孔の辺縁は非常に鮮明である．

（B）：25G Whitacre針を刺入した後に硬膜にできた穿刺孔．白い矢印は穿刺孔の辺縁コラーゲン線維がめくれあがり，組織損傷が激しいことがわかる．

（Reina MA, de Leon-Casasola OA, Lopez A, et al. An *in vitro* study of dural lesions produced by 25-gauge Quincke and Whitacre needles evaluated by scanning electron microscopy. Reg Anesth Pain Med 2000；25：393-402 より引用）

与：頭蓋内圧の低下によって拡張した血管をカフェインが収縮させることにより頭痛が軽減すると考えられる。

2）脳神経障害

髄液の流出による低髄液圧が原因と考えられる。脳神経障害の発生率は0～5％である。

① 外転神経麻痺により複視，視力障害，点状暗点が出現する。

② 聴神経障害によりめまい，悪心，聴力障害が出現する。

3）高髄液圧性頭痛

脊髄くも膜下麻酔後2-3日後に起こる。無菌性髄膜炎と細菌性髄膜炎がある。前者は消毒薬，手袋の粉（タルク）が，後者は非無菌的な手技，脊髄くも膜下麻酔セットの不十分な消毒が原因となる。

4）硬膜外膿瘍

不潔な操作により起こる。抗生物質，鎮痛薬の投与を行うが椎弓切除が必要となる場合もある。

5）その他の頭痛

脊髄くも膜下麻酔薬の溶媒であるブドウ糖も脊髄くも膜下麻酔後の頭痛の原因となりうる。

6）腰痛

頻度は2-25％と報告されている。穿刺針による椎間板の損傷，筋弛緩による脊柱の生理学的彎曲が消失し，靱帯や関節包の過伸展が起こることが原因と考えられる。穿刺部位の棘突起外側に局所麻酔薬を浸潤させ，棘間靱帯の知覚神経（recurrent spinal nerve）をブロックすると発生頻度を減少させることができる。

7）神経損傷

原因として穿刺針による直接損傷，局所麻酔薬，血管収縮薬のほか，脊髄くも膜下麻酔自体とまったく関係ない手術操作，手術時の体位も発生原因となりうる。

(a) 穿刺針による脊髄，脊髄神経の損傷

Vandamら[13]の調査では穿刺針によるparesthesiaの発生率は0.17％で，それによる症状は全症例回復していることから，脊髄くも膜下麻酔による神経損傷は非常にまれであるとしている。しかし，神経損傷に十分注意すべく愛護的な穿刺を行うべきである。

① 馬尾症候群：膀胱，直腸障害のため尿閉と排便調節障害，下肢の運動障害と知覚障害を来す。症状は永久に続く場合もあれば，数週から数カ月かけて徐々に回復していく場合もある。

(b) 癒着性くも膜炎

感染，組織損傷，化学物質（局所麻酔薬の溶媒），くも膜下腔に出血した血液などが原因で起こる場合もあれば，原因不明の場合もある。症状は脊髄くも膜下麻酔後，数週から数カ月経て徐々に出現する。運動麻痺，知覚障害が徐々に進行し，疼痛も増強していく。

(c) 前脊髄動脈症候群

脊髄くも膜下麻酔による血圧低下，血管収縮薬，体位，下大静脈の圧迫などにより起こる。温痛覚障害とわずかな触覚障害，下肢の対麻痺，膀胱直腸障害が起こる。深部知覚，識別覚は傷害されない。

8）一過性神経症状（transient neurological symptom：TNS）

TNSの原因としていくつかの因子が挙げられ5％リドカインがTNSの原因薬物として注目され，リドカインの使用濃度とTNSの発生頻度，リドカインと他の局所麻酔薬のTNSの発生頻度が比較検討されている。

(a) TNS発生に関する局所麻酔薬の関与

リドカインによるTNS発生率は16-40％で，リドカイン濃度を希釈してもTNSの発生頻度は低下しない。また，リドカインと他の局所麻酔薬，プロカイン，ブピバカイン，プリロカイン，メピバカインなどと比較してもリドカインでの発生率が高い。しかしながら，3％リドカインでのTNS発生率が0.4％と低かったことや，2％リドカインと2％メピバカイン，5％リドカインと0.75％ブピバカインにおけるTNSの発生頻度には差が

表5 脊髄くも膜下麻酔と硬膜外麻酔の違い

	脊髄くも膜下麻酔	硬膜外麻酔
局所麻酔薬の使用量	少ない	多い
分節麻酔	難しい	容易
分離麻酔	難しい	容易
作用発現	早い	緩徐
局所麻酔薬中毒	起こりにくい	起こりやすい
全脊髄くも膜下麻酔	少ない	誤ってくも膜下注入すると起こりうる
脊麻後頭痛	起こりうる	硬膜を穿破していなければ起こらない
血圧低下の発現	早い	緩徐
術後鎮痛	脊髄くも膜下麻酔時にモルヒネ等を局所麻酔薬とともに投与すれば可能	容易
麻酔時間	2-3時間	硬膜外カテーテルにより長時間の麻酔が可能
手技	容易	難しい
手術部位	下腹部以下	頸部以下なら可能

なかったことも報告されている。一方，神経毒性が少ないとされているロピバカインによるTNSも報告されている。

(b) TNS発生に関するその他の因子

[1] 手術時の体位，下肢の伸展

前述の3％のリドカイン使用時のTNS発生率が低かったことの理由として，手術時の体位が腹臥位であったため腰仙部神経根が伸展されなかったことを挙げている。また，下肢を伸展する手術では発生頻度が高いとされている。

[2] 血管収縮薬の添加

局所麻酔薬にフェニレフリンを添加するとTNSの発生頻度が増加することからフェニレフリンのTNSへの関与が示唆されている。

[3] オピオイド

メペリジンによるTNSが報告されている。

7 脊髄くも膜下麻酔と硬膜外麻酔の比較

脊髄くも膜下麻酔と硬膜外麻酔の違いをまとめた内容を表5に示した。

参考文献

1) 松木明知. 日本における脊椎麻酔死―安全な脊椎麻酔と事故予防のために―. 東京：克誠堂出版；1999.
2) Gissen AJ, Covino BG, Gregus J. Differential sensitivities of mammalian nerve fibers to local anesthetic agents. Anesthesiology 1980；53：467-74.
3) Green NM, Brull SJ. Physiology of Spinal anesthesia. 4th ed. Baltimore：Williams & Wilkins；1993
4) Pollard JB. Cardiac arrest during spinal anesthesia：common mechanisms and strategies for prevention. Anesth Analg 2001；92：252-6.
5) Mackey DC, Carpenter RL, Thompson GE, et al. Bradycardia and asystole during spinal anesthesia: a report of three cases without morbidity. Anesthesiology 1989；70：866-8.
6) 鈴木 太, 小川節郎, 花岡一雄ほか. 脊椎麻酔におけるAJ-007（塩酸ブピバカイン）の臨床試験. 麻酔 1998；47：447-65.
7) 櫻木忠和. 神経ブロックのための皮膚消毒薬選択. ペインクリニック 1994；15：39-43.
8) Greene NM. Distribution of local anesthetic solutions within the subarachnoid space. Anesth Analg 1985；64：715-30.
9) Halpern S, Preston R. Postdural puncture headache and spinal needle design. Metaanalyses. Anesthesiology 1994；81：1376-83.
10) Reina MA, de Leon-Casasola OA, Lopez A, et al. An

in vitro study of dural lesions produced by 25-gauge Quincke and Whitacre needles evaluated by scanning electron microscopy. Reg Anesth Pain Med 2000 ; 25 : 393-402.

11) Carbaat PA, van Crevel H. Lumbar puncture headache: controlled study on the preventive effect of 24 hours' bed rest. Lancet 1981 ; 2 (8256) : 1133-5.

12) Janik R, Dick W. Post spinal headache. Its incidence following the median and paramedian techniques. Anaesthesist 1992 ; 41 : 137-41.

13) Vandam LD, Dripps RD. Long-term follow-up of patients who received 10,098 spinal anesthetics : IV. neurological disease incident to traumatic lumbar puncture during spinal anesthesia. J.A.M.A. 1960 ; 172 : 79-83.

〈佐伯　茂〉

Chapter 15

低体温麻酔法と低血圧麻酔法

STANDARD

15-A 低体温麻酔法

1 はじめに

低体温麻酔方法は生理的に体温を降下させて，各種の臓器代謝を低下させ，それによる臓器保護を図るのが目的である。現在は心臓手術領域が多いが[1]，最近は移植医療もその中心となっている。

2 低体温麻酔法の目的および適応

低体温麻酔とはヒトの生理的範囲を超えて体温を低下させ，臓器代謝を低下させる。厳密に何度からが低体温かという規定はない。低体温麻酔により臓器虚血時の低酸素血症に対する抵抗性は増加する。特に虚血にもっとも感受性の高い脳組織の保護においては，さまざまなほかの方法よりも確実な効果[1]がある。薬物による臓器保護の研究結果はさまざまであるのに対し現状では低体温による臓器保護がもっとも確実な方法であり，臓器移植にはかかせない。

3 低体温麻酔の分類

A. 体温による分類（表1）

B. 冷却方法による分類

1）表面冷却低体温（surface cooling）

体表面よりの冷却方法で，主に体重が少なく体表面積が大きい小児が適応となり，単純低体温（simple hypothermia）ともいわれるが，現在ではほとんど行われない。

2）中心冷却低体温（core cooling）

人工心肺回路内の熱交換器に冷却液を循環させ冷却する方法である。もっとも一般的で確実な方

表1 温度による低体温の分類

	脳酸素消費量（%）	心停止許容時間
軽度低体温（34-32℃）	80-100%	5分
中等度低体温（32-28℃）	50-70%	10分
高度低体温（28-25℃）	30-50%	30分
超低体温（25-15℃）	15-30%	60分

法である。

3）体腔内冷却低体温（body cavity cooling）

胸腔内，腹腔内などの体腔内に冷却食塩液を灌流し冷却するが効率は悪い。

4 低体温麻酔の生理[2]

体温低下により生体各臓器機能を抑制することが目的であり，体温が正常範囲より下降するほど抑制が大となる。

A. 冷却による寒冷反応

単純に冷却を行うと，成人では視床下部の体温中枢が刺激され熱産生が増加するが，これには非ふるえ熱産生（nonshivering thermogenesis）とふるえ熱産生（shivering thermogenesis）の両者が存在する。小児ではこの反応は弱く容易に低体温になりやすい。臨床症状としては，末梢血管収縮とともに，ふるえ，筋強直，頻脈，血圧上昇，心拍出量増加，呼吸促迫，酸素消費量の増加などの寒冷反応による熱産生が増加する。末梢循環不全による代謝性アシドーシスが進行するため，直腸温などの中枢温では30℃の体温が生存の限界といわれている。

B. 代謝

寒冷反応が発生すると，酸素消費量は3-8倍増加し，それ以上低体温にすることは難しくなる。また，体温低下によるインスリンの分泌が減少し，糖，タンパク，脂肪代謝はすべて抑制される。

C. 循環器系[2][3]

体温の低下とともに心拍数は減少し，体温30℃前後では冷却前の20-30％程度，体温20℃前後では冷却前の30-40％程度となる。通常アトロピン，迷走神経遮断によっても脈拍数は変化せずドパミンなどのβ刺激薬による反応も減弱している。おおよそ10 beat·min^{-1}·℃$^{-1}$の割で変化するとされる[3]。血圧，心拍出量も，心拍数と同様に体温低下により下降し体温20℃では冷却前の40％程度となる。心拍出量の減少は心拍数の減少により，1回拍出量は一定か，むしろ増加する。組織代謝は低下しているため，軽度の循環抑制が起こっても，カテコラミンなどによる循環補助は必要がなく，ドパミンなどの投与はむしろ不整脈を引き起こす原因となる。軽度低体温では収縮期圧は60 mmHgで十分である。冬眠動物の体温と血圧は低体温と類似しいわゆる低血圧，徐脈状態であるが問題はない。

冠動脈血流は体温20℃に下降するまで維持され，冠動脈血流が低下しても心筋酸素需要も抑制されるため，相対的に心筋酸素消費量は減少し，低体温はむしろ心筋保護的に働く。これは低体温によりむしろ冠血管の平滑筋弛緩により血管抵抗が減少し，徐脈による拡張時間の延長とあいまって冠動脈血流量が維持されるためである。

D. 不整脈

低体温中にもっとも致死的なのは心室性不整脈，特に心室細動である。通常，体温30-28℃頃に心室細動に移行しやすくなる。特に徐脈は不応期を短縮し，さらに不整脈の発生頻度を高める。むやみに，カテコラミンで補助することも不整脈の発生頻度を高める。必要であれば，少量のリドカイン投与，ペーシングなどを考慮するが30℃では心室細動の危険性は高く，心臓手術なら人工心肺の準備，一般外科手術であれば速やかな加温が必要である。

E. 中枢神経

低体温の最大の目的は，低酸素症に抵抗の弱い神経系特に中枢神経系を保護することにある。中等度低体温にしたラットを用いた研究では[4] 48時間後では常温では梗塞サイズが368 ± 53mm^{3}であったが，30℃では169 ± 33mm^3，また21日後では常温では211 ± 19mm^3，33℃では88 ±

15mm^{3}と少なく，脳血流も中等度低体温群ではよく保たれており，低体温の脳保護効果が確認されている。

F．呼吸機能

体温低下とともに1回換気量，呼吸数ともに減少し，解剖学的・生理学的死腔は増加する。麻酔中は人工呼吸を施行しているため，むしろ1回換気量と呼吸数を減少させ，PaCO_2低下による臓器血流量を低下させないように30-40mmHgに調整する。体温低下に伴い肺胞と肺毛細管のガス交換が抑制されA-aDO_2が増加する。低体温時の肺内ガス分布は体温低下に伴い不均等化が増悪するが，機能的残気量は変動しない。拡散能は体温低下につれ抑制される。また，低酸素性肺血管収縮は低体温で抑制される。しかし，麻酔中は挿管しているため，FIO_2を少し上昇させたり，換気量や呼吸数の調節，呼気終末陽圧（positive end-expiratory pressure：PEEP）の使用などで，血液ガス所見を維持することは難しくない。

G．血清電解質，血液凝固

20℃程度の体温では血清K濃度が冷却前値の50％程度となり，加温による体温上昇でK濃度が増加する。このK移動は赤血球などへの組織への移動で説明される。低体温での低K血症は補正の必要はないが，不整脈が多発する症例では3.0mEq・l^{-1}以上に維持する。過度な補正では復温時に高K血症となりやすい。低体温の不整脈は代謝性アシドーシスが一因とも考えられる。低体温の酸塩基平衡は，pH statの考え方で論議され，電極による測定法による計算式で補正しているが in vivoでの生体内の環境を表しているわけではなく，このような状況下での生理状態を十分表しているかは不明である。

低体温時の血液凝固障害による出血傾向の報告は多い。冷却により血小板と他の凝固因子が減少する。少量のヘパリンの冷却中の投与は，むしろ凝固因子の抑制を軽減し低体温中の出血傾向を阻止する。急激な加温をすると，代謝性アシドーシスによる末梢循環不全が生じ，それが心機能の抑制につながりやすい。

H．肝・腎機能

腎血流量，尿量は30℃まで減少し25℃以下ではほぼ尿流出は認められなくなる。糸球体濾過率（glomerular filtration rate：GFR），尿細管の再吸収能のいずれも抑制されるが，腎移植でみられるように本来虚血には比較的強い臓器であり強制的な利尿は必要ない。Kの排泄機能，炭酸水素イオンの再吸収も減少する。クレアチニンクリアランスは体温と並行して減少し，20℃では冷却前の20％以下となる。加温によりクレアチニンクリアランスは増加するが復温時にもなお対照値の50％以下の回復にとどまるといわれ，体温回復後の尿量などの観察は重要である。

肝血流量も同様に減少し，肝排泄性の薬物の作用時間は著明に延長する。低体温麻酔からの覚醒遅延の一因ともなっている。肝内グリコーゲンは速やかに消失し，血糖が増加する。肝機能は抑制され，特に解毒機能の抑制が著しく薬物の効果は遷延する。腎機能と異なり，加温により肝機能抑制は回復する。このように，低体温中は肝・腎の機能が抑制され，血行動態も心拍出量の抑制なども存続するため，特に肝・腎機能に排泄を依存している薬物の作用時間の延長は著明であり，麻酔からの覚醒遅延の原因となる。

5 麻酔方法の実際

吸入麻酔薬よりもニューロレプト麻酔（neuroleptanesthesia：NLA）などが有利であるが，低体温麻酔で特徴的なものはエーテルによる麻酔方法である。最近では早期抜管を目指したプロポフォール，少量フェンタニルが主流である。

A. 麻酔前投薬

エーテル深麻酔下低体温では，自律神経の交感神経，迷走神経を両方遮断することが重要である．アトロピン，メペリジンのほかにヒドロキシジン，クロルプロマジンの投与が勧められる．ステロイドも補助的に使用されるが，その効果は未定である．

B. 麻酔薬

エーテルは強力な麻酔作用があるが循環抑制は軽度であり，心筋の被刺激性を増加させず，強力な末梢血管拡張作用，抗不整脈作用を有するなど低体温の麻酔薬として利点が多かった．ハロタンは，循環抑制，心室細動などの不整脈も多く使用しにくい．エンフルラン，イソフルラン，セボフルランは，基本的にはハロタンと同じ作用をもつ．頭部外傷を起こしたラットにおける33-34℃の中等度低体温に維持した際の[5]プロポフォール（70％亜酸化窒素，12 mg・kg^{-1}・hr^{-1}）は，脳灌流圧を98±5 mmHgから120±8 mmHgに増加させ，脳圧は18±2 mmHgから7±1 mmHgへと有意に低下させ，同時に研究を行ったイソフルラン0.9％（70％亜酸化窒素）よりも有意によい結果を示していた．これからの低体温麻酔の際のひとつのスタンダードには，プロポフォール，フェンタニルによる静脈麻酔が主流となるかもしれない．

C. 冷却・加温法

1）表面冷却・加温法

薄いビニールシートで患者を覆い氷水に浸漬冷却し，加温時は42℃の温水に浸漬する．冷却・加温効率はもっとも良い．血液の機械的損傷がなく循環抑制も軽度であり，心臓手術では手術野を妨げる脱血送血管などが不要であるなどの利点がある．一方，重篤な不整脈の可能性があるため30℃が限度であり血流遮断時間も限られ，10kg以下の小児症例以外では現状では単独で用いられることは少ない．

(a) 氷真・水枕による方法

頸部，鼠径部などを氷により冷却・加温する．特殊な装置の必要はないが，効率が悪い．

(b) ブランケット法

現状の加温マットによるシステムで手術中に冷却・加温ができるが，効率もあまりよくない．

2）血流冷却・加温法

人工心肺と低体温の両者の併用で均等な低体温を目的とする．体温30℃前後まで表面冷却し，その後人工心肺で20℃以下の体温まで冷却し，循環停止とし脱血送血管を抜去して手術を施行する．乳幼児開心術に適応され優れた成績が得られているが，最近では新生児も含めて，人工心肺のみの25-28℃による低体温で行うことが一般的である．

D. モニター

体温（食道温，直腸温，膀胱温，鼓膜温），観血的血圧，中心静脈圧，肺動脈カテーテル，脳波などをモニターする．通常，冷却・加湿を通じ，常に食道温が2-3℃程度の差で先行する．両者の温度差が4℃以上に拡大するときは循環異常の徴候である．肺動脈カテーテルや経食道心エコーも全体の心機能を把握するのに重要である．BISも低体温麻酔の麻酔深度表示を測定するに有用であるが[6)7)]，その解釈には注意が必要である．

6 低体温麻酔の各論

A. 開心術（表2）

バイパス手術や弁置換術で使用される26-30℃の中等度低体温と，弓部大動脈や胸部大動脈瘤時の18℃の超低体温に分かれる．最近は常温や軽度体外循環などが行われているが，血管外肺水分量には変化なくインターロイキン（IL-6, TNFα,

IL-10）は人工心肺後増加するものの，両者の差はない[8]）といわれている。

　現在開心術の成績は，手術それ自体よりも脳神経障害の有無に左右されているが，手術中に実際の脳神経障害範囲や程度を定量的に評価することは難しい。弓部大動脈瘤手術においては，脳保護の点から超低体温循環停止下に逆行性脳灌流（retrograde cerebral perfusion：RCP）が併用される[9]）。チオペンタール，エトミデートやニトロプルシド，ニトログリセリンなどの血管拡張薬の投与により，灌流圧が25-26 mmHgの際の血流量が220 ml·min^{-1}から550-600 ml·min^{-1}と著明に増加し循環停止時の補助手段としてのRCPの有用性がさらに高まる。

　また，内頸静脈球部酸素飽和度（SjO_2）モニタリングは，低体温麻酔による冷却度や循環停止を行う際の基準となる。通常，SjO_2は50-60％であり冠静脈洞と並んでもっとも酸素摂取率が大きく，脳代謝の活発さを示している。通常の人工心肺を用いた28度程度ではSjO_2は80-90％にまでしか上昇しないが，18℃まで低下させるとほぼ95-100％となり，脳代謝はほぼ抑制される。ただし，膀胱温や直腸温が18℃でもSjO_2が95％程度までしか上昇しない症例もありその際には冷却を続行して，SjO_2を100％近くまで上昇させたのち循環停止とする。SjO_2も頸動脈狭窄があると低い傾向にあるので，狭窄病変側をモニターするのがよい。われわれの弓部大動脈瘤手術においての検討では冷却に従いSjO_2の上昇が認められ，膀胱温18℃の時点ではSjO_2が98±5％，人工心肺離脱1時間後はSjO_2が55±12％と有意に変化していた。　S100βタンパクは，神経膠細胞やシュワン細胞で高濃度に認められるカルシウム結合タンパクの一つである。このタンパクは脳障害が起こると脳脊髄液から血液へ移行するので[10]），血清への出現は脳神経障害や血液脳関門の透過性亢進を示す指標となる。弓部大動脈瘤手術の復温時にSjO_2が急激に上昇した1症例ではS100βタンパクの増加率が高かったが，本症例の中では術後脳神経障害はみられなかった[11]）。

表2　心臓外科における低体温麻酔の適応

軽度低体温
　人工心肺2時間以内の脳虚血のない患者の開心術
　胸部大動脈瘤の補助循環
中等度低体温
　一般の開心術
高度低体温
　脳虚血のある患者の開心術，一般の開心術
超低体温
　循環停止を行う手術（大動脈弓部手術，胸部大動脈手術など）

表3　脳外科における低体温麻酔の適応

軽度低体温
　多発動脈瘤，脳圧が高い緊急脳内血腫除去術
中等度低体温，高度低体温
　テント上の巨大動脈瘤，内頸動脈瘤，
　　脳底動脈瘤（先端部動脈瘤，脳底-上小脳動脈瘤）
超低体温
　直達困難な深部動脈瘤，高度の脳虚血症状のある内頸動脈瘤

B. 脳神経外科（表3）

　脳動脈瘤など一部に応用されており[12]，30℃で脳代謝は常温の50％低下するので主幹部病変の一時的な遮断が可能となる．動脈瘤の部位や大きさに応じて低体温法の程度は決定される．また，心肺蘇生後の局所の脳低体温療法が注目を浴びているが，温度は33-34℃程度である．ICU領域での長時間の低体温療法は，血液凝固障害，免疫の低下による感染の機会を増加させる可能性も指摘されている．

7　おわりに

　低体温麻酔法は補助手段の普及で徐々にその適応を狭めているが，一方では確実な脳保護や臓器移植に利用されている．人工冬眠のさらなる研究や簡便な低体温麻酔法の開発が進めば，麻酔法の補助や臓器虚血の予防に今後とも脈々と生き続けていくと考えられる．

参考文献

1) Bigelow WG, Lindsay WK, Greenwood WF. Hypothermia : possible role in cardiac surgery. Ann Surg 1950 ; 132 : 849-54.
2) 湧沢玲児．人為低体温時の循環動態．循環制御 1981 ; 2 : 153-7.
3) 湧沢玲児．低体温と不整脈．循環制御 1983 ; 4 : 26-32.
4) Yanamoto H, Nagata I, Niitsu Y, et al. Prolonged mild hypothermia therapy protects the brain against permanent focal ischemia. Stroke 2001 ; 32, 232-7.
5) Kahveci FS, Kahveci N, Alkan T, et al. Propofol versus isoflurane anesthesia under hypothermic conditions : effects on intracranial pressure and local cerebral blood flow after diffuse traumatic brain injury in the rat. Surg Neurol 2001 ; 56 : 206-14.
6) Schmidlin D, Hager P, Schmid ER. et al. Monitoring level of sedation with bispectral EEG analysis : comparison between hypothermic and normothermic cardiopulmonary bypass. Br J Anaesth 2001 ; 86 : 769-76.
7) Mathew JP, Weatherwax KJ, East CJ, et al. Bispectral analysis during cardiopulmonary bypass : the effect of hypothermia on the hypnotic state. J Clin Anesth 2001 ; 13 : 301-5.
8) Honore PM, Jacquet LM, Beale RJ, et al. Effects of normothermia versus hypothermia on extravascular lung water and serum cytokines during cardiopulmonary bypass : a randomized, controlled trial. Crit Care Med 2001 ; 29 : 903-9.
9) Shenkman Z, Elami A, Weiss YG, et al. Cerebral protection using retrograde cerebral perfusion during hypothermic circulatory arrest. Can J Anaesth 1997 ; 44 : 1096-101.
10) Westaby S. Serum S100 protein : A potential marker for cerebral events during cardiopulmonary bypass. Ann Thorac Surg 1996 ; 61 : 88-92.
11) 野村　実，藤井美江，近藤　泉．逆行性脳灌流下での弓部大動脈再建術における脳神経合併症．Cardiovascular Anesthesia 1997 ; 2 : 69-71.
12) 佐藤　章，中村　弘，小林　繁ほか．脳動脈瘤手術における各種低体温麻酔使い分けによる適応拡大．脳卒中の外科 2000 ; 28 : 260-6.

〈野村　実〉

STANDARD

15-B 低血圧麻酔法

1 低血圧麻酔法とは

近年は手術手技の向上により，低血圧麻酔の概念や適応は変化してきている．明確にどれくらいからが低血圧という定義はなく，欧米ではcirculation control，人為的低血圧，低血圧法などと呼ばれ，あくまでも手術操作との関係でその値は決定される．一方，高齢者の増加により各種臓器疾患，特に，脳血管障害，虚血性心疾患，肝機能，腎機能低下などをもつ対象患者が増加してきている．血管拡張薬はさまざまあり，その有用性が指摘されているが[1)～5)]，本稿ではその特徴を中心とした低血圧麻酔の実際を紹介する．

2 低血圧麻酔の適応

出血には部位によって動脈性出血と静脈性，毛細管性出血がある．出血を有意に減少するには収縮期圧を60-90 mmHgぐらいにし，術野を高くする必要があるが，当然臓器の血流低下が起こる．

A. 血管外科手術

1）脳外科手術：動脈瘤クリッピング，動静脈奇形，頸動脈内膜剥離術

脳外科手術は，定時手術と緊急手術では大きく異なり，脳圧が高い緊急手術ではむしろ血圧を高めに維持する．定時手術では，血圧をコントロールして血管の外科的損傷による出血を低下させる．動脈瘤などの血管の操作時では血圧低下による血管緊張を低下させ，手術手技を容易にする．頸動脈内膜剥離術では脳血流を維持するために通常はドパミンなどを使用して血圧を高めに維持する．

2）腹部大動脈手術

腹部大動脈手術の人工血管置換術などでは，大動脈遮断時にヘパリンを使用するため，出血が多くなりやすい．大動脈遮断により著明な血圧上昇がみられるため，それ以前に収縮期血圧を100mmHg前後に維持するが，出血により血圧低下を生じることもある．反対に動脈遮断解除時には血圧低下が予想されるため，血管拡張薬の投与を中止し，血圧を高めに維持する．腹部大動脈瘤合併患者は虚血性心疾患を合併する率が高いため，高度の血圧低下は心機能を悪化させる．

3）止血法の困難な深部手術，無血手術野が望ましい精密手術

頭蓋底に近い部分の脳手術耳鼻科手術ことに若年性咽頭血管線維腫などがある。鼓室形成術などの顕微外科では微細な出血でも手術野が見えなくなるため，低血圧麻酔が好まれる。収縮期圧を60-80 mmHgにしても短時間であれば問題ない。あくまでも術野との関係で維持血圧を決定する。

B. 著しい血圧上昇が予想される疾患

褐色細胞腫のカテコラミンなどの内分泌性病変や脊髄損傷により自律神経系のアンバランスがある患者では，術中予想外の血圧上昇が認められる。短時間作用性で降圧効果が確実な，ニトロプルシドやトリメタファンなどの強力な血管拡張薬が適応となる。循環血液量不足も同時に存在するので，輸液や輸血の適応も考慮する。

C. 輸血

エホバの証人のように輸血を拒否する患者および不規則抗体やRH（−）などのまれな血液型で適合する輸血が十分準備できない症例では血圧低下による出血の削減を図る。

3 低血圧麻酔の方法（表1）

全身麻酔中は患者の訴えがないため，血圧低下がどの程度至適なのか，またどの血圧にどのくらいの時間維持可能かを判定するのは容易ではない。低血圧麻酔の多くは合併症がない患者に適合されるが，術前検査が十分に患者の病態を把握しているかは疑問であり，安全域を高く保つ必要がある。

A. 血液脱血還血法

末梢の太い静脈や中心静脈より脱血を行い，血液を自己血として保存して，タイミングをみて返血する。脱血にも伴い，血圧は徐々に低下するが，時間は15-30分ほどかかり効率はよくない。出血性低血圧は非生理的で，いわゆるショック時にみられる末梢循環不全などの生体内の悪循環状態が生じ，あとで同量の還血をしても脱血以前と同様な循環動態ができない場合が多く，単なる低血圧麻酔の目的では行われない。むしろ，自己血輸血の一環として心臓手術などで行われている。最近では同時にある程度の輸液を行いながら脱血を行う血液希釈法により出血量と輸血量の削減を目指していることが多い。下半身に陰圧を加えて，血液を下半身にうっ滞させる方法も考慮されたが調節性が少なく現在は用いられない。

B. トリメタファン

節遮断薬としてはヘキサメトニウム（メトプロミン）が用いられたが，長時間作用性で調節性にかけたため一般的ではなかった。現在トリメタファンは唯一使用されている節遮断薬であり，降圧作用が強いため輸液ポンプで注入する方法が一般的である。作用発現時間は早く5分以内に望む血圧になるが，initial dropが急速なため，初期投与量は控えめにして慎重に患者の血圧をみながら増量する。また，ときにafter dropも認められることもあり，目標の血圧の少し高い血圧でまず投与量を調節するのが安全である。

血圧低下の機序は，節遮断作用とヒスタミン遊離作用である。一般の血管拡張薬と異なり心拍出量は低下する。タキフィラキシスなどによる投与耐性が生じやすく，この際は薬物を増量せずにほかの薬物併用を考慮する。節遮断作用による，心筋抑制や，喘息誘発の危険性もある。また，非脱分極性筋弛緩薬との相乗作用があるので，特に長時間作用のパンクロニウム使用時には呼吸抑制の注意が必要である。

脳動脈瘤手術のクリッピング手術の低血圧維持に使用されたが，瞳孔が散大するためその神経所見との問題から脳外科手術での使用は問題が多い。

第15章 低体温麻酔法と低血圧麻酔法

表1 各種血管拡張薬の特徴

薬物名 (商品名)	トリメタファン (アルフォナード®) IV=250mg	ニトログリセリン (ミリスロール®) 1A=5mg/10ml	ニトロプルシド 1A=50mg/5ml	ATP アデホス® 各種	PGE$_1$ (プロスタグランジン) IV=500μg	ニカルジピン (ペルジピン®) 10mg/A	ジルチアゼム (ヘルベッサー®) 50mg/A
作用機序	自律神経節遮断	血管(静脈)	血管(動脈)	血管(動脈) (分解産物AMPも)	血管(動脈)	Caチャネル遮断薬 血管(動脈)	Caチャネル 血管(動脈)
分解・排泄	コリンエステラーゼ 腎	肝	肝・腎	ATPase	肺・腎・消化管	肝・腎	肝
投与速度 $\mu g \cdot kg^{-1} \cdot min^{-1}$	開始：50-100 維持：5-20	開始：5-10 維持：1-10	開始：1-2 維持：0.1-1.0	500-1000 (時に1-2 mg・kg^{-1}を静注)	開始：0.2 維持：0.01-0.30	2-10	1-5
投与中止後の血圧回復時間	5分以内	10分以内	5分以内	1-10分	数分	数分	数分
頭蓋内圧	→↑	↑↑	↑↑	→↑	→↑	↑	↑
タキフィラシー	++	−	+	+	+	−	−
頻脈	±	+	++	−	+	+	−
その他の問題	ヒスタミンの遊離 筋弛緩作用(非脱分極性) 抗コリンエステラーゼ作用 瞳孔散大 喘息	メトヘモグロビン血症 降圧作用が弱い 輸液ルート吸着	Pao$_2$低下 シアン中毒の可能性 血圧著明低下 血小板減少	ボーラス静注時に一過性房室ブロック，徐脈	高価である 末梢静脈炎	脳圧亢進	徐脈，房室ブロックを来すことがある

本薬物は末梢血管に直接作用する薬物とは異なり，節遮断作用によるさまざまな副作用をもつが，その強力な降圧作用と脳圧上昇が軽微なこと，またむしろ適度の心筋抑制が出血量や術野の手術手技を容易にし，トリメタファンは長らく低血圧麻酔の主流となっていた．欧米では，現在はほかの薬物，特にニトロプルシドが早期より使用できたため後負荷を軽減する薬物としての地位はトリメタファンよりもニトロプルシドが高い．

C. ニトロプルシド（sodium nitroprusside：SNP）

欧米で使用されている薬物は光に不安定なため，溶液の入っている瓶はアルミ箔または不透明紙などで包んで遮光しながら使用する．SNPは同じニトロ化合物であるニトログリセンと異なり，光により分解される．しかし，本邦で発売されているSNPは水溶性で従来のSNPの16倍以上光に対して安定しているといわれ，遮光の必要性はない．

ニトロブルシドは，血管に対する直接作用で，末梢血管が拡張し血圧が下がる．ニトロ化合物は標的細胞により細胞内代謝をされNOを放出し，NOの細胞内可溶性グアニル酸シクラーゼの活性化作用により細胞内cyclic GMP濃度を増加し細胞内カルシウム濃度を減少することで強力な血管平滑筋弛緩作用を示す[2,3]．しかし，その作用は激烈で，急激な血圧下降のために，意識のある患者では，急速投与により，悪心・嘔吐，発汗，不安，頭痛，不穏，心悸亢進，めまい，腹痛などが生じる．麻酔中ではときに反射性の頻脈をみることがあるが，あまりに降下すると徐脈になることもある．

使用量の個体差が大きいが，平均 0.1 - $1.0\ \mu g \cdot kg^{-1} \cdot min^{-1}$ で十分な血圧の低下を認める．高血圧患者や高齢者は急激な血圧低下がみられることが多く，注意を要する．日本における多施設オープン試験では投与開始速度 0.5 - $2.5\ \mu g \cdot kg^{-1} \cdot min^{-1}$ で，低血圧の維持には $3.0\ \mu g \cdot kg^{-1} \cdot min^{-1}$ で90％以上の降圧効果が認められた．Pa_{O_2} の低下が一時的に生じるが，$F_{I_{O_2}}$ の上昇で回復可能であり血中シアン基（cyanogen radical：CN）濃度は正常範囲内であった．CN濃度から見たSNPの安全投与速度は 10 - $11\ \mu g \cdot kg^{-1} \cdot min^{-1}$，CN中毒発現の血中CN濃度は $0.15\ \mu g \cdot ml^{-1}$ といわれているが[6,7]，本研究での最大投与速度は $6.0\ \mu g \cdot kg^{-1} \cdot min^{-1}$ であり，中毒レベルの半分であり，臨床的な投与量においてはSNPによるシアン中毒の発生は起きない．

トリメタファンと異なり，タキフィラキシはまれである．不注意に大量使用するとシアン中毒の危険性がある．またビタミンB_{12}も有効であるが，大量を必要とする．重症腎不全患者や甲状腺機能低下患者においては相対的禁忌である．

D. ニトログリセリン

もっとも安全域が高いが，おもに前負荷に作用するので降圧作用は強くない[3]．脳圧は上昇するが，抗狭心症薬として使用されているので，心筋酸素需給バランスは改善する．塩化ビニールなどでは吸着が強く，ポリウレタンなどの非吸着性のチューブを使用するのがよい．最近は水溶性のほかに高濃度に濃縮した製剤も発売されているので，その投与量に注意を要する．高齢者や軽度の心筋虚血で軽度の血圧低下を望む症例には，一番よい適応である．

E. アデノシン三リン酸（adenosine triphosphate：ATP）

1回静注により徐脈と低血圧が同時に起こる．房室ブロックが起こり，ときには10 - 30秒の心停止となることがある．何回も静注を行っているとその作用は減弱してくる．冠動脈のoff pump手術の吻合時において一過性に心停止を起こしたいとき使用することがあるが，通常の低血圧麻酔での適応は少ない．

F. プロスタグランジンE_1 (prostaglandin E_1 : PG E_1)

後負荷に作用するが脳圧上昇作用は弱く,肝血流,腎血流を維持するため[8] 低血圧麻酔時の臓器血流の低下を軽度にする[4]。その適応は広く安全域も高く,低血圧麻酔の薬物としては最適な薬物である。末梢静脈からだと静脈炎を起こすことがあること,また薬物が高価であることがその使用を制限している。

G. ニカルジピン

Ca拮抗薬で後負荷に作用するがPG E_1と異なり脳圧は上昇するため,脳外科手術には慎重に投与する。降圧作用はSNPよりは弱く,ニトログリセリン,PG E_1よりは強いため,血圧を制御しやすいが[2],反射性の頻脈を起こすことが多い。薬理学的には房室伝導を抑制するので,高齢者では徐脈になることがまれにある。

H. ジルチアゼム

Ca拮抗薬で後負荷に作用するが,房室伝導抑制作用が強く徐脈を生じることが多い。脳血流増加作用は弱く,心筋虚血患者にも安全であり,ニカルジピンと異なり脳外科手術にも使用可能である。軽度の徐脈は,血管拡張薬に多い頻脈の副作用を抑制するため血行動態的には有利であり,出血量も少なくなる可能性がある。高濃度投与は著明な房室伝導ブロックや心停止の原因となるので,10 $\mu g \cdot kg^{-1} \cdot min^{-1}$以上でも降圧効果が十分でなければ,ほかの薬物との併用投与を考慮する。

I. 麻酔薬による低血圧麻酔

1) 高位脊髄麻酔または硬膜外麻酔による方法

交感神経節前線維は,第1胸髄から下は第2腰髄に至る部分から出ており,交感神経は知覚神経より局所麻酔薬にブロックされやすく,またT8レベルにおける副腎枝がブロックされると内因性カテコラミン低下による血圧低下の効果が加わる。さらに,T4以上では交感神経心臓枝のブロックにより血圧低下がみられる[9]。これは,容量血管および抵抗血管の両方の末梢血管拡張による静脈還流の減少,1回拍出量の減少,心拍数の低下,心拍出量の低下が起こり,T1以上では心拍出量の著明な低下による重要臓器の血流低下が起こる。

生体反応として血圧が下がると,大動脈弓,頸動脈洞などの圧受容器の反射で頻脈が起こるが,交感神経遮断の遮断が高位胸椎まで及んでいるとその作用は減弱し,むしろ心拍数は低下し,さらに心拍出量低下の原因となる。硬膜外麻酔と脊髄麻酔では循環抑制の機序は変らないが,脊髄麻酔は作用時間が早いため調節性が乏しいが,低血圧の効果は著明である。硬膜外麻酔は分節的に投与量を調節できるので血圧は高位脊髄麻酔よりもコントロールしやすいが,血管拡張薬に比較すれば容易ではない。低血圧麻酔としては補助手段として考えたほうがよい。

2) 全身麻酔による方法

一過性に血圧低下が求められるときには,吸入麻酔による低血圧麻酔は,ほかの薬物を使用することもシリンジポンプを用意する必要もなく,簡単に気化器のダイアルを回すだけで安全に施行できる利点がある。ただし,長時間になると麻酔深度が深くなり覚醒遅延の原因となる。

吸入麻酔のうち,ハロタンは皮膚血管の拡張作用,高沸度になると心抑制,除脈などにより血圧下降を来しやすいが,肝機能障害の可能性のため,今日では,ハロタン麻酔は行われない。イソフルランやセボフルランが現在使用されている吸入麻酔薬であるが,むしろ従来の吸入麻酔薬と比較して心機能を低下させない薬物として開発されてきている。低血圧の機序は,末梢血管拡張によるものと心筋抑制の相乗作用である。イソフルラン,セボフルランでは1MAC〔最小肺胞濃度(minimum alveolar concentration:MAC)〕ではむ

しろ，血管拡張であるが，2MACでは特にセボフルランでは心筋抑制作用による心拍出量低下が起こるが，外科侵襲による刺激でその作用は著明ではない。これには，局所麻酔のような高位ブロックによる徐脈作用がなく，むしろ血管拡張による頻脈が前面に出ることが多いためである。イソフルランは生体内代謝率が0.2％前後とハロタンの1/100と低く，高濃度を投与しても肝機能や腎機能への影響は少ないと考えられるが，末梢血管拡張作用が強く，心筋抑制作用は弱いため，2MAC投与しても単独で目的の血圧に維持するのは難しいことが多い。セボフルランの生体内代謝率は2％前後でハロタンの1/10であるが，イソフルランよりは適度な心筋抑制作用がある。いずれにしても吸入麻酔薬で低血圧を維持するのは，その効果が不確実で麻酔薬の過量投与による覚醒遅延などの可能性もあり，一過性に緊急で血圧をコントロールする補助手段と考えるべきである。しかし，静脈麻酔薬と異なり，ほかの血管拡張薬との相乗作用をもつため，低血圧麻酔時の麻酔法としての吸入麻酔の有用性は高い。

4 低血圧麻酔法の病態生理と禁忌（表2）

A. 低血圧に伴う生体の諸変化

低血圧麻酔を行う際には，脳，肝，腎など重要臓器への適切なO_2補給は必要である。

脳循環は脳血管の自己調節は収縮期圧で60 mmHg以下で破綻する。しかし，脳血流はPa_{CO_2}の上昇で増加し，また血管拡張薬自体でも増加し，脳外科手術では脳圧亢進を生じる。ニトログリセリン，ニカルジピン，SNPなどは脳血流の増加程度が著しく，トリメタファン，PG E_1や同じ血圧に維持しても脳血流増加作用は弱い。手術状況に応じた薬物の選択とモニタリング（表3）が必要である。

血管拡張薬，特に主として後負荷に作用する，SNP，ニカルジピン，PG E_1などは，著しく心拍出量は増加するが[4]，2MAC以上の吸入麻酔薬とトリメタファンではむしろ心機能抑制作用がある。冠動脈は容量依存性の血圧低下につれて減少するが，ニトログリセリンやカルシウム拮抗薬は心筋内膜側の血流低下が少ない。SNPやイソフルランは冠動脈の太い血管を拡張させむしろsteal減少を引き起こすため，虚血性心疾患合併例におけるその使用は危険である。いずれにしても，虚血性心疾患などの循環系のhigh risk病変をもつ患者に対する低血圧麻酔は行わない。

また，低血圧麻酔時には血管拡張薬により低酸素性肺血管収縮が抑制され，結果的にPa_{O_2}が多少低下するが，$F_{I_{O_2}}$の上昇で対処可能である。

肝血流は血液供給の70％を門脈から，残りを肝動脈から受け，しかもそれぞれ静脈と動脈のため酸素飽和度，酸素含量が異なっているのが特徴である。吸入麻酔と肝血流をみるとハロタンは，

表2　低血圧麻酔におけるモニタリング

必須項目
 心電図（II，V_5）
 血圧（非観血，できれば観血的血圧測定）
 パルスオキシメータ，呼気二酸化炭素分析，麻酔ガス分析
 体温，尿量
準必須項目（患者の術前合併症や手術侵襲による）
 中心静脈圧
 肺動脈カテーテル
 経食道心エコー

表3 低血圧麻酔の禁忌

1. 重症の全身的，局所的動脈硬化がある場合
   （高齢，高血圧，虚血性心疾患，高度の弁疾患など）
2. 高度の肝・腎障害のあるもの
3. 循環血液量減少，貧血の著明なもの。出血性疾患
4. 心機能低下している場合
5. 循環モニターが十分できない症例
6. 患者のリスク評価が不十分な症例

動脈圧が低下しない程度であれば肝血流に影響がないが，高濃度では血流低下が認められ，一方イソフルランはその血管拡張により心拍出量が維持され，肝血流は保たれる[8]。肝小葉の血液供給は周辺から中心静脈に向かっているため，高度の低血圧，術前から肝機能障害のあった患者では，肝血流が相対的に低下し，肝障害が起きることが予想される。

肝血流維持のためのよいモニターはなく，最近では術中ICGにより肝機能を測定できるモニターができたが一般的ではなく，術前より高度の肝機能障害が疑われた患者における低血圧麻酔は禁忌である。

腎にも自己調節があるが通常の収縮期圧80mmHg以下でも腎血流は著明に減少する[8]。腎血流量がショックで減少するのは，アンギオテンシン・カテコラミン値上昇による腎細小動脈の収縮であり，臨床的には尿量の減少がモニターとなる。低血圧麻酔では，腎血流量をある限界以下に下げぬよう注意する必要がある。術前より腎機能障害をしている症例では，高度の血圧低下は危険である。むやみに利尿薬を投与することはある意味では腎機能のモニターとしての尿量の意義を奪うので勧められないが，一旦乏尿，無尿となれば利尿薬を投与して，尿細管浮腫の軽減を図る。

5 おわりに

低血圧麻酔を行うにはまずその外科的な目的を十分把握する必要がある。同時に患者の合併症を十分理解し，必要なモニター下に適切な血圧を維持する。これをもとに適切な低血圧麻酔法や血管拡張薬の選択を行うことが重要であり，安易な血圧低下は臓器障害を生じるので注意が必要である。

参考文献

1) 山本 亨, 稲田 豊, 沼田克雄ほか．MR7S1の低血圧麻酔における臨床的検討．麻酔と蘇生 1996；32：185-93.
2) Bernard JM, Passuti N, Pinaud M. Long-term hypotensive technique with nicardipine and nitroprusside during isoflurane anesthesia for spinal surgery. Anesth Analg 1992；75：179-85.
3) Porter SS, Asher M, Fox DK. Comparison of intravenous nitroprusside, nitroprusside-captopril, and nitroglycerin for deliberate hypotension during posterior spine fusion in adults. J Clin Anesth 1988；1：87-95.
4) Endoh H, Honda T, Komura N, et al. Effects of nicardipine-, nitroglycerin-, and prostaglandin E_1-induced hypotension on human cerebrovascular carbon dioxide reactivity during propofol-fentanyl anesthesia. J Clin Anesth 1999；115：45-9.
5) Knight PR, Lane GA, Hensinger RG, et al. Catecholamine and renin-angiotensin response during hypotensive anesthesia induced by sodium nitroprusside or trimethaphane camsylate. Anesthesiology 1983；59：248-53.
6) Tinker Jh, Mitchenfelder JD. Sodium nitroprusside pharmacology, toxicology and thepeutics. Anesthesiology 1976；45：340-54.
7) Davies DW, Kadr D, Steward DJ. et al. A sudden death associated with the use of sodium nitroprusside for induction of hypotension during anesthesia. Can Anaesth Soc J 1975；22：547-52.

8) 多保悦夫, 萬家俊博, 清水一郎ほか. 低血圧麻酔に用いる降圧薬は何が最良か？ー術中の肝腎血流および術後の肝腎機能を指標としての検討ー. 麻酔 2000; 49: 1333-8.
9) Sharrock NE, Bading B, Mineo R, et al. Deliberate hypotensive epidural anesthesia for patients with normal and low cardiac output. Anesth Analg 1994; 79: 899-904.

〔野村　実, 長沢千奈美〕

Chapter 16

輸 液

STANDARD

1 体液調節

A. 体液分画と電解質組成

総体液量はおおまかに600 ml·kg^{-1}で，そのうち細胞内液が400-450 ml·kg^{-1}，細胞外液が150-200 ml·kg^{-1}といわれている。細胞外液はさらに組織間液（120-165 ml·kg^{-1}）と血漿水分（30-35 ml·kg^{-1}）に分けられる。血液量（血漿と赤血球容積は60-65 ml·kg^{-1}）でそのうち15％が動脈内，85％が静脈内にある（表1）。そのほか細胞通過液として胸水，腹水，脳脊髄液がある。総体液量や細胞外液量は出生直後はそれぞれ800 ml·kg^{-1}，400 ml·kg^{-1}と多いが，5歳前後にほぼ大人と同じ割合になる。女性や老人は，細胞外液の割合が少ない[1]。

B. 体液量の調節

体液量の調節は心房性ナトリウム利尿ペプチド（atrial natriuretic peptide：ANP），抗利尿ホルモン（antidiuretic hormone：ADH），アルドステロン（レニンアンギオテンシン），副甲状腺ホルモン，カルシトニン，プロスタグランジン，ドパミン受容体，αアドレナリン受容体，渇中枢，腎機能などにより行われる。電解質ではナトリウム代謝がもっとも体液量の調節に影響を与える。水バランスは摂取量と水分喪失の総和であり，腎臓が水分排泄の主役を担う。一日水分排泄の約6割が尿排泄である。

1）血管内容量の調節

図1に血管内容量の調節機構を示す。心拍出量，血圧，尿量，水分，電解質の摂取量および排泄量，細胞外液量がループを作り，負のフィードバック機構により調節されている[2]。

ブロック①：血液量の増加が心拍出量を増加。

ブロック②：心拍出量の増加が血圧を上昇。

ブロック③：血圧の上昇が尿量を増加。

ブロック④：体液の摂取と，喪失量の総和を示す。喪失量は，尿量と不感蒸泄などの他の喪失量の合計である。

ブロック⑤：細胞外液量の変化速度の積分値であり体液量蓄積の時間的推移を表す。正，負両方の値を取りうる。

ブロック⑥：細胞外液量と血液量の関係を示す。細胞外液量が増加すれば，血液量も増加する。

このダイアグラムでは，ブロック①，②，③

表1　体液分布

総体液量 600 ml·kg^{-1} (36 l)	細胞内液 400-450 ml·kg^{-1} (24-27 l)		
	細胞外液 150-200 ml·kg^{-1} (9-12 l)	血漿水分 30-35 ml·kg^{-1} (1.8-2.1 l)	血液量（血漿＋赤血球容積）60-65 ml·kg^{-1} (3.6-3.9 l) 15％が動脈内，85％が静脈内
		組織間液 120-160 ml·kg^{-1} (7.2-9.6 l)	

（　）内は体重60 kgの場合

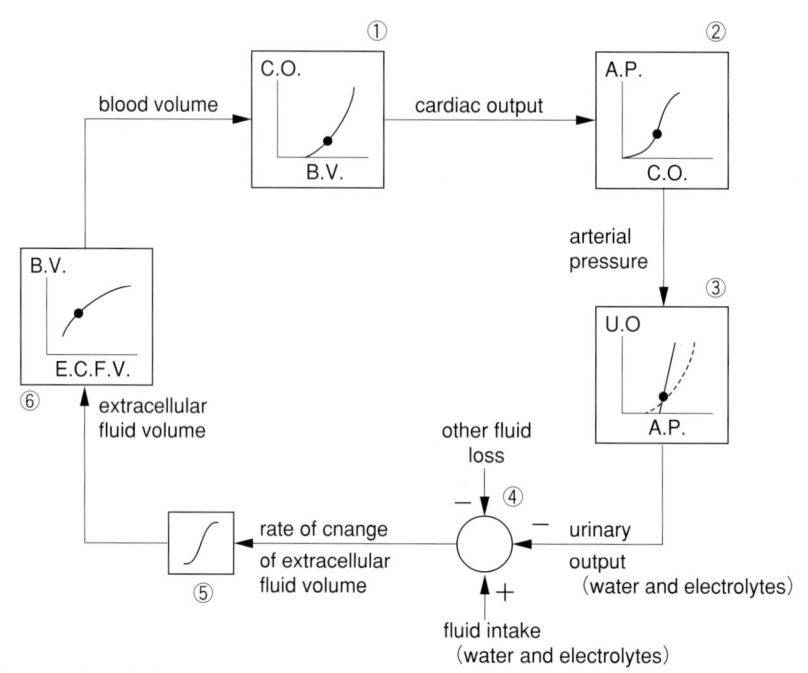

図1 循環血液量，細胞外液量のフィードバック機構
　黒丸は正常位置を示す．黒丸の位置のカーブが急峻なため，この系のゲインが大きい．
（Guyton AC. The body fluids and kidneys. Textbook of Medical Physiology. Philadelphia：W. B. Saunders；1986. p.9-435 より引用）

のカーブが急峻であることに気付く．すなわち血液量の少しの変化が心拍出量の大きな変化に対応し，心拍出量の小さな変化が血圧の大きな変化に対応し，血圧の小さな変化が尿量の大きな変化に対応する．それぞれが相乗的に作用して，血液量feedback control系のゲインを大きくしている．

　このfeedback systemに影響を与える因子に容積受容体（交感神経系，ADHを介して調節に関与する），圧受容体，心房性ナトリウム利尿ペプチドなどがあるが，図1のメカニズムは平衡に達するのに数時間を要する．これらの各因子は調節系の応答を速めるが，最終的な血液量のレベルは図1のfeedback systemが決定する．

2）血管内外の水分調節

　血管内外の水分調節は静水圧と膠質浸透圧が重要な因子であり，主に毛細血管内皮細胞間隙から水分は出入りする．膠質浸透圧の大部分はアルブミンが担う．スターリングの式を以下に示す．

Net filtration ＝ LpS［(Pcap − Pif) − σ (π cap − π if)］

Lp：毛細血管の水分透過性係数
S：面積
Pcap, Pif：毛細血管内と間質の静水圧
π cap, π if：毛細血管内と間質の膠質浸透圧
σ：毛細血管壁のタンパクに対する反発係数

上式において臓器によりLpとσが異なる．Lpは血管内皮細胞の穴の大きさと単位面積あたりの穴の数を表す定数で臓器特異性がある．腎臓の糸球体血管のLpSは筋肉毛細血管に比べて50-100倍高い．σは毛細血管壁のタンパクに対する反発係数であり，σが1であればアルブミンはまったく血管壁を通過できないし，0であれば自由に通過できることになる．脳の血管では1，肝臓の類洞では大きな穴をもつために0と考えてよい．血管透過性の亢進した病態である敗血症，再灌流障害，熱傷あるいは手術操作中ではσが小さくなり，ア

ルブミンの血管外漏出が起こる。このように生体での内皮細胞間隙は一定ではなく，Lpやσを定数とするのは不都合が生じる。また代用血漿剤を使う場合はそのコロイドに対するσはアルブミンと異なる。したがって代用血漿剤使用中の膠質浸透圧の解釈は複雑な要素を考慮する必要がある。

3）細胞内外の水分調節：細胞外液のナトリウム濃度と浸透圧

血漿浸透圧（晶質浸透圧）は細胞内外の水分調節の主役である。血漿浸透圧は血漿の溶質のそれぞれの浸透圧の総和であるが，その主体はナトリウム塩である。陰イオン電解質（Cl^-，HCO_3^-など）は陽イオンと等量あるので，陽イオンの浸透圧の2倍が電解質全体の浸透圧になる。ナトリウム以外の陽イオン電解質（K^+，Ca^{2+}，Mg^{2+}塩）やブドウ糖，尿素も浸透圧活性物質であるがナトリウムに比較して寄与率は低い。K^+，Ca^{2+}，Mg^{2+}塩を含めた電解質の浸透圧の総和はほぼナトリウムイオン濃度の2倍となるが，その機序は複雑である。第一にNaClの75％は解離したのち，イオンとして自由な運動が可能であるが，25％はNaCl単体でしか自由に動けない。したがって，血漿中のNaClは1.75倍の浸透圧活性しか発生しない（$0.75Na^+ + 0.75Cl^- + 0.25NaCl$）。第2に血漿は93％が水で7％がタンパクや脂肪で占められる。浸透圧の単位$mOsm \cdot kgH_2O^{-1}$は分母が水であるから0.93で除する必要がある。すなわち

Na塩の浸透圧＝$(1.75 \div 0.93) \times plasma[Na^+]$＝$1.88 \times plasma[Na^+]$

となる。一方他の電解質（K^+，Ca^{2+}，Mg^{2+}塩）の浸透圧に対する寄与が$0.12 \times plasma[Na^+]$に相当し，結果として電解質全体の浸透圧はナトリウム濃度の2倍となる。一方ブドウ糖や尿素の単位は$g \cdot dl^{-1}$であり，分母をLにし，分子量で割った値が浸透圧となる。グルコースとBUNの分子量はそれぞれ180と28なので

血漿浸透圧＝$2 \times plasma[Na^+] + [グルコース]/18 + [BUN]/2.8$

で表される。しかしBUNは細胞膜を通過するので有効な浸透圧とはならず，

有効血漿浸透圧＝$2 \times plasma[Na^+] + [グルコース]/18$

である。実際上は浸透圧計で測定した血清浸透圧から[BUN]/2.8を差し引いた値が有効血漿浸透圧である[3]。

血漿ナトリウム濃度の正常値は$142 mEq \cdot l^{-1}$であるが，この分母は脂肪やタンパクを含む血清である。この分母を水にすると（前述のように0.93で割る），正常血清ナトリウム濃度は$153 mEq \cdot l^{-1}$となり，生理食塩液の$154 mEq \cdot l^{-1}$にほぼ等しい。生理食塩液の浸透圧は$285\ mOsm \cdot kgH_2O^{-1}$であり，308（154×2）でないのは，前述の理由による。間質のタンパク質濃度は血清より低く，Gibbs-Donnan平衡により，間質のナトリウム濃度は血清より若干低く$145 mEq \cdot l^{-1}$になる[3]。

2 血液製剤の種類

赤血球，新鮮凍結血漿，血小板などの血液製剤については別章にあるので，アルブミン製剤について述べる。

A．アルブミン製剤

アルブミン製剤は，多人数の血漿を集めて，冷エタノール法により分画で製造される。含有タンパク質の96％以上がアルブミンである製剤を人血清アルブミンといい，5％溶液，20％溶液，25％溶液がある。アルブミン濃度が4.4w/v％以上で，含有タンパク質の80％以上がアルブミンである製剤を加熱人血漿タンパク（plasma protein fraction：PPF）という。B型肝炎ウイルス（hepatitis B virus：HBV），C型肝炎ウイルス（hepatitis C virus：HCV），ヒト免疫不全ウイルス（human immunodeficiency virus：HIV）などの既知ウイルス性疾患の伝播の危険はほとんどない。しかし，A型肝炎ウイルス（hepatitis A virus：

HAV),パルボウイルスB19などの不活化は不十分であり,プリオンの感染の可能性も検討されている。生体内でのアルブミンは肝臓で体重1kg当たり,1日0.2gの割合で生合成されており半減期は約17日である。血中アルブミンの50％以内の減少ならば,血管外のアルブミンの1/3までを血管内に動員することによって代償できる。投与されたアルブミンは体内で代謝され,多くは熱源となり,タンパク合成にはほとんど役に立たないことからタンパク質源の補給という本来の目的を達しえない。このような目的のためには,通常は中心静脈栄養法や経腸栄養法による栄養状態の改善が優先されるべきである。

平成11年(1999年)に厚生省医薬安全局長通知,医薬発第715号「血液製剤の使用指針」および「輸血療法の実施に関する指針」[4]が策定された。その「アルブミン製剤の適正使用について」から抜粋する。「循環血液量の補充」は以前の指針では新鮮凍結血漿でも認められていたが,この項目はアルブミン製剤に移行し,目的として「循環血漿量の確保」と「浮腫の治療」が挙げられる。使用指針,不適切な使用を表2に示す。

1998年30の無作為対照試験,1419名の重症患者(循環血液量減少,熱傷,低アルブミン血症)を対象としたアルブミン製剤有効性分析の論文[5]は「循環血液量減少,熱傷,低アルブミン血症の重症患者へのアルブミン投与は死亡率を減少させないばかりか,死亡率を上げるかも知れない」という結論であった。

遺伝子組み換えヒト血清アルブミンはピキア酵母により高産生,高度生成された製剤であり[6)7)],ヒト血清アルブミンと同じ物理化学的性質を有し[8],未知のウイルスやプリオンタンパクの混入がないため,今後はアルブミン製剤の主力となることが期待される。

表2 アルブミン製剤の使用指針

急性の低蛋白血症に基づく病態,また他の治療法では管理が困難な慢性低蛋白血症による病態に対して,アルブミンを補充することにより一時的な病態の改善を図るために使用する。つまり膠質浸透圧の改善,循環血液量の是正が主な適応であり,通常前者には高張アルブミン製剤,後者には等張アルブミン製剤あるいは加熱人血漿蛋白(PPF)を用いる。
1. 出血性ショック
2. 人工心肺を使用する心臓手術
3. 難治性腹水を伴う肝硬変あるいは大量の腹水穿刺時
4. 難治性の浮腫,肺水腫を伴うネフローゼ症候群
5. 血行動態が不安定な血液透析時
6. 凝固因子の補充を必要としない治療的血漿交換療法
7. 重症熱傷
8. 低蛋白血症に起因する肺水腫あるいは著明な浮腫が認められる場合
9. 循環血漿量の著明な減少を伴う急性膵炎など

アルブミン製剤の不適切な使用
1. 蛋白資源としての栄養補給
2. 脳虚血
3. 単なる血清アルブミン濃度の維持
4. 末期患者へのアルブミン投与

(厚生省医薬安全局長通知.医薬発第715号「血液製剤の使用指針」及び「輸血療法の実施に関する指針」,1999より引用)

3 術前輸液

A. 必要水分量

必要水分量は代謝率に比例する。1kcalあたり1mlの水分が必要になる。基礎代謝率は体表面積あたりで一定（1000 kcal・m^{-2}・day^{-1}）であり、必要水分量も同じであるが、臨床的には体重を使用する4-2-1 ruleが一般的である（表3）。

B. 電解質必要量

本来は一日維持水分必要量（ml・day^{-1}）はカロリー必要量（kcal・day^{-1}）と同じ値である。術前輸液に関しては水分と電解質維持量を投与する。電解質に関してはナトリウムは投与カロリー100 kcalにつき3-5 mEqが必要とされ、2-3 mEq・kg^{-1}・day^{-1}投与されるがその代謝はまだ不明な点が多く、投与量はかなり幅がある。腎での調節範囲が広いため、多く投与してもナトリウム出納はほぼ0になる。クロールの投与量はナトリウムと同じでよい。カリウムは1-2 mEq・kg^{-1}・day^{-1}投与されるが、その排泄機序はナトリウムと異なり近位尿細管で再吸収され、遠位尿細管で分泌されるために腎でのカリウム調節力は弱く、容易にカリウムの欠乏が生じる。

4 術中輸液

A. 術中輸液の考え方

術中輸液のゴールは、適正な酸素供給、正常な電解質濃度、正常血糖である。投与量は麻酔による血管内液の代償、術前欠乏量、術中維持量、出血などの術中喪失量、第三間隙量で決まる。

投与量＝血管内液代償＋術前欠乏量＋術中維持量＋術中喪失量＋第三間隙

1）血管内液代償

全身麻酔や局所麻酔は動静脈を拡張し血管容量を増加させるために、相対的な低血管内容量状態になる。この状態を代償するために輸液が必要となる。術後は麻酔の影響がなくなるため、術中の過剰な輸液が問題となる。麻酔導入時の血管内液代償は細胞外液で補う場合5-7 ml・kg^{-1}である[1]。

2）術前欠乏量

術前欠乏量は維持輸液量×術前禁飲食時間である。患者の術前状態によっては増減する必要がある。

3）維持輸液

維持輸液と前項の術前欠乏量は計算可能な術中輸液である。維持輸液は生体の生命維持に必要な水分と電解質を補うことができるが、カロリーに関しては浸透圧と周術期のストレスホルモンによる外科的糖尿病状態のため、ブドウ糖濃度で5-10％に抑えてある（異化やケトーシスを抑えることを主眼）。投与量は4-2-1 rule（表3）でよい。

表3 体重25kgの時間あたり維持水分量計算（4-2-1rule）

体重 （kg）	投与量 （ml・kg^{-1}）	体重カテゴリー （kg）	総量 （ml・hr^{-1}）
0-10	4	10	40
11-20	2	10	20
21+	1	5	5
計	—	25	65

この表3は乳児から大人まで応用可能であり，術前輸液と同じ製剤を術中も投与してよい．ただし，量的な問題は術中の不感蒸泄は病棟での不感蒸泄と同じではないので，多めの維持輸液量が必要であるが，気管挿管の有無，加湿器の有無，手術法，温度，湿度などの外的環境により左右される．

4）術中喪失液

術中喪失液は出血や腹水などがあり，出血を細胞外液で補う場合は3-4倍量が必要である．膠質輸液で補う場合は等量でよいが，小分子量の代用血漿剤は数時間で尿中などに排泄されるために，注意が必要である．MAP血（mannitol-adenine-phosphate）はヘマトクリットが高いために出血の1/2量を補い，膠質輸液で補完する．術中に排泄される腹水や胸水は電解質濃度は細胞外液とほぼ同濃度であるが，タンパク濃度は血清の30-100％である．細胞外液製剤で補完してもよいが膠質浸透圧が低い場合には膠質輸液が適応となる．

5）第三間隙

第三間隙とは細胞内液，細胞外液を第一，第二とした場合に，術中に生じる非機能的細胞外液の呼称であり一部細胞内液を含む．機能的には組織の浮腫と考えればよく，血管内容量増加には寄与しない．一部膠質も含む．腸管の浮腫は晶質液投与より膠質液投与で減少する[9]．また乳酸リンゲル液投与で腸管浮腫により bacterial translocation が増加するとの動物実験の報告[10]がある．第三間隙形成は手術侵襲により増減するが子宮全摘などの小侵襲では $2\ ml\cdot kg^{-1}\cdot h^{-1}$ 腸切除などの手術で $4-6\ ml\cdot kg^{-1}\cdot h^{-1}$ といわれている．

6）術中輸液の実際

術中輸液は計算可能な維持輸液と病態，手術，麻酔，出血により投与量を加減する細胞外液，膠質液がある．乳酸リンゲル液の大量投与はある意味ではこの3つの輸液を1剤で補おうとする考え方であり，手術の種類によって決められた量を決められた時間に入れていけば，安全に麻酔中の輸液管理ができるかもしれない．しかし，このような輸液療法は生体の図1のフィードバック機構などのホメオスターシスに負うところが大きく，最適の輸液療法とはいえない．今後の術中輸液療法は細胞内を標的とした維持液，血管内と間質を対象とした細胞外液，血管内を対象とした膠質輸液の3つを別々に，あるいはバランスを取って輸液計画をたてる必要がある．表4に体重60 kg，胃切除術，術前Hb $15\ g\cdot dl^{-1}$，術前禁飲食10時間の患者の術中輸液量の一例を示す[1]．前記の術中輸液量の計算式に則った．血管内容量代償は麻酔導入時に $5\ ml\cdot kg^{-1}$ で300 ml，表3の4-2-1 ruleより計算した術前欠乏量1000 mlを5時間で補充し，維持液は時間100 mlとなる．出血量を750 mlと仮定してある．第三間隙量は時間あたり $5\ ml\cdot kg^{-1}$ で300 ml，4時間の手術で総輸液量3750 mlとな

表4 体重60 kg，胃切除術，術前Hb 15 g·dl⁻¹，術前禁飲食10時間の患者の術中輸液量の一例

時間	血管内代償	術前欠乏量	維持量	出血量	第三間隙量	時間輸液量	積算量
導入前	300	200	100	0	0	600	600
開腹前		200	100	0	0	300	900
開腹後1時間		200	100	300	300	900	1800
開腹後2時間		200	100	300	300	900	2700
開腹後3時間		200	100	150	300	750	3450
開腹後4時間		0	100	0	200	300	3750

（Kaye AD, Grogono AW. Fluid and Electrolyte Physiology. In : Miller RD editor. Anesthesia. 5th ed. Philadelphia : Chuchill Livingstone ; 2000. p.1586-612 より改変引用）

る。このような輸液量の計算は一律に決められるものではないが，術前に輸液計画を立てるのには役に立つ。輸液内容は血管内代償，出血量の補いは膠質液か細胞外液，術前欠乏量と維持液は維持輸液，第三間隙は細胞外液が相当する。

　輸液量のモニターとして血圧や脈拍数はある程度の目安にはなるが，手術侵襲や麻酔の影響を受けやすく交感神経系の関与も大きい。中心静脈圧や肺動脈楔入圧を挙げるのは，注意を要する。中心静脈圧や肺動脈楔入圧は循環血液量の目安であるのと同時に，心機能の目安でもある。心拍出量が高ければ，中心静脈圧や肺動脈楔入圧は低くなるし，循環血液量低下でもショックが遷延し低心拍出量状態になれば中心静脈圧や肺動脈楔入圧は上昇する。心臓が止れば，静脈系と動脈系の圧は等しくなる。動静脈の圧較差を作っているのは心臓のポンプ作用である。中心静脈圧や肺動脈楔入圧の一応の基準として5-15 mmHgが目安として取り上げられるが，たとえ0-3 mmHgであっても心拍出量が十分保たれていれば輸液を負荷する必要はない。心拍出量が低い場合に前負荷の極量として15 mmHgくらいが適当であろうということである。それでも心拍出量が低いときにはカテコラミンや血管拡張薬の適応となる。心拍出量はスワン・ガンツカテーテルなどが必要なため，通常の輸液量のモニターとはなりえない。図1に示すように血管内容量の負のフィードバック機構のループの最終出力は尿量である。おおざっぱに言えば尿量が十分であるということは腎血流が十分であるということを表し，心拍出量が適正であることを示唆し，また他の重要臓器の臓器血流が十分であることを暗示する。したがって心機能腎機能の正常な患者であれば，尿量が，輸液量に対するもっとも簡便で，信頼性のあるモニターである。1 ml·kg^{-1}·hr^{-1}以上の尿量が確保されていれば，まず循環血液量の低下は否定してよいと考えられる。術中の乏尿に対しては，輸液の負荷を第一義に考え，循環血液量過剰の徴候があればカテコラミン，血管拡張薬の投与を選択すべきである。安易な利尿薬の投与は相対的な循環血液量の低下を助長する可能性があるのと同時にもっとも信頼すべきモニターをなくすという意味で控えるべきである。

B. 細胞外液

　術中輸液に関して，細胞外液製剤である乳酸リンゲル液や，最近は酢酸リンゲル液がよく使われているが，その起源は乳酸リンゲル液の生みの親である，小児科医Hartmannら[11]が，1938年に小児下痢症の輸液剤としてHartmann液を発表したことに遡る。その後1961年にShiresら[12]により第3間隙理論が提唱され乳酸リンゲル液大量投与が行われた。すなわち，手術による組織損傷が，大量の体液貯留（ECF sequestration：third space）を起こし，機能的な細胞外液量の減少を来すという理論である。この測定法に対して，Rothら[13]は明確な反論をしたが，ナトリウム負荷によるホメオスターシスの維持は依然として多くの支持がある。乳酸リンゲル液のナトリウム濃度130 mEq·l^{-1}が血漿のナトリウム濃度153 mEq·l^{-1}よりかなり低いのは細胞内液の補充も一部兼ねているからで，細胞外液製剤としては生理食塩液の154 mEq·l^{-1}のナトリウム濃度がもっとも近い。正常人に50 ml·kg^{-1}の乳酸リンゲル液を1時間以上かけて投与すると血漿浸透圧が4 mOsm·kgH$_2$O^{-1}減少し[14]，この値は77 mmHgに相当し，脳圧の高い患者には危険である。一方生理食塩液30 ml·kg^{-1}の投与で高クロール血性アシドーシスを起こす[15]。高張食塩液の投与は脳外傷の輸液療法領域で脳圧を低下させ[16]〜[18]，脳血流を改善し酸素供給を上げる[19]。表5に4.5％高張食塩液を1 l投与した場合の細胞内液，細胞外液の変化量の理論値を示す。

C. 膠質輸液

　膠質輸液は血管内容量を補うための輸液で，ア

表5 4.5％の高張食塩液（1500 mOsm・l^{-1}）を1l投与した場合の細胞外液，細胞内液の理論的変化量

	ECF			ICF			Total Body Fluid		
	Volume (l)	Osmolarity (mOsm・l^{-1})	Total mOsm	Volume (l)	Osmolarity (mOsm・l^{-1})	Total mOsm	Volume (l)	Osmolarity (mOsm・l^{-1})	Total mOsm
投与前	15	300	4500	25	300	7500	40	300	12000
高張食塩液	1	1500	1500	0	0	0	1	1500	1500
平衡前	16	375	6000	25	300	7500	41	未平衡	13500
平衡後	18.2	329	6000	22.8	329	7500	41	329	13500

細胞内液から2.2 lの水が細胞外へ移動し，細胞外液は3.2 l増加する。
(Guyton AC. The body fluids and kidneys. Textbook of Medical Physiology. Philadelphia：W. B. Saunders；1986．p.9-435 より改変引用)

ルブミンを代表とする血漿製剤，デキストランやヒドロキシエチルデンプンなどの代用血漿製剤を指す。膠質輸液は膠質浸透圧をもつが，いわゆる浸透圧（晶質浸透圧）と大きな違いがある。図2に浸透圧の定義を示す。晶質浸透圧（osmolality）の単位はmOsm・kgH$_2$O^{-1}で表され，1 mOsm・kgH$_2$O^{-1}が19.3 mmHgに相当する*。膠質浸透圧は25 mmHg付近であり，晶質浸透圧の1/200のオーダーである。晶質浸透圧と膠質浸透圧の違いを表6に示す。血液脳関門は脳の血管内皮細胞間隙であるが，tight junctionになっていて，アルブミンどころかナトリウムさえ通過しない。そのため，脳浮腫の形成に血液の電解質濃度は大きな役割を果たす。前記の高張食塩液が脳圧を下げるのはこの理由による。

膠質浸透圧測定は測定膜，臓器特異性，病態による違いが大きい[20]。現在，日本でよく用いられている代用血漿剤はデキストランとヒドロキシエチルデンプン（hydroxyethl starch：HES）であるが，その分子量の違いを図3に示す。図3の中で，ヘタスターチやペンタスターチは日本では使われていないが，日本で用いられているHESに

(*脚注) osmolality：mOsm・kgH$_2$O^{-1}とosmolarity：mOsm・l^{-1}の違いに注意。一般的には分母を水にしたosmolality：mOsm・kgH$_2$O^{-1}を用いる。

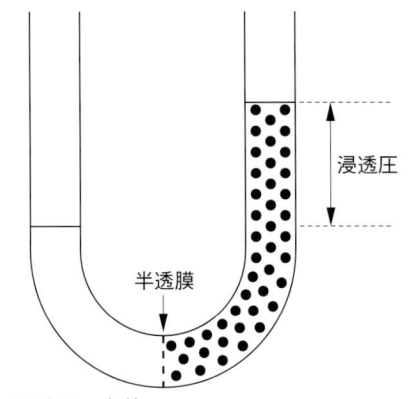

図2 浸透圧の定義
U字管に蒸留水を入れ，半透膜（水は通すが溶質を通さない膜）で2区画に分ける。右側に溶質を入れると水分は半透膜を介して左から右へ移動する。平衡に達したときの水圧差が浸透圧である。

表6 晶質浸透圧と膠質浸透圧の違い

	晶質浸透圧	膠質浸透圧
浸透圧の値	5500 mmHg付近	25 mmHg付近
半透膜	細胞膜，血液脳関門	内皮細胞間隙
浸透圧活性物質	電解質，糖BUN	アルブミン，代用血漿剤

比べて，分子量が大きい。分子量の大きさや置換度は血漿増量効果としての有効性，半減期，アレルギー反応，止血機能へ大きな影響を与える[20]。代用血漿剤の分子量は数平均分子量と重量平均分

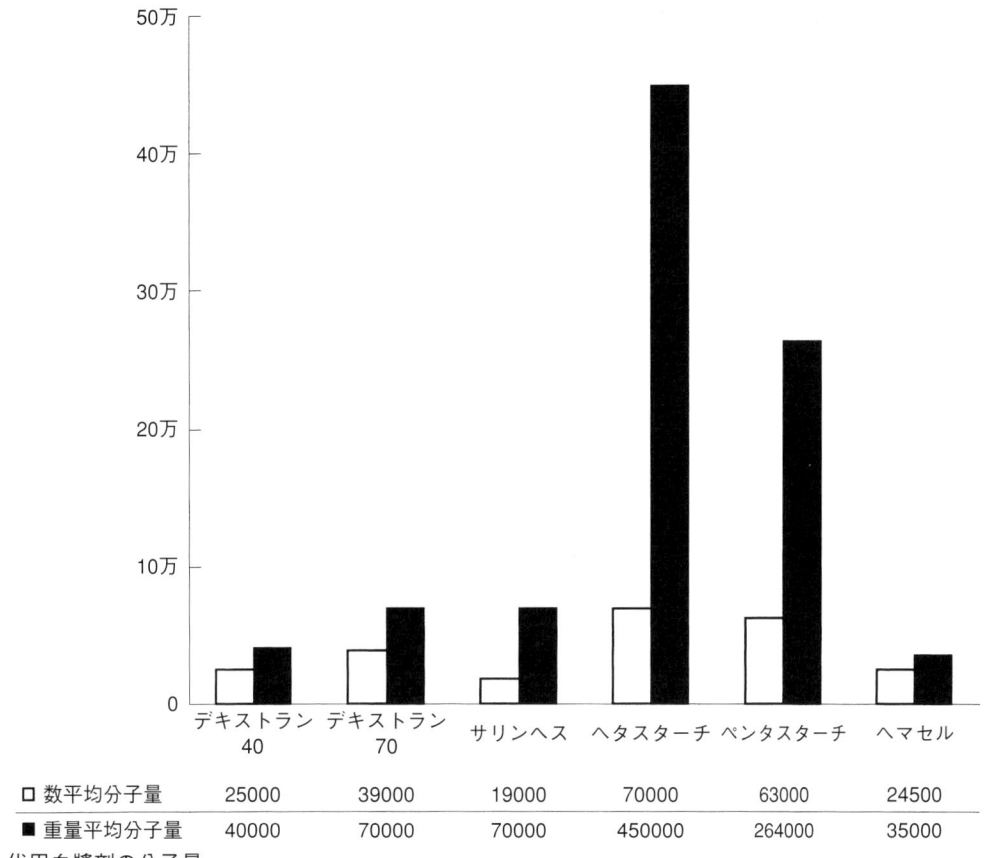

	デキストラン40	デキストラン70	サリンヘス	ヘタスターチ	ペンタスターチ	ヘマセル
□ 数平均分子量	25000	39000	19000	70000	63000	24500
■ 重量平均分子量	40000	70000	70000	450000	264000	35000

図3 代用血漿剤の分子量
サリンヘス（日本），ヘタスターチ（米国），ペンタスターチ（米国）はヒドロキシエチルデンプン。ヘマセルは修正ゼラチンである。

子量がある[21]。

　数平均分子量＝全分子総重量/分子総数
　重量平均分子量≒（各個別ごとの全分子重量×その分子量）の総和/全分子の総重量

　数平均分子量は低分子量の影響を敏感に受け，重量平均分子量は重量分率による平均であるため高分子の影響を受ける。臨床的には重量平均分子量が臨床をよく反映することから，代用血漿剤の分子量といえば重量平均分子量を指すことが多い。代用血漿剤の使用に関して腎機能障害と止血機能への影響が議論されている[22)～26)]。

5 術後輸液

A. 経口投与開始までの輸液

　術後の体液喪失は① 出血，消化管液の喪失，創からの浸出液等の外界への喪失，② 間質への水分移動，③ 局所の浮腫，④ 胸水，腹水，麻痺性イレウスによる腸管内への水分移動などの細胞通過液増加による。それに加えて不感蒸泄，尿量などを考慮して術後輸液を組み立てなければならない。表7に上記 ① の外界への体液喪失がないと仮定した中等度から重度外科侵襲時の水分電解質バランスを示す。患者は1日あたり生理食塩液

表7　術後6日間の水分，電解質（NaとKのみ）の血清濃度，バランス，体内総量の推移

		血清濃度		バランス		体内総量
術前状態	Na^+	142 mEq·l^{-1}	Na^+摂取 Na^+排泄 バランス	70 mEq·day^{-1} 70 mEq·day^{-1} 0	Na^+	2670 mEq
	K^+	4 mEq·l^{-1}	K^+摂取 K^+排泄 バランス	100 mEq·day^{-1} 100 mEq·day^{-1} 0	K^+	3360 mEq
			水摂取 水排泄 バランス	2500 ml·day^{-1} 2500 ml·day^{-1} 0	Water	40 l
手術日	Na^+	138 mEq·l^{-1}	Na^+摂取 Na^+排泄 バランス	70 mEq·day^{-1} 40 mEq·day^{-1} ＋30	Na^+	2700 mEq
	K^+	5 mEq·l^{-1}	K^+摂取 K^+排泄 バランス	0 mEq·day^{-1} 60 mEq·day^{-1} －60	K^+	3300 mEq
			水摂取 水排泄 バランス	2500 ml·day^{-1} 1500 ml·day^{-1} ＋1000	Water	41 l
手術後5日間	Na^+	131 mEq·l^{-1}	Na^+摂取 Na^+排泄 バランス	70 mEq·day^{-1} 40 mEq·day^{-1} ＋30	Na^+	2850 mEq
	K^+	4 mEq·l^{-1}	K^+摂取 K^+排泄 バランス	0 mEq·day^{-1} 20 mEq·day^{-1} －20	K^+	3185 mEq
			水摂取 水排泄 バランス	2500 ml·day^{-1} 2000 ml·day^{-1} ＋500	Water	43.5 l

中糖度から重度侵襲の待機手術で外界喪失（出血，浸出など）なし．維持水分，維持ナトリウムのみ投与．詳細は本文参照．

（Shoemaker WC. Fluid and electrolytes in the acutely ill adult. In : Shoemaker WC editor. Textbook of Critical Care. Philadelphia: WB Saunders ; 1984. p.614‒40より改変引用）

500mlと5％糖液2000ml（維持水分と維持ナトリウムのみ）を5日間投与されると仮定してある[27]。術当日に血清カリウム濃度の一過性の上昇を来し，血清ナトリウム濃度は徐々に低下する。もっとも顕著な変化は水分バランスで，ナトリウムと水の蓄積が，カリウムの喪失を伴って起こっている。ナトリウムの体内総量の増加にもかかわらず，血清ナトリウム濃度が低下しているのは水分蓄積のほうが多いためである。この表7から基本投与量を2500mlとし，術後の出血，消化管液の喪失，創からの浸出液などの外界への喪失を考慮して糖濃度や電解質濃度の異なった細胞外液製剤，維持輸液，膠質液などを選択する。術後2‒3日後に水分やナトリウムの蓄積が最大になり，高齢者や心肺機能，腎機能の低下した患者には適宜利尿薬が必要になる。

B. 術後の栄養基質の代謝

経口摂取が長期間制限される患者や，栄養状態の悪い患者には栄養輸液が必要になる。

1）炭水化物

外科侵襲時のストレスホルモン（ヒドロコルチゾン，グルカゴン，カテコラミンなど）はすべて高血糖を誘導し，糖利用を促進し血糖を下げる唯一のホルモンであるインスリンも侵襲時には感受性が低下する（外科的糖尿病状態）。

2）脂肪

術後患者は脂肪を主なエネルギー源として利用していると考えられている。1gあたりのカロリーが高い（糖，タンパク質 4 kcal·g^{-1}，脂肪 9 kcal·g^{-1}）。20％の脂肪製剤100mlは約200kcalのエネルギー源となり，それは10％ブドウ糖液500mlに相当する。また高浸透圧にならないので末梢静脈から投与可能である。総エネルギー投与量のうち脂肪の占める割合は30％までが勧められている。

3）タンパク質・アミノ酸

ストレス下のタンパク代謝は，糖新生，創傷治癒や細胞の増殖，急性相タンパクの合成，酸塩基平衡の維持などを目的として，骨格筋タンパクの分解の犠牲のもとに成り立っている。タンパク合成の基質として術後にアミノ酸の投与が行われるが，その投与量は尿中尿素排泄量から計算により求める。概算法として通常の開腹手術程度なら 1 g·kg^{-1}·day^{-1}，食道癌術後や重症敗血症時には 2 g·kg^{-1}·day^{-1} を投与する。完全静脈栄養（total parenteral nutrition：TPN）施行時にはアミノ酸が有効に利用されるためには，少なくとも 2.5 mg·kg^{-1}·min^{-1}（＝216 g·60 kg^{-1}·day^{-1}）以上のブドウ糖の投与が必要とされる。

4）術後栄養輸液の考え方

表8に侵襲度に応じた術後の総投与カロリーを示す。前述の60 kg，胃切除術後患者の投与カロリーは表8から1920 kcalで，脂肪で30％のエネルギー（1920×0.3＝576 kcal）を投与する。脂肪 1 g 当たりのカロリーは 9 kcalであるから576/9＝64 gの量が必要で，20％脂肪製剤で320 mlを投与する。アミノ酸は（1 g·kg^{-1}·day^{-1}）60 gでエネルギー源にはしない。10％アミノ酸製剤で600 mlを投与する。ブドウ糖で脂肪の残りのカロリーを補うとして1920×0.7＝1344 kcalとなり，糖 1 g 当たりのカロリーは 4 kcalであるから，1344/4＝336 gとなる。表2の4-2-1 ruleから60 kgの一日水分必要量は2400 mlであるから脂肪製剤320 ml，アミノ酸製剤600 mlを引いて1480 mlの水分で336 gのブドウ糖を入れるためにはブドウ糖濃度を23％にすればよい。（抗生物質，ビタミン，術後使用する各種薬物投与のための水分があるので実際はもっと高濃度になる。それに必要な電解質（Na^+，K^+，Ca^{++}，Mg^{++}），微量元素を加える）。ただし，前述のように術後は外科的糖尿病状態のため，高血糖になりやすく，糖濃度の調整やインスリンの投与等が必要である。

5）中心静脈栄養（total parenteral nutirition：TPN，intravenous hyperalimentation：IVH）

前述のような計算をせずに，簡単に術後のカロリー投与を可能にするためにいろいろなTPN製剤がある。中心静脈栄養法が周術期の栄養管理を

表8 術後の総エネルギー投与量

	体重あたりのエネルギー量概算
待機手術（術後合併症なし）	32 kcal·kg^{-1}
侵襲の大きな手術，多発外傷	40 kcal·kg^{-1}
熱傷（体表面積40％以上）	50～ kcal·kg^{-1}

安全なものとし，多数の症例を救命して外科適応を拡大してきたことは周知の事実であるが，一方腸管粘膜の萎縮を来し，消化管バリア機構の構造と機能が障害され，免疫，内分泌，生体防御能，bacterial translocationの面からデメリットの生じることなどが指摘されている．最近，経腸栄養法（enteral nutrition：EN）が上記のデメリットがないとして見直されている．表9にTPNの適応疾患，表10にTPNの実際を示す．

6 ショック時の輸液

出血性ショック，心原性ショック，敗血症性ショックの輸液管理と関連項目について述べる．

A. 出血性ショック，循環血液量減少

出血性ショックの輸液は減少した循環血液量をどの時点で，どの製剤で，いかに効率よく補うかがポイントである．Bickellら[28]は598名の体幹貫通外傷による低血圧患者で病院到着時から輸液蘇生を開始した群と手術室入室後に輸液蘇生を開始した群を比較し，輸液蘇生は遅い群のほうが死亡率が低く（30％対38％），短い在院日数で臓器不全の率も低い（23％対30％）と報告した．この論文は批判はあるものの，出血のコントロールがつく前の大量輸液や輸血を控えるという意味で評価された．

出血性ショックの輸液剤として何が最適かは多くの研究がある．高張食塩液，代用血漿剤，アルブミンについて論じる．高張食塩液の利点は血管内容量の増加が顕著で，少量の投与ですみ，脳浮腫を防ぎ脳圧を下げる効果がある[29)〜30)]．また外傷性の出血性ショックや脳外傷で死亡率を低下させた[31)]．少量ですむという点では病院搬送前に救急車の中で使用するのに効果的であると思われ

表9　TPNの適応疾患

1. 消化管の通過障害
    イレウス
    狭窄
2. 消化管の機能障害
    激しい下痢
    小腸大量切除後早期
3. 腸管の安静が必要
    腹膜炎
    消化管出血
    縫合不全（腸瘻が使えない場合）
    消化管皮膚瘻
    急性膵炎
4. 厳密な循環，輸液管理を要する臓器障害

（アメリカ経静脈経腸栄養学会）

表10　TPNの実際

糖，電解質，微量元素のみの基本液とダブルパックのアミノ酸含有の物がある		
一日水分量：	2000-3000 ml	
カロリー：	開始液	800-1000 kcal
	維持液	1500-2500 kcal
アミノ酸：	開始液	30-40 g
	維持液	60-80 g
脂肪：	総カロリーの30％以内（体内で合成されないリノール酸やリノレン酸のような必須脂肪酸を補う目的と高血糖にならずに高エネルギーを投与でき，代謝の面で有利である．末梢静脈から投与）	
ビタミン，微量元素：TPNでは多量の糖やアミノ酸が代謝されるために，ビタミンの投与は必須である（ビタミンB_1欠乏性アシドーシスによる死亡例がある）．微量元素（Fe，Mn，Zn，Cu，I）も投与するが，その至適投与量は不明な点が多い．		

る。しかし，細胞内の水分を細胞外にシフトさせるために，細胞内脱水を起こし，長時間は耐えられない。病院搬送後に，適正な輸液を与え，細胞内脱水を補う必要がある。出血に対して晶質液で容量を補う場合，膠質液に比べて4倍の量を必要とする。周術期の重症患者の輸液蘇生において膠質液と晶質液の同等の有効性を示した研究があるが[32)～33)]，代用血漿剤の分子量は製剤により一定でなく，しかも日本で使用可能な代用血漿剤の分子量は欧米の1/7から1/3でしかないため（図3），解釈に注意を要する。アルブミン製剤は膠質浸透圧の維持には有効だが，致死率や罹患率には影響しないという報告[34)]や，死亡率を上げる可能性を指摘した報告[5)]がある。

B. 心原性ショック

心原性ショックでは心収縮力の低下から，心収縮力の増強，前負荷，後負荷の軽減を目標とし，各種カテコラミン，血管拡張薬，ホスホジエステラーゼIII（type III phosphodiesterase：PD III）阻害薬，循環補助機器〔大動脈内バルーンポンプ（intraaortic balloon pump：IABP），経皮的心肺補助（percutaneous cardiopulmonary support：PCPS）など〕などが治療の主役となる。心原性ショックの近年の治療は，PD III阻害薬の開発，IABP，PCPSの発展によることが大きい。モニターとしてのスワン・ガンツカテーテルも中心静脈圧，肺動脈楔入圧の測定のほかに連続的心拍出量測定，右室駆出率の連続測定などの物理的心機能モニターが発達した。酸素利用状態の指標としての混合静脈血酸素飽和度連続測定は心原性ショックの病態解明のみならず，後述する敗血症性ショック（酸素消費量の増加）の病態解明に大きな貢献をした。前負荷の指標である中心静脈圧や肺動脈楔入圧は循環血液量の指標であると同時に心機能の指標でもあり，必ずしも循環血液量の増加を示しているわけではないことを銘記すべきである。心臓が停止すれば，動脈系と静脈系の圧は等しくなる。心臓のポンプ作用は動脈圧を上げ，静脈圧を下げるように作用する。低心拍出量症候群では循環血液量が減少していても中心静脈圧や肺動脈楔入圧が上昇している場合もある。その意味では心原性ショックにおいては積極的な輸液療法は主役とはなりにくい。

C. 敗血症性ショック

この10年で敗血症性ショックの病態解明が進んだ[35)36)]。1991年の米国胸部疾患学会と集中治療学会のコンセンサスカンファレンスで"敗血症状態：septic state"と"全身性炎症反応症候群（systemic inframatory response syndrome：SIRS）"の定義がなされた[37)]。さらに重傷度に応じて敗血症（感染症によるSIRS），重症敗血症（臓器不全），敗血症性ショック（低血圧），難治性ショック（適正な容量負荷に反応しない低血圧）に分けられ，敗血症の研究が進んだ。敗血症性ショックの循環動態は心拍出量の上昇，低血圧，頻拍，血管抵抗の減少，酸素消費量の増加で特徴づけられる。前負荷に関しては他のショック病態と異なり，心臓のコンプライアンスが高い（柔らかい）[38)39)]ので左室拡張末期容量が左室拡張末期圧と相関せず，右室拡張末期容量と右室拡張末期圧も相関せず，中心静脈圧と肺動脈楔入圧も相関しない。輸液療法に関して，心拍出量が頭打ちになるまで前負荷を行うが肺動脈楔入圧5-8 mmHgで頭打ちになる患者もいる。肺動脈楔入圧10-12 mmHg以上必要な患者はまれである。Boldtら[40)]は10％HESと20％アルブミンの無作為試験でHES群で，心係数，酸素運搬量，酸素消費量の上昇，P/F ratioの増加，acute physiology assessment and chronic health evaluation（APACHE）IIスコアの減少を認めたのに対して，アルブミン群では胃粘膜内pHiが減少しHESの優位性を報告した。

7 新生児，幼児の輸液管理の特殊性

A. 健康乳児，小児の水分と電解質の必要量[41]

　健康小児の水分必要量は未熟児と満期産の新生児では非常に異なる。また乳児期かそれ以後かでも異なる。カロリー消費量，成長速度，体重に対する体表面積比，腎機能の未熟性と予備能，体内水分総量が年齢により変化するために水分必要量も変化する。例えば乳児は成人に比べて体重に対する体表面積比は約3倍であるために不感蒸泄量も多く，遠位尿細管の濃縮能が未熟なため尿中への水分喪失量も多くなる。一方，出生時の体内総水分量は未熟児であれ成熟児であれ，成人に比べて多い（体重の70-75％対50-60％）。体内総水分量の増加は主に細胞外液の増加によるもので出生時には体内総水分量の50％に達している。生後3日間は腎臓からこの余分な水分が排泄されているので，成熟児ではこの間は水分摂取量は少なくてよい[42]。基本的な水分，カロリー，電解質必要量は4-2-1 rule（表3）でよい。未熟児の水分必要量は表11に示すがちょっとした外気温の変化や光熱療法などにより，水分必要量の大きな変更を必要とする[43]。1500 g以下の超未熟児では皮膚の未熟性のために基礎代謝率に対して皮膚からの水分蒸発による熱喪失が多い[44]。この皮膚からの熱喪失と大きな体表面積のために未熟児では不感蒸泄量に対する水分必要量が多くなる。

B. 水分と電解質の経口摂取

　成熟児において，生後3日は1日あたり40-60 $ml \cdot kg^{-1}$の水分摂取のみでよい。1週を超えるとそれに加えて成長のために15-20 $ml \cdot kg^{-1} \cdot day^{-1}$,

表11　低出生体重児の生後1週間の水分必要量（$ml \cdot kg^{-1} \cdot day^{-1}$）

日齢	項目	生下時体重（g）			
		751-1000	1001-1250	1251-1500	1501-2000
1	不感蒸泄	65	55	40	30
	尿	20	20	30	30
	便	0	0	0	5
	計	85 $ml \cdot kg^{-1} \cdot day^{-1}$	75 $ml \cdot kg^{-1} \cdot day^{-1}$	70 $ml \cdot kg^{-1} \cdot day^{-1}$	65 $ml \cdot kg^{-1} \cdot day^{-1}$
2-3	不感蒸泄	65	55	40	30
	尿	40	40	40	40
	便	0	0	0	5
	計	105 $ml \cdot kg^{-1} \cdot day^{-1}$	95 $ml \cdot kg^{-1} \cdot day^{-1}$	80 $ml \cdot kg^{-1} \cdot day^{-1}$	75 $ml \cdot kg^{-1} \cdot day^{-1}$
4-7	不感蒸泄	65	55	40	30
	尿	60	60	60	60
	便	5	5	5	5
	計	130 $ml \cdot kg^{-1} \cdot day^{-1}$	120 $ml \cdot kg^{-1} \cdot day^{-1}$	105 $ml \cdot kg^{-1} \cdot day^{-1}$	95 $ml \cdot kg^{-1} \cdot d^{-1}$

　クベース内，裸で管理。代謝上昇（冷刺激，活動性増加）は含まない。日齢1はナトリウム，タンパクを含まない。尿浸透圧は250 $mOsm \cdot l^{-1}$を目標とし日齢1は5 $mOsm \cdot kg^{-1}$，日齢2-3は10 $mOsm \cdot kg^{-1} \cdot day^{-1}$，日齢4-7は15 $mOsm \cdot kg^{-1} \cdot day^{-1}$の溶質負荷を目指す。

　（Winters RW. Principles of pediatric fluid therapy. 2nd ed. Boston: Little, Brown & Co; 1982 より改変引用）

糞便への水分喪失分が5-10 ml・kg^{-1}・day^{-1}追加する。その後は，未熟児，成熟児を問わず150 ml・kg^{-1}・day^{-1}まで少しずつ水分摂取を増やしていく。1歳以下（体重10 kg以下）では100 kcal消費するのに100-125 mlの水を必要とする。体重10-20 kgの間ではカロリー消費量は1 kgあたり50 kcal・day^{-1}に減少し，20 kg以上ではさらに1 kgあたり20 kcal・day^{-1}に減少する。例えば25 kgの小児の水分必要量の計算は10 kgまでの分が100 ml×10 kg＝1000 ml，10-20 kgまでの分が50 ml×10 kg＝500 ml，20-25 kgまでの分が20 ml×5 kg＝100 mlとなり合計1600 mlとなる（これを時間当たりの量に直したのが表2の4-2-1 ruleである）。一般的に100 kcal消費するのに100 mlの水が必要とされるがこの量は食事中の電解質の排泄，皮膚と肺からの不感蒸泄，糞便中の水分の補充に十分である[42)45)]。未熟児ではナトリウム排泄分画（fractional excretion of sodium：FENa）が高いのでNaバランスが負になりやすく，Na摂取が適正（2-5 mmol・kg^{-1}・day^{-1}）でなければ，低Na血症，神経学的異常，成長遅延を起こしたりする。成熟児から幼児では1-2 mmol・kg^{-1}・day^{-1}で十分である[46)]。Kの必要量はNaとほぼ同じである。

未熟児は炭酸水素塩に対する腎の域値が低く[47)]，尿細管での弱酸の排泄も十分でない[48)]。したがって，未熟児では少量の塩基の補充が必要なことがある。一般的に，極小未熟児では1-2 mmol・kg^{-1}・day^{-1}の炭酸水素塩の投与が肝要である。

C. 水分と電解質の非経口的投与

非経口的投与の場合も基本的には経口的投与と同じである。点滴では水分と電解質の投与は簡単であるがカロリー投与が難しい。5％糖を使用した場合必要カロリーの一部しか満たさないが（1歳以下では必要カロリーの20％）ケトーシスを防ぐには十分である。未熟児においては血糖値を50-90 mg・dl^{-1}に維持するには5％糖の投与速度を速める（4-6 mg・kg^{-1}・min^{-1}）ことで対処できる[42)49)]。

D. 乳児，小児の脱水

早産児も含めて新生児は体内水分量に対する体表面積比が高いために臨床症状が現われにくい。10％の脱水といえば成人では重症の症状が現われるが，新生児では中等度の症状しかでないこともある[45)]。しかし乳児においては嘔吐や下痢で50-100 ml・kg^{-1}の水分喪失が簡単に起こり，急速に脱水症状を呈してくる。新生児に起こる脱水は，不感蒸泄量の補充が少なすぎることによって起こりやすい。例えば，プラスチックシールドなしでのラヂアントウオーマの使用，湿気のないクベース，皮膚の未熟性のための多量の不感蒸泄，光線療法による糞便中への水分喪失，高体温，頻呼吸などで起こる。幼児や小児においては消化器系の異常が脱水の主な原因である。

8 輸液の合併症

輸液の合併症は穿刺に伴うもの，製剤そのものに伴うもの，量的な合併症がある。

A. 穿刺に伴うもの

1）末梢静脈穿刺

高浸透圧性静脈炎，肘動脈誤穿刺，血栓性静脈炎などがある。

2）中心静脈穿刺

本邦では，中心静脈栄養のための穿刺部位は固定性の良さと患者の違和感をなくすために鎖骨下静脈が多い。鎖骨下穿刺では胸腔誤穿刺による気胸，動脈損傷による血胸，胸管損傷による乳び胸，穿刺時の自発呼吸陰圧による空気塞栓などがある。いずれも穿刺手技の熟練が必要であるが，手術直前に気胸を起こした場合は気管挿管陽圧呼吸による緊張性気胸や亜酸化窒素の拡散による気胸の増大の可能性があるために，手術の延期や胸腔

ドレーンの留置を考慮する。位置異常として内頸静脈への迷入，胸腔内への迷入があり，内頸静脈迷入は頭痛などの症状がなければ，放置してよい。胸腔内迷入はカテーテルの位置が通常と変わらなければ見逃される可能性があり，同側の原因不明の胸水が認められれば，一応胸腔内迷入を考慮すべきである。ほかにカテーテル切断は心臓内に迷入した場合，開心術が必要となる。大静脈にとどまっていれば，バスケットカテーテルで抜去できることもある。

カテーテル敗血症は，他の部位に感染巣がある場合にカテーテルが原因と判断するのは困難である。しかし，留置期間が長ければ，まず疑い，抜去してみて解熱するか否かを見ることは必要である。予防は穿刺時に可及的に無菌操作を心がける，輸液剤の無菌的調整，三方活栓を使わない，穿刺部の消毒等が必要である。

B. 製剤そのものに伴う合併症

1）細胞外液製剤

細胞外液製剤はナトリウム含量が多いので，ナトリウム負荷による高ナトリウム血症，アルカリ化剤の乳酸イオン，酢酸イオン代謝による代謝性アルカローシス，心肺脳蘇生時の急速大量投与による脳浮腫などがある。生理食塩液では高クロール性アシドーシス，高張食塩液では高ナトリウム血症，細胞脱水などがある。

2）維持輸液

維持輸液剤は低ナトリウム，高カリウムの場合が多いので血清カリウム値に注意する。

3）膠質輸液

アレルギー反応，止血凝固能異常，組織蓄積などがある。

4）高カロリー輸液

高血糖，アミノ酸による尿素窒素の上昇，微量元素欠乏，脂質代謝異常，電解質異常，ビタミン欠乏などがある。

C. 量的な合併症

麻酔による血管拡張を代償するために術中に輸液を負荷しすぎると，麻酔の影響が取れた時点での心臓の前負荷が過量になり，肺水腫の原因となる。特に高齢者や慢性の動脈硬化症などの血管のコンプライアンスが減少している症例に起こりやすい。また，利尿薬やドパミンなどで，術中に尿量が出過ぎた症例では，低血管内容量による低血圧が起こる。術中の出血に代用血漿剤で対処すると，腎からの排泄により数時間後に低血管内容量による低血圧を起こすことがある。術後48時間から72時間後に手術の影響から脱し，第三間隙の水が血管内に戻ってくる。この時期に利尿がついていないと肺水腫や心不全を起こすことがある。輸液量の制限と，積極的な利尿薬の投与が肝要である。

参考文献

1) Kaye AD, Grogono AW. Fluid and Electrolyte Physiology. In : Miller RD editor. Anesthesia. 5th ed. Philadelphia : Churchill Livingstone ; 2000. p.1586-612.
2) Guyton AC. The body fluids and kidneys. Textbook of Medical Physiology. Philadelphia : W. B. Saunders; 1986. p.9-435.
3) Rose BD. Clinical Physiology of Acid-Base and Electrolyte Disorders. Third ed. New York : McGraw-Hill ; 1989. p.21-6, p.218-20.
4) 厚生省医薬安全局長通知．医薬発第715号「血液製剤の使用指針」及び「輸血療法の実施に関する指針」．1999.
5) Cochrane Injuries Group Albumin Reviewers. Human albumin administration in critically ill patients: systemic review of randomized controlled trials. BMJ 1998 ; 317 : 235-40.
6) Yokoyama K, Ohmura T. Production of human serum albumin by biotechnology. Jpn J Apheresis 1995 ; 14 : 19-20.
7) 大村孝男．バイオテクノロジーによるヒト血清アルブミンの生産．バイオサイエンスとインダストリー 1995 ; 53 : 23-5.
8) Sumi A, Ohtani W, Kobayashi K, et al. Purification

and physicochemical properties of recombinant human serum albumin. Biotechnol Blood Proteins 1993 ; 227 : 293-8.
9) Prien T, Backhaaus N, Pelster F, et al. Effect of intra-operative fluid administration and colloid osmotic pressure on the formation of intestinal edema during gastrointestinal surgery. J Clin Anesth 1990 ; 2 : 317.
10) 島田二郎．出血性ショック時の輸液・輸血療法が消化管防御機構に及ぼす影響. 麻酔 1996 ; 45 : 49-58.
11) Hartmann AF, Perley AM, Basman J, et al. Further observations on the metabolism and the clinical uses of sodium lactate. J Pediar 1938 ; 13 : 692-723.
12) Shires T, Williams J, Brown F. Acute change in extracellular fluids associated with major surgical procedures. Ann Surg 1961 ; 154 : 803-10.
13) Roth E, Lax LC, Maloney JV. Ringer's lactate solution and extracellular fluid volume in the surgical patient. Ann surg 1969 ; 169 : 149-64.
14) Williams EL, Hidebrand KL, McCormic SA, et al. The effect of intravenous lactated Ringer's solution versus 0.9% sodium chloride solution on serum osmolality in human volunteers. Anesth Analg 1999 ; 88 : 999-1003.
15) Scheingraber S, Rehm M, Sehmisch C, et al. Rapid saline infusion produces hyperchloremic acidosis in patients undergoing gynecologic surgery. Anesthesiology 1999 ; 90 : 1265-70.
16) Fisher B, Thomas D, Peterson B. Hypertonic saline lowers raised intracranial pressure in children after head trauma. J Neurosurg Anesthesiol 1992 : 4 : 4-10.
17) McManus ML, Strange K. Acute volume regulation of brain cells in response to hypertonic challenge. Anesthesiology 1993 ; 78 : 1132-7.
18) Zornow MH, Scheller MS, Shackford SR. Effect of hypertonic lactated Ringer's solution on intracranial pressure and cerebral water content in a model of traumatic brain injury. J Trauma 1989 ; 29 : 484-8.
19) Prough DS, Whitley JM, Taylor CL, et al. Regional cerebral blood flow following resuscitation from hemorrhagic shock with hypertonic saline: Influence of a subdural mass. Anesthesiology 1991 ; 75 : 319-27.
20) 宮尾秀樹. 代用血漿剤の現状と将来展望. 臨床麻酔 1994 ; 18 : 1351-61.
21) 森　定雄. サイズ排除クロマトグラフィー. 高分子の高速液体クロマトグラフィー. 東京：共立出版社 ; 1991. p.49.
22) Mishler JMIV. Synthetic plasma volume expander-their pharmacology, safety and clinical efficacy. Clin Haematol 1984 ; 13 : 75-92.
23) 山崎裕充. 低分子HESの腎に及ぼす影響－低分子dextranとの比較による研究－. 麻酔 1975 ; 24 : 26-43.
24) 高折益彦. 膠質液の薬物動態. 臨床麻酔 1987 ; 11 : 1150-5.
25) Treib J, Baron JF, Grauer MT, et al. An international view of hydroxyethyl starches. Int Care Med 1999 ; 25 : 258-68.
26) Schortgen F, Lacherade JC, Bruneel F, et al. Effects of hydroxyethylstarch and gelatin on renal function in severe sepsis : A multicentre randomized study. Lancet 2001 ; 357 : 911-6.
27) Shoemaker WC. Fluid and electrolytes in the acutely ill adult. In : Shoemaker WC ed. Textbook of Critical Care. Philadelphia: WB Saunders ; 1984. p.614-40.
28) Bickel WH, Wall MJ Jr, Pepe PE, et al. Immediate versus delayed fluid resuscitation for hypotensive patients with penetrating torso injuries. N Engl J Med 1994 ; 331 : 1105-9.
29) Zornow MH. Hypertonic saline as a safe and efficacious treatment of intracranial hypertension. J Neurosurg Anesthesiol 1996 ; 8 : 175-7.
30) Shires GT, Barber AE, Illner HP. Current status of resuscitation: solutions including hypertonic saline. Adv Surg 1995 ; 28 : 133-70.
31) Wade CE, Grady JJ, Kramer GC, et al. Individual patient cohort analysis of the efficacy of hypertonic saline/dextran in patients with traumatic brain injury and hypotension. J Trauma 1997 ; 42 : S61-5.
32) Velanovich V. Crystalloid versus colloid fluid resuscitation : a meta-analysis of mortality. Surgery 1989 ; 105 : 65-71.
33) Hippala S, Linko K, Myllyla G, et al. Replacement of major surgical blood loss by hypo-oncotic or conventional plasma substitutes. Acta Anaesthesiol Scand 1995 ; 39 : 228-35.
34) Golub R, Sorrento JJ, Canatu R, et al. Efficacy of albumin supplementation in the surgical intensive care unit : a prospective, randomized study. Crit Care Med 1994 ; 22 : 613-9.
35) Thompson JS, Pearl RG. Sepsis, Part I : Pathogenesis of septic shock. Semin Anesth 1994 ; 13 : 177-94.

36) Ognibene FP. Pathogenesis and innovative treatment of septic shock. Adv Intern Med 1997 42 : 313-38.
37) Bone RC, Balk RA, Cerra FB, et al. Definitions for sepsis and organ failure and guidelines for the use of innovative therapies in sepsis. Chest 1992 ; 101 : 1644-55.
38) Snell RJ, Parrillo JE. Cardiovascular dysfunction in septic shock. Chest 1991 ; 99 : 1000-9.
39) Parker MM, Shelhamer SH, Bacharach SL, et al. Profound but reversible myocardial depression in patients with septic shock. Ann Intern Med 1984 ; 100 : 483-90.
40) Boldt J, Heesen M, Muller M, et al. The effects of albumin versus hydroxyethyl starch solution on cardiorespiratory and circulatory variables in critically ill patients. Anesth Analg 1996 ; 83 : 254-61.
41) Dabbagh S, Ellis D. Regulation of Fluid and Electrolytes in infant and children. In : Motoyam E, editor. Smith's anesthesia for infants and children. 5th ed. St Louis : Mosby ; 1990. p.105-41.
42) Winters RW. Principles of pediatric fluid therapy. 2nd ed. Boston : Little, Brown & Co ; 1982.
43) Wu PY, Hodgman JE. Insensible water loss in preterm infants : changes with postnatal development and nonionixing radient energy. Pediatrics 1974 ; 54 : 704-12.
44) Levinson H, Linsoa L, Swyer PR, et al. A comparison of infra-red and convective heating for newborn infants. Lancet 1966 ; 2 : 1346-8.
45) Ellis D, Avner ED. Fluid and electrolyte disorders in pediatric patients. In : Pushett JB editor. Disorders of fluid and electrolyte balance. New York : Churchill Livingstone ; 1985, p.217-37.
46) Drukker A, Goldsmith DI, Spitzer A, et al. The renin-angiotensin system in newborn dogs. Developmental patterns and response to acute saline loading. Pediatr Res 1980 ; 14 : 304-7.
47) Edelmann CM Jr, Soriano JR, Boichis H, et al. Renal bicarbonate reabsorption and hydrogen in excretion in normal infants. J Clin Invest 1967 ; 46 : 1309-15.
48) Spitzer A. Renal physiology and functional development. In : Edelma CM Jr editor. Pediatric kidney disease. Boston : Little Brown & Co ; 1978. p.25.
49) Roy RN, Sinclair JC. Hydration of the low birth weight infant. Clin Perinatol 1975 ; 2 : 393-417.

〔宮尾　秀樹〕

Chapter 17

輸 血

STANDARD

1 輸血を必要とする病態

　輸血療法の目的は何かをしっかりと把握しておくことが重要である。輸血の大切な目的は何かといえば，組織酸素供給量の確保である。組織酸素供給量は血中ヘモグロビン含有量と組織血流量で，主に決定される。この大原則は当たり前すぎて，しばしば忘れられることもある。特に，後者の組織血流量に関しては適正な評価を常にしていく必要がある。心拍出量イコール，組織血流量ではない。重要臓器の組織血流量と，そうでない臓器の組織血流量を加えたものが心拍出量であり，輸血療法の対象となっているのは，いうまでもなく前者の重要臓器のほうである。重要臓器の組織血流量を十分に維持していくためには，晶質液や膠質液の輸液のほか，カテコラミン類や血管拡張薬などの薬物を積極的に使用することが先決である。もしこれらの治療で安定した組織酸素供給が得られなければ，次に赤血球の輸血を考慮するということになる。この思考過程が大切であり，単に血中ヘモグロビン値や血清アルブミン値だけで輸血開始を判断することは，麻酔科医として，あるまじき行為である。

　通常安静状態の心拍出量を $5000\ ml\cdot min^{-1}$，血中ヘモグロビン値を $15\ g\cdot dl^{-1}$，ヘモグロビン1gあたり酸素が1.39 ml結合するとして計算すると，心臓から送り出される酸素量は約 $1000\ ml\cdot min^{-1}$ となる。全身で必要な酸素消費量を約 $250\ ml\cdot min^{-1}$ とすると，約4倍の供給があることになる。もし，心拍出量が $2500\ ml\cdot min^{-1}$ と2分の1になり，血中ヘモグロビンがやはり，2分の1の $7.5\ g\cdot dl^{-1}$ になれば，酸素供給量が4分の1の $250\ ml\cdot min^{-1}$ になり，一部の重要臓器は間違いなく酸素不足となる。すなわち，低心拍出量と貧血が持続すれば，代謝性アシドーシスが出現し，組織酸素供給不足は明らかになるだろう。一方，血漿pHよりも鋭敏な指標として，血清乳酸値を血液ガス分析装置で即時に測定する方法があるし，胃粘膜pHをトノメトリーで持続的に表示させることも可能である。間接カロリ・メータで酸素の組織抽出率を測るという評価方法もある。このように，いろいろなモニターや測定機器を使って，組織酸素代謝を迅速に評価することが輸血を必要とする病態の早期発見につながるといえる。

　しかしながら，医学生や臨床研修医に対して，「輸血を必要とする病態」というものを指導する際には日常の臨床における具体的な状況や条件を提示する必要がある。第一に教えなければならないのは，手術前から存在する貧血についてである。術前の貧血を補正するための輸血は，2,3-diphosphoglycerate（2,3-DPG）の低い赤血球を増やすことになり，ヘモグロビン酸素解離曲線が左方移動するため，かえって組織酸素供給を減少させる。また，もともと循環血液量が多いと一般にいわれている慢性貧血患者においては，術前輸血が肺うっ血を助長する可能性がある。したがって，慢性腎不全などによる慢性貧血でHb値が $7\ g\cdot dl^{-1}$ 以上あれば，補正する必要は全くないといえる。一方，急性貧血については，血中ヘモグロビンが $8\ g\cdot dl^{-1}$ 以上あれば，輸血の対象とは考えないことが多い。むしろ，前項で述べたように，輸液や昇圧薬による血圧の維持が最重要課題となる。第2に研修医に理解させるべき問題は，術中，術後の出血に対する輸血である。輸血の目的が組織酸素供給量の維持であるということを考えると，輸血の開始を考える臨床的基準は，一般に，収縮期圧の値であろう。収縮期圧70 mmHgを輸血以外

の方法で持続的に維持するのが困難で，かつ外科医が出血をコントロールできていない場合やそのおそれがある場合に輸血開始を考えるべきである．一方，血中ヘモグロビン値については，7〜8 g·dl^{-1}が輸血開始基準となる．ただし，急性大量出血で輸液が追いついてない状態では血中ヘモグロビン値はそれほど低下しないし，逆に出血が少なくても大量に輸液が実施されたあとは血液希釈が起こり，血中ヘモグロビンは低下する．したがって，それまでの輸液の総量や術前の脱水の程度を十分考慮して，輸血開始を判断するべきである．

ガーゼ重量や血液吸引ビンに貯まった容量で計った出血量は，もちろん，正しく測られていることが前提となるが，輸血開始のひとつの基準に使用できる．出血量が循環血液量の20％以上あれば，赤血球輸血を考えてもよい．

他のパラメータに関して，中心静脈圧（central venouse pressure：CVP）の低下は，もし1 mmHg以下，またはマイナスというような状況でなければ，循環血液量の絶対的不足を意味するとはいえない．時間尿は手術開始後，腎血流の減少や内分泌による反応でかなり減少するので，手術開始から2時間程度は輸液量をやや多めにして経過をみる必要がある．尿比重を一定間隔で測定し，時間尿と考え合わせることは，すぐれた腎血流量の評価法である．もし，貧血と持続する低血圧があり，時間尿0.5 ml·kg^{-1}でかつ，尿比重1020以上では，輸血を考慮してよい．臨床症状に関して，術後患者は顔色，口渇などの症状が出血量を反映しない．四肢の冷感は，低体温を除外したうえで，中枢温との差で評価するべきである．

輸血を開始したり，あるいは終了する際に麻酔科医が知っておくべき原則は出血した血液成分や出血量のすべてを補う必要はないということである．なぜなら，人体には出血に対する生理的な予備能力と造血機能が存在するからである．特にリスクのない成人患者の場合，輸血するべきかどうかということ，あるいは何をどのくらい輸血するべきかという問題に対する答は決して一つではなく無限大に存在するのである．患者の全身状態，手術の進行状況などが麻酔科医の判断に影響を与えるのであって，輸血が適正であったかどうかは，あとの結果によって決まるといえる．アメリカでは医療機関において，適正な輸血業務が行われているか否かを第三者による inspection and accreditation（I&A）によって評価し，常に改善が図られている．

1999年，カナダにおいて，多施設の集中治療室で，約6000症例中838症例の患者に輸血を行い，輸血後の経過と予後をみた研究では，輸血開始基準ヘモグロビン値が7 g·dl^{-1}の群のほうが10 g·dl^{-1}の群より，入院中の致死率が低いことが示された．特に acute physiology assessment and chronic health evaluation（APACHE）IIスコアが20以下の軽症例や55歳以下の若い患者では，集中治療室入室30日後の致死率も低いことが分かった．この報告は集中治療病棟における輸血療法の有効性に疑問を投げかけるものとして注目される．他方では，虚血性心疾患や脳血管障害のある患者では，早めに輸血を開始し，ヘモグロビン値を10 g·dl^{-1}以上に保つことが勧められている．したがって，どういう臓器の障害が強いかで輸血開始基準を変える必要があるのかもしれない．

「エホバの証人」や「ものみの塔」というような宗教上の理由で輸血を拒否される患者に対しては，時間の許すかぎり，事前に面会し，輸血療法やそれ以外の治療法に関して，協議をする必要がある．また，予想される結果に対し，病院に勤務する医師団として，刑事および民事上の責任をどのようにとるかをじっくりと検討する必要がある．いずれにしても，宗教上の理由で輸血を拒否されている患者に対してだけでなく，一般の患者に対しても，輸血をしないために医師がどれだけ努力するかが問われている時代であることは間違いない．

2 輸血の種類と適応

輸血の歴史の中で,近年,全血輸血はすっかり影をひそめ,現在では成分輸血が完全に主役の座を得ている。わが国でも1986年に「血液製剤の使用適正化基準」という,血液の各成分の特性を生かした使用指針が作られ,1999年には,新たに「血液製剤の使用指針」および「輸血療法の実施に関する指針」(厚生省医薬安全局長通知,医薬発第715号)が制定された。

出血量が循環血液量の20-50％あれば,赤血球濃厚液輸血を考える。現在,わが国でマンニトール-アデニン-リン酸(mannitol-adenine-phosphate：MAP)加赤血球濃厚液が使用されている。MAP加赤血球濃厚液とは,ヒト血液200 mlにつきacid citrate dextrose-A (ACD-A)液30 mlを混合して採血した血液を強遠心して血漿と血小板・白血球層を除き,Ht値を約90％にして,この赤血球沈層にMAP液を200 ml採血時は46 ml,400 ml採血時は92 ml添加しHt値を約60％にしたものである。添加液であるMAP液1000 mlの中には,クエン酸ナトリウム1.5 g,クエン酸0.2 g,ブドウ糖7.2 g,リン酸2水素ナトリウム0.9 g,塩化ナトリウム5.0 g,アデニン0.14 g,D-マンニトール14.6 gが含まれている。マンニトールには赤血球膜の浸透圧抵抗性を増す作用がある。赤血球濃厚液2単位(400 ml由来)を投与した際に,体重50 kgの患者ではHb値は約$1.0\ g\cdot dl^{-1}$上昇することを覚えておくと便利である。同じく出血量が循環血液量の20-50％であれば,赤血球濃厚液輸血に加え,ヒドロキシエチルデンプン液などの人工膠質液を必要に応じて使用する。

もし出血量が循環血液量の50-100％であれば,血漿タンパク製剤やアルブミン製剤の投与を考えるべきである。出血性ショックで,低タンパク質血症がある場合や人工膠質液の使用量が1000 mlを超える場合が適応となる。

それ以上出血した場合にかぎり,凝固因子の補充を新鮮凍結血漿で行う。循環血液量の確保や血漿タンパク質の補充を目的に新鮮凍結血漿を使用することは厳に差し控えなければならない。また,MAP血と新鮮凍結血漿を同量併用して,推定出血量分を輸血するようなやり方は誤りといわざるをえない。したがって,新鮮凍結血漿使用の目安としては,出血量が24時間以内に循環血液量の100％以上の場合であり,プロトロンビン時間(prothrombin time：PT),活性化部分トロンボプラスチン時間(activated partial thromboplastin time：APTT)やフィブリノゲン値の事前測定が原則となる。PTが％表記で30％以下になった場合,APTTがその施設の基準値の1.5倍以上になった場合,フィブリノゲン値が$100\ mg\cdot dl^{-1}$以下となった場合,およびアンチトロンビンIII活性が70％以下になった場合が新鮮凍結血漿の適応とされる。投与量は$8-12\ ml\cdot kg^{-1}$以下で十分である。なお,凍結保存の有効期限は採血後1年間である。

開始する順番でいうと最後になるのが血小板輸血である。適応は大量輸血を行った場合,血小板数が減少し,出血時間が延長した場合や紫斑病に対する脾摘除後などである。一般に,血小板数で$5万\cdot \mu l^{-1}$以下が血小板濃厚液輸血の適応とされている。濃厚血小板液は20 ml (1単位)のなかに,2×10^{10}個の血小板が含まれており,成人患者に20単位輸注すると,血小板数が約$6万\cdot \mu l^{-1}$増加するといわれている。

3 輸血準備

冷蔵保存していた血液製剤を室温に長時間放置し,使用しなかった場合,細菌汚染血となる可能性があるため再冷蔵はできない。したがって,血液を無駄にせず輸血療法を実施するため,確実に輸血が行われると予測される予定手術では,最大手術血液準備量(maximum surgical blood order schedule：MSBOS）の血液量分を交差試験し用意する。MSBOSとは，その施設で，その術式を行った場合の平均出血量の1.5倍量として計算される。このためには，各施設に輸血療法委員会を設置し，準備する血液単位数（C）と実際に使用した単位数（T）の比であるC/T比が1.5以下になるように，随時検討のうえ，C値を更新していくことが望ましい。しかし，MSBOSには個々の患者の術前Hb値などが考慮されないため，新しく手術血液準備量計算法（surgical blood order equation：SBOE）を導入する動きが出ている。SBOEとは各施設で，① その術式の平均出血量，② 輸血開始基準Hb値，および ③ 患者の術前Hb値から，その患者固有の血液準備量を計算する方法である。

また，その施設において通常，輸血する可能性がないか，あるいはMSBOS 3単位以下の待機的手術に際し，血液型・不規則抗体スクリーニング法（type and screen：T&S）が実施される。これは，手術患者のABO型，Rho（D）抗原および臨床的に意義のある不規則抗体の有無を検査し，Rho（D）陽性で不規則抗体が陰性の場合は交差試験を行わない方法である。もし，手術中に輸血が必要になった場合は，オモテ検査でABO型を確認するか，あるいは生理食塩液法（迅速法，室温）による主試験で適合性をみたあと，輸血を実施する。交差試験において，主試験とは患者血清と供血者血球の組み合わせで実施し，副試験とは患者血球と供血者血清の組み合わせで行う。ABO型判定のオモテ検査とは，抗A血清と抗B血清を別々の試験管に入れ，その10分の1量の血球成分を加えて，凝集の有無をみる方法である。ウラ検査はその逆となるが，患者の血漿成分にヘパリンを混入してはならない。

輸血準備において，インフォームド・コンセントは，不可欠なものとなった。輸血の目的と方法，および合併症について分かりやすく説明し，患者の同意書を作成する必要がある。説明を要する事柄として，① 輸血による免疫反応，② 輸血による感染症，③ 移植片対宿主病（graft versus host disease：GVHD）の予防措置，④ 副作用発生時の処置などがある。

4 輸血の副作用

A. 免疫反応

輸血は臓器移植であり，受血者の体内に輸注された血球とタンパク成分は何らかの形で拒絶を受けると考えねばならない。拒絶される反応の大きさが大きいほど，重篤な副作用を生じることになる。

1）赤血球の型不適合輸血

赤血球の型不適合輸血による溶血には，発現時間が輸血後24時間以内の即時型と24時間以後の遅延型がある。遅延型とは輸血により，抗体が産生されるか増強されてから赤血球が破壊される反応である。供血者の赤血球膜にある抗原のABO式型が受血者と異なる場合，輸血された赤血球は血管内で溶血する。ABO式血液型の抗A，抗B抗体を正常規則抗体と呼び，Rh式血液型の抗D抗体のように輸血や妊娠により産生される抗体を免疫抗体と呼ぶ。それ以外の赤血球抗原に対する抗体は不規則抗体と呼ばれている。抗A，抗B抗体や不規則抗体のような自然抗体はIgM型で，生理食塩液中において低温から室温の範囲で赤血球を凝集させる完全抗体である。一方，抗D抗体のような免疫抗体はIgG型で生理食塩液中では凝集せず，抗グロブリン抗体の添加や酵素処理によって凝集を示す不完全抗体である。

赤血球の型不適合輸血の発生原因は人為的ミスである。患者の取り違い，転記ミス，検査ミス，検体採取ミスなどにより生じる。各施設のリスクマネジメント委員会で，いわゆるニヤミスやヒヤリハットと呼ばれるようなインシデントについて，原因を検討のうえ，発生の防止に努めなけれ

ばならない。

2）白血球の型不適合輸血

白血球の型不適合輸血による輸血副作用としては，① 発熱性非溶血反応，② 輸血関連急性肺障害，③ 輸血後移植片対宿主病（graft versus host disease: GVHD）などがある。MAP加赤血球濃厚液には，$10^9 \cdot \mu l^{-1}$前後の白血球が含まれる。白血球除去フィルタを使用すれば，$10^6 \cdot \mu l^{-1}$以下になり，このレベルでは免疫反応が起こりにくいといわれている。

3）発熱性非溶血反応

発熱性非溶血反応は，数100件に1件程度といわれ，輸血副作用の約70％を占めている。その50％以上に抗白血球抗体が検出される。顆粒白血球表面に存在する抗原には，ヒト白血球抗原（human leukocyte antigen：HLA）のほかに顆粒球特殊抗原がある。抗顆粒球抗体による反応のほうが，抗HLA抗体によるものよりも重篤である。抗原に結合した抗体のFc部分により補体が活性化され，5分以内に起こる即時相では顔面紅潮，頻脈などが起こる。その15-60分後に遅延相が始まり，頭痛と悪寒，戦慄を伴った38-39℃の発熱がみられる。全身麻酔中は患者の訴えがなく，発症が分かりづらい。

4）輸血関連急性肺障害

輸血関連急性肺障害は，輸血後1-2時間以内に肺間質浮腫の進行による呼吸困難，低酸素血症と発熱，低血圧を認めるものである。原因は白血球の型不適合により活性化されたC5aが好中球を肺微小血管へ凝集させ，その好中球から放出される各種酵素により，肺血管内皮細胞が損傷されて血管透過性が亢進するためである。また，大量輸血の際に，保存血液中の微小凝集塊が肺毛細血管に蓄積し，同様の肺障害を引き起こすことが知られており，発生予防のために20-40 μmの輸血フィルタが使用される。

5）輸血後移植片対宿主病

輸血後移植片対宿主病は，輸血後1-2週間して，発熱とともに全身紅潮が出現し，ついで肝機能障害，汎血球減少症，下痢が起こってくる。有効な治療法はなく，輸血後1カ月以内に90％以上が死亡する。原因は輸血された供血者のリンパ球が，受血者に拒絶されることなく増殖し受血者の全身組織を攻撃することによる。これは輸血された供血者のリンパ球のHLA型がホモ接合型（aa）で，受血者のHLA型がヘテロ接合型（ab）であるために，拒絶反応が起こらないのではないかと推測されている。発症しやすいとされる患者の特徴は，① 免疫不全状態，② 患者と供血者のHLA型一方向適合（one way match），③ 心臓血管手術，悪性腫瘍患者手術など，④ 高齢者，⑤ 初回輸血などである。アメリカよりも日本のほうが発生率が高い。本症の確定診断は，臨床症状および一般検査所見に加えて，患者末梢血中のリンパ球のキメラ状態を証明しなければならない。本症の予防には，白血球除去フィルタは有効ではなく，輸血バッグの放射線照射が広く行われている。リンパ球は冷蔵保存10-14日で死活するので，採血後14日以内の濃厚赤血球を使用する場合には，15-50Gyの線量で放射線照射を行う。照射後，血液バッグ内の血清カリウム値が上昇するため（表1），大量輸血時や新生児，腎障害患者では注意が必要である。照射後，数日間の上清カリウム値上昇が大きいとされているので，照射当日か翌日に使用することが望ましい。なお，新鮮凍結血漿の輸血ではGVHD発生の報告がなく，放射線の照射を行う必要はないが，血小板濃厚液は常温保存ですぐ使用されるため，是非，照射を行うべきである。

6）軽い免疫抑制状態

軽い免疫抑制状態が輸血後，持続することが知られている。受血者に輸注された白血球成分が免疫抑制に関与すると考えられている。手術に際し，輸血をした場合は，しない場合よりも術後感染の頻度が高くなるといわれており，創部以外の部位の感染も増加する。また，同種輸血後患者は，自己血輸血例と比較して，約4倍の術後感染症の発

表1 MAP加濃厚赤血球液バッグ内の上清カリウム値

照射線量 （Gy）	上清カリウム濃度 （mEq·l^{-1}）	総カリウム量 （mEq·バッグ$^{-1}$）
0	39	4.5
15	59	6.7
25	63	7.3

MAP加濃厚赤血球液を採血後2日目に放射線を照射し，採血後21日間保存した場合の上清カリウム濃度と上清の総カリウム量である。血液バッグ数14の平均値である。
（日本輸血学会輸血後GVHD対策小委員会．参考資料4　日本輸血学会「輸血後GVHD対策小委員会」報告．血液製剤調査機構編．第2版．血液製剤の使用にあたって．東京：薬業時報社；1999 p.68より引用）

生があるとされている。また，結腸癌や食道癌の根治手術に際し，輸血を行うと癌の再発率が増すといわれている。他方で，輸血による免疫抑制が良い結果をもたらす例として，腎移植後，輸血患者では移植腎の定着率が良かったり，クローン病や反復性流産患者では輸血後，再発率が下がるという報告もある。

7）血小板の血液型不適合

血小板の血液型不適合による輸血後紫斑病は，輸血約1週間後，受血者に血小板減少，出血傾向，発熱，悪寒がみられ，3-5週間後に回復する疾患で，PI^{A1}抗原陰性患者に生じるとされる。抗血小板抗体の産生が原因といわれている。

B. 感染症

1）細菌感染

細菌汚染による菌血症および敗血症は，採血時の不潔操作が原因である。冷蔵時の温度管理が悪ければ，さらに生じやすくなる。同様に，不必要に何時間もかけて一つのバッグを輸血することも好ましくない。血小板の常温保存時に多いといわれている。原因菌は大腸菌，サルモネラ菌，セラチア菌などである。一方，低温を好む細菌である腸炎エルシニアに汚染されたMAP加濃厚赤血球液は，保存期間が2週間を超えると血液バッグ内で溶血を生じ，血液の色が黒く変色する。また，保存中に大量のエンドトキシンを産生することがあり，輸血後，エンドトキシンショックに陥ると死亡率が高いといわれている。このような合併症の発生率は，それほど高くないが，わが国ではPL法の立場から，MAP加濃厚赤血球液の使用可能期間を3週間（21日間）と欧米より短くしている。

2）B型肝炎

B型肝炎ウイルスによる輸血後肝炎は，献血者から保因者を排除するスクリーニング検査によって，ほとんどなくなった。現在，抗hepatitis B core（HBc）抗体検査で2^6以上の抗体力価をもつ供血者を排除しており，わが国での輸血後B型肝炎の発生数は，数10万件に1件といわれている。HBc抗体価によるスクリーニングを行っている理由は，ミュータント・ウイルスが存在するからである。第49番目のアミノ酸配列異常によってタンパク読み取りが終了するポイントミューテーション・ウイルスは，HBs抗原およびhepatitis B envelope（HBe）抗原の発現が極めて少なく，抗原検査で検出されず陰性となる。このようなウイルスが存在するので，抗原検査ではなく抗体検査が行われるのである。

3）C型肝炎

C型肝炎ウイルスは1988年から第1世代 hepatitis c virus（HCV）抗体スクリーニングが開始され，1990年より第2世代抗体検査が始まった。その結果，従来，非A非B型肝炎といわれていた輸血後肝炎は，1996年ごろにはほとんどなくなった。この検査の普及は輸血療法の安全性向上に大きく寄与したといえる。現在，わが国で輸血前にHCV陰性だった患者が陽転する率は，数100万件に1件程度といわれている。

4）ヒトT細胞白血病

ヒトT細胞白血病ウイルス-I（human T cell leukemia virus-I：HTLV-I）は西日本において人口の約1％が保因者であるといわれている。リンパ球内に存在するウイルスであるため，血漿成分輸血では感染しないと考えられる。1986年に献血者のスクリーニングを開始してから輸血後感染率が，ほぼゼロとなった。HTLV-Iウイルスに感染しても，潜伏期間は10年といわれ，急性T細胞白血病（acute T-cell leukemia：ATL）を発病するとはかぎらないが，ブドウ膜炎などの原因になるといわれている。

5）ヒト免疫不全ウイルス

ヒト免疫不全ウイルス（human immunodeficiency virus：HIV）ウイルスは，わが国でも献血者のスクリーニングが行われており，明らかな輸血後感染の報告はない。スクリーニングにおいて，数万人に1例が抗HIVウイルス抗体陽性と考えられるが，この率が現在の10倍以上に増加すると，いわゆるウインドウ期間（window period）に採血したHIV抗体陰性の血液が輸血される機会が生じてくるといわれている。なお，HIV感染から抗体が陽性化するまでには，4-6週間を要するが，この期間をウインドウ期間と呼び，スクリーニングを潜り抜ける可能性がある。抗原抗体反応よりも検出率が高い核酸増幅法（nucleic acid amplification test：NAT法）による検査を実施すれば，ウインドウ期間は短くなるといわれている（表2）。現在，わが国で輸血後にHIV陽性となる率は，数100万件に1件以下といわれている。

6）サイトメガロウイルス

サイトメガロウイルス（cytomegalovirus：CMVウイルス）は，常在ウイルスなので中年以降の献血者では抗体陽性者が90％以上である。したがって，献血者のスクリーニングは行われていないし，一般の輸血治療では感染しても問題とはならない。しかし，免疫抑制状態の患者では肺炎を起こし，死亡率が高いことが知られている。肺胞上皮細胞内に封入体を認めることが多く，ガンシクロビルが特効薬となる。

7）梅毒

梅毒（treponema pallidum）は，低温保存とワ氏

表2 ウインドウ期間の比較

ウイルス名	NAT法（日数）	抗原・抗体反応（日数）
HBV	34	59
HCV	23	82
HIV	11	22

核酸増幅法（NAT法）および抗原抗体法で測定したB型肝炎ウイルス（HBV），C型肝炎ウイルス（HCV）およびHIVのウインドウ期の平均日数。
（Schreiber GB, Busch MP, Kleinman SH, et al. The risk of transfusion-transmitted viral infections. The New England Journal of Medicine 1996；334, 1685-90より改変引用）

反応によるスクリーニングにより輸血後感染の報告はない．一定期間の低温保存が徹底されれば，ワ氏反応は必ずしも必要でないという意見もある．ただし，血小板輸血のような常温保存や短期間の低温保存時ではスクリーニングが不可欠である．

マラリア，トキソプラズマなどに関しては，献血時の問診で排除する方法がとられている．

8) クロイツフェルド・ヤコブ病および牛海綿状脳症

クロイツフェルド・ヤコブ病および牛海綿状脳症（bovine spongiform encephalopathy：BSE），いわゆる狂牛病は病原体であるプリオンの感染で生じる．もし症状のない保因者が献血を行った場合，受血者が輸血後に感染する可能性が指摘されており，ヒツジを使った動物実験では，輸血による感染が確認されている．牛肉の摂取による感染とともに，輸血療法も，今後，大きな問題となると予想される．

C. 大量輸血時の合併症

成人患者で2500 ml以上の輸血を24時間以内に行った場合，大量輸血と定義される．次のような合併症を引き起こす可能性がある．① 出血傾向：血小板数の低下，凝固因子の減少などに伴って起きやすい．② 低体温：冷蔵した血液を十分温めることなく輸血することにより生じる．③ 低カルシウム血症：保存血に含まれる抗凝固薬であるクエン酸によって起き，心機能や凝固機能などが低下する．④ 高カリウム血症：保存期間中に血球成分からカリウムイオンが外に出てくるため，受血者の血清カリウム値が上昇する．⑤ 肺微小塞栓：血球成分凝集塊が肺毛細血管に蓄積する．⑥ アシドーシスおよびアルカローシス：輸血中はアシドーシスに傾くが，クエン酸が代謝されるとアルカローシスとなる．以上が主な合併症として挙げられる．

参考文献
1) 日本輸血学会輸血後GVHD対策小委員会．参考資料4 日本輸血学会「輸血後GVHD対策小委員会」報告．血液製剤調査機構編．第2版．血液製剤の使用にあたって．東京：薬業時報社；1999 p.68．

（巖　康秀）

Chapter 18

各種輸血法

STANDARD

1 自己血輸血法

血液成分の補充を目的とする輸血療法は今日の医療に欠くことのできないものである。他人の血液由来の同種血輸血では，日本赤十字社の積極的な安全対策のためにその安全性は格段に向上しているが，C型肝炎など血液を媒体とする感染症や移植片対宿主病（graft-versus-host disease：GVHD）のような免疫に関する重篤な副作用は避けられない。そのため，同種血による輸血療法は，必要最小限の輸血を行うことが基本となっており，この副作用を回避する方法として自己血輸血法がある。

輸血の歴史を紐解くと[1)2)]，アメリカでは，1900年代前半に血液銀行が発達し，同種血輸血が行われるようになった。戦場などで大量に出血しても，血液製剤が得られない場合でのみ回収血輸血は行われ，一般的には自己血輸血は行われなかった。ところが，1968年に洗浄式自己血輸血法が開発され，安全性が高いことから徐々に普及し始めた。特に1980年代中期からは後天性免疫不全症候群（acquired immunodeficiency syndrome：AIDS）パニックを契機に貯血式，希釈式，回収式すべての自己血輸血法が急速に導入された。わが国においても，1980年頃から整形外科待機手術を中心に，術前貯血式自己血輸血が普及した。さらに，1990年より液状保存による貯血が保険適応となったこと，1995年より術前貯血でのエリスロポエチンの使用が保険適応となったことや輸血のインフォームドコンセントが追い風となり，一般外科手術や産婦人科手術でも普及しつつある。特に，止血困難な骨髄からの出血が多い整形外科手術や術中ヘパリンを用いる心臓血管外科手術は，大量輸血を必要とするうえに，待機手術，無菌的手術，非腫瘍性疾患手術が多いので，自己血輸血法の良い適応となる。

A. 自己血輸血法の分類（表1）

自己血輸血法はおおまかに3つに分類される。① 貯血式自己血輸血法：術前に採血し，全血を冷蔵，または成分分離して冷蔵，冷凍で保存し，手術時，または術後に返血を行う，② 希釈式自己血輸血法：手術直前に採血しつつ，血漿増量剤

表1 各種自己血輸血法の特徴

	貯血式		希釈式	回収式	
	冷蔵保存	冷凍保存		洗浄	非洗浄
適応時期	術前3週間から1週間前	術前（基本的に無期限）	手術直前（麻酔導入後）	術中，術後（6時間以内）	術後（6時間以内）
問題点	エルシニア-エンテロコリチカによる感染	凍害（溶血）	貧血	細菌の混入	細菌の混入，出血傾向，腎障害
設備	保存用冷蔵庫	保存用冷凍庫，遠心分離装置		洗浄装置，ディスポ機器	ディスポ機器のみ

を補充して血液を希釈し，手術中または，術後に希釈されていない血液を返血する，③回収式自己血輸血法：手術中の出血，または，術後のドレーン血を回収して遠心分離しながら洗浄し，返血する洗浄法と，洗浄せずにフィルタを通してそのまま返血する非洗浄法がある。各種自己血輸血法の特徴を表1に示す。

B. 貯血式自己血輸血法

原則として全身状態が良好な〔American Society of Anesthesiologists（ASA）クラス分類Iまたは II〕の待機手術患者で，術中出血量が循環血液量の15％を超えると予想される患者を対象とする。表2[3)]に適応患者の一覧を示す。貯血に先立って行う検査としては，血算，血液型〔ABO型とRh 0（D）〕とウイルスマーカー〔B型肝炎ウイルス-I（hepatitis B virus：HBV），C型肝炎ウイルス（hepatitis C virus：HCV），ヒトT細胞白血病ウイルス-I（human T lymphotrophic virus type I：HTLV-I），ヒト免疫不全ウイルス（human immunodeficiency virus：HIV），など〕が推奨される。ヘモグロビン値は11.0 g·dl^{-1}以上（ヘマトクリット値33％以上）が望ましい。ウイルスマーカー陽性患者の血液は，他の自己血とは別の感染血液専用保冷庫に保存し，これらの血液が，バイオハザードであることを明記する。

自己血貯血はほとんどの場合交叉試験は行わないので，輸血バッグの管理は次のように十分慎重に行う必要がある。輸血バッグには患者自身の署名による氏名とID番号，採血日，手術予定日を書き込み，診療録に添付する自己血採血記録表に採血バッグの通し番号（管理番号），採血担当者，採血量，採血時のヘモグロビン値などを記録する（図1）。

1）冷蔵保存

手術日の4週前より鉄剤投与を，Hb 13g·dl^{-1}以下の場合はエリスロポエチン製剤の皮下注を開始する。手術日の3週前より1週間ごとに循環血液量の10％以内または400mlを上限として採血を行う。血液は，CPD液を混和した全血保存を行うか，マンニトール-アデニン-リン酸（mannitol-adenine-phosphate：MAP）血と血漿に分離して保存する。冷蔵保存は，MAP血の採用で4週以上の保存期間が期待されたが，低温環境でも増殖するエルシニアーエンテロコリチカの感染が問題となり，現在では3週間を限度としている。

2）冷凍保存

グリセリン，エチレングリコールなどの細胞内性凍害防止剤を加え，-85℃で冷凍保存する。冷蔵保存と違って保存期間に制限がないが，解凍時に凍害防止剤の洗浄操作が必要であり，液状保存より煩雑である。

表2 貯血式自己血輸血の適応患者[3)]

1) 全身状態がほぼ良好で，緊急を要しない待機的手術の場合〔原則として，アメリカ麻酔学会による術前患者状態評価（ASAリスク分類）1度および2度のもの，心疾患を有する外来患者の貯血については，ニューヨーク心臓協会分類（NYHA）1度および2度を原則とする〕。
2) 術中出血量が循環血液量の15％（成人では約600 ml）以上と予測され，輸血が必要と考えられる場合。
3) まれな血液型やすでに免疫抗体をもつ場合。
4) 患者が自己血の利点を理解し，協力できる場合。
5) 年齢：基本的には制限を設けない。しかし，6歳未満の小児と70歳以上の高齢者には慎重に対処する。
6) 体重：基本的には制限を設けない。しかし，40 kg以下の場合には慎重に対処する。
7) その他：体温，血圧，脈拍数などにより採血計画に支障を及ぼすことがないと考えられる場合。

（第2版 血液製剤の使用にあたって．（財）血液製剤調査機構編．東京：薬業時報社；1999より引用）

自己血輸血			
患者氏名（自署）		採血者氏名	
		病院　　　　　　　科	
		ID番号	
生年月日　　　　年　　月　　日		（男・女）　　　　歳	
血液型　A・B・O・AB　Rh0（D）（＋・－）		管理番号	
採血日　　　　年　　月　　日		有効期限　　　年　　月　　日	
採血回数　　　　　　回目		採血量　　　　　　　　mL	
使用予定日　　　年　　月　　日			
保存方法： 1. 全血 2. 赤血球（MAP），新鮮凍結血漿 3. 赤血球濃厚液（CPD），新鮮凍結血漿 4. 冷凍血液，新鮮凍結血漿		Hb 値　　　　　　　g/dL （　　　月　　　日）	
		感染症　（有・無） （有の場合は赤字で丸印）	
注意：外観上異常を認めた場合は使用しないこと			

図1　自己血貯血バッグに添付するラベル

C. 希釈式自己血輸血法

これはacute isovolemic hemodilutionと呼ばれ，血液希釈によってヘモグロビン濃度が低下し，動脈血酸素含有量は減少するが，心拍出量は増加するために酸素供給量は保たれる。簡便な方法として，血漿増量剤（ヒドロキシエチルデンプン，低分子デキストランなど）1000mlを手術直前に輸液しながら，800mlの採血を行う。採血バックには1, 2と採血順に番号を打っておき，2→1の順に輸血を行うことで希釈されている血液から輸血することになる。術中は希釈された血液が出血するので出血量を減少させる効果もある。ただし，血漿増量剤は比較的早く血管外に漏出するので，術後思わぬ時期に低容量性ショックを呈することがあり，注意が必要である。血液希釈の安全限界は一般的にはHt値20％と考えられる。血液希釈の詳細については後述する。

D. 回収式自己血輸血法

手術中または術後の出血を貯血槽に集め，組織片，脂肪など不要物を取り除いたのち患者に返血する。この過程で血球成分のみを遠心分離し，生理食塩液で洗浄するものを洗浄式，回収血を放置，脂肪分離し，フィルタを通してデブリスを除いただけで返血する方法を非洗浄式と呼ばれている。整形外科領域の術中回収血には，組織片，骨髄脂肪に加え，溶血による遊離ヘモグロビンが多く含まれるので，ほとんどが洗浄操作ののち返血される。しかし，血液をヘパリン化して行われる人工心肺下心臓手術では回収された血液はフィルタを通して人工心肺血にそのまま返還される。術後出血（ドレーン血）を返血する場合は遊離ヘモグロビン濃度も低いので，整形外科領域でも装置が簡便な非洗浄式も用いられている。

回収血中の赤血球は，赤血球膜の安定性を示す浸透圧脆弱性からみても保存血より優れており，回収血を返血しても長く血液中に留まる可能性を示している。また，開心術後の胸骨下回収血と患者血では，ヘモグロビンの50％酸素飽和分圧，2, 3-2リン酸グリセリン酸塩（2, 3-diphosphoglycerate：2, 3-DPG）濃度と有効酸素濃度に差はなく，3-5週間保存された濃厚赤血球液との比較でも，回収血は2, 3-DPG濃度，ヘモグロビンの50％酸素飽和分圧ともに有意に高く，酸素運搬能に優れている。このように，回収血は比較的

良質の赤血球が得られる。

種々の悪性腫瘍手術の術野から得られた回収血には腫瘍細胞が含まれると考えられる。Hansenら[4]は、回収血には0.2-4000個・ml^{-1}の腫瘍細胞が認められたが、腫瘍細胞を含む回収血に50 Gyのガンマー線を照射することで腫瘍細胞が死滅はしないが、細胞分裂など細胞としての機能は廃絶することを証明した。

非洗浄法では、回収血が閉鎖回路で返血されるため感染の機会は少ないが、創閉鎖前に混在した細菌は貯血槽で繁殖する可能性は否定できない。American Association of Blood Banks[5]は、細菌汚染の点から室温で放置された場合、回収血使用時間は6時間を超えないことが望ましいと提言している。

1）洗浄法

洗浄法は、抗凝固薬を含む生理食塩液とともに創部より出血を集め、フィルタを通したのち遠心器で血球成分を分離し、赤血球のみを濃縮し、生理的食塩液で洗浄し、返血する方法である（図2）。本邦においてはHaemonetics社Cell Saver 4®、Cell Saver 5®（図3）、Cell Saver HaemoLite 2®、Cobe社KARD 250®やShiley社STAT®がよく使われる。上記の行程は、ほとんどが自動的に行われるが、脂肪や骨片など異物の混入の多い整形外科手術では洗浄量を2000 mlにすることや洗浄操作の途中

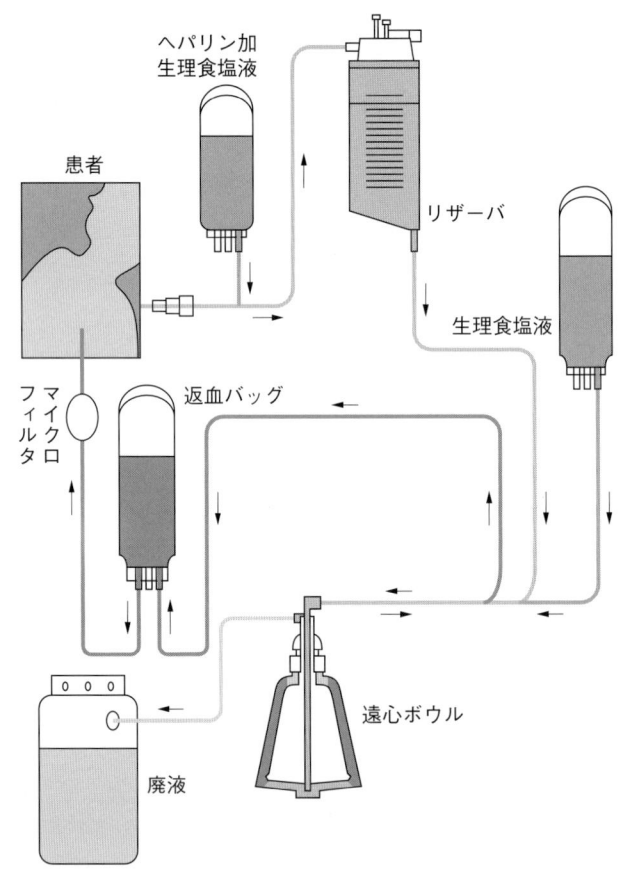

図2　セルセーバーV®の回路図
術野の出血はヘパリン加生理食塩液を混じて吸引し、リザーバへ誘導される。リザーバで大まかな異物を除去し、遠心ボウルで赤血球を濃縮する。およそヘマトクリット50％に濃縮された回収血は生理食塩液で洗浄され、返血バッグに貯まる。

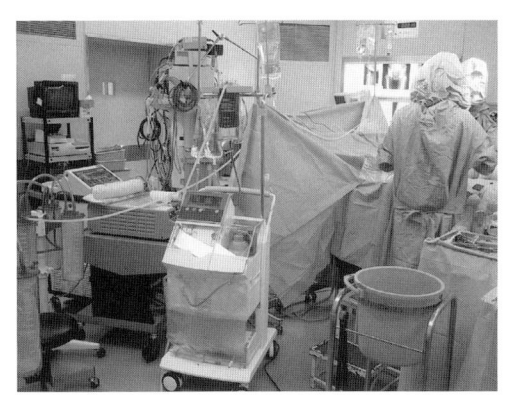

図3 セルセーバV®による洗浄回収式自己血輸血法を行った，人工股関節全置換術の様子

に一度操作を中止し，しばらく放置したのち再度洗浄すると回収血中の脂肪成分がよく除去される。洗浄された血液のヘマトクリット値は約50％となる。

しかし，洗浄式は洗浄操作に多少の時間を要するので，この間の出血を補う必要があることから，前述の希釈式自己血輸血法を併用するとよい。

余談になるが，近年よく使用される照射血は，輸血バッグ内のカリウム値が思いのほか高いことがあるので，急速に大量輸血する場合はこの洗浄装置を用いて洗浄するとよい。

2）非洗浄法

馴染みの薄い非洗浄法であるが，開心術の人工心肺装置にはヘパリン化した血液を用いるために比較的簡単なフィルタを通したのみで回路に返血することや，戦場では，現場の救護施設から軍医療施設に搬送するまでの間に胸腔内出血の回収，返血が行われており，諸外国では救急現場でも胸部打撲，銃創による致死的な血胸から得られた血液をそのまま返血されている。最近では，脊椎手術，全膝関節形成術，全股関節形成術など整形外科領域の骨髄開放創を伴う手術の術後出血回収用にデザインされたStryker社ConstaVac®とCBC II®やEuroset社OrthoP.A.S®が使用されている。また，欧米では，外傷性血胸に対しては小児にまで適応が広がってきている。

非洗浄法では，血漿を含めすべての血液成分が返血される。しかし，前述したように赤血球は良質であるが，他の血球，血漿成分の生理的有用性は少なく，むしろ有害であることもある。例えば，血小板は回収血中では1-2万・mm^{-3}程度存在するが，電顕上形態的に変化しており，生理学的にもコラーゲン，アデノシン-5′-2リン酸（adenosin-5′-diphosphate：ADP），トロンビン存在下でも凝集しないことから血小板としての機能はない。血漿成分ではフィブリノーゲンやその他の凝固因子も消費されている。フィブリノーゲンは，200 mg・dl^{-1}以下であり，第8および第5凝固因子はそれぞれ正常値の45-52％と10％以下となっている。回収血中のKは溶血を反映しさまざまである。なかでも胸腔内回収血では比較的高く，6 mEq・l^{-1}以上を示す。一方，関節手術の術後回収血では，5 mEq・l^{-1}以下である。この違いは，胸腔内回収血は，心拍動に曝され，ミルキング操作など物理的刺激を受けやすいためと考えられる。

非洗浄法では，回収した血液を40μのスクリーン型フィルタのみを通して返血するため，これ以下の大きさの異物である血球破砕片，細菌，血清遊離ヘモグロビン，組織トロンボプラスチンや脂肪滴などは一緒に返すことになる。これらの異物は，腎機能障害，凝固障害，播種性血管内凝固（disseminated intravascular coagulation：DIC），肺梗塞，細菌感染，心筋抑制などを惹起する可能性がある。

溶血により生じる血清遊離ヘモグロビンは，フィルタによる除去が不可能な物質である。生理的には血中で速やかにハプトグロビンと結合し，肝で代謝される。回収血中には30 mg・dl^{-1}程度検出されるが，返血中ではほとんどすべてがハプトグロビンと結合している。血中のハプトグロビンが不十分であると遊離ヘモグロビンは，腎糸球体の毛細管を障害し，腎機能障害を惹起するといわれている。患者の中には潜在的にハプトグロビンが

I　臨床総論

少ない症例があるので，非洗浄法を予定する場合はハプトグロビン値をスクリーニングしておく必要がある。低値にあれば，補充療法（ハプトグロビン2バイアル，4000単位）が必要となる。また，返血中に含まれる脂肪滴が脂肪塞栓を起こす可能性がある。脂肪塞栓は脂肪そのものが肺循環へ沈着することと脂肪滴の周囲で活性化された血小板を中心に微小凝固塊が形成されるために起こる。脂肪の除去には回収血を放置し，上層に脂肪を集め，下層の血液を用いるのが簡便な方法である。しかし，この方法では小さな脂肪球は除去できないことが多い。非洗浄法においては，安全な輸血量は1000 ml以内と考えられている。

2 血液希釈法

血液を希釈していくと，血液の酸素含有量が減少する。しかし，希釈に伴って血液の粘稠度が低下し，全身の血管抵抗が減少するのと静脈還流が増加することから心拍出量が増加する。また，血液希釈とともに動脈血酸素含有量が低下するが，各臓器での酸素摂取率が増加する。そのため心機能が正常であればHt 20％程度の希釈では末梢組織への酸素供給量は低下しない。心筋仕事量は心拍出量の増加に伴い増加するが，心筋血流も著明に増加する。冠状動脈に器質的狭窄があってもHt 25％程度の血液希釈によって心機能が障害されることはなく，血液粘稠度が減少し，むしろ狭窄部位の血流が増加することによって心機能が改善する場合もある。Ht 20％程度では，心筋内の血流分布も保たれており，心筋酸素需要の増加が高度でなければ心内膜下虚血に陥ることは少ない。

大脳皮質血流も血液希釈により増加するが，肝臓と腎臓での血流の有意な変化はない。実験的には，Ht 10％以下になるとそれ以上の心拍出量の増加は起こらず，混合静脈血酸素分圧の低下，pHの低下，乳酸・ピルビン酸比の上昇などがみられ，末梢組織への酸素供給不足が現れる。Ht 20％程度の血液希釈状態であれば，出血などによる循環血液量の減少があっても代償機能は維持されるので臨床的には安全であると考える。

3 人工血液

同種血輸血を回避するもうひとつの方法は人工血液の開発である。人工血液は，血液型に関係なく使用できること，長期保存が可能であり，緊急時に大量に使用できること，そして安全性が高いことなどの条件が必要であるが，これらの条件が揃うものはいまだに開発されていない。唯一，臨床応用されたものはフッ素化合物であるper-fluorocarbon（Fluosol-DA®）であり，酸素親和性が高いことに注目し，人工酸素運搬担体として一時期使用されたが，ヘモグロビンに比べ酸素含有量が少なく，補体の急激な活性化を起こすことや網内系に取り込まれ蓄積するために血中にとどまる時間が短いこと，正常な肺のサーファクタントを障害することから現在ではあまり使用されていない。今後臨床応用される可能性があるものは，生体由来のヘモグロビンに人工的に分子間架橋をさせて分子量を増やして血中にとどまりやすくしたセルフリー修飾ヘモグロビンや，ヘモグロビンを脂質二重膜で包埋したリポソーム型人工酸素担体が挙げられる[6]。

人工血小板は，血小板膜受容体タンパクをアルブミンやフィブリノーゲン，リポソーム，赤血球などの担体に固相化する方法と，静脈血中に微量存在する造血幹細胞を取り出し，それから巨核球を培養する培養自己血小板などが開発されつつある。

参考文献

1) 高折益彦．自己血輸血の発達．高折益彦編．自己血輸血．東京：克誠堂出版；1991. p.1-10.
2) 湯浅晋治．自己血輸血の実施法と特色．高折益彦編．自己血輸血．東京：克誠堂出版；1991. p.49-

65.
3）第2版 血液製剤の使用にあたって．（財）血液製剤調査機構編．東京：薬業時報社；1999.
4）Hansen E, Wolff N, Knuechel R. Tumor cells in blood shed from surgical field. Arch Surg 1995；130：387-93.
5）American Association of Blood Banks. Guidelines for blood salvage and reinfusion in surgery and trauma. AABB Virginia：1990. p.6-8.
6）小林絋一：人工血液．臨床麻酔．1998；21：1265-70.

〔岡崎　敦〕

Chapter 19

麻酔と体位

STANDARD

外科医にとって最適の手術視野を確保することは重要な項目である。ほんの少し手術台の角度を修正するだけで，内視鏡手術などは随分楽になる。手術台が数度傾斜するだけで循環・呼吸動態が大きく変化するため，患者の安全を守る麻酔科医にとっては，手術体位は重要な課題である。

うたた寝をするだけで，手がしびれたり"寝違えたり"することがある。意識がなく，体動が不可能な麻酔中には体位により神経系合併症リスクが増大する。麻酔中循環・呼吸管理に細心の注意をはらったにもかかわらず，不注意な体位により術後合併症に悩まされることがある。アメリカ麻酔科学会closed claim studyによると医療訴訟の16％は末梢神経障害に関連している。原因は不適切な体位により末梢神経障害が生じると報告されている[1]。

手術体位は患者管理をする麻酔科医や手術をする外科医にとって重要なテーマであるにもかかわらず，体位の重要性は見過ごされることが多い。患者の体位が安全で適切であるかは手術にかかわっている外科医，麻酔科医，看護師の共同責任である。特に，この中で麻酔科医にもっとも重い責任が課せられていることを認識しておく必要がある。

1 基本的体位 （図1）（図2）

A. 仰臥位

患者を仰向けに寝かせた体位でもっとも基本的体位である。腹部手術など多くの手術がこの体位で行われる。手術部位，目的によりその一部が変えられる。

① 懸垂頭位：口蓋手術，扁桃摘出術，気管支鏡を使用する手術。

② 甲状腺体位：甲状腺，頸部手術，気管切開術など。頸背部に枕を置き頸部を伸展させる。

③ 肝体位：肝，胆道手術など。背部を挙上する。

④ 頭部低位－トレンデレンブルグ体位：頭側を低くした体位である。ショック時や骨盤内内臓を操作するときによく用いられる。

B. 腹臥位

腹ばいに寝た状態が腹臥位である。脊椎，背部の手術，仙骨部の手術に際してとられる体位。

C. 側臥位

体を90度横にして寝かせた体位である。右を下にした体位が右側臥位，左を下にしたのが左側臥位である。胸部手術，腎，尿管手術，股関節手術の際にとられる体位。

① 腎位：側臥位で腎臓手術に際して第12肋骨と腸骨稜間を挙上する体位。

D. 砕石位（切石位）

両下肢を開脚挙上し，脚支持器で固定する体位。会陰部，直腸手術，経尿道的手術に際してとられる体位。

E. 坐位

背板を直角に挙上し，患者を座らせると坐位となる。脳手術，頸椎部手術に際してとられる体位。

2 適切な体位－手術操作をするのに最適な体位と患者の安全性の調和－

麻酔中の患者は体位が具合悪いことを訴えるこ

腹臥位

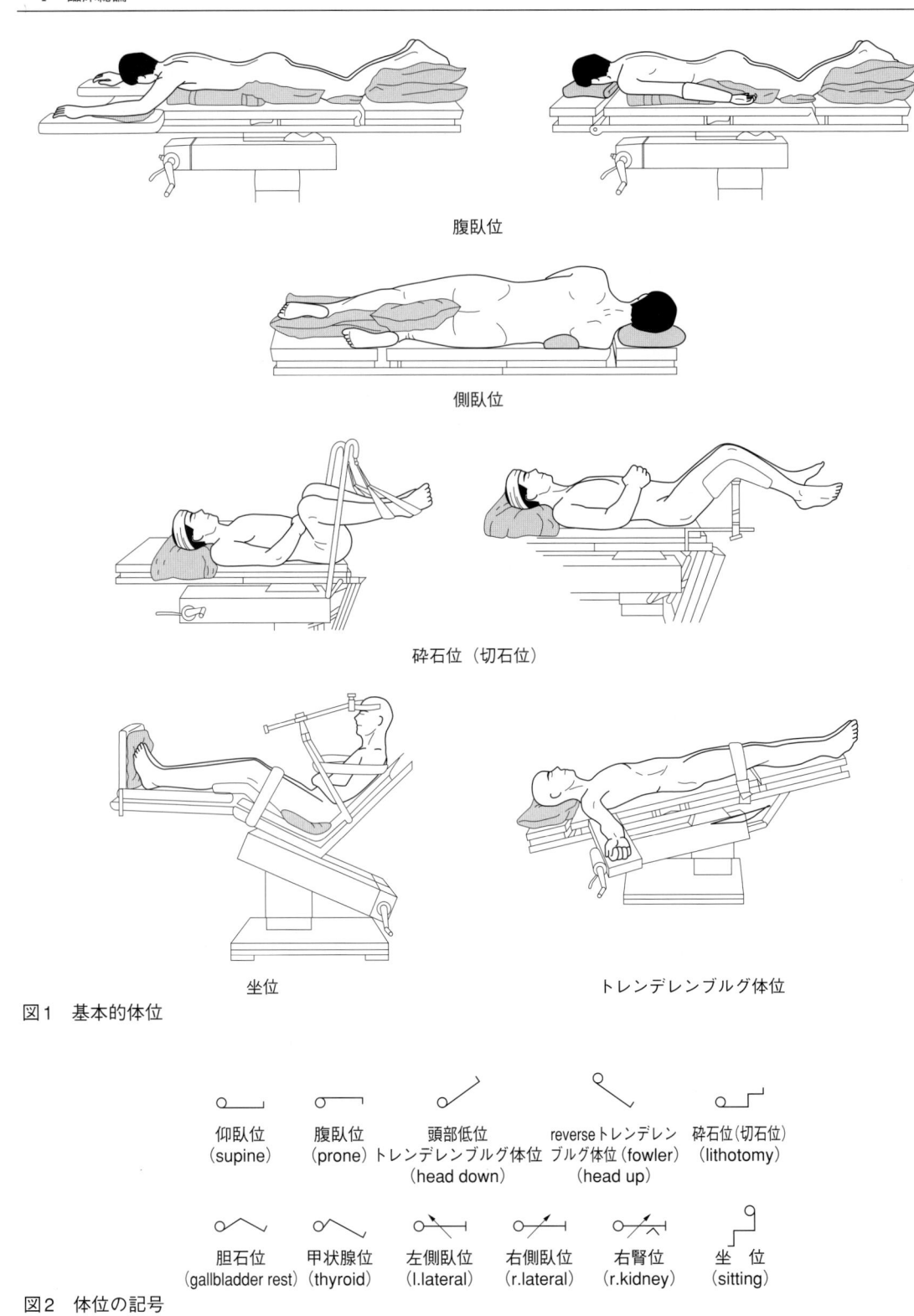

側臥位

砕石位（切石位）

坐位　　　　　　　　　　　　　トレンデレンブルグ体位

図1　基本的体位

仰臥位　　腹臥位　　頭部低位　　reverseトレンデレン　砕石位（切石位）
(supine)　(prone)　トレンデレンブルグ体位　ブルグ体位(fowler)　(lithotomy)
　　　　　　　　　(head down)　(head up)

胆石位　　甲状腺位　　左側臥位　　右側臥位　　右腎位　　坐　位
(gallbladder rest)　(thyroid)　(l.lateral)　(r.lateral)　(r.kidney)　(sitting)

図2　体位の記号

とができない。そのために，麻酔科医は安全という観点から術中の体位を考えなければならない。適切な体位とは① 手術台上に患者体位が確実に固定され手術操作が容易なこと，② 圧迫される部分にパッドを入れる，③ 静脈ライン，その他のラインの屈曲がなくアクセス可能なこと，④ 気管チューブが適切に固定されていること，⑤ 呼吸回路がきちんと接続されていること，⑥ 術中患者の快適さと安全が維持されていること。

3 体位変換の準備

骨格の変形，病的肥満，循環器疾患，呼吸器疾患，関節リューマチ，糖尿病，腎不全などによる自律神経障害，脱水，出血性ショックにより手術にもっとも適する体位がとれないことがある。また，麻酔薬により血管拡張が起きると体位変換により低血圧を招くことがある。特にうっ血性心不全，腹水，病的肥満がある場合，仰臥位をとることはできずに頭部を挙上する傾斜位とする必要がある。各体位による圧迫部位（表1）を十分理解し，体位変換の準備（表2）をする。

表1　圧迫部位

仰臥位	腹臥位	側臥位
後頭	前額	耳
肩甲骨	目	腋窩
肘	胸	股関節
股関節	肘	膝（腓骨神経）
仙骨	腸骨稜	足根関節
踵	膝	

4 患者に装着している医療器具の保護

麻酔中は気管チューブ，静脈留置カテーテル，膀胱カテーテル，胃管，胸腔ドレーンなどの装置が生命維持のために必要である。さらに中心静脈カテーテル，透析用シャント，ペースメーカは重要な医療器具である。同様に頸椎不安定性がある場合は頸部をもっとも自然な位置の正中，伸展位に固定する器具が必須である。麻酔中，体位変換したときはこれらの患者に装着した医療器具を再度確認する。

5 体位変換により起きる生理的変化[2]

体位により重力の影響を受け動脈系，静脈系，肺循環の体内血液分布は変動し循環動態の変化が起きる。正常状態では直立したときに神経反射や足，腹部の圧迫により血管床の体積は小さくなるために仰臥位から起立位へ変化しても循環動態はあまり変化をしない。しかし，麻酔状態で立位にするとこのような代償機転が働かないために起立性低血圧や循環虚脱が起きる。

立位から臥位になると下部の横隔膜は腹部内臓の圧迫を受けるが，自然呼吸下では横隔膜の運動が大きくなり，同時に肺血流が下の方にシフトして，換気血流比はほぼ正常に保たれ，血液ガスには大きな変化は生じない。図3に示されているように，全肺気量（total lung capacity：TLC），肺活量（vital capacity：VC），機能的残気量（functional residual capacity：FRC）は体位，傾斜，身長により変化をする[3]。立位から坐位ではTLC，

表2　体位変換前の準備

必要な器具は準備され，使用が可能か？
体位変換を安全に行える人数がそろっているか？
頸椎の評価はしたか？
体位性低血圧，呼吸機能に影響を与える疾患を合併しているか？

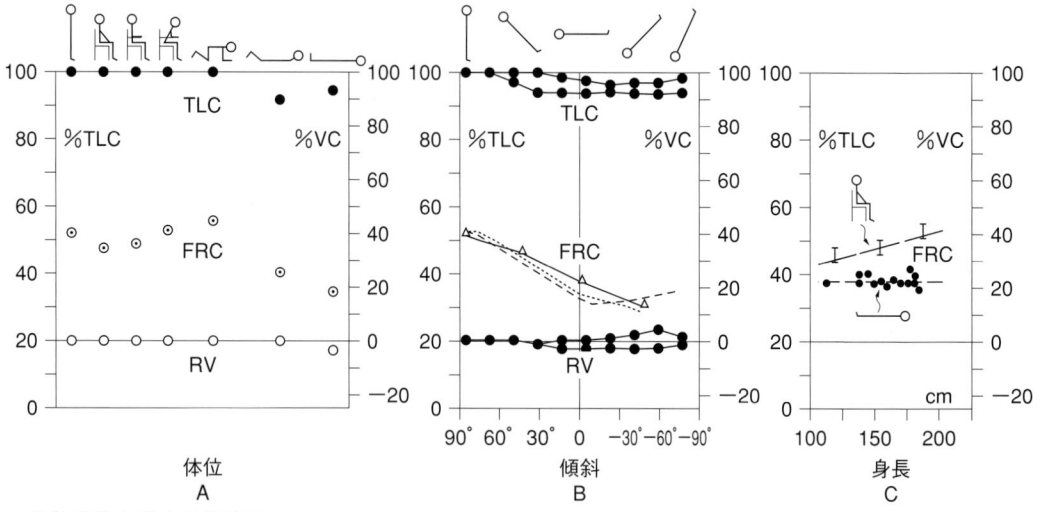

図3 体位変換と基本的肺容量

(A) 各種体位時（立位，正坐位，腕支え坐位，腕支え前傾坐位，腕立て伏せ，腹臥位，仰臥位）の基本的肺容量の変化を示す．立位の残気量（RV）は全肺容量（TLC）の20％と推定されている．

(B) 体位を傾斜させたときの基本的肺容量の変化：三角，点線（肩を支えて傾斜），破線（踵を支えて傾斜），は5人の平均．TLCとRVは個人の値変化を示す．

(C) 身長の肺容量への影響を示す．破線は正坐位時の身長の影響（n＝10，平均値±標準偏差），は目視により得られた回帰直線を示す．黒丸は仰臥位を示す．回帰直線は目視により引く．

(Agostoni E, Hyatt RE. Static behavior of the respiratory system. In Macklein PT, Mead J, editors. Handbook of physiology : the respiratory system. vol 3. part 1, ch 9. Bethesda, MD ; 1986 : American Physiological Society より改変引用)

VC，FRCの変化はみられないが，臥位になるとFRCの変化がTLC，VCの変化に比して著しい（図3-A）．TLCを6 *l* と仮定するとFRCは立位では約3 *l* であるのに対して，臥位では2 *l* 以下となる．麻酔中はさらにFRCは減少する．FRCの減少は小気道の閉塞する点，クロージングキャパシティ（closing capacity：CC）が残気量（redual volume：RV）領域から1回換気量に移るため無気肺が発生し，換気血流比が異常となる．これらの変化は肺機能障害のない患者ではほとんど問題とならない．一般に，30％以上の吸入酸素濃度，パルスオキシメータ，二酸化炭素モニターなどの使用により麻酔中安全な範囲内に呼吸機能を保つことができる．立位から，体を傾斜させると，角度に比例してFRCは減少する（図3-B）．FRCは臥位のとき身長により変化しないが，坐位でFRCは身長に比例して増加する（図3-C）．腹臥位，側臥位では十分胸郭を支持しなければ，胸郭運動が制限される．

A. 仰臥位

1）循環系に及ぼす響

体位を立位あるいは坐位より仰臥位にすると，わずかに静脈灌流が増加し，心拍出量が増加する．その結果，血圧はほとんど変化をみないが心拍がわずかに減少する．

2）肺循環に及ぼす影響

仰臥位にすると血流分布は肺全体により一様に分布する．

3）呼吸に及ぼす影響

腹腔内臓器により横隔膜が圧排されるために，機能的残気量は立位から仰臥位に変化すると約800 ml減少する．筋弛緩薬投与により，さらに機能的残気量が減少する．

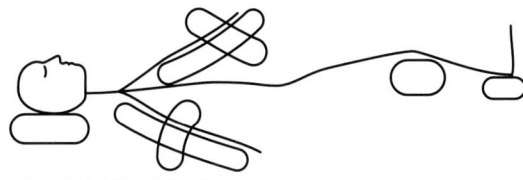

図4 仰臥位の圧迫部位

4) 適切な仰臥位のとり方（図4）

仰臥位での適切な下肢の位置は，下肢を股関節および膝の部分をわずかに屈曲（"lawn-chair position"）させることである。屈曲により，下肢よりの血液灌流が増加し循環系へ好影響を与える。さらに，下肢の軽度の屈曲は剣状突起と恥骨間距離が短縮して前腹部筋の緊張低下が起き，閉腹しやすくなる。頭部の脱毛症は後頭部の持続的圧迫により生じる。術中ときどき頭部を動かすことと，柔らかい枕を用いることにより，脱毛症発生を最小限にすることができる。また，術後の腰痛は筋緊張消失により正常の腰椎の弯曲が保たれないことが原因である。上肢は両外転位あるいは内転位，外転位と内転位を片方ずつする場合がある。外転位にする場合はパッドのある上肢台を使用すること，90度以上の外転をしないことにより腕神経叢の過伸展を避ける。上肢外転時の前腕の位置に関しては回外，中間位，または回内位のどれにするかは意見が分かれている。前腕の回外により尺骨神経圧迫を保護できるが，手の回外は腕神経叢を伸展させる。仰臥位の自然の位置は中間位である。上肢内転位（上肢を体側に平行に包み込む）時，上肢のいずれの部分も金属あるいは堅い部分に接しないようにするために，柔らかいパッドにより全体を包んでから固定をする。手掌を体側に向けると上肢は自然の位置となる。

B. 頭部低位―トレンデレンブルグ体位

1) 循環系に及ぼす影響

頭部低位は静脈灌流の増加をもたらし，中心静脈圧上昇・前負荷増加により心仕事量が増加する。一般的に頭部低位は低血圧や循環血液量減少患者で心拍出量低下が予想される。その理由としては，腹腔内容物の頭方への移動により横隔膜が心臓を圧迫するために1回心拍出量の減少が起きる。そのために，循環血液量減少患者では血圧低下が一層強くなることがある。

2) 呼吸系に及ぼす影響

頭部低位は，中心静脈圧上昇と腹腔内容物の頭方への移動により肺基部を圧迫した結果，肺静脈圧上昇，肺コンプライアンス低下，機能的残気量減少が起きる。このために，人工呼吸の最大吸気圧上昇が生じる。長時間の手術では気管挿管が適応となる。

3) 脳圧に及ぼす影響

脳圧が上昇する。

4) 適切な体位をとるための注意

患者が頭方へ移動，落下を防ぐための肩支持器により，体幹の重みで腕神経叢を圧迫して腕神経叢障害が起きることがある。肩支持器は肩の肩甲骨部分にセットすべきで，それより内側にセットすると鎖骨上窩を圧迫して腕神経叢麻痺を起こす。

C. 腹臥位

1) 循環系に及ぼす影響

腹臥位は大動脈，下大静脈を圧迫する。そのために静脈灌流の減少と後負荷増により心筋仕事量が増加する。心拍出量減少が多くの場合みられる。腰部と胸部に枕をあてがうと，下大静脈，大動脈の圧迫が取り除かれる。圧迫除去により静脈灌流の減少が防がれるとともに後負荷軽減により心仕事量が軽減し，心拍出量減少を防ぐことができる。

2) 呼吸系に及ぼす影響

腹臥位になると手術台による腹部の圧迫により横隔膜が挙上するために機能的残気量が減少する。また，横隔膜の動きが制限されるために，人工呼吸による最大吸気圧が上昇する。腹部を圧迫しないように腰部と胸部に枕をあてがうことによ

り，これら腹臥位の影響は避けることができる。

3）適切な腹臥位のとり方

腹臥位で頭部を横に向けると，頸静脈血流や椎骨動脈血流低下が起き，まれに血栓症を引き起こす。特に，頸椎疾患患者では術後頸部痛の原因となる。Mayfield headrest（図5-1）あるいはProneView™ヘルメットシステム（図5-2）などを用いて，真下に顔面を向けるとこれらの問題は防げる。頭部をヘッドフレームで支えることにより顔面中央を圧迫しないようにできる。眼球を圧迫しないように十分注意すること。また，ヘッドフレームにより顔面頬部が圧迫され，術後に浮腫が発生することがある。頭部をヘッドフレームで支える腹臥位では気管チューブの固定に特に注意する必要がある。術中に気管チューブが抜ける事故が起こりうる。

両上肢は万歳をするような形で挙上し，頭の両側に置く。上肢を側方に90度以上挙上すると腕神経叢神経損傷を来す。

下肢への静脈血うっ滞は，下肢を屈曲させるか，あるいは弾性包帯を巻き下肢圧迫すると防げる。

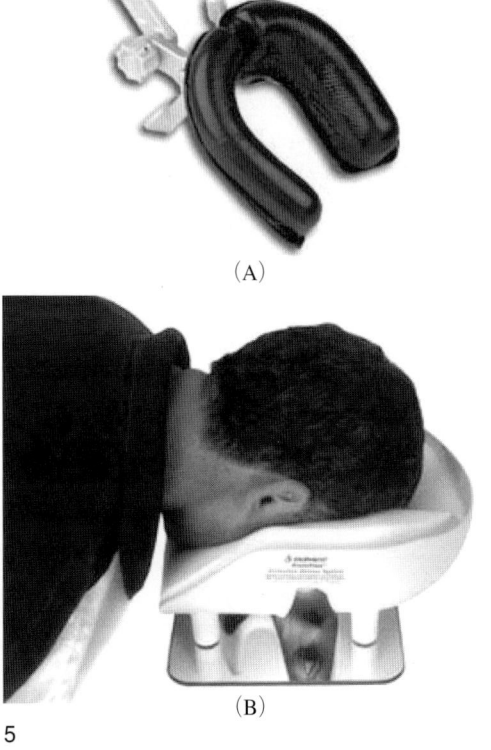

D．側臥位

1）呼吸系に及ぼす影響

側臥位の危険因子は呼吸である。人工呼吸中，以下の原因により肺換気血流不均衡が起きる。側臥位中，上位肺は換気が良好に行われるが，下位肺は換気が悪くなる。下位肺の換気が悪くなる原因は腹腔内容物，縦隔内容物が肺圧迫を起こし，換気量が減少するためである。また，重力により下位肺の血流量が増加する。これらの結果，換気血流不均衡が起き，低酸素血症となる。長時間側臥位を続けると，下位肺はうっ血し，横隔膜は挙上する。また，上位肺から下位肺に分泌物が流入して，下位肺を虚脱することも知られている。これを避けるために分離肺換気をいろいろ工夫して行っている。術後は下位肺を上にするように半側臥位にして管理すると急速に回復する。

2）循環系に及ぼす影響

側臥位により腎臓が下大静脈を圧迫して静脈灌流が減少する。

3）適正な側臥位のとり方

下側肩への荷重を軽減し腋窩動静脈，神経の圧迫を避けるために腋窩にパッドを入れる。前腕，手指の色，動脈拍動，静脈ルートの流れ，パルスオキシメータの脈波振幅などは上肢圧迫の指標となる。両上肢は前方に挙上するような形で前にだす。下側の上肢は上肢台に置き，上側の上肢は側臥位用上肢台において固定する。上肢の外転，外旋により腕神経叢の圧迫，過伸展が起きるので注意する。

図5
A：Mayfield headrest
B：ProneView™ヘルメットシステム

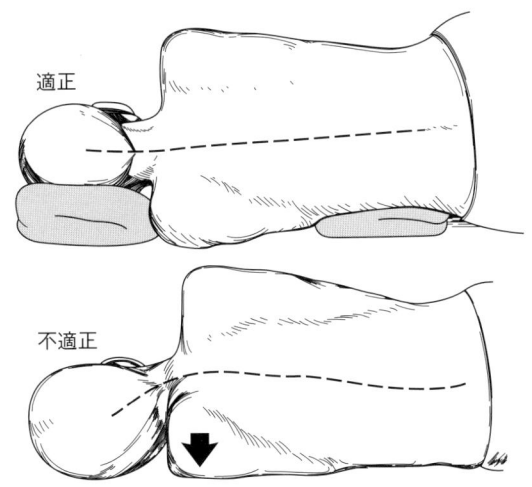

図6 側臥位のときの枕と頸部の位置

頭部に枕をあてがい，頸が曲がらないようにする。不適切な頭部の位置により腕神経損傷を来すことがある（図6）。

下肢では下側膝部における腓骨骨頭による腓骨神経圧迫を避ける。下の脚は軽く膝を曲げて，手術台上におき，上の脚は真っすぐに伸ばして下の脚に重ねる。脚と脚のあいだにパッドを入れる。

E．坐位

1）坐位の循環系に及ぼす影響

低血圧，特に循環血液量低下患者では大きく低下する。心拍出量低下，脳灌流圧低下が起きやすい。低血圧を避けるためには，ゆっくりと体位変換を行い，必要に応じて輸液負荷，昇圧薬を投与する。下肢や体の下の方の部分に血液が停滞するので，下肢に弾力包帯を巻いたり，ショックパンツを用いて予防する。

2）坐位の重篤な合併症

坐位の危険因子は空気塞栓である。手術野の静脈圧が陰圧になっているために，術中に静脈を損傷すると大量の空気が静脈内に吸い込まれる。空気は右心房，心室を経て肺動脈に達して，肺血流を遮断するとともに空気自身の伸縮性によって心臓の駆動圧を吸収するので，急激な循環虚脱を起こす。

F．砕石位（切石位）

1）循環系に及ぼす影響

巨大腹腔内腫瘤，妊娠，肥満の患者は循環系に影響を及ぼす。これらの患者では下大静脈の圧迫による閉塞が起きやすい。腹腔内臓器による横隔膜挙上が起きるために自発呼吸の障害となる。この自発呼吸に対する影響は巨大腹腔内腫瘤，妊娠，肥満の患者では強くなる。

2）適切な砕石位の取り方

この体位では力は支持器にかかる。大腿から膝窩部にかけての保護に注意する。頭低位にするときの肩支持器の位置にも注意する。

腰痛症の既往歴のある患者ではこの体位後腰痛が増悪する。意識下でもっとも楽な体位をとることが重要である。また，他の体位を考慮する必要がある。

坐骨神経，腓骨神経，大腿神経，大伏在神経，閉鎖神経などの末梢神経障害が起きやすい。下肢を膝部で支持する場合，膝関節外側の腓骨骨頭による腓骨神経圧迫を回避する。支持台を使い下腿を下垂する場合，静脈血栓予防のために下腿に弾力包帯を巻く。膝関節のみならず，股関節を90度近く曲げて下肢を挙上する場合，鼠径靱帯による圧迫で大腿外側皮神経に障害を生じることがある。

4時間以上砕石位にしていると直接の筋肉圧迫に原因する組織灌流不全によるcompartment症候群が起きることがある。不十分なパッド，強すぎる支持器への固定，外科医が患者の脚に寄りかかったためなどにより起きる。圧迫により動脈灌流不全，組織壊死，浮腫，横紋筋融解を誘発する。

6 末梢神経障害

手術後の末梢神経障害は，大部分が必然的に生じたものでなく，神経圧迫による圧迫性末梢神経障害で，解剖学的好発部位（表3）が知られてお

表3 神経障害に影響する因子に関する麻酔専門家アンケート

神経の種類	神経障害のリスクに影響する因子	N	肯定	否定
すべて	術前神経学的既往歴チェック	84	93	6
すべて	術前神経学的評価	82	88	5
上肢	術中定期的体位チェック	83	92	5
腕神経叢	仰臥位での上肢外転制限	82	92	1
腕神経叢	腹臥位での上肢外転制限	81	88	5
尺骨神経	仰臥位で上肢体側時の前腕位	83	72	11
尺骨神経	仰臥位で上肢外転時の前腕位	83	74	16
尺骨神経	肘関節屈曲	81	52	20
橈骨神経	長時間上腕骨神経溝圧迫	82	89	2
正中神経	術前チェック時に快適な範囲を越えた肘関節伸展	82	59	7
坐骨神経	側臥位・砕石位で術前チェック時に快適な範囲を越えた大腿後側筋群伸展	81	48	9
大腿神経	術前チェック時に快適な範囲を越えた股関節部伸展	83	40	10
腓骨神経	腓骨頭への堅いものあるいは支柱による圧迫	83	92	0
上肢	上肢台上柔らかい枕	83	89	1
腕神経叢	側臥位での腋窩枕	83	78	7
尺骨神経	肘関節部への柔らかい枕	83	67	10
腓骨神経	腓骨頭への堅いものあるいは支柱による圧迫防止	82	94	1
腕神経叢	急峻な頭部低位固定のための肩支柱	83	66	9
尺骨神経	自動血圧計上腕カフ	82	39	28
橈骨神経	自動血圧計上腕カフ	83	39	21
正中神経	自動血圧計上腕カフ	82	29	29
すべて	術直後の神経学的評価	83	72	17
すべて	体位に関する麻酔記録記事	84	88	8

"N"は回答者数，"肯定"は影響因子，"否定"は影響因子と考えない，"不明"は影響因子となるかどうか判断できない．

（Practice advisory for the prevention of perioperative peripheral neuropathies : a report by the American Society of Anesthesiologists Task Force on prevention of perioperative peripheral neuropathies. Anesthesiology 2000 ; 92 : 1168-82 より引用）

り，事故の範疇に入るものである[4]．理由は，①麻酔の影響で知覚がない，②筋弛緩のため筋力保護がない，③長時間一定の体位をとるための圧迫により虚血に陥るなどである[5]．患者側に神経障害を起こしやすい素因がある場合がある．例えば，職業性障害，先天奇形，肘部絞扼性症候群，血腫，低体温，低血圧，長時間の駆血帯使用，タバコ，糖尿病，ビタミン欠乏症，アルコール中毒，癌などを合併していると神経損傷のリスクが増加する．体位に関連した神経損傷は可能なかぎり患者に意識がある間に，神経圧迫の症状をチェックしておけば未然に防止可能である．

神経軸索圧迫による末梢神経障害のメカニズムとしてはミエリン鞘の物理的破壊，神経栄養血管の圧迫による虚血，血液神経関門の破綻，軸索輸送の障害，神経内結合組織の過剰増生などが考えられる．

知覚障害は，触覚低下，温痛覚低下やビリビリ感などの異常知覚や疼痛であり，運動障害は筋力低下，線維束攣縮の出現から高度麻痺および筋萎縮までさまざまである．臨床的にこれらの障害が単一の末梢神経支配に一致することが重要であ

る。

　神経伝達速度検査は圧迫性神経障害の部位診断，重症度診断，治療効果の判定に特に有用である。障害部位の局所的脱髄により伝導ブロックないし，伝導遅延が認められ，軸索障害がある場合には複合運動ないし知覚神経活動電位の振幅減少が認められる。筋電図では障害神経の支配筋に脱神経の所見が認められる。神経伝達速度，筋電計検査で慢性，急性の診断ができる。急性損傷による症状は損傷後18-21日で脱神経の診断がつくので，それ以前に神経学的検査をしておくことにより慢性，急性の診断ができる。無症状であった神経損傷を除外するためにも有用な検査である。

　神経障害の程度は，次のようなSeddonの分類が用いられる。

　① 一過性神経伝導障害
　② 軸索断裂
　③ 神経断裂

一過性神経伝導障害は一過性の麻痺が生じても予後は良好で早期に自然治癒する。軸索断裂は数カ月の経過観察でほぼ良好な修復が期待できる。この場合はリハビリテーションなどの保存的治療で対処する。神経断裂は，外科的な修復を早期に行わないと機能的回復は望めない。体位によって起きる末梢神経損傷は大部分が一過性神経伝導障害であるといわれており，速やかに自然治癒することが多い。一般的に神経損傷は3-12カ月で回復する。まれに，神経過伸展損傷による軸索障害は永久に回復しない場合がある。

7　術後末梢神経障害の起こりやすい神経

A. 尺骨神経障害

　肘部で尺骨神経が皮膚表面よりもっとも浅いところを走行しているために，もっとも障害の頻度が多い。肘部が手術台，あるいは上肢支持台に圧迫された場合に起きる。男性は女性の5倍頻度が高い。麻痺を起こすと手の骨間筋萎縮のために，中手指関節の伸展過度および指節間関節と屈曲を伴うワシ手を示す。肘部にパッドを当てて固定する。

B. 腕神経叢障害

　上肢の頭側への過度の挙上，外旋位が加わった場合，頸を左右どちらかに無理に横に向けた体位，手術台と上肢台の段差により外転した過度の伸展が加わるなど，筋弛緩薬使用下の長時間腕神経叢の過伸展，圧迫が原因で神経障害が起きる。これらの損傷を避けるためには，上肢はなるべく体幹に沿わせ回内位とし神経の伸展が強まる回外位を避ける。筋肉が弛緩した状態で上肢台が手術台から何かのはずみで外れると上肢に瞬間的に強い荷重がかかり，牽引損傷などの神経障害を生じるおそれがある。

C. 橈骨神経障害

　上腕部外側が支持棒に圧迫された場合，手術台と上肢台の段差で上腕外側を走る橈骨神経が圧迫された場合に生じる。運動障害が主な障害である。伸筋群の麻痺により手関節が下垂し，手指が屈曲状態となる"垂れ手"となる。

D. 腓骨神経障害

　下肢末梢神経のうちもっとも障害を受けやすい。腓骨神経は膝窩から腓骨頭を回旋する部位で容易に外力により圧迫性障害を来す。長時間の膝を曲げた状態による圧迫が原因となる。運動障害は足関節の背屈の障害で特徴的な垂れ脚と鶏歩を呈する。腓骨神経麻痺の診断には，神経支配領域に一致した知覚低下・麻痺・異常知覚と，長母趾伸筋，長・短趾伸筋（L5，深腓骨神経支配）の運動機能低下を検査すればよい。

E. 大腿神経障害

　開創器により骨盤腔内圧迫により起きる。砕石

位をとったとき，鼠径部の極度の屈曲，外旋により起きる．大腿神経支配領域の知覚鈍麻が起きる．糖尿病患者で障害が起きやすい．

F. 大伏在神経障害

砕石位で支持器による脛骨内側顆圧迫により起きる．パッドを使用することによりリスクを減少させることができる．

8 体位による神経以外の障害

圧迫によって生じる術中虚血は体位との関連で生じる可能性がある．虚血防止のためには術中体位を頻回にチェックすることがリスクを最小限にする．

麻酔中に発生する眼球損傷は，多いものではない．側臥位や腹臥位の手術中，眼球圧迫が起きると，① 角膜損傷，② 眼内圧（intraocular pressure：IOP）が静脈圧を超えると，静脈は閉塞し，動脈血の流入は続くために，細動脈出血が発生する．③ 圧迫によるIOPが動脈圧を超えると，動脈血の流入が極度に減少，網膜の虚血や視神経障害となる．IOPの増大による失明は麻酔覚醒後に発見された場合は，回復困難であるので予防が重要である．

手術台の上肢台，下肢台あるいは手術台付属の支持器を動かすとき指を挟み損傷することがあるのでかならず直視下に手術台を動かす．

側臥位で頭と手術台により圧迫されると耳介が障害を受ける．

9 まとめ

患者にとって安全で，外科医が手術のしやすい術野が得られるように体位をとることが必須である．解剖と生理学的変化を十分理解することが体位変換による術中の体位の安定と組織障害を防ぐために重要である．

参考文献

1) Cheney FW, Domino KB, Caplan RA. et al. Nerve injury associated with anesthesia: a closed claims analysis. Anesthesiology 1999 ; 90 : 1062-9.
2) Coonan TJ, Hope CE. Cardiorespiratory effects of changes in body position. Can Anaesth Soc J 1983 ; 30 : 424-37.
3) Agostoni E, Hyatt RE. Static behavior of respiratory system. In : Macklein PT, Mead J, editors. Handbook of physiology : the respiratory system. vol 3. part 1. ch 9. Bethesda, MD ; 1986 : American Physiological Society.
4) Practice advisory for the prevention of perioperative peripheral neuropathies : a report by the American Society of Anesthesiologists Task Force on prevention of perioperative peripheral neuropathies. Anesthesiology 2000 ; 92 : 1168-82.
5) Dawson DM, Krarup C. Perioperative nerve lesions. Arch Neurol 1989 ; 46 : 1355-60.

〈小松　徹〉

Chapter 20

滅菌・消毒と感染防止

STANDARD

1 滅菌・消毒の定義

　古代より手術が行われていたが，細菌も発見されていない時代，消毒という概念のない時代は手術自体が生命を脅かす危険な処置であった。最初に手洗いの重要性が示されたのは今から150年以上前のことである。1846-47年にかけてVienna General Hospitalの産科医師Semmelweisは産科診察の前の手洗いによって産褥熱が激減することを疫学的に証明した。しかし，細菌が発見され，消毒という概念が広く認められるにはさらに20年以上を要している。

　1999年米国のCenters for Disease Control and Prevention（CDC）が手術部位感染予防のためのガイドラインを公開している[1)～3)]。これは，さまざまなサーベイランスや，実験結果，科学的根拠に基づいたデータを参考にして示されたガイドラインで，その中では，手術部位感染発生に影響する患者および手術の要因として，表1に示したような患者因子，手術因子が示され，器具の滅菌の程度，手術時手洗いの長さ，皮膚消毒法についても注意が向けられている。手術部位感染はいまだ大きな問題であり，この滅菌・消毒も正しい方法で行わなければ十分な効果が得られない。

　滅菌・消毒の対象となる医療器具，医療材料は種々あるが，それぞれの特徴に応じてその方法を選択しなければならない（表2)[4) 5)]。critical itemsに対しては，滅菌されたシングルユース器材（single use devices：SUD）を使用するか，再使用するものであれば，滅菌処理が必要である。semi-critical itemsに対しては，高度消毒（high-

表1　手術部位感染発生に影響する患者および手術因子

患者因子	年齢 栄養状態 糖尿病 喫煙 肥満 身体の他部位における感染の存在 微生物の保菌 免疫反応の変化 術前入院期間
手術因子	手術時手洗いの長さ 皮膚消毒法 術前剃毛 術前皮膚処置 手術時間 予防的抗菌薬投与 器具の滅菌の程度 手術部位の異物 ドレーンの留置法 外科手術手技（止血方法，死腔の残存，組織損傷）

表2 Spauldingの器具，滅菌のためのカテゴリー分類

Spauldingのカテゴリー	特徴	主な医療機器，医療材料
critical items	通常，身体のどの部位であっても清潔な部位に挿入したり，接触する器具	血管留置針とカテーテル，局所ブロック針とカテーテル，それに使われる回路の内腔，コネクタ，シリンジ，尿カテーテル
semi-critical items	粘膜には接触するが，通常は体表面を穿通しない器具	喉頭鏡のブレード，経口・経鼻エアウエイ，フェイスマスク，呼吸回路，コネクタ，自己膨張型蘇生バッグ，食道聴診器，食道・鼻咽頭・直腸温プローブ
non-critical items	通常患者に接触しないか，正常な皮膚にしか接触しない器具	血圧計のカフ・チューブ，パルスオキシメータのプローブ・ケーブル，聴診器，心電図のケーブル，皮膚温計のセンサー，ヘッドバンド，血液加温器，麻酔器の外面，モニターやカートの外面

〔Berry AJ, Arnold WP, Hughes SC, et al. Recommendations for infection control for the practice of anesthesiology. Second ed. USA : Society of Anesthesiologist ; 1998.（http://www.asahq.org/ProfInfo/Infection/ Infection_TOC.html）：西岡憲吾（訳），石原　晋（監訳）．麻酔業務における感染対策のための勧告（第2版）．広島：県立広島病院；1999.（http://square.umin.ac.jp/~nishioka/infection/asa/ index.html）より引用〕

level disinfection），non-critical itemsに対しては，中等度消毒（intermediate-level disinfection）もしくは低度消毒（low-level disinfection）が必要である。

滅菌・消毒法は液体，気体を使用する化学的方法と，熱，照射，紫外線，濾過を使用する物理的方法に分類されている（図1）[6]。

A. 滅菌

滅菌（sterilization）とは物理的作用，もしくは化学的作用ですべての微生物を殺滅または除去することである。滅菌法とは，すべての細菌（大多数の芽胞を含む），真菌，ウイルスを殺してしまう（滅菌する）手段で，微生物の生存が100万分の1（$1 \cdot 10^{-6}$）以下になっている過程である。高圧蒸気や乾熱を用いた加熱法，放射線や高周波を用いた照射法，エチレンオキサイドガス（ethylene oxid gas：EOG）や過酸化水素ガスプラズマを用いたガス法がある[6,7]。

SUDは一回の医療処置のなかで一人の患者に対して使用することを目的とした使い捨ての医療器材である。これらSUDを再滅菌，再使用することは感染や医療事故の危険性をはらんでいる。使用後は廃棄することを条件に製造販売されており，材質的にも構造的にも滅菌・再生処理が安全に行える保証はない。患者の安全を考えれば確実に廃棄し，再使用すべきではない。

B. 消毒

消毒（disinfection, antisepsis）とは生存する微生物の数を減らすために用いられる処置法で，必ずしも微生物を殺滅したり除去するものではなく，感染を起こさせないようにすること，あるいはその病原性をなくすことである。消毒薬を使用する化学的消毒法と湿熱や紫外線などを用いる物理的消毒法がある。消毒は滅菌と異なり，器具だけでなく手指や皮膚など生体組織にも適応される。物理的消毒法としては熱水を利用した消毒装置，ウォッシャーディスインフェクタ，熱水洗濯機，食器洗浄消毒器，フラッシュインディスインフェクタなどがある。消毒薬としてはその対象として，非生体組織に使用する化学的消毒薬

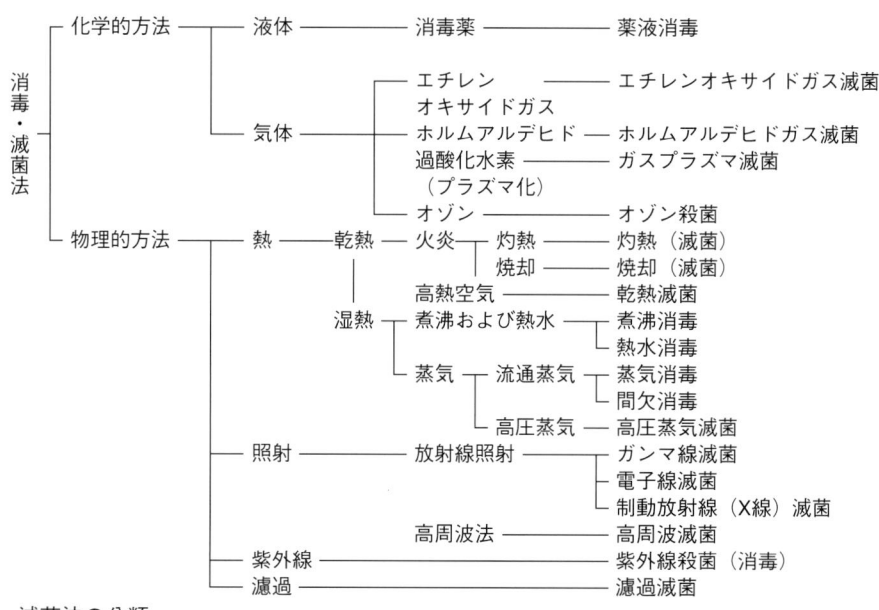

図1 消毒・滅菌法の分類

```
                            ┌ 化学的方法 ─┬─ 液体 ──── 消毒薬 ──────── 薬液消毒
                            │            │         ┌ エチレン ──────── エチレンオキサイドガス滅菌
                            │            │         │ オキサイドガス
                            │            └─ 気体 ──┼ ホルムアルデヒド ─ ホルムアルデヒドガス滅菌
                            │                      │ 過酸化水素 ─────── ガスプラズマ滅菌
消毒・滅菌法 ─┤                      │ （プラズマ化）
                            │                      └ オゾン ─────────── オゾン殺菌
                            │                      ┌ 火炎 ┬ 灼熱 ───── 灼熱（滅菌）
                            │         ┌ 乾熱 ──────┤      └ 焼却 ───── 焼却（滅菌）
                            │         │            └ 高熱空気 ──────── 乾熱滅菌
                            │   ┌ 熱 ─┤            ┌ 煮沸および熱水 ─┬ 煮沸消毒
                            │   │     │            │                 └ 熱水消毒
                            │   │     └ 湿熱 ──────┤ 蒸気 ┬ 流通蒸気 ┬ 蒸気消毒
                            └ 物理的方法 ─┤                              │      │          └ 間欠消毒
                                │                              └      └ 高圧蒸気 ─ 高圧蒸気滅菌
                                │                                       ┌ ガンマ線滅菌
                                ├ 照射 ─── 放射線照射 ──────────────────┼ 電子線滅菌
                                │                                       └ 制動放射線（X線）滅菌
                                │         高周波法 ─────────────────── 高周波滅菌
                                ├ 紫外線 ─────────────────────────────── 紫外線殺菌（消毒）
                                └ 濾過 ───────────────────────────────── 濾過滅菌
```

（小林寬伊編集, 厚生省保健医療局結核感染症課監修. 消毒と滅菌のガイドライン. 東京：へるす出版；1999より引用）

(disinfectant)，生体組織に使用する化学的消毒薬 (antiseptic) に分類されている。また消毒は消毒の程度によって，高度消毒 (high-level disinfection)，中等度消毒 (intermediate-level disinfection)，低度消毒 (low-level disinfection) に分類されている。高度消毒 (high-level disinfection) では，細菌，真菌，ウイルスを殺す過程で，多数の芽胞までは必要としていない。これらの高度消毒薬は十分な接触時間を保つことで滅菌効果を示す。中等度消毒 (intermediate-level disinfection) は細菌（芽胞は含まない），真菌，ウイルス（小さいウイルス，non-lipidウイルスを除く）を殺す過程である。低度消毒 (low-level disinfection) は多くの細菌（結核菌と内生胞子を除く），一部の真菌，一部のウイルス（lipidウイルス，中等度大のウイルス）を殺す過程である。

また，滅菌・消毒を行う前には，生体表面や器具から異物を取り除くこと，洗浄 (cleaning) が必要である。器具の洗浄には通常，摩擦，汚染物を取り除くための洗剤や消毒薬を用いた洗浄，すすぎ，完全な乾燥の過程が含まれている。

2 滅菌法

滅菌法は物理的方法と化学的方法に大別される。一般的に病院内において用いられている医療用具の滅菌法は，物理学的滅菌法である高圧蒸気滅菌法，フラッシュ（ハイスピード）滅菌法と，化学的滅菌法であるEOG滅菌法，低温プラズマ滅菌法がある（表3，図2）。歴史的には高圧蒸気滅菌法が100年以上前から使用されており，EOG滅菌法は1950年代から，低温プラズマ滅菌法は最近になって実用化されたものである。

高圧蒸気滅菌は水蒸気を利用するため毒性が残留することがないので比較的安全な方法である。滅菌には缶体内部が水蒸気で飽和されることが必要である。滅菌時間は設定される温度によって決まっている。日本薬局方（第12改正）では115℃・30分間，121℃・20分間，126℃・15分間の3つの条件が示されており，一般的には121℃・20分間で利用されている。加熱，排気などの工程を含むと全体で1時間程度を要する。

表3 病院で一般的に使用される滅菌装置の分類

	高圧蒸気滅菌	エチレンオキサイドガス（EOG）滅菌	低温プラズマ滅菌	フラッシュ（ハイスピード）滅菌
滅菌対象	金属製器具・機械 リネン類 ガラス製品 液体 シリコン製品	金属製器具・機械 プラスチック製品 ラテックス製品 紙製品 軟性内視鏡 植物繊維（セルロース）	金属製器具・機械 プラスチック製品 ラテックス製品 非耐熱性器具 非耐湿性器具	金属製器具・機械
滅菌対象外	非耐熱器具 非耐湿性器具 粉末 油脂	55-60℃以上の非耐熱性器具 液体	液体 植物繊維（セルロース） 大型製品 長い狭腔のある製品 乾燥されていない製品	プラスチック製品 ラテックス製品 非耐熱性器具 非耐湿性器具 植物繊維（セルロース） 液体
滅菌温度	115-126℃	37-60℃	45℃	132-135℃
滅菌時間（全行程）	約60分	12-18時間	45-75分	5-15分
滅菌媒体	蒸気	エチレンオキサイドガス	過酸化水素水	蒸気
安全性 　医療従事者 　環境	 熱傷 安全	 発癌性・催奇形性 排出規制	 安全 安全	 熱傷 安全

115℃・30分の条件では，芽胞によっては死滅しないものもあるため，医療器具の滅菌には使用しないほうがよい。

EOGは常温でエーテル様芳香を有する気体で，強い殺菌作用をもつ。高圧蒸気滅菌に比べ低温で滅菌できるため，非耐熱性器具に用いられることが多い。しかし，強力な有毒ガスの一種であり，人体にも有害作用を及ぼす危険性がある。また，環境有害化学物質にも指定されており，医療材料への残留や，曝露防止に注意が必要である。低温プラズマ滅菌が普及し，使用頻度が減少しつつある。

低温プラズマ滅菌は過酸化水素を利用した滅菌法であり，EOGの問題点が指摘されるようになって開発されたものである。気化された過酸化水素水に高周波やマイクロ波などのエネルギーを与えることによって，100％電離したイオンとしての過酸化水素ガスプラズマを発生させる。このプラズマ化によって，反応性の高いHOラジカル，HOOラジカル，Hラジカルが生成され，その作用によって微生物を殺滅させると考えられている。高周波エネルギーの供給を止めるとラジカル成分は安定したH_2O，O_2などに再結合し毒性のあるものは生成されない。欠点として，植物繊維（セルロース）など過酸化水素を吸収する製品，液体，長い狭腔のある製品，乾燥されていない製品，大型製品には適さないことなどが挙げられている。

医療器具，医療材料を即座に使用するために蒸気滅菌する過程をフラッシュ（ハイスピード）滅

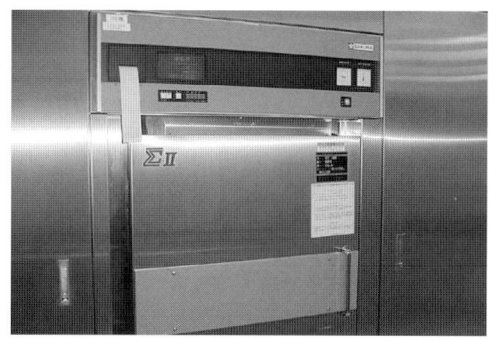

高圧蒸気滅菌装置　　　　　　　　　　　エチレンオキサイドガス（EOG）滅菌装置

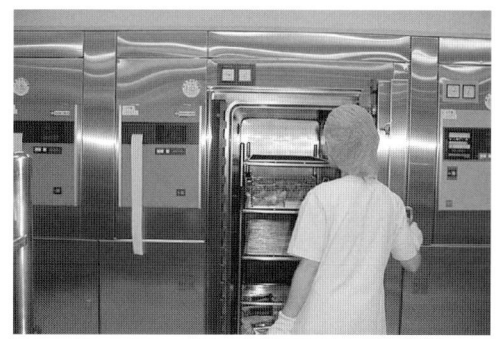

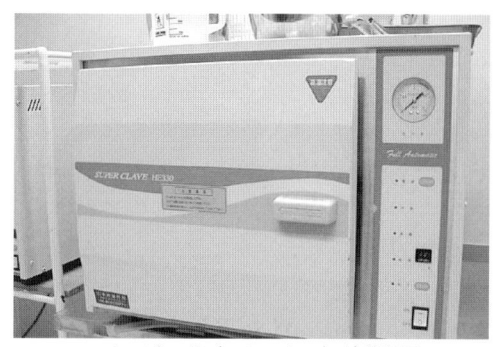

低温プラズマ滅菌装置　　　　　　　　　ハイスピード（フラッシュ）滅菌装置

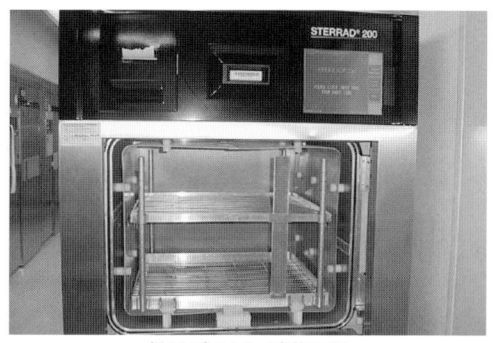

図2　病院で使用される滅菌装置

菌として，手術中に不注意に落とした器具を滅菌するためなどに使用されている。短時間で滅菌できるため便利ではあるが，適時に性能をモニターする生物学的指針になるものがない，滅菌後に保護できる包装がない，搬送時に汚染する可能性がある，使用するサイクルパラメータが少ないなどの理由で，緊急時のみの利用に限定すべきである。また，重大な感染の危険性が高いため，体内に20日以上埋め込まれるような器具の滅菌には推奨できない。

3　消毒薬の種類と効果

　病院で行われている消毒は主に化学的消毒法で，国内の病院で使用されている消毒薬も多数ある。消毒薬の選択には，消毒の程度，抗微生物スペクトル，適応対象を基準に行う（表4）[7]。身体のどの部位であっても清潔な部位に挿入したり，接触する器材に対しては高度（広域）消毒が用いられる。患者に接触しないか，正常な皮膚のみに接触する器材を通じて，感染性の物質が直接伝播される危険性は低い。しかし，医療従事者の手の汚染を介して，あるいは他の患者に使われたあとの汚染された医療器具を通じて，伝播は起こりうる。これらの器材に対しては中等度（中域）もしくは低度（狭域）消毒が用いられる。

　消毒薬はいくつかに分類され，作用機序も薬物によってその作用点が異なっている。また濃度によってその作用機序が異なっていることがある（表5）。すべての微生物に有効で，すべての対象に使用できる消毒薬はなく，消毒の対象や，目的，程度を考慮し，それぞれの特徴に応じた薬物を使用する必要がある。さらに，副作用や，環境汚染を最小限にして効果的に使用しなければならない。

　一般的に濃度を高くすれば効果も強くなるが，

I 臨床総論

表4 消毒薬の抗微生物スペクトルと適応対象

消毒薬の種類		抗微生物スペクトル									適応対象		
		細菌					結核菌	真菌	ウイルス		手指・皮膚	粘膜	器具
		グラム陰性菌			グラム陽性菌				一般ウイルス	HBV			
		一般細菌	MRSA	芽胞	一般細菌	緑膿菌							
広域	グルタラール	◎	◎	◎	◎	◎	◎	◎	◎	◎	×	×	◎
中域	消毒用エタノール	◎	◎	×	◎	◎	◎	◎	◎	×	◎	×	◎
	次亜塩素酸ナトリウム	◎	◎	○	◎	◎	○	◎	◎	◎	×	○	◎
	ポビドンヨード	◎	◎	○	◎	◎	◎	◎	◎	○	◎	◎	×
	フェノール	◎	◎	○	◎	◎	○	◎	○	×	○	○	◎
	クレゾール石鹸	◎	◎	×	◎	◎	○	◎	×	×	◎	○	◎
狭域	塩化ベンゼトニウム	◎	◎	×	◎	○	×	○	×	×	◎	◎	◎
	塩化ベンザルコニウム	◎	◎	×	◎	○	×	○	×	×	◎	◎	◎
	グルコン酸クロルヘキシジン	◎	◎	×	◎	◎	×	○	×	×	◎	×	◎
	塩酸アルクルジアミノエチルグリシン	◎	◎	×	◎	◎	○	○	×	×	◎	○	◎

◎：有効　○：効果弱い　×：無効
※消毒用エタノールのHBVに対する効果は厚生省監修「ウイルス肝炎感染対策ガイドライン」を参考とした。

◎：使用可　○：注意して使用　×：使用不適

(国立大阪病院感染対策委員会編. 厚生省保健医療局国立病院部医療課監修. 院内感染予防対策ハンドブックーインフェクションコントロールの実際ー. 東京：南江堂；1998より引用)

表5 主な消毒薬の分類と主な作用機序

消毒薬	分類	主な作用機序
グルタラール	アルデヒド系	タンパク凝固
エタノール	アルコール系	タンパク凝固・変性
次亜塩素酸ナトリウム	塩素化合物	強い酸化作用で酵素, 核タンパクを破壊
ポビドンヨード	ヨウ素化合物	強い酸化作用で酵素, 核タンパクを破壊
フェノール	フェノール類	強い腐食作用, タンパク凝固・変性
クレゾール石鹸	フェノール類	タンパク変性
塩化ベンゼトニウム	界面活性剤	表面張力低下, 角質溶解作用
塩化ベンザルコニウム	界面活性剤	タンパク変性, 膜透過性障害
グルコン酸クロルヘキシジン	ビグアナイド系	低濃度で細胞膜変性, 高濃度でタンパク凝固
塩酸アルクルジアミノエチルグリシン	界面活性剤	タンパク変性, 膜透過性障害

毒性も増すのであまり高濃度での使用は避けるべきで，適当な作用濃度で使用する．殺菌効果は有機物の混入によって低下するので，器具類の消毒の場合は，消毒前に十分な洗浄が必要である．消

毒後は十分にすすぎ（水洗），乾燥させる必要がある。

消毒の方法には，適当な容器に入れた消毒薬に対象物を浸漬する浸漬法，ガーゼや雑巾，モップなどに染み込ませて環境表面などを拭き取る清拭法，器具を用いて撒く散布法，長い内腔を有する対象物に行う灌流法などがある。消毒の方法も対象物の形状や素材，大きさ，消毒薬の種類などを考慮して選択する。

グルタラールは広域で強い効果をもつが，皮膚，特に粘膜に対する強い毒性を示すため，内視鏡の消毒や，ウォッシャーディスインフェクタ設備がない場合でウイルス汚染がある器具の消毒にかぎるべきである。また，十分なすすぎ（水洗）が行われていないと，患者に有害作用が起こることがある。取り扱い者に対しても有害作用が強く，付着，蒸気への曝露によって生じる。そのため，噴霧や清拭のためには用いない，フタ付きの浸漬容器を用いて使用するなどの注意も必要である。

このように毒性が強く，取り扱いに注意が必要なグルタラール製剤に代わり，最近になって，フタラール製剤，過酢酸製剤が，新たに使用できるようになっている。今後はこれらの製剤が，医療器具の高度消毒に用いられるようになると思われる。

次亜塩素酸ナトリウムは塩素ガスを発生するため，換気の悪い場所で広範囲清拭に用いるのは危険である。床などに落ちた血液のように目に見える汚染箇所のみの清拭を行う。

フェノールやクレゾール石鹸は原液や高濃度液が皮膚に付着すると化学熱傷を生じる。広範囲に付着するとさらに重篤な全身毒性を発現することがある。そのため，これらの消毒薬を取り扱う場合には，ゴム手袋，プラスチックエプロンを着用する。

4 手指と術野の消毒法

A. 手指の消毒

消毒された手術野や手術で使用される滅菌器械・医療用具に直接接触する医師，看護師は，滅菌ガウンと滅菌手袋を着用する直前に，伝統的ないわゆる手術時手洗いの方法で手と前腕を洗う必要がある[1)～3)]。

長い爪は，手術用手袋を損傷する可能性があるため，あらかじめ短くしておく。その日の最初の手洗いは，ブラシを使って，爪の中も十分に洗浄し，爪先，手，前腕，肘までよく洗浄する。手術時手洗いののち，肘を曲げた状態で，手を身体から離し，水が指先から肘に滴るように挙上しておく。滅菌タオルを使って滅菌ガウンと手袋を着用する前に手指・前腕を十分に乾燥させる。

手術時手洗いの有効性に影響する因子には，消毒薬の種類，手洗いの方法，手洗いの時間，手の状態，手洗い後の乾燥方法，手袋着用法などがある。

ブラシを用いた長時間の手洗い方法は，過度の擦過傷のために皮膚を損傷し，細菌の定着を促進し，手指を介した感染の危険性を増す可能性がある。最適な手洗い時間は明らかになってはいないが，手の細菌コロニー数の減少効果でみると，手洗い時間が最低2分間であっても，10分間手洗いした場合と同程度の有効性を示す。

理想的には最適の消毒薬は広範囲の活性と速効性，持続性をもつべきであるが，長期にわたって何度も手洗いをする必要があるため，皮膚への刺激性なども考慮する必要がある。主に使用できる消毒薬はアルコール，グルコン酸クロルヘキシジン，ポビドンヨードの3種類である（表6）。また，手術時に用いられるグルコン酸クロルヘキシジンやポビドンヨードには，界面活性剤，乳化剤，発泡剤，安定剤，pH調整剤などが配合されている。

表6 術前の手指消毒に使用される一般的な消毒薬の特性

消毒薬	特徴
アルコール	菌数をもっとも早く大きく減少させる 持続的効果は少ない 皮膚を乾燥させる 反復使用によって皮膚荒れが生じる 揮発性，引火性である
グルクロン酸クロルヘキシジン	作用の早さは中程度 持続的効果が強い 皮膚との親和性が強く化学的活性が6時間以上持続 結核菌，ウイルスには無効
ポビドンヨード	抗菌スペクトルが広い 有機物があると不活化する

アルコールは主にヨーロッパの諸国では手術時手洗いの標準と考えられているが，アメリカではヨーロッパほどは使われていない。これは可燃性と皮膚の刺激性によると思われる。アメリカでもっともよく用いられているのはポビドンヨードとグルコン酸クロルヘキシジンである。手術時手洗いの消毒薬の評価は手の細菌のコロニー数に焦点が当てられており，手術部位感染の危険性に対する影響についての臨床的な試験は行われていない。すべての状況に理想的な消毒薬は存在しておらず，効力以外の重要な選択要因は，手術室の勤務者が反復使用するときの満足度である。手指の常在細菌叢まで完璧に消毒することは不可能で，時間経過とともに細菌の増殖が起こりうる。さらに，手袋も時間経過とともにピンホールができるので，細菌の漏出を防ぐために，手術時間が長くなる場合には，途中で手袋を交換することが薦められている。

B. 術野の消毒

手術部位感染の予防のためには，術野の消毒法さらに手術部位の術前の準備も重要である[1]〜[3]。術前の消毒薬（グルコン酸クロルヘキシジンなど）によるシャワーや入浴は，患者の皮膚の細菌のコロニー数を減少させることが示されているが，手術部位感染の頻度を減少させるかどうかは明確には示されていない。手術前夜の手術部位の剃毛は手術部位感染の危険性を有意に増加させる。この危険性は脱毛剤を用いた場合，除毛しない場合より高い。剃毛による手術部位感染の危険性の増加は皮膚の顕微鏡的な切創のためで，のちにこれが感染巣になる。手術直前での剃毛は24時間および24時間以上前の剃毛と比較すると，手術部位感染の発生頻度は低くなっている。手術直前に毛を刈る（clip）のは，手術前夜に剃毛もしくは刈る場合よりも手術部位感染発生の頻度は低い。脱毛剤の使用は剃毛や刈るより手術部位感染の危険性は低いが，脱毛剤はときに過敏症を起こすことがある。他の研究でも術前の剃毛は，手術部位感染の発生頻度を増加させるため，剃毛はしないほうがよいとされている。したがって，手術部位の体毛が手術に支障となる場合は電気バリカンもしくは脱毛剤を用い，カミソリでの剃毛が必要な場合は，できるだけ執刀時刻に近い時間に行う。

手術部位の皮膚消毒を始める前に，汚れや土，その他の残渣などの大きな汚染物を除去し，可能な限り皮膚の汚れを取り除いておく必要がある。患者皮膚の消毒は消毒薬を切開予定部から始めて

表7 術前の手術部位消毒に使用される一般的な消毒薬の特性

薬物	グラム陽性菌	グラム陰性菌	結核菌	真菌	ウイルス	作用発現	残存効果	毒性・危険性
アルコール	◎	◎	○	○	○	早い	なし	乾燥,可燃性,粘膜は不可
グルクロン酸クロルヘキシジン	◎	○	△	×	○	中等度	良好	聴神経毒,角膜炎
ポビドンヨード	◎	○	○	○	○	中等度	最小	粘膜,病的皮膚からの吸収による毒性,皮膚刺激

◎:excellent, ○:good, △:fair, ×:poor

同心円状に（外側に）円を描くように行う。消毒する範囲は，切開を広げたり，別の新しい切開やドレーン挿入部を作る必要がある場合にも十分にカバーできるように広く行う。

手術部位の消毒は，汚れと通過菌を取り除き，手術部位感染を起こさない量まで常在菌を減少させることで，短時間に効果を示し，長時間効果があり，消毒部位への有害作用のない消毒薬が求められている。これらの条件をすべて満たすような消毒薬はない。主に使用されている消毒薬にはアルコール，グルコン酸クロルヘキシジン，ポビドンヨードがある（表7）。アルコールはすぐに入手できて安価でありもっとも効果が強く即効性のある皮膚消毒薬である。70〜92％アルコール溶液は細菌，真菌，ウイルスに対して殺菌力をもつ。可燃性であるため手術室でのアルコールの使用には注意が必要である。グルコン酸クロルヘキシジンとポビドンヨードは両方とも広い抗菌力をもっている。グルコン酸クロルヘキシジンは血液や血清タンパクで不活性化されない。0.1-0.5％水溶液や，0.5％エタノール溶液として使用される。ポビドンヨードは血液や血清タンパクで不活化されるが，皮膚表面上では静菌作用を示す。その他の消毒薬として手術部位の粘膜や創傷部位には塩化ベンザルコニウムなども使用される。手術部位感染の危険性についてこれらの術前の消毒薬の効果を正確な方法で比較した研究はない。実際の使用には各消毒薬の特徴や消毒部位などを考慮して選択されている。

5 感染症患者対策

麻酔科医の業務では，点滴ルートの確保，神経ブロックなど針を用いた観血的な処置や気管挿管など体液に接触する処置も少なくない。現在の保険診療では，術前の感染症検査〔ヒト免疫不全ウイルス抗体（human immunodeficiency virus：HIV抗体），B型肝炎表面抗原（hepatitis B surface antigen：HBs抗原），C型肝炎ウイルス抗体（hepatitis C virus antibody：HCV抗体），など〕が認められており，HIV抗体陽性患者の観血的手術には4000点，メチシリン耐性黄色ブドウ球菌（methicillin-resistant Staphylococcus aureus：MRSA）感染症患者，B型・C型肝炎患者，結核患者の観血的手術には100点の加算が認められている。こういったこともあり，手術前に，患者のHBs抗原，HCV抗体などのスクリーニング検査を行っているのが一般的ではあるが，救急患者など，すべての患者の感染症を確認することは不可能である。また検査で感染症がないと判断されて

表8 各ウイルスのウインドウ期間と血液汚染事故による感染率

	ウインドウ期間（日）	感染率（％）
HBV	59	30
HCV	82	3
HIV	22	0.3

表9 標準予防策（standard precaution）

- 手洗いの励行
- 手袋の着用
- マスク，眼防具，フェイスシールドの使用
- ガウンの着用
- 患者に用いる器具の取り扱い
- 環境のコントロール
- リネンの取り扱い
- 職業感染と血液媒介病原体，針刺し事故防止
- 患者の隔離

も感染性をもちながら検査で証明できない期間（window period）があるため100％安全であるという保証はない。感染性の血液に曝露された場合，その感染の危険性は曝露の種類と，曝露してしまった血液の量，曝露時の患者の血液中に存在するウイルスの量，曝露後の治療の有無によって変わってくる。対象患者の感染症が明らかな場合，感染の危険性は高く常に注意が必要である（表8）。また，常に注意をしていても100％事故を防ぐことは不可能であるので，万一汚染された場合にすぐに対応できるような対策も準備しておく必要がある。

A. 標準予防策

1996年，米国CDCから「すべての患者の血液，体液，湿性体物質（便・尿・唾液など）は感染性がある」との前提で，患者の血液，体液，湿性体物質による医療従事者への感染防止，医療従事者を介しての別の患者への感染伝播を防止するための予防策が示された[8)9)]。すべての患者に対して適応される標準予防策（standard precaution）（表9）と，特定の感染症患者に適応される感染経路別予防策がある。感染経路別予防策は病原体の空気，飛沫，接触感染の危険を減らすために策定されたもので，標準予防策とともに適応される。手術室での医療従事者の感染予防として問題となっている血液感染の予防策をあわせて表10に示した。手術室で行う標準予防策の中では，特に，手洗い，手袋・眼防具・フェイスシールド・ガウンなどのバリアの使用，針刺し事故防止が重要である。

観血的な手技を行う前，手袋を着用していてもいなくても，血液，体液，分泌物，排泄物，汚染されたものに接触したあと，手袋を外したあとはすぐに，患者との接触の間，また，その他の患者や，環境に微生物を伝播する恐れがあるときなどに手洗いが必要である。麻酔科医が手術室を離れることができない場合には，速乾性手指消毒薬の使用を考慮すべきである。

血液や体液との接触が予想されたり，可能性があるときは，皮膚や粘膜面が曝露されるのを防ぐために，手袋，耐水性マスク，眼防具，フェイスシールド，ガウンなどの適切な遮断防御策をすべての患者に対して，常時使用しなければならない。遮断物には，予想される曝露の程度にふさわしいものを選択しなければならない。手袋とガウンは使用後，非汚染物や環境物の表面に触れる前に，即座に外し，他の患者を診る前に手洗いを行う。

B. 針刺し事故対策

針刺し事故を防ぐには以下のような対策が重要である[10)11)]。処置時は手袋を着用する。汚染された針は決して手でシリンジから外してはならない。また，針は曲げたり，壊したり，触れたりしてはいけない。リキャップをしてはいけない。もし，汚染された針をリキャップすることがどうしても必要であれば，片手法で行うか，専用の固定式リキャップスタンドを使用しなければならない。針の使用後は速やかに使用者自身が専用の耐貫通性ボックスに廃棄する。使用後の針などを直

表10 感染経路別予防対策と血液感染予防策

	感染媒体	主な疾患	対策
接触感染	皮膚どうしなど直接的な接触 汚染された器具を介するなど間接的な接触	消化器感染症，呼吸器感染症，感染創，皮膚などのコロニー MRSA，VRE，大腸菌など	標準予防策 手洗いと手袋 プラスチックエプロン 清掃
飛沫感染	微生物を含む飛沫が1m以下の短い距離を飛ぶ 5μm以上の粒子 飛沫は床に落下する	髄膜炎，肺炎，ウイルス感染症など	標準予防策 手洗いと手袋 プラスチックエプロン 飛沫が飛ぶ可能性がある場合は，マスク，ゴーグル 清掃
空気感染	蒸発物の小粒子残留物 5μm以下の粒子 空気の流れを介して拡散する	結核，麻疹，水痘	標準予防策 特別な空調，換気が必要 患者には外科用マスクを 医療従事者はN95マスクを 個室使用
血液感染	血液や血液に汚染された器具	HBV，HCV，HIVなど	標準予防策 手洗いと手袋 プラスチックエプロン 血液が飛ぶ可能性がある場合は，マスク，ゴーグル 針刺し事故防止

接手渡ししない。「無針（needleless）システム」（例えば，三方活栓，一方弁）や安全対策針を使用する。針，シリンジ，メスの刃や他の鋭器を廃棄するための耐貫通性，耐漏性容器は使用者の手元にあるように，使用される場所にできるだけ近いところに設置する。針刺し事故を起こしたら，exposure prevention information netwok（EPINET）によるサーベイランスシステムなどでの報告を行う。

実際に針刺し事故を起こした場合は，まず，体内に入るウイルス量を減らす目的で，ただちに血液を絞り出し，石鹸と流水で洗浄する。1-10％ポビドンヨード液，エタノールで傷口を消毒する。決められたフローチャートに従い治療を開始し，継続管理を受けたり，責任者もしくは専門医に意見を求める必要がある。

B型肝炎ウイルス（hepatitis B virus：HBV）では，48時間以内に高力価HBsヒト免疫グロブリン（hepatitis B immunoglobulin：HBIG）1000単位筋注（もしくは静注）が必要である。また，必要に応じてB型肝炎（hepatitis B：HB）ワクチンを投与する。HIVでは，予防内服の判断は1-2時間以内に行わなくてはならない。早急に責任者もしくは専門医の意見を求め，その指示に従う必要がある。HCVの場合，緊急性はないが，定期的に検査を行い，HCV持続感染が明らかとなった場合は，インターフェロン投与を考慮する。緊急の処置を要するHBV，HIV曝露時の対応フローチャートを図3に示した。各施設でも，責任者を決め，すぐに対応できるようなフローチャートを作成しておくことが望まれる。

HBVに関しては，医療従事者は研修前，就業

I 臨床総論

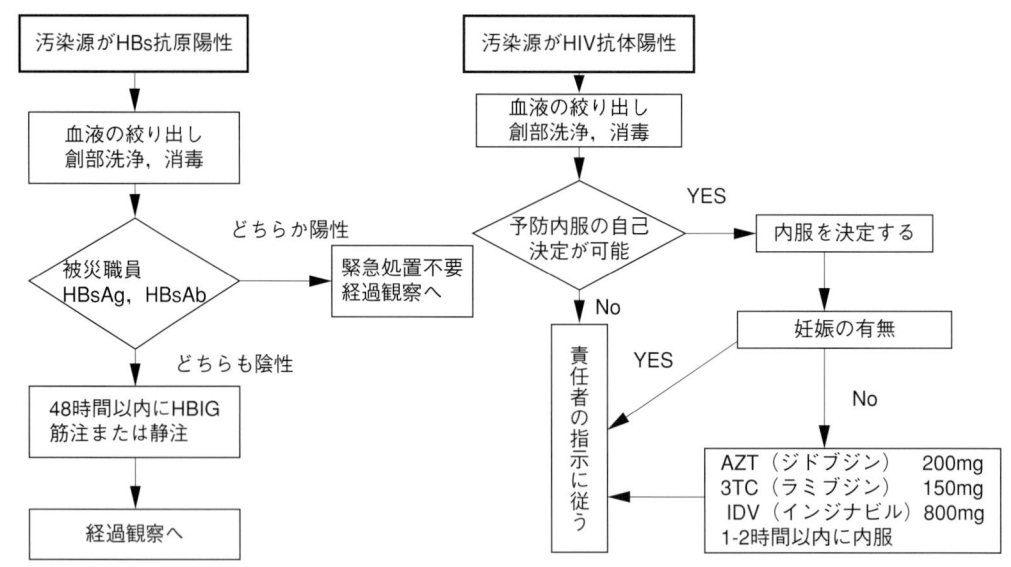

図3 針刺し事故時におけるHBV，HIV，対応フローチャート

前にHBワクチンの接種を受けておくべきである。

HIVの治療は常に進歩している。現在行われている予防内服の処方も今後改定される可能性がある。HIVに関連した最新の治療情報などは，国立国際医療センターエイズ治療・研究開発センター（http://www.acc.go.jp/accmenu.htm），中四国エイズセンター（http://www.aids-chushi.or.jp/）などインターネット上でも紹介されている。

C. 結核菌対策

結核は細菌（結核菌）によって引き起こされる[4)5)12)]。結核感染の大部分は肺結核患者が喀出する感染性の飛沫核の吸入によって起こってくる。これらの飛沫核（$1-4\mu m$）は気流内に漂い，部屋中，建物中に広がり，いわゆる空気感染を引き起こす可能性がある。感染性の結核をもっている可能性のある患者に対して，手術など（もしくは清潔野を必要とする手技）を行うとき，患者の呼吸性分泌物が大気中に飛散するのを防ぐため，患者に対しては外科用マスクを装着させ，医療従事者は呼吸防御器具（マスク）を装着して，清潔野を医療従事者の呼吸性分泌物から守ると同時に，患者からの感染性飛沫核に曝露されないようにしなければならない。このマスクとしてはN95型マスクといわれるNational Institute for Occupational Safety and Health（NIOSH）N95基準に見合ったものを使用すべきである（図4）。このマスクを使用する場合は，定期的に定められた「装着テスト」を行って適正に着用されているか否かについて確認しておくこと，必要時以外は着用しないということが重要である。感染性飛沫を含んだ大気にさらされている間中，常にこのマス

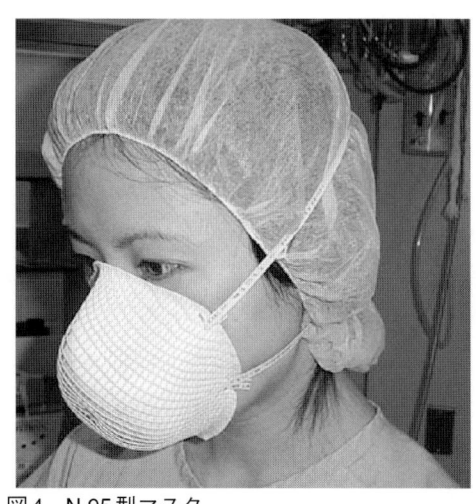

図4 N95型マスク

クを装着しなければならないが，このマスクを着用していても確実に安全ということではない。結核の診断が確定した患者，あるいは疑わしい患者を麻酔するときは，麻酔回路と患者の気道の間にバクテリアフィルタを使用して，麻酔器具の汚染や結核菌の大気中への排出を防ぐ。

参考文献

1) Mangram AJ, Horan TC, Pearson ML, et al. Guideline for prevention of surgical site infection, 1999. Infect Control Hosp Epidemiol 1999 ; 20 : 247-78.
   (http://www.cdc.gov/ncidod/hip/SSI/SSI_guideline.htm)
   市川高夫訳.（http://www.lamen.or.jp/lib/kansen/saisei/ssi99jp.html)
2) 大久保憲, 小林寛伊. I手術部位感染：概要, 手術部位感染防止ガイドライン, 1999. 手術医学 1999 ; 20 : 297-326.
3) 大久保憲, 小林寛伊. II手術部位感染：手術部位感染防止に関する勧告, 手術部位感染防止ガイドライン, 1999. 手術医学 1999 ; 20 : 209-13.
4) Berry AJ, Arnold WP, Hughes SC, et al. Recommendations for infection control for the practice of anesthesiology. Second ed. USA : Society of Anesthesiologist ; 1998.
   (http://www.asahq.org/ProfInfo/Infection/Infection_TOC.html)
5) 西岡憲吾（訳), 石原 晋（監訳). 麻酔業務における感染対策のための勧告（第2版). 広島：県立広島病院 ; 1999.
   (http://square.umin.ac.jp/~nishioka/infection/asa/index.html)
6) 小林寛伊編集, 厚生省保健医療局結核感染症課監修. 消毒と滅菌のガイドライン. 東京：へるす出版 ; 1999.
7) 国立大阪病院感染対策委員会編, 厚生省保健医療局国立病院部政策医療課監修, 院内感染予防対策ハンドブック—インフェクションコントロールの実際—. 東京：南江堂 ; 1998.
8) Centers for Disease Control and Prevention. Guideline for isolation precautions in hospitals. Infect Control Hosp Epidemiol 1996 ; 17 : 53-80.
   (http:// aepo-xdv-www.epo.cdc.gov/wonder/PrevGuid/p0000419/p0000419.asp)
9) 向野賢治訳, 小林寛伊監訳. 病院における隔離予防策のためのCDC最新ガイドライン. 大阪：メディカ出版 ; 1996.
10) NIOISH ALERT : Preventing needlestick injuries in health care settings November 1999, DHHS（NIOSH）Publication No.2000-108 ; 1999.
    (http://www.cdc.gov/niosh/2000-108.html)
11) 松田和久（訳）職業感染制御研究会（監訳). 針刺し事故防止のCDCガイドライン 職業感染事故防止のための勧告. 大阪：メディカ出版 ; 2001.
12) 森 亨（主任研究者), 結核院内（施設内）感染予防の手引き. 厚生省新興再興感染症研究事業, 積極的結核疫学調査緊急研究班. 1999.
    (http://www1.mhlw.go.jp/houdou/1110/ h1008-1_11.html)

（インターネットで入手できる文献に関してはそのURLを示した。）

〈西岡 憲吾，石原 晋〉

Chapter 21

手術室安全対策

STANDARD

手術室安全対策の対象は手術を受ける患者と，麻酔科医を含む手術室で働く医療従事者である。医療従事者は主に健康問題であり，患者の場合も広い意味では健康問題であるが，より急激に生命を脅かすような問題が起こりえることは周知の事実である。さらに，患者の場合自分自身の身を守る術がない状況におかれているという点でより深刻である。したがって，医療従事者の患者の安全に対する責任は重く，常に安全に心がける必要がある。

1 麻酔ガスによる手術室汚染とその対策

A. 麻酔ガスによる手術室汚染

麻酔ガスによる手術室内環境汚染については1970年代より問題視されてきた。これは麻酔器から排出される亜酸化窒素や揮発性麻酔ガスを長期にわたって吸入することによって，医療従事者に健康問題が発生することが指摘されたことに端を発している。健康問題として挙げられたのはビタミンB12代謝異常，催奇形性，発癌性，肝腎障害，精神障害などであった。

実際の測定結果をみると，麻酔科医がいる場所，つまり麻酔器のポップオフバルブの近くでは，まったく対策をとっていない状態で亜酸化窒素で約200 ppm，ハロタンで約5 ppmなどが報告されている。麻酔ガス汚染の一番高濃度の場所で仕事をする麻酔科医にとって由々しき問題であった。

またさらに，余剰ガス排除装置がない状態では，麻酔器から出た麻酔ガスは各手術室の出入り口を通って，廊下に出，その後手術部内の麻酔を施行していない部署にも流れて，汚染が手術部全体に広がることが判明した。

B. 麻酔ガスによる手術室汚染対策

麻酔器に余剰ガス排出装置を付けるようになったのは，上記をきっかけとしている。1980年代には急速に日本中の施設に普及し，現在では通常の手術室で排除装置を設置していない所はほとんどないといって過言ではない。したがって，現在余剰ガス排除装置が正常に作動している限り，手術室の麻酔ガス汚染は問題にする必要はない。

しかしながら，麻酔ガスは導入，覚醒時にどうしても手術室に漏出する可能性がある。前者はマスク換気時と気管挿管時（ガスを流したまま挿管手技を行うので），後者は患者の麻酔ガスを含んだ呼気による。このような場合には手術室の空調設備が問題となり，また空気の流れ方も大きな関心点である。

C. 余剰ガス排除装置の問題

余剰ガス排除装置を各手術室に装備することにより手術室内の汚染は減少した。しかしながら，今用いられている排除装置のほぼすべては麻酔器より吸い上げた亜酸化窒素と揮発性麻酔薬をそのまま大気中に放出している。亜酸化窒素は地球温暖化にも一役買っており，現状に問題を提起している施設もある。

この対抗策としてはガスを分解し，害のない状況にすることが考えられ，実際にもそのアイデア，装置などが発表されている。しかしながら，装置構築には費用がかかることもあり，実験研究段階でとどまっているようである。

また，余剰ガス排除装置の保守点検も日頃行っていないと，漏れが発生したり，連結管が外れていたり，モーターが作動しなくなったり，目的とする効果が得られない状況が出現する可能性があ

るので注意する必要がある。

2 医療ガスの取り扱いと安全管理

日々の臨床において医療ガスは不可欠である。特に生命維持に不可欠な酸素は重要であるがゆえに配管ミス，ボンベの取り違え，投与方法の問題など，公の話題となることもある。そして最近は，麻酔科領域および集中治療医学の臨床においていくつかの新しいガスが注目を浴びてきている。

A. 医療ガスとは：その種類と性質

1) 酸素

酸素は生命維持の根源を成すものであり，その重要性はいうまでもない。麻酔科医から見た酸素も正にその意味で重要であり，酸素が何らかの理由により患者の肺胞に到達しないということは絶対にあってはならない事態である。しかしながら，今までの経験あるいは報告などからすると，麻酔科関係の偶発症では低酸素症がもっとも悲惨な結果になっていることが多い。現在では安全装置の装備によりほぼ根絶されたが，麻酔器の低酸素防止装置が装備されていない麻酔器を用いていた時代には，100％の酸素を投与すべきところに100％の亜酸化窒素を投与してしまい，患者に重大な偶発症を起こす可能性が高かった。

医療ガス配管，麻酔器の日本工業規格の整備により，機器を介しての医療ガスをめぐる安全性は以前に比べ飛躍的に向上したといえるが，ヒューマンエラーによる問題は完全には解決していないということも肝に銘じておく必要がある。

2) 亜酸化窒素

麻酔ガスとしての亜酸化窒素は完全に確立されており，吸入麻酔薬の一部として亜酸化窒素を使用することはルーチン化している。しかしながら，亜酸化窒素は酸素分子を含んでいるが，その酸素分子は酸素として生体細胞は利用することができず，そのために多くの低酸素症，またそれに伴う重篤な合併症を生じてきたことは否めないが，これに関しては前述したように麻酔器などの安全装置装備により現在はほぼ解決している。

また前述したように，近年，亜酸化窒素による環境汚染の問題も取りざたされ始めており，亜酸化窒素の空気中放棄を問題視する麻酔科医もいる。そのため，低流量麻酔を採用することにより排出亜酸化窒素量を減少させるべきであるとか，さらに一歩進めて，全静脈麻酔のように静脈内投与薬物と酸素，空気を用いることにより，亜酸化窒素をまったく使用しない施設も出てきている。

環境汚染に関しては，自動車などの排ガスによる汚染度合いに比べれば，亜酸化窒素のそれは取るに足らないという意見もあり，大多数の施設では従来どおりの亜酸化窒素使用が続いている。亜酸化窒素を物理化学的に回収しようとする試みも進められているが，まだ実験段階であり，実用にはしばらく時間がかかりそうである。われわれの環境を少しでも守るために，効率的かつ安価な亜酸化窒素回収装置が開発されることに期待している。

3) 空気

治療用空気は手術部，集中治療室はもとより，回復室，未熟児室，一般病棟においても使用する機会が増えている。空気は，近年使用機会が増えた人工呼吸器では駆動と酸素濃度の調整に用いられ，心臓手術では亜酸化窒素による心筋抑制を避けるために用いられ，新生児では高濃度酸素による肺血管抵抗の上昇による血行動態の悪化を防ぐために用いられ，さらに，全静脈麻酔では亜酸化窒素の使用を避ける必要から用いられる。

空気は当施設も含めて，コンプレッサによる圧縮空気を使用している施設が圧倒的に多い。この圧縮空気の問題点については近年多くの報告がみられ，特に東京など大都市圏では車の排ガス，大気汚染，また器械自体の問題としてコンプレッサのピストン稼動部のシール材の高温時磨耗などにより，圧縮空気内に混入している細菌，油分，

NOxやSOxなどの有毒ガスが問題となっており，これらを完全に防ぐことは不可能に近く，治療用空気に求められる無塵，無菌，無害という点からは問題が多い。

圧縮空気の他の問題点としては，不完全な除湿により起こる供給管内での結露が挙げられる。これは，日本という国が高湿度の環境に位置しているために特に問題となるわけである。結露した水分が管内に貯留し，ある日突然麻酔器あるいは人工呼吸器の機器回路内に侵入し，機器の作動を停止させたという事例も報告されている。また，コンプレッサは電動であり，停電時の問題も無視できない。

人工空気あるいは合成空気を使用することにより，これらの問題は100％解決できるわけであるが，コストおよびタンクを設置する場所の問題があり，特に後者は都内の病院では大きな問題で，当施設でも場所の問題で人工空気に踏み切れなかったといういきさつがある。人工空気は高価であるという印象があるが，一旦設備が導入されれば費用はあまりかからないとの報告もある。

今後の方向としては人工空気使用に傾いていくことが望ましいことはいうまでもない。

4）二酸化炭素

麻酔用のガスではないが，二酸化炭素は近年手術部でよく見かける医療ガスの一つとなっている。主に気腹用に用いられ，内視鏡下手術で腹腔に注入する。ほかには，胸部外科あるいは眼科で用いられている。このガスの一番の問題はボンベの色が高圧ガス保安法により緑色であることである。緑色は麻酔器，医療ガス配管および医療ガスホースアセンブリの日本工業規格においては酸素ガスを示すことになっており，このために酸素ボンベとの誤認が発生し，重大な偶発症を引き起こしたことは記憶に新しい。

医療ガス配管の日本工業規格では二酸化炭素は橙色となっており，緑色のボンベの上1/3を橙色に塗装したら混乱が防止できるという提案もあ

る。しかしながら，この塗装は一部の業者では実施しているものの，まだ一般化はしていない。医療の現場で働く一員としては，一日も早いはっきりとした識別可能な塗装の実現を望みたい。

識別色とは異なったガス別特定方法として，二酸化炭素ボンベの接続金具の寸法を酸素と異なったサイズにされた。これにより誤接続が防止できる。

5）窒素（駆動用空気）

整形外科，脳神経外科など骨を扱う科では，骨切時に動力鋸を用いるが，このときの動力源に窒素あるいは駆動用空気を用いる。駆動用のガスは接続に diameter indexed safty system（DISS）（窒素）あるいは non-interchangeable screw threaded（NIST）（駆動用空気）を用いるので，麻酔あるいは人工呼吸に用いる酸素はもちろん，治療用空気と誤接続される可能性はまったくない。

6）キセノン

亜酸化窒素に代わる麻酔補助ガスとして大きな注目を集めている。現段階ではまだ試験的使用であるが，大気汚染を起こさないという観点から，経済性が確保されれば亜酸化窒素に代わる可能性がある。

亜酸化窒素と対比した特質としては，鎮痛作用は意識の保たれる0.3 MAC〔最小肺胞濃度（minimum alveolar concentration：MAC）〕の濃度で亜酸化窒素と同程度であり，亜酸化窒素と同様ナロキソンによって拮抗はされない。亜酸化窒素の鎮痛作用には耐性がみられるが，キセノンにはない。亜酸化窒素の鎮痛作用はα_2アドレノ受容体拮抗薬のヨヒンビンにより拮抗されるが，キセノンのそれは拮抗されない。つまり，キセノンの鎮痛作用にはα_2アドレノ受容体系，オピオイド系の関与がないということになる。30％のキセノンおよび亜酸化窒素がN-メチル-D-アスパラギン酸（N-methyl-D-aspartic acid：NMDA）反応を強く抑制することなどが報告されており，これらより，① 亜酸化窒素もキセノンも鎮痛作用を有

する，② 亜酸化窒素の鎮痛作用には耐性があるがキセノンにはない，③ 鎮痛作用に関与する系には，亜酸化窒素ではα_2アドレノ受容体系とNMDA受容体系が，キセノンではNMDA受容体系がある，という結論が得られている．

さらに，イソフルランやセボフルランと同様の催眠作用もあり，ひとつの麻酔薬が鎮痛と催眠作用の両方をもつのは珍しい．また，キセノンの血行動態抑制作用は少ないので，血行動態の不安定な重症患者の麻酔に適している可能性を示唆する．

欠点としては，前述のように単価が高いことで，価格の問題がクリアできれば使用範囲は広がることが予想される．

7) 一酸化窒素

血管拡張をもたらす生体内因子として同定され，肺から吸入させることにより肺血管拡張をもたらすガスである．適応は新生児小児と成人に分かれ，特に新生児小児での臨床効果が注目されている．一酸化窒素は吸入すると肺胞近傍から末梢肺血管平滑筋へ物理的に直接到達し血管弛緩効果が極めて早く発現する．その後，血管内へ拡散するとただちにヘモグロビンで不活化されるので，肺血管のみに作用し，体血圧への影響が少ないことが他の静脈内投与血管拡張薬とは異なる大きな利点である．

肺血管拡張作用による肺血管抵抗減少効果は，機能的変化によるものには効果があるが，器質的変化によるものに対しては効果はない．

新生児での適応は新生児肺高血圧症（primary pulmonary hypertension of neonates：PPHN）に対してで，反応性はPPHNの病態により異なるが，基本的には前述したように，機能的収縮によるPPHNに対して有効である．

小児患者に対する適応としては先天性心疾患術後と呼吸不全が挙げられ，緊急避難的使用方法である．前者に含まれるのは「肺高血圧クリーゼ」，フォンタン手術後症例とチアノーゼ性心疾患に対する姑息的手術後症例であり，後者の場合には体外膜型肺（extracorporeal membrane oxygenator：ECMO）と同じ適応条件で使用し，良い成績を得ていることが報告されている．一酸化窒素吸入による肺ガス交換能を高める方法としては，Almitrine静注，界面活性物質の投与，呼気終末陽圧（positive end-expiratory pressure：PEEP），partial liquid ventilation，腹臥位などの併用が報告されている．

急性呼吸不全症候群に陥った成人患者においても一酸化窒素の治療が行われるが，酸素化能改善は明らかにされているが，予後の改善についてはいまだはっきりはしていない．つまり，非特異的患者群では予後は不変であるが，一酸化窒素吸入に反応する群では予後がよいとされている．

また問題点もあり，合併症としては，メトヘモグロビン血症，反跳現象，血小板凝集抑制による肺出血助長などが挙げられている．さらに，機械的な問題点として，濃度のモニタリングや排ガスシステムなどの投与方法に改善すべき点が多々あるとされている．

今後，一酸化窒素を医療ガスとして広く用いるためには，より多くの施設で治験を行い，だれでも安全に投与できるようなガイドラインも必要であろう．

B. 医療ガスの供給と配管（図1）

医療ガス配管設備とは薬事法に定める医薬品である酸素と亜酸化窒素（笑気）のほかに，圧縮空気，窒素さらには吸引などの各種ガスに関し，供給源設備から配管端末器に至るまでの院内送気配管設備，緊急時に備えた予備供給あるいは非常供給設備，さらに警報設備などを含んだトータルシステムを総称した概念である．

1) 供給装置

(a) 可搬式容器による供給装置（マニフォールドシステム）

マニフォールドシステムとは，高圧ガス容器を

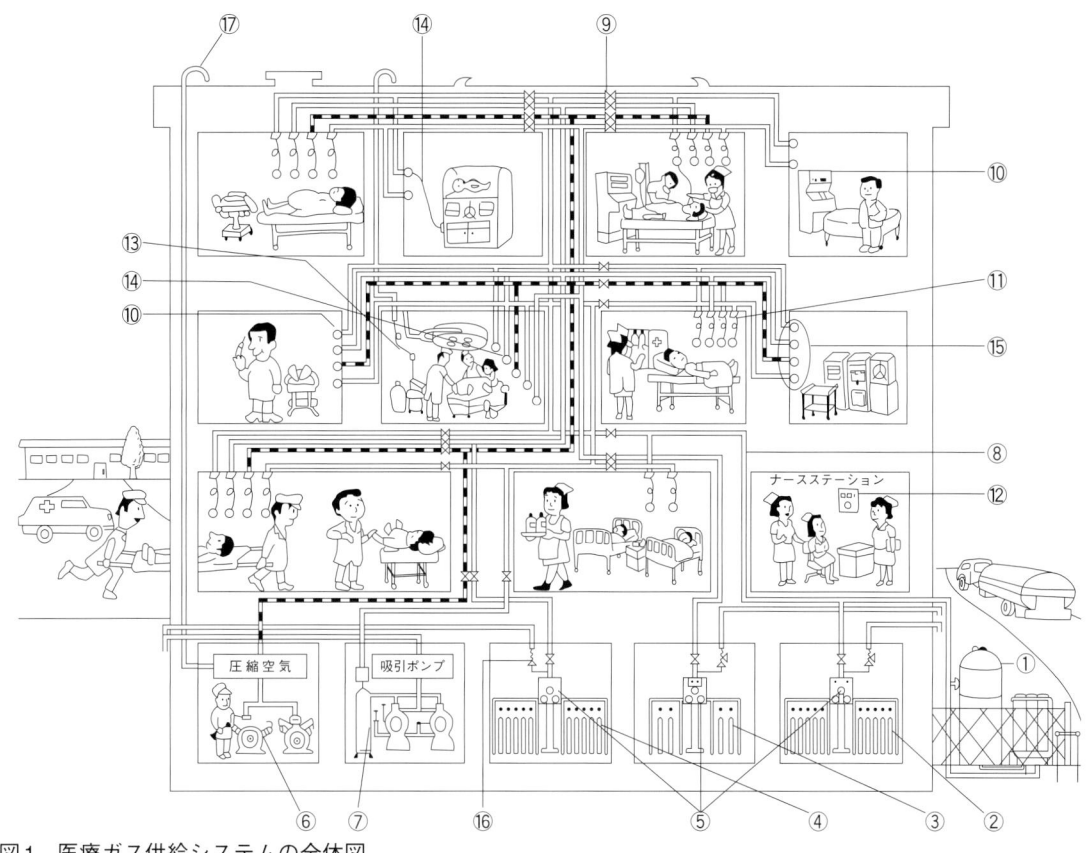

図1 医療ガス供給システムの全体図
　①定置式超低温液化酸素貯槽による供給装置，②可搬式容器による酸素供給装置（マニフォールドシステム），③可搬式容器による窒素供給装置（マニフォールドシステム），④可搬式容器による亜酸化窒素供給装置（マニフォールドシステム），⑤自動（手動）切換器，⑥空気圧縮機による圧縮空気供給装置，⑦吸引ポンプにおける吸引供給装置，⑧酸素配管，⑨遮断弁（シャットオフバルブ），⑩壁取り付け式配管端末器，⑪ホース取り付け式（天井呂下式）配管端末器，⑫医療ガス警報表示板，⑬非常供給用酸素ボンベ，⑭ホースアセンブリ，⑮臨床用途以外の所に配管端末器を設置しない例，⑯安全弁（リリーフバルブ），⑰空気取入口
〔(財)医療機器センター編集. 改訂版　医療ガス保安管理ブック. 東京：ぎょうせい；1999より引用〕
（注）この図にはないが，通常大きな病院では全体を監視する中央監視室がある。

左右のバンクに分けて設置し，その中央に圧力制御器と切換器を設け，ガスを遮断することなく供給するシステムで，酸素用，亜酸化窒素用，窒素用ともほぼ同じ構造機能を有する。

切換器には自動切換式と手動切換式の2種類がある。

[1] 自動切り換え式マニフォールドシステム
①：ボンベ用

左右バンクのボンベはボンベ連結導管，マニフォールドヘッダにより自動切換器に接続されている。ガスは常に左右どちらか片方が第一供給となり，そのバンクから消費され，その圧が0.7 MPa以下になると自動的に第二供給のバンクからガスが流れ，ガスの供給は中断することがない。

ボンベ内の高圧ガスは，一次圧力調整器で下記に減圧されたのち，さらに送気圧力調整器で配管圧力（0.4 MPa）まで減圧され，院内に供給される。一次圧力調整器の設定値は第一供給側を約0.9 MPa，第二供給側を約0.7 MPaとしているので，常に第一次供給側からガスが流れる。第一供給バ

ンクが消費され，第二供給側の一次圧力調整器の設定値以下になると第二供給側からガスが流れ出す。このときの圧力変化を圧力検出器で感知し，第一供給側が消費され，ボンベ交換の必要性があることを関係者に通報する警報システムが内蔵されている。空ボンベを充塡ボンベと交換し，自動切換器中央のレバーまたはハンドルを動かすと，第二供給側の一次圧力調整器の設定値が今までと逆になり，第二供給側と第一供給側が切り換わり，同時に警報は解除される。

ⅱ：可搬式超低温液化ガス容器（LGC）用

酸素使用量の多い医療施設，あるいはボンベ設置スペースの縮小，酸素ガス供給の合理化などを目的として，LGCによるマニフォールド方式が増加している。ⅰと異なる点は，両バンクに蒸発器があり，液化酸素用自動切換器に超低温ガス用フレキシブル連結導管およびヘッダにより接続されている。

[2] 手動切り換え式マニフォールドシステム

ガスの使用量が少ない施設などで使用されてきたが，JIS T7101では除外された。

第一供給バンクのガスが消費され，ボンベ内の圧力が配管使用圧力とほぼ同じ圧力になった時点で，ヘッダバルブを操作して第二供給側に切り換える。日常的にボンベ内の圧力を点検する必要があるとともに，バンクの切換を円滑に行わないとガスの供給が中断することがある。

[3] 予備供給設備用マニフォールドシステム

大量消費の液化酸素供給源には，緊急用または故障，保守点検時などに備えて手動によるか，または自動的に送気配管へボンベによりガスを供給することができる圧力制御装置を備えた恒久的なマニフォールドによる予備供給設備を設ける。

[4] 緊急用医療ガス供給設備

ボンベとそれに常時取り付けた圧力調整器およびホースアセンブリを用いて医療ガスを専用の供給口または空いている配管端末器から逆送供給する目的で用いるものと，患者個々に用いるものがある。

(b) 定置式超低温液化ガス貯槽（cold evaporator：CE）による酸素供給装置

CEは－183℃の液体酸素をその低温の状態で大量かつ安全に貯蔵するものである。貯槽内の液化ガスは送気用蒸発器で気化させ，常温の医療ガスにする。CEの圧力は通常0.7 - 0.8 MPaであり，圧力調整器で送気配管圧力（通常0.4 MPa）に調整する。

[1] 構 成

定置式超低温液化ガス供給装置の構成は，① CE本体，② 送気用蒸発器，③ 減圧装置，④ 送気配管，⑤ 予備供給設備，⑥ 設置施設，となっている。

[2] 構造，機能

CEの本体は液化酸素を低温加圧状態で貯蔵する内槽と，これを包蔵している外槽で構成されている二重殻構造で，内槽と外槽の間には極めて断熱効率の高い粉末真空断熱法が施されている。このため，外部からの侵入熱を最低限にし，長期安定保存が可能となる。

本体には付属装置として液化酸素を貯槽へ受け入れるための充塡口があり，タンクローリーのチャージホースの接続具は酸素用の特定構造寸法のみと接続可能である。

また貯槽内の圧力を一定にするため，貯槽内の圧が下がった場合には加圧ラインが働き，CE底部より液化酸素を取り出し，加圧蒸発器で気化し，加圧自動弁でCEの上部に送り，内槽圧力を上昇させる。また，CEの内槽圧力が設定圧力よりも高くなると，CE上部のガスを元弁を経て送気自動弁で送液ラインに戻し，内槽圧力を低下させる。

CEから低温の液化酸素を取り出すのは送液ラインで，これを通して送ガス蒸発器へ導き，ここで常温の酸素ガスとする。方式には空温式，温水加温式，スチーム加温式などがある。

圧力調整器は送気配管圧力を標準最大流量下で

常に標準圧力に維持させるための調整弁である。なお，酸素ガスの貯槽の圧力は通常0.7-0.8 MPaである。

予備供給設備はCEからの酸素が供給できなくなった場合に使用するもので，2つの方式がある。一つはCEを2基以上用いておのおの第一供給装置と第二供給装置（予備）の機能を有し，交互に切り換えて連続供給を行う。もう一つは，1基以上のCEと緊急時に使用するボンベマニフォールドによる予備供給設備を有する方式である。

低温の液化酸素1 l は蒸発すると20℃で約856 l の酸素ガスとなる。

(c) 圧縮空気供給装置

病院内で使用される圧縮空気は水分，油分，ゴミ，細菌などを含まない清浄空気で，圧力が一定である必要がある。空気の清浄度は，露点は配管圧下で5℃未満，油分は0.5 mg・cm^{-3}未満，COは5 ppm，CO_2は1000 ppm以下となっている。

通常の装置は圧力制御装置を備えたコンプレッサのほかに空気清浄用機器を併設した総合システムとなっている。

コンプレッサは無給油式のものが用いられる。リザーバタンクあるいは配管内に設置された圧力スイッチの作動により常に0.55-0.8 MPaの範囲内で自動運転を行う。リザーバタンクは圧縮空気を一時的に貯え，圧の脈動を緩和する働きをする。

空気清浄用機器には① エアークリーンユニット，② ドライヤ，③ 圧縮空気フィルタ，④ 除菌フィルタなどからなる。① はコンプレッサからの高温空気を冷却して水分，油分，臭いを除去する。② は ① から供給された圧縮空気の水分をさらに除去し，配管内での結露を防止するための冷凍機を備えた除湿装置（ドライヤ）を通過させて乾燥空気を得る。③ は円筒状のセラミックフィルタエレメントで水分，油分および炭素粒子などの不純物を除去する。④ は ③ を通過した圧縮空気中の有害菌を捕集する装置である。

(d) 吸引供給装置

吸引装置は吸引ポンプ，リザーバタンク，制御盤などからなる。吸引ポンプは一般的に水封式が使用され，騒音が少なく，保守が容易である。より高真空を得るためには油回転式を用いる。ポンプの運転は配管内圧力を常に－40-－66 kPaの負圧を保つように自動運転する方式（交互および追従）とする。リザーバタンクは消費と供給の変動に対応するために設けられ，タンクの容量は吸引ポンプの能力に応じて設定する。

2）配管器具

(a) 遮断弁（シャットオフバルブ）

酸素や亜酸化窒素などのマニフォールドシステム，あるいは圧縮空気供給装置などから末端の配管端末器に至る配管の途中に設けられるもので，大別して［1］送気操作用，［2］区域別遮断弁とがある。

［1］送気操作用

保守点検または送気制御のため専任の職員のみが操作するもので，主送気管用（主遮断弁：供給源に近いところに取り付けられる）や分岐管用（主管からの分岐部に設ける），あるいはシーリングペンダントやシーリングコラムに設けるものなどがある。

［2］区域別遮断弁

病棟または診療部門ごとに災害，保守時の中断を最小限にする箇所に設ける。露出型と壁面に埋め込んだ埋込型とがある。保守点検や火災などの非常時に下流へのガスの供給を止めるためのものであり，非常の際に人が接近し操作できる場所と高さに取り付けられている。また，制御するガスの名称，遮断区域，取り扱い方法などが明示されている。

(b) 配 管

医療ガス配管は各配管端末器におけるガス別，用途別に必要とするピーク流量およびその流量のときに標準圧力を確保する必要がある。各種ガス配管径は，配管端末器の個数，それらの使用率，

予想使用流量を想定し，配管長による圧力損失を考慮して決められる．配管長の算出には配管系統の途中にある継手類，曲り管，バルブなどの等価管長も加味されている．

圧力損失は「その配管端末器だけを使用したとき，標準圧力の範囲内で配管端末器最大流量が得られること．なお，吸引の場合は標準圧力の状態で配管端末器を開放したとき，配管端末器最大流量が得られること」とJIS T 7101医療ガス配管設備で規定されている．

なお，管の使用材料は酸素，亜酸化窒素，圧縮空気，窒素に関しては銅で，通常リン脱酸継目無管で規格はJIS H 3300によるものが使用されている．

最近の医療事故の一つとして医療ガス配管の誤接続などが注目されている．誤接続や異ガスの誤用を防止するためにガス別の配管表示を行う必要がある．表示はガスの名称や記号の入った札やシールで行われる場合もあるが，JIS T 7101医療ガス配管設備では配管の色別表示に加えて，表に示すようにガス名または記号およびガスの流れる方向を表示するように規定している（表1）．

3）配管端末器
(a) 種類

配管端末器は医療ガス配管設備における各ガスの取り出し接続口である．異なる種類のガスの間で誤接続できないようにその接続はガス別特定の構造となっている．[1] 壁取付式と [2] ホース取付式の2種類がある．

[1] 壁取付式配管端末器

壁などに固定したベースブロックにソケットアセンブリを取り付ける方式のもので，上記のように誤接続を防止するためにソケットアセンブリとアダプタプラグの接続はガス別特定になっている．

また最近では安全性をさらに高めるため，JIS T 7101でベースブロックとソケットアセンブリの接続もガス別特定の構造にするように規定されている．

なお，医療ガス配管端末器のほかに病棟，集中治療室などでは用途に応じて医療用コンセント，TV端子，ナースコールなどを組み込んだコンソール，ウォールユニット，ウォールパネル，メディカルボードなどと呼ばれるユニットも多く用いられている．

表1　医療ガスの容器または配管の塗色区別一覧表

区分	高圧ガス保安法のボンベの色	医療ガス配管設備のJIS T 7101（注1）
酸素	黒	緑
亜酸化窒素	ねずみ	青
酸素/亜酸化窒素	ねずみ	——
治療用空気	ねずみ	黄
窒素	ねずみ	灰
二酸化炭素	緑	橙
駆動用空気	ねずみ	褐（注2）
麻酔ガス排除	——	赤（注3）
吸引	——	黒

注1：麻酔器のガス別塗色についてはJIS T 7101に準拠する．
注2：一般的には空気圧縮機より供給される．ボンベに充填された場合はねずみ色．
注3：参考

表2 ガス別特定方式と供給圧

ガス名	ピン方式	シュレーダ方式	DISS	NIST	供給圧 MPa
酸素	○	○			0.4 ± 0.05
亜酸化窒素	○	○			0.4 ± 0.05
治療用空気	○	○			0.4 ± 0.05
吸引	○	○			53 ± 13 kPa 400 ± 100（−mmHg）
二酸化炭素			○	○	0.4 ± 0.05
駆動用空気				○	0.9 ± 0.3
駆動用窒素			○		0.75 ± 0.15

〔(財)医療機器センター編集．改訂版　医療ガス保安管理ブック．東京：ぎょうせい；1999より引用)〕

[2] ホース取付式配管端末器

ホースの先端にソケットアセンブリを取り付ける方式のもので，ソケットアセンブリとアダプタプラグの接続はガス別特定になっており，最近ではホース接続具とソケットアセンブリの接続もガス別特定になっている。

天井吊り下げ式と天井巻き上げ式（リール式）とがある。

(b) ガス別特定方式

ガス別の色による区別に加えて（表1），配管端末器のソケットアセンブリとアダプタプラグの接続は表2に示したようなガス別特定方式が使用されている。酸素，二酸化窒素，空気および吸引の治療用はピン方式またはシュレーダ方式の迅速継手であり，手術器械駆動用窒素はDISS，駆動用空気はNIST方式の高圧空気が使用されている。

[1] ピン方式

ソケットアセンブリのピン穴の数と配列の組み合わせをガスごとに定めアダプタプラグ側に設けたピンの数と位置が合致したものだけが接続できるようにしたもの。形状寸法およびピンの配列は図2のようである。

[2] シュレーダ方式

ソケットアセンブリにリング状の溝があり，その溝の内・外径がガスごとに決められており，アダプタプラグのリングの内外径の合致したものだけが接続できるようにしたもの。形状，寸法は図3のようである。

[3] DISS，NIST方式

両者ともねじ式の雄コネクタと雌コネクタ（袋ナット付き）のはめ合いからなり，diameter indexed safety system（DISS）は元来アメリカのCompressed Gas Association Inc.（CGA）が定めたガス別特定接続方式で，non-interchangeable screw-threaded（NIST）は British Standard Institution（BSI）が定めたガス別特定接続方式である。両者とも国際標準化機構（International Organization for Standardization：ISO）が国際規格（ISO 5359）として採用しているので，日本でも普及している（JIS T 7111参照）。

(c) 天井懸垂型機器

[1] シーリングコラム

天井から降ろされた2段の筒の下方に医療ガス配管端末器および電源コンセントなどを集約して取り付け，使用時に降ろし不使用時には人が当たらない高さに上昇させる昇降式のものである。昇降の駆動源としては真空アクチュエータと電源アクチュエータがある。

[2] シーリングアーム

医療ガス配管端末器および電源コンセントなどを集約して取り付けたサービスヘッド部を，水平回転あるいは昇降させて，任意の位置・高さに移

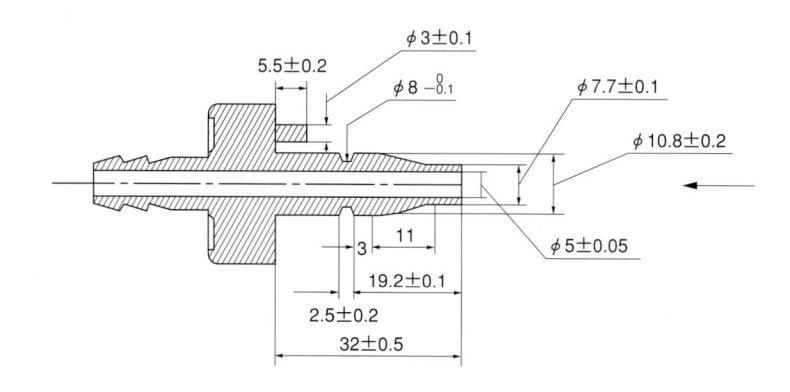

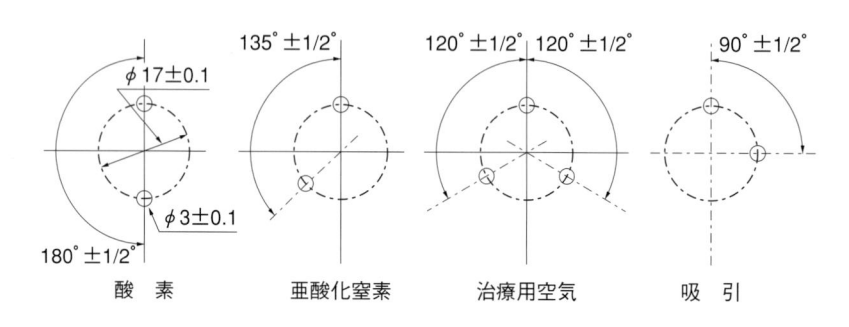

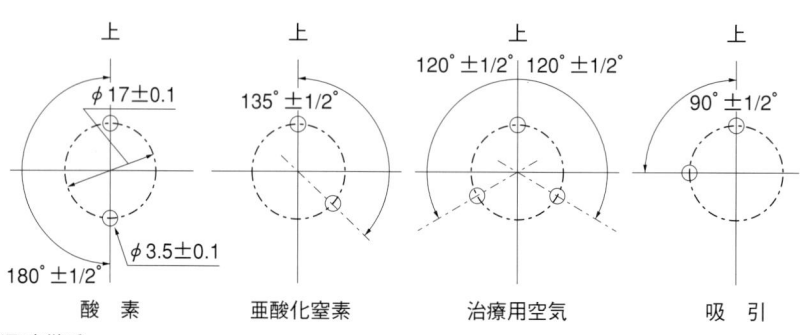

図2 ピン方式迅速継手
〔(財)医療機器センター編集．改訂版 医療ガス保安管理ブック．東京：ぎょうせい；1999より引用〕

動できるようにしたものである。

[3] シーリングハンガ

天井から降ろされた支柱の下端に，横方向に長いダクトを取り付け，このダクト部に医療ガス配管端末器および電源コンセントなどを取り付けたものである。固定型と昇降型がある。

4) 警報設備

(a) 種類

医療ガス配管設備には，医療ガスを常に安定した状態で使用するために供給失調途絶などの危険を適切に知らせる警報設備の完備が非常に重要である。警報の主要なものは表3に示してある。このうち，○印を付けた供給のための警報は従来から設置されているが，供給圧力異常などの緊急警

単位 mm

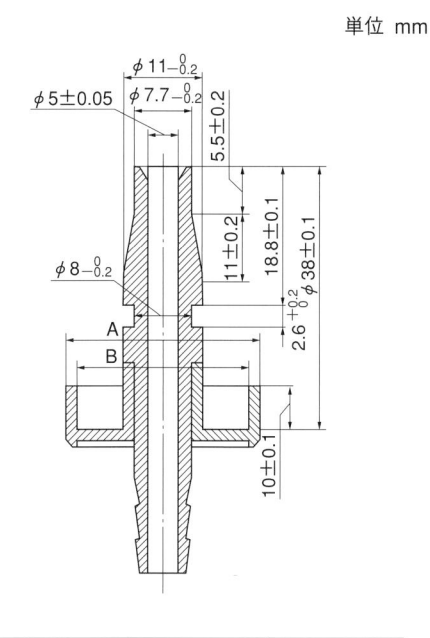

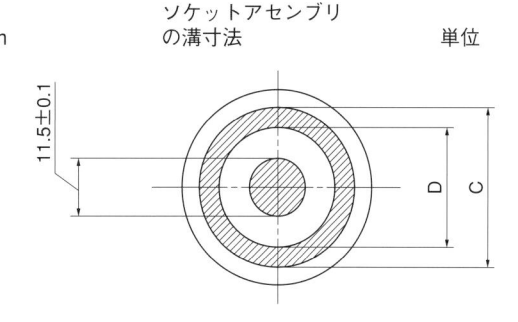

ソケットアセンブリの溝寸法　単位

ガスの種類	C寸法($^{+0.2}_{0}$)	D寸法($^{0}_{-0.2}$)
酸素	21.0	16.9
亜酸化窒素	24.3	20.2
治療用空気	23.0	18.9
吸引	25.0	20.9

ガスの種類	A寸法($^{0}_{-0.2}$)	B寸法($^{+0.2}_{0}$)
酸素	20.6	17.4
亜酸化窒素	23.9	20.7
治療用空気	22.6	19.4
吸引	24.6	21.4

図3　シュレーダ方式迅速継手
〔(財)医療機器センター編集．改訂版　医療ガス保安管理ブック．東京：ぎょうせい；1999より引用〕

報は古い施設では設置されていない場合が多いので注意を要する。

　上記のように医療ガス配管設備の警報は供給源設備の異常を知らせる供給源警報と送気配管圧力の異常を知らせる送気配管警報（緊急警報）とがある。

（b）表示盤

　供給源警報の表示盤は常時監視できる場所（中央監視室，防災センター，ナースステーションなど）に設置する。送気配管警報の表示盤の設置場所も同様であるが，手術室などの関連する特別医療部門にも設置する必要がある。

　警報信号は可視（ランプ）および可聴（ブザー）信号とし，後者は確認後停止することができるが，前者は警報発信の原因が修復するまで持続する。

5）ガスボンベについて

　麻酔器への酸素ガス供給は通常は医療ガス配管によっているが，非常用にボンベを装備すべきであることは麻酔器使用前点検にもうたわれている。麻酔科医にとって重要なのは酸素ボンベ，亜酸化窒素ボンベ，二酸化炭素ボンベである。ボンベに関して重要な点は，誤使用防止を含めた内容ガスの識別方法，内容ガスの状態（気体，液体），充填圧はどのくらいか，残量はどのくらいか，などである。

（a）ボンベの識別

　誤使用防止を含めた内容ガスの識別方法としてはボンベの色，ラベルあるいボンベ本体への直接

表3 防災センターにおける医療ガスの各種情報

供給ガス源	情報（表示方法）			警報（ブザー，ランプ表示）
液化酸素 定置式貯槽 （CE）	液 残 量 供 給 圧 力	 	% MPa	○液面低下 　内圧異常 　供給圧力異常（上昇，低下）
液化酸素 可搬式容器 （LGC）	左バンク液残量 右　〃 供 給 圧 力	 	% % MPa	○片側ガス切れ 　残量異常 　供給圧力異常（上昇，低下）
酸　　素	左バンク元圧力 右　〃 供 給 圧 力	 	MPa 〃 〃	○片側ガス切れ 　残量異常 　供給圧力異常（上昇，低下）
亜酸化窒素	同	上		同　　　　上
窒　　素	同	上		同　　　　上
二酸化炭素	同	上		同　　　　上
治療用空気	NO. 1. 運転，停止， NO. 2 　〃 供 給 圧 力 露　　　点	 	ランプ ランプ MPa ℃	○過負荷警報 　供給圧力異常（上昇，低下） 　水分量増加警報
吸　　引	NO. 1. 運転，停止， NO. 2 　〃 供 給 圧 力	 －	ランプ ランプ kPa	○過負荷警報 　供給圧力異常（上昇，低下）

（医療機器センター編集．改訂版　医療ガス保安管理ブック．東京：ぎょうせい 1999より引用）

表示などがある．ボンベの色は医療ガス配管設備および麻酔器の日本工業規格の色とは異なったものが用いられているので注意を要する．特に，酸素ボンベに関しては緑色の二酸化炭素のボンベと間違えないように注意する必要がある．表1に医療ガスの容器および配管の識別色を一覧表にしてある．

ボンベの誤使用防止策としてより確実な，つまりフールプルーフな方法としてはガス別特定の接続がある．麻酔器には小型ボンベ用の接続部がありそこには必ずピンインデックスシステムによる誤接続防止装置が付いている．ピンが脱落したりしていないかぎり間違ったボンベが接続されることはない．

また，酸素ボンベと二酸化炭素ボンベの誤使用に関しては，ボンベの上部を医療ガス配管設備の識別色である橙で塗ったりすることも行われているが，現在では接続部のガス別特定化が行われ，誤接続の危険はなくなった．

(b) ボンベ内容の状態

ボンベ内のガスが気体か液体かということは重要で，酸素ガスは気体であるがため，ボンベを横にしても逆さにしても問題なく酸素が出てくる．しかしながら，常温で内容が液体である亜酸化窒素や二酸化炭素は直立させた状態で使用しないと液体が飛び出してくることになる．ガスが気体であるか液体であるかは物理学的な法則に従っており，臨界温度と臨界圧による．臨界温度とはその

表4 医療ガスの臨界温度と臨界圧

	臨界温度（℃）	臨界圧（気圧）
酸素	－118.8	49.7
亜酸化窒素	36.5	71.7
二酸化炭素	31.0	72.8

温度以上だといくら圧をかけてもガスが液体にならない温度で，臨界圧とは臨界温度でその圧をかけると液体になるという圧である。表4で示すように，酸素の臨界温度はかなり低いが，亜酸化窒素と二酸化炭素は手術室の常温よりやや高い。したがって，亜酸化窒素は手術室で液体の状態であり，手術室温度が20℃前後であると，臨界圧より低い約52気圧ぐらいを示すことになる。

(c) 充填圧と残量

充填圧とはボンベ一杯にガスを詰めたとき，つまり充填したときの圧である。酸素の場合は約150気圧である。酸素は前述したようにガス状で充填されているので，圧の変化が内容量の変化と一致する。したがって，150気圧あったものが100気圧，50気圧になれば内容量はそれぞれ2/3，1/3になったことになる。酸素のボンベ内容量は気圧に内容積を乗すればよく，内容積3.5 l の小型ボンベでは充填状態で約500 l 入っていることになる。

亜酸化窒素の場合はボンベ内で液体状であるため，液体が少しでも残っているときには圧は不変であり，液体がまったくなくなった時点，つまりすべてが気体状態であるときは，上記と同じ小型ボンベでは3.5 l に52を乗した約180 l 残っているということになる。なお，亜酸化窒素は充填状態で約2.5 kg入っており，1 kgの液化亜酸化窒素は気化すると約510 l になるので，総量は約1250 l ということになる。圧が低下し始めたときの残量が180 l ということは，総量の約15％が残っているということになる。

(d) ボンベの取り扱い上の注意点

① ボンベの温度が上昇すると，それに伴いボンベ内圧が上昇し危険である。直射日光に当たるようなところでの保管は絶対にしてはならない。

② 地震などの場合に備えて，ボンベはチェーン，区画の付いた容器などで固定しておく。ただ立てておいたり，ころがしておくのは大変危険である。

③ ボンベを開けるときはゆっくりと開ける。急激に開けると，圧力計を破壊して高圧ガスが飛び出すことがあり，大変危険である。

④ ボンベを開けたら，バルブを回しきれるところまで回したあと，少し閉じる方向に回しておく。回しきったところでそのままにすると，閉じてあると勘違いして，いつのまにかボンベが空になっていることがある。

⑤ ボンベを閉じるときは，完全に閉じてから流量計を開けて圧力計の圧がゼロになるまでガスを流す。つまり，ボンベの開閉弁と流量計の間にガスを残しておかないということである。残しておくと圧が表示され，ボンベが開いていると勘違いすることがある。

3 電気系統の管理と事故防止対策

電気系統に関係する安全対策としては，電気ショック（電撃），過大エネルギー，エネルギー分流，他の機器への干渉，情報のひずみ，機能停止，停電などが挙げられる。この中でも電気ショックと停電がわれわれ麻酔科医にとってもっとも関心のある事項であろう。

A. 電撃事故

電撃事故は電源部からの漏れ電流によって起こ

る。電撃の被害者は患者と医療従事者で，特に患者ではマクロショックのみならずミクロショックも問題となる。

1）マクロショック

手から手や，手から足のような体表面間に電流が流れて起こる電撃をいう。人体は商用交流付近の低周波電流に対して電撃に対する閾値が低く，流れる電流が100 mA以上になると心室細動による死亡事故が起こる。なお，1 mAでもビリビリ感じるので，この値をマクロショックの安全限界としている。

2）ミクロショック

電流の流入点の片方か両方が心臓内にある場合，電流は心臓に流れ，心臓に対して直撃の電撃が起こる。ミクロショックでは低周波電流が約100 μA程度流れると心室細動が誘発される。

3）組み合わせ使用

心臓に挿入した電極やカテーテルにつないだ機器が漏電していなくても，体表適用機器に漏電があり，しかもその機器の保護接地線が断線していると，体表から流れ込んだ電流が心臓から直接流れ出てミクロショックを起こす可能性がある。

4）防止と安全基準

電撃事故が起こるため電流の回路は完結される必要がある。したがって，ミクロショック，マクロショックを防止する手立てとしては，① 機器よりの漏電を防止する，② 漏電した場合，漏れ電流を安全な手段で流す，③ 身体に漏れ電流が侵入しても，その先に流れないようにする，などの手段がある。漏れ電流の種類を図4に示した。

(a) 機器の安全基準

臨床で使用されるME機器に関してはその安全性についての規格が存在する。機器の形式にはクラス別分類（電撃に対する保護の形式）と形別分類（保護の程度）による分類である。それぞれを表5，6に示した。

(b) 保護接地

ME機器を使用するすべての医用室には，クラスI機器が使用できるよう3P式の医用コンセントを設備する必要がある。このためには，医療接地方式を施設し，保護接地端子を設ける。

この方式の特徴は各室に医療接地センターを設け，その部屋のすべての金属をそれに一点接地すること，および10 Ω以下の接地抵抗をもった接地極を設けることにある。

(c) 等電位接地（equipotential patient reference system：EPRシステム）

患者周囲で患者が触れうるすべての機器，すべ

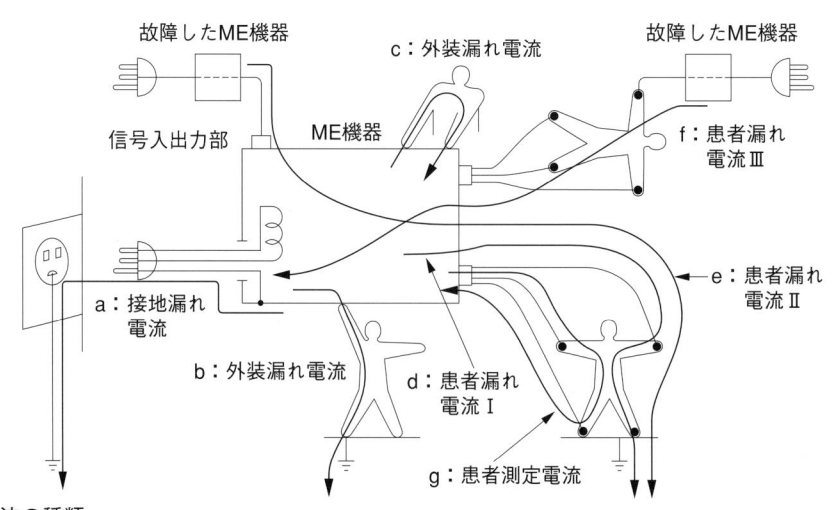

図4　漏れ電流の種類
（桜井靖久監修．ME早わかりQ&A．MEをめぐる安全．東京：南江堂；1996より引用）

表5 クラス別分類と保護手段

クラス別	保護手段	追加保護手段	備考
クラスI機器	基礎絶縁	保護接地	保護接地設備が必要（医用コンセント）
クラスII機器	基礎絶縁	補強絶縁	使用上の設備による制限はない
内部電源機器		内部電源	外部電源に接続する場合は，クラスI機器またはクラスII機器として働くこと

（渡辺 敏編著．事例で学ぶ医療機器安全管理学．東京：真興交易医書出版部；1999より引用）

表6 医療機器の形別分類と適用

形別分類	B形	BF形	CF形
電撃の対象	マクロショック	マクロショック	ミクロショック
患者漏れ電流（正常状態）	100 μA	100 μA	10 μA
漏れ電流の制限（対策または阻止）	なし	フローティング	フローティング
適応範囲	体表・体外のみ	体表・体外のみ	心臓（直接）
図記号	👤	〔👤〕	〔♥〕

B：body　C：cor　F：floatの略
（渡辺 敏編著．事例で学ぶ医療機器安全管理学．東京：真興交易医書出版部；1999より引用）

ての露出金属を0.1 Ω以下の導線で一点に集中接地することですべての金属表面間の電位差を10 mV以下に抑えるシステム。

このシステムでは患者の等価最小抵抗を1 kΩとすれば，どんな状況下でも患者には10 mV/1 kΩ＝10 μA以下の電流しか流れないことになり，ミクロショックによる心室細動の発生を防止することができる。

心臓に直接，電極やカテーテルを挿入して検査や治療を行う部門（心臓カテーテル検査室，集中治療室，手術部など）では電位接地設備が必要である。

B. 停電

人工呼吸器，人工心肺などの生命維持管理装置は電源が必要である。この電源が作動中に途絶するようなことがあると，患者の生命を脅かすことになる。したがって，停電は医療ガスの途絶と同様に大きな問題であり，停電が起こらないようにすることは安全上大変重要なことである。これには2種類あり，非接地配線と非常電源である。

1）非接地配線

設備側に絶縁変圧器を設け，その2次側電路をどれも接地しない方式の配線方式を非接地配線方

式という。

非接地配線方式には，一線の対地絶縁破壊（地絡）時にも電源の供給を確保するという目的がある。わずか一つの機器の絶縁不良事故のために停電して，重要な機器が機能停止に陥ることを防ぐことができ，多くの生命維持管理装置を使用する部門では必須の配線方式である。

2）非常電源には3種類あり，それぞれの特徴，用途がある

(a) 一般非常電源

商用電源が停止したとき，40秒以内に電圧が確立する非常電源で，10時間以上連続運転できるものをいう。人工呼吸器，人工心肺などの生命維持管理装置，基本証明，医用冷蔵庫，滅菌器，通信設備，エレベータなどに供給する。

(b) 特別非常電源

商用電源が停止したとき，10秒以内に電圧が確立する非常電源で，10時間以上連続運転できるものをいう。より緊急性の高い生命維持管理装置，重要照明などに供給される。

(c) 瞬時特別非常電源

商用電源が停止したとき，瞬時に電圧が確立する非常電源で，10分間以上連続運転できるものをいう。蓄電池設備が必要となる。また，長時間電源供給のために，一般非常電源または特別非常電源と連動させておくことになっている。手術灯のように瞬時も消えては困る照明や，瞬時の停電も許されないような機器に供給される。集中治療室の人工呼吸器などの重要な生命維持管理装置にも供給すべきである。

3）非常電源コンセント

病院の自家用発電器はそれほど大きい容量ではなく，非常電源により病院全体に電力を供給することはできない。したがって，非常電源が供給されているコンセントの外郭は赤で表示することになっている。また，特別非常電源と瞬時特別非常電源は赤の表示のほかに，その種類をコンセント付近に明記しておくことになっている。

当然のことながら，非常用コンセントには通常は商用電源が来ている。しかしながら，重要な機器や設備以外のものはつながないようにする必要がある。

4 手術室内汚染とその管理（空調管理を含む）

手術室内の汚染としては前述した余剰麻酔ガスによる汚染のほかに，感染症の原因となる細菌あるいはウイルスによる手術室内空気および床面壁面などの汚染がある。患者が安全に手術を受けるためにも感染症の可能性を最小限にするような努力がなされるべきである。また，それと同時に前の章でも触れられているように，われわれ医療従事者も感染症にかからないように注意することが必要である。

A. 手術室の空調

手術室における空調は清浄度，温度，湿度を考慮して行われる。

これらの条件については目安が出ており，これを表7に示す。また，それぞれの清浄度を得るにはそれに適した換気条件が必要となるが，それを表8に示す。

B. 空気中の汚染

手術室内空気中の細菌汚染でもっとも重要なのは，その発生源が人間であるということである。人体より発散する皮膚落屑や微生物，呼気中に含まれる飛沫などは手術着に付着したり，空中の微粒子に付着して空中に浮遊する。浮遊した微粒子のうち重いものは床に落下するが，歩行などにより攪乱されて再び空気中に浮遊し，手術室内空気を汚染する。

歩行による空気中の細菌数は静止時に比べると約3.5倍になるという報告もある。また，通常の歩行では1分間当たり2500-4000個の微生物が発生し，早足になると3000-6000個になるという報

第21章　手術室安全対策

表7　手術部門・病棟部門の各室条件

エリア・室	清浄度クラス	最小風量のめやす			室内圧 (P:正圧 E:等圧 N:負圧)	室内循環機器の設置 (○:可 ×:否 □:注)	温湿度条件					許容騒音レベル [dB(A)]	備考 注）□は高性能フィルタを装着した循環機器ならば可の意
		外気量 [回・h⁻¹]	全風量 [回・h⁻¹]	注記			夏期		冬期		注記		
							温度 [℃]	湿度 [%]	温度 [℃]	湿度 [%]			
[一般病棟]													
病棟内廊下	IV	1	3		E	○	27	50	20	50		40	
多床病室	IV	2	6		E	○	26	50	23	50		40*	*は夜間5dB程度下げることが望ましい
個室病室	IV	2	6		E	○	26	50	23	50		35*	
重症個室	IV	2	6		E	○	26	50	24	50		35	
個室内WC	V	−	20	1)	N	−	−	−	−	−		45	
同上　浴室またはシャワー室	V	−	10	1)	N	−	−	−	−	−		45	
[ICU・CCU]													
ICU病室	III	3	10		P	□	25	50	24	50		45	
ナースステーション (作業室、記録室)	III	2	8		E	○	26	50	22	50		45	
一般手術室	II	5	20	4)	P	□	24〜26	50	22〜26	50		45	
滅菌手洗室	III	5	15		P	□	26	50	22	50	a)	45	
器械展開室	II	5	20		P	□	24	50	22	50		45	
バイオクリーン手術室	I	5	*	4)	P+	□	24〜26	50	22〜26	50	a)	50	P+は前室よりも正圧を示す
同上　前室	III	3	15		P	□	26	50	22	50		45	

1) 病室部分への外気導入量に見合う排気量 (50〜100 m³・h⁻¹)
2) 小規模の場合には第3種換気としてもよい。
3) 1人当たりの外気量25 m³・h⁻¹を確保する。
4) 麻酔ガス臭気排除のため、必要外気量が多くなる場合もある。
* 吹き出し風速 (垂層 0.35 m·c⁻¹、水平層流 0.45 m·s⁻¹程度) と吹き出し面積により決定。
a) 低温手術や高温・高湿下での手術など、医療条件に合致させる必要がある。
([一般病棟・小児科棟・ICU・CCU], 日本医療福祉設備協会設備規格 HEAS-02, 1998 より引用)

表8 清浄度クラスと換気条件

清浄度クラス	名称	摘要	該当室（代表例）	最小換気回数（回・h^{-1}）外気量	最小換気回数 全風量	最終フィルタの効率*	参考指標（平常作業時の微生物数平均）
A. 医療ゾーン							
I	高度清潔区域	層流方式による高度な清浄度が要求される区域 周辺室に対して正圧を維持する	バイオクリーン手術室 バイオクリーン病室	5^{*1} 5	$*2$	DOP計数法 99.97％	10 CFU・m^{-3}以下^{*9}
II	清潔区域	必ずしも層流方式でなくてもよいが，Iに次いで高度な清浄度が要求される 正圧を維持する	一般手術室 手術用配盤室 清潔廊下 材料部門の既滅菌室 無菌製剤室 開創照射室^{*3} 手洗いコーナー	5^{*1} 5 5 5 5 5 5	20 20 15 15 20 15 15	（DOP計数法 95％以上） 比色法 90％以上	200 CFU・m^{-3}以下
III	準清潔区域	IIよりもやや清浄度を下げてもよいが一般区域よりも高度な清浄度が要求される IV以降の区域よりも正圧を保つ	手術部周辺区域（回復室など） NICU・ICU・CCU 未熟児室 特殊検査・治療室^{*4} 分娩室・調乳室	3 3 3 3 3	10 10 10 10 10	（比色法 90％以上） 比色法 80％以上	
IV	一般清潔区域	原則として開創状態でない患者が在室する一般的な区域 ほぼ等圧でよい	一般病室 デイルーム 診察室 待合室 玄関ホール 材料部・検査部の一般区域諸室 X線撮影室，内視鏡室 人工透析室 通常新生児室 物理療法室 調剤室	2^{*5} 2 2 3 2 3 2 3 3 3 3	6 6 8 8 6 10 8 10 10 8 10	比色法 60％以上	200-500CFU・m^{-3}目標

* 最終フィルタの効率欄で（ ）内は望ましい仕様を示す。
*1 余剰麻酔ガスやレーザーメス使用時の臭気を排除するため，10回・h^{-1}以上を要求される場合もある。
*2 吹き出し風速を垂直層流式0.35 m・s^{-1}，水平層流式0.45 m・s^{-1}程度とする。
*3 照射部周辺では高度な清浄度を確保するため，手術室に準じた吹き出し方式，風量を適用する。
*4 特殊検査室には心臓血管造影室，心臓カテーテル検査室，膀胱鏡室などが含まれる。
*5 各室分散便所などの場合，その必要排気量によって外気量が決まることもある。
（日本医療福祉設備協会規格HEAS-02. 1998より引用）

告もある．また，空気中の微生物量は室内を移動する人数に直接比例する．

また，手術室内に常備している麻酔器，モニター類の隙間には塵埃が付着する場合があるのでこまめに掃除を行い，手術室の清浄度を保つ必要がある．

C. クリーンルームの空調

クリーンルームとは超高性能のエアーフィルタを用い無塵に近い空気を特殊な気流で供給し，室内空気を高度に清浄化した部屋のことである．クリーンルームの院内での適応は，高度清潔手術室，クリーン病室，注射薬製剤室，特殊検査室，実験室などがある．

1) 供給される空気の質

空気中の浮遊細菌は浮遊塵埃に付着して存在するため，塵埃数と細菌数とはお互いに比例するという理論に基づき，クリーンルーム内の空気はすべて超高性能フィルタで濾過され供給される．超高性能フィルタのひとつ high efficiency particulate air (HEPA) フィルタは粒径 0.3 μm の粒子に対して 99.97% 以上（DOP 法）の捕集率をもち，圧力損失が 245 Pa 以下の性能をもつことが必要である．

（DOP 法：粒径 0.3 μm の di-octyl-phthalate 粒子の個数をフィルタの前後で光散乱法を用いて測定する方法）

2) 供給される気流

通常の空調では天井もしくは壁面上部に設けられた数カ所の吹出口から空気を吹出し，壁面下部の床近くに設けられた吸込口から排出するのが一般的であるが，この方法だと部屋の隅角部などに乱流を生じ，この乱流によって床面の塵埃を巻き上げることになる．これに対しクリーンルームなど高度な清浄度が要求される場合には層流方式がとられる．層流方式では一つの壁面全体から吹出して反対側の壁面全体を吸込口にすることによって，空気の流れの方向と速さが均一（層流）となり乱流を発生しにくくなる（現実には吸込口を壁全体にすることはまれ）．また室内の発塵を拡散させないで，空気の流れに乗せて最短距離で吸込口に運ぶことができる．

3) 供給空気量（換気回数）

供給空気量は空調からの送風量（$m^3 \cdot h^{-1}$）を部屋の容積（m^3）で除した値（回・h^{-1}）で表現する．クリーンルームでは吹き出し風速 0.3-0.5 $m \cdot s^{-1}$ を目安とし，100-400 回・h^{-1} 程度の設定となっている．ちなみに普通の手術室では 20 回・h^{-1} 以上と定められている．

4) バイオクリーン手術室

吹出口に HEPA または超高性能フィルタを用い層流方式によって室内空気中の微生物濃度を極小にした手術室をいう．室内空気中の塵埃数は 0.5 μm 以上の粒子が 1 立方フィートあたり 100 個以下（クラス 100），微生物数としては 10 CFU・m^{-3} 以下という清浄環境である（クラス分類とは米国航空宇宙局 NASA が宇宙開発の必要性から定義したもの．CFU は colony forming unit の意味で，空気の単位容積中に含まれる微生物の集落数に相当する）．ちなみに普通の手術室ではクラス 10000，200 CFU・m^{-3} 以下程度である．バイオクリーン手術室で対象となる手術は人工関節置換手術や臓器移植術，感染管理が問題となるような易感染患者に対する手術などである．

参考文献

1) 釘宮豊城．余剰ガスの測定．臨床麻酔 1983；7：1667-73．
2) 釘宮豊城．麻酔ガス排除と安全対策．医科器械学 1985；55：129-34．
3) 釘宮豊城．図説 麻酔器－構造と機能－．東京：真興交易医書出版部；1997．
4) （財）医療機器センター編集．改訂版 医療ガス保安管理ブック．東京：ぎょうせい；1999．
5) 渡辺 敏編著．事例で学ぶ医療機器安全管理学．東京：真興交易医書出版部；1999．
6) （社）日本エム・イー学会 ME 技術教育委員会監修．改訂第 3 版．ME の基礎知識と安全管理．東京：南江堂；2001．

7) 桜井靖久監修. ME早わかりQ&A. MEをめぐる安全. 東京：南江堂；1996.
8) 日本医科器械学会. 新版 医療スタッフのためのME安全Q&A. 東京：日本医科器械学会；2000.
9) 新太喜治. 手術室. 初版第2刷. 大阪：株式会社メディカ出版；1999.
10) 日本医療福祉設備協会, 病院空調設備の設計・管理指針, 1998.
11) 小栗顕二監修. あなたの手術室の再点検（安全とアメニティの視点から）. 京都：金芳堂；1999.

（釘宮　豊城）

和文索引

■あ
亜酸化窒素　184, 334
アスピリン　16, 206
圧縮空気供給装置　339
アデノシン三リン酸　258
アトロピン　30
アナトミックマスク　56
アナフィラキシー　224
アミノ安息香酸エチル　209
アミノ酸　275
アルコール　323
アルブミン製剤　267
アルブミン製剤の使用指針　268
アレルギー反応　209

■い
イオン泳動　195
イオントラッピング　209
異化反応　187
意識下気管挿管　72
意識下挿管　86
維持輸液　269
イソフルラン　126, 184
痛み刺激　185
一過性神経症状　244
一酸化窒素　336
一側肺換気用チューブの挿管　73
一般非常電源　348
遺伝子治療　148
医療ガス　39, 334
医療ガス配管設備　336
医療機器の形別分類　347
インスリン　181, 183, 184
　──低血糖ストレス　184
インターロイキン-1　188
インターロック機構　52
咽頭の解剖　69
インドシアニングリーン試験　13

■う
運動神経遮断　232

■え
エーテル　184, 252
　──麻酔　125
エアウェイ　60
エイコサペンタエン酸　206
腋窩法　200
エストロゲン　181
エチドカイン　208
エチレンオキサイドガス　318
エトミデート　184
エピネフリン　183, 195, 208, 210
エホバの証人　286
エラスタンス　164
エリスロポエチン　295, 296
塩酸エチレフリン　242
塩酸エフェドリン　242
塩酸ジブカイン　237
塩酸パラブチルアミノ安息香酸ジエチルアミノエチル　237
塩酸フェニレフリン　242
塩酸ブピバカイン　236
塩酸メトキサミン　242
炎症性メディエータ　166
エンドトロールチューブ®　58
エンフルラン　126

■お
黄色靱帯　214, 229
黄体形成ホルモン　181, 183
オキシトシン　182, 183
悪心・嘔吐　26, 242

■か
開口障害　83
外側大腿皮神経ブロック　202, 205
外転神経麻痺　244
開放法　128
解離定数　218
下垂体後葉　183
ガス遮断安全装置　45
ガス別特定方式　341
ガスボンベ　37, 343
型不適合輸血　288

活性化凝固時間　121
活性化部分トロンボプラスチン時間　121
カテコラミン　183
カニスタ　47
加熱人血漿タンパク　267
可搬式超低温液化ガス容器　338
可搬式容器　336
下鼻道　68
カフ　57
　──付きチューブ　72
　──付き口咽頭エアウェイ　62
カプノメータ　111
顆粒球コロニー刺激因子　188
顆粒球マクロファージコロニー刺激因子　188
肝炎　137
感覚異常　225
換気血流比　307
換気困難　71, 79, 87
換気障害　167
眼球圧迫　314
環境汚染　145
換気量　130
冠状静脈　231
冠状動脈　231
緩徐導入　129
完全静脈栄養　275

■き
気化器　50
気管・気管支の解剖　69
気管狭窄部位　72
気管支ファイバースコープ　74
気管支ブロッカー　74
気管切開　75
　──の合併症　75
気管挿管　71, 79
　──の適応　71
気管チューブ　56
　──と喉頭鏡の選択　72
気胸　205
キシロカイン®注射液3％　237

和文索引

キセノン　335
北川乙次郎　229
喫煙　317
気道確保　79
　　——の歴史　67
気道抵抗　166
気道の解剖　68
気道平滑筋　166
気道防御反射　162
機能的残気量　165
基本的肺容量　308
逆説の脳波賦活　100
逆行性気管挿管　82
吸引性肺炎　25
急性期反応　187
急速導入　129
仰臥位　305, 308
胸腔内局所麻酔薬注入法　203
胸部傍脊椎神経ブロック　205
胸壁心エコー検査　7
棘間靱帯　229
棘上靱帯　229
局所麻酔　195
　　——薬中毒　205
　　——薬の薬物動態　209
虚血性心疾患　10
　　——対策　10
緊急気管切開　75
緊急用医療ガス供給設備　338
筋弛緩モニター　118
筋皮神経　199

■く

クーレンカンプ法　199
区域別遮断弁　339
クインキー針　236
空気　334
空調　348
偶発的硬膜穿刺　224
空腹時血糖　13
駆動用空気　335
くも膜　229
　　——下腔　229
　　——下腔での局所麻酔薬の作用部位　231
　　——下投与薬物が脊髄に及ぼす作用　232
クラス別分類　347

クリーンルーム　351
グルカゴン　183, 184
グルコン酸クロルヘキシジン　323
グルタラール　323
クロージングキャパシティ　165
クロイツフェルド・ヤコブ病　292
クロニジン　28
クロロプロカイン　209

■け

経口気管挿管　71, 72
経喉頭ジェット式酸素吹き込み法　75
経口ブドウ糖負荷試験　13
経食道心エコー法　116
経腸栄養法　276
頸動脈内膜剥離術　255
経皮気管換気　82
経皮気管切開　71
経鼻気管挿管　71, 73
経皮経管的冠動脈形成術　11
経皮経管的冠動脈再開通行術　11
経皮的気管切開　75
痙攣　224
外科的気管切開　71, 75
ケタミン　150, 163
血圧　114
　　——低下　233, 242
血液ガス　112
血液／ガス分配係数　131
血液希釈法　300
血液脳関門　272
血液パッチ　243
血液量　265
結核菌　322, 328
血管周囲到達法　201
血管収縮薬　232
血漿浸透圧　267
血漿水分　265
血漿濃度　95
血栓症　10
血栓予防対策　11
血中局所麻酔薬濃度・時間曲線　219
ケトーシス　279
嫌気的代謝　136
顕在記憶　104
懸滴法　220

■こ

抗炎症性サイトカイン　189
口蓋扁桃の血管　69
交感神経遮断　232
好気的代謝　136
抗凝固薬　205
口腔の解剖　68
高血圧　10
高コレステロール血症　10
後根静脈　231
後根動脈　230
高脂血症　10
膠質浸透圧　267
膠質輸液　271
甲状腺刺激ホルモン　183
甲状腺ホルモン　184
高髄液圧性頭痛　244
後正中静脈　231
後脊髄動脈　230
高張食塩液　271
喉頭蓋谷　69
喉頭鏡　59, 318
喉頭痙攣　162
喉頭図　71
喉頭像　69
喉頭軟骨　69
喉頭の解剖　69
喉頭の機能　69
喉頭の神経支配　69, 70
喉頭ファイバースコープ　74
高尿酸血症　10
高濃度局所麻酔薬　210
後方到達法　201
硬膜　229
　　——外腔　214, 229
　　——外腔圧　216
　　——外血腫　225
　　——外穿刺　220
　　——外膿瘍　225, 244
　　——外麻酔　185
　　——下腔　229
　　——下注入　224
　　——嚢　216, 231
抗利尿ホルモン　265
高流量麻酔　128
後輪状披裂筋　70
コカイン　195
呼吸回路　46

呼吸性アシドーシス　168
呼吸パターン　159
呼吸メカニクス　164
呼吸抑制　235, 242
国際標準化機構　341
鼓膜温　120
混合静脈血酸素飽和度　120
根動脈　230
コンビチューブ　62
コンプライアンス　164

■さ
3-in-1ブロック　201
坐位　305, 311
最小肺胞濃度　92, 132, 184
砕石位　305, 311
サイトカイン　187
細胞外液　265, 271
細胞内液　265
酢酸リンゲル液　271
鎖骨下法　199
鎖骨上法　199
坐骨神経ブロック　202
左心房の伸展受容器　234
サルポグレラート　206
三環系　16
酸素　334
　　──化障害　168

■し
始業点検　53
刺激伝導系　173
自己血パッチ療法　224
自己調節　233
視床下部　181
浸潤麻酔　195
自動調節能　235
ジピリダモール　16
脂肪　275
斜角筋間ブロック　205
斜角筋間法　199
尺骨神経　198
　　──障害　313
遮断弁　339
周辺静脈　231
周辺動脈　231
重量平均分子量　272, 273
手術室汚染　333

手術部位感染　317, 324
出血時間　121
出血性ショック　276
術後鎮痛　223
術後末梢神経障害　313
術後輸液　273
術前回診　3
術中覚醒　101, 133
腫瘍壊死因子　188
シュレーダ方式　341
循環虚脱　224
循環血液量減少　276
瞬時特別非常電源　348
消化管雑音　7
上顎神経ブロック　205
上気道開存　162
上喉頭神経　70
晶質浸透圧　267
消毒　317, 318
　　──薬　321
静脈内区域麻酔　196
触知法　220
食道温　119
食道下部自発性収縮　98
触感法　220
徐脈　234
自律神経反応　98
ジルチアゼム　259
シロスタゾール　206
侵害刺激　223
神経軸索圧迫　312
神経障害に影響する因子　312
神経損傷　225, 244
神経伝達速度検査　313
神経内分泌　182
心原性ショック　277
人工血液　300
侵襲の大きさ　189
腎障害　138
新鮮ガス流量　130
新鮮凍結血漿　287
心臓交感神経ブロック　222
心停止　176
心電図　113
浸透圧の定義　272
心房性ナトリウム利尿ペプチド　265

■す
髄液　230
吹送法　127
数平均分子量　272, 273
スコポラミン　30
スターリングの式　266
スタイレット　60
ステロイドホルモン　16
ストレス　182, 187
ストレス反応　182, 184

■せ
制酸薬　29
星状神経節ブロック　205
性腺刺激ホルモン　181
声帯　69
正中アプローチ　220
正中神経　198
成長ホルモン　183
正のフィードバック　181
生理学的彎曲　229
脊髄運動ニューロン活動　94
脊髄円錐　231
脊髄くも膜下麻酔が脳血流量に及ぼす作用　232
脊髄くも膜下麻酔後頭痛　242
脊髄くも膜下麻酔セット　235
脊髄くも膜下麻酔と硬膜外麻酔の違い　245
脊髄くも膜下麻酔に関連した解剖と生理　229
脊髄くも膜下麻酔の合併症　242
脊髄くも膜下麻酔の禁忌　238
脊髄くも膜下麻酔の呼吸器系に対する影響　235
脊髄くも膜下麻酔の固定時間　240
脊髄くも膜下麻酔の手技　239
脊髄くも膜下麻酔の消化器系に対する影響　235
脊髄くも膜下麻酔の神経系に対する影響　231
脊髄くも膜下麻酔の心血管系に対する影響　233
脊髄くも膜下麻酔の腎に対する影響　235
脊髄くも膜下麻酔の適応　238
脊髄くも膜下麻酔の内分泌系に対する影響　235

355

和文索引

脊髄くも膜下麻酔の脾臓に対する影響　235
脊髄くも膜下麻酔の免疫系に対する影響　235
脊髄くも膜下麻酔の歴史　229
脊髄くも膜下麻酔薬　236
脊髄くも膜下麻酔用器具　235
脊髄硬膜外血腫　205
脊髄の血管支配　230
脊柱の傾きの性差　231
脊麻後頭痛　242
脊麻用0.5％マーカイン®注　237
舌下神経支配　68
切石位　305, 311
舌の運動　68
舌の知覚　68
セボフルラン　126, 184
セロトニン3型受容体拮抗薬　29
前交連　69
仙骨硬膜外ブロック　208
仙骨神経叢　201
仙骨裂孔　215
前根静脈　231
前根動脈　230
潜在記憶　104
穿刺部位決定の指標　231
全静脈麻酔　95
　　　──法　145, 152
全身性炎症反応症候群　277
全身麻酔　185
前正中静脈　231
全脊髄くも膜下麻酔　224, 242
前脊髄動脈　230
前脊髄動脈症候群　244
選択的気管切開　75
仙尾靱帯　215
前腕分離法　96

■そ
ソーダライム　48
挿管後気道狭窄　72
挿管困難　71, 79, 87
挿管用ブジー　80
挿管用ラリンジアルマスク　81
総体液量　265
総鼻道　68
側臥位　305, 310
組織間液　265

■た
体位　239
　　　──変換　307
体温　119
体腔内冷却低体温　250
第三間隙　270
　　　──量　269
大前根動脈　230
大腿神経障害　313
大腿神経ブロック　201
大伏在神経障害　314
大腰筋筋溝ブロック　201
代用血漿製剤　272
大量輸血　292
唾液腺　68
脱水　279
炭水化物　275
タンパク結合率　218
タンパク質　275

■ち
チオペンタール　184
チクロピジン　16, 206
窒素　335
チトクロームP-450　135
チューブの深さ　72
中央配管システム　38
中心静脈　231
　　　──圧　115
中心動脈　230
中心冷却低体温　249
中枢化学受容器　159
中潜時聴覚誘発電位　101
聴覚誘発電位　101
腸管膨大作用　146
聴神経障害　244

■て
テーカイン®　237
抵抗消失法　220
低酸素換気応答曲線　160
低酸素性換気抑制　164
低酸素性肺血管収縮　134, 167
低酸素防止装置　46
低体温麻酔　249
定置式超低温液化ガス貯槽　338
停電　347
低分子ヘパリン　206

低流量麻酔　128
デキサメデトミジン　174
デキストラン　272
デスフルラン　126
テトカイン®　237
テトラカイン　208
電撃事故　345
伝達麻酔　197

■と
動眼神経麻痺　205
橈骨神経　198
橈骨神経障害　313
等電位接地　346
糖尿病　10, 317
頭部低位-トレンデレンブルグ体位　309
動脈血酸素飽和度　111
動脈硬化　10
動脈瘤　255
特別非常電源　348
塗色区別　340
トリメタファン　256
ドロペリドール　29, 163
トロンビン時間　121

■な
内・外椎骨静脈叢　231
内頚静脈球部酸素飽和度　253
内椎骨静脈叢　215
内転筋間アプローチ　202
内皮細胞間隙　272
ナトリウムチャネル　207

■に
ニカルジピン　259
二腔（ダブルルーメン）気管支チューブ　58
二腔チューブ　74
二酸化炭素　335
ニトログリセリン　258
ニトロプルシド　258
乳酸リンゲル液　270, 271
尿閉　224

■ね
ネオペルカミンS®　237
粘膜下挿管　73

■の
濃厚血小板液　287
脳脊髄液　231
脳低体温療法　254
脳波　98
ノルエピネフリン　183
ノルケタミン　150

■は
パーキンソン病薬　16
バイオクリーン手術室　351
配管端末器　340
敗血症状態　277
敗血症性ショック　277
肺循環　166
バイスペクトラル・インデックスモニター　101
排泄半減期　149
肺動静脈圧勾配　167
肺動脈圧　115
梅毒　291
背部痛　225
バソプレシン　182, 183, 184
発光スタイレット　61
馬尾症候群　244
ハプトグロビン　299
パラアミノ安息香酸　209
パラクリン　181
バラライム　48
針刺し　326
針刺激痛覚検査　240
パルスオキシメータ　110
バルビタール薬　27
バルビツレート　148
パルボウイルスB19　268
ハロタン肝炎　135, 136
パワースペクトルアレイ　99
パワースペクトル解析　99
反回神経　70
　──麻痺　69, 205
反射による心拍数の減少　234
半閉鎖法　128

■ひ
鼻腔の解剖　68
鼻腔の働き　68
腓骨神経障害　313
非常電源　348

──コンセント　348
ヒスタミンH_2遮断薬　28
非接地配線　347
ビタミンB_{12}代謝　146
左気管支挿管　74
左主気管支　70
鼻中隔弯曲　68
ヒドロキシエチルデンプン　272
ヒドロコルチゾン　184
皮膚分節　230, 232
非ふるえ熱産生　250
肥満　10, 317
ヒュー・ジョーンズの分類　9
標準予防策　326
標的濃度調節持続静注　153
表面麻酔　195
表面冷却低体温　249
ピン・インデックス・システム　40
ピン方式　341

■ふ
ファーストトラック心臓手術　173
ファイバースコープ　81
フィブリノーゲン　121
フィブリン分解物　121
フェンタニル　163, 184
負荷心電図検査　10
不完全抗体　288
不規則抗体　288
腹臥位　305, 309
副腎髄質　181, 183, 184
副腎皮質　187
　──刺激ホルモン　181
　──刺激ホルモン放出ホルモン　181
　──ホルモン　183
　──ホルモンの補充療法　187
腹部大動脈　255
ブジー　80
不整脈　10
フッ素　125
負のフィードバック　181
ブピバカイン　205, 207, 208
プリオンタンパク　268
ふるえ熱産生　250
ブレード　59
プレコンディショニング作用　175

プロスタグランジンE_1　259
プロトロンビン時間　121
プロピトカイン　209
プロポフォール　129, 149, 208
プロラクチン　183
分節麻酔　221
分配係数　218
分離肺換気　310

■へ
閉鎖腔　146
閉鎖神経ブロック　202
閉鎖法　128
ヘタスターチ　272
ヘパリナーゼACT　121
ヘパリン　206
ヘリング・ブロイエル反射　159
ペルカミンS®　237
ペンシルポイント針　236, 243
ベンゾジアゼピン　163
ベンゾジアゼピン誘導体　26
ヘンダーソン・ハッセルバルヒの式　160
ペンタスターチ　272

■ほ
傍正中アプローチ　220
保護手段　347
保護接地　346
ポビドンヨード　323

■ま
マーカイン®注脊麻用0.5％高比重　236
マーカイン®注脊麻用0.5％等比重　236
マクロショック　346
マジャンディ孔　230
麻酔回復室　153
麻酔回路容量　130
麻酔器　37
麻酔深度　91, 133
　──モニタリング　99
麻酔高　240, 241
　──に影響を与える因子　241
麻酔導入時間　130
麻酔申込書　3
麻酔薬脂質作用説　92

■ま
マスク　55
　──換気　55
マッキントッシュ型　59
末梢化学受容器　159
末梢神経障害　311
マニフォールドシステム　39, 336

■み
右主気管支　70
ミクロショック　346
ミダゾラム　26
ミニトラケオトミーキット　75
ミラー型　59

■む
無機フッ素　138

■め
メチルパラベン　209, 210
滅菌　317, 318
　──法　319
メトヘモグロビン　111
　──血症　209
メピバカイン　208, 209

■も
モニター　109

モルヒネ　163, 184
モンロー孔　230

■ゆ
有効血漿浸透圧　267
誘導針　239
遊離ヘモグロビン　297, 299
輸血フィルタ　289
癒着性くも膜炎　244
指交差法　72

■よ
4-2-1 rule　269, 278, 279
腰痛　244
腰部硬膜外ブロック　208
腰部神経叢　200
用量作用関係　94
余剰ガス排除装置　333
四環系抗うつ薬　16

■ら
らせん入りチューブ　57
ラリンジアルチューブ　82
ラリンジアルマスク　61, 81
　──挿入　73
卵胞刺激ホルモン　181, 183

■り
リドカイン　207, 208
　──含有テープ薬　31
流量調節装置　42
臨界圧　345
臨界温度　345
輪状甲状膜　69
　──切開　75

■る
ルシュカ孔　230

■れ
レボブピバカイン　204, 206
レミフェンタニル　173

■ろ
肋間神経ブロック　202, 205, 208
ロピバカイン　204, 206, 207, 208, 237

■わ
ワ氏反応　291
ワルファリン　16, 206
腕神経叢　198
　──障害　313
　──ブロック　198, 208
　──麻痺　205

欧文索引

A
α_2アドレナリン受容体刺激薬　28
ABO式血液型　288
ACTH　181, 184
acute T-cell leukemia　291
Adamkiewiczの動脈　230
ADH　265
adrenocorticotropic hormone　181
AEPindex　101
AEP指数　101
Allenのテスト　7
America Society of Anesthesiologists
　（ASA）リスク分類　9
Andreas Vesalius　67
ANP　265
APACHE　277
APL弁　47
ASAのリスク1-5の分類　9
ATL　291
axillary block　200

B
B型肝炎　325, 327
　——ウイルス　290
Babcock　229
bacterial translocation　270, 276
Bain回路　49
Bainbridge反射　234
Benjamin Pugh　67
Benzold-Jarisch反射　235
Bier　229
　——block　196
BIS　146, 152
　——モニター　101
bispectral index　146, 152
　——モニター　101
bovine spongiform encephalopathy
　292
brachial plexus block　198
British Standard Institution　341
Bromage scale　9
BSE　292
BSI　341

C
C型肝炎ウイルス　291
C/T比　288
canister　47
CE　338
CFU　351
CGA　341
CMVウイルス　291
CO_2換気応答曲線　160
CO_2無呼吸域値　160
colony forming unit　351
compartment症候群　311
Compound A　128
Compressed Gas Association Inc.　341
conduction anesthesia　197
COPA　62
Corning　229
corticotropin releasing hormone　181
Cp　95
Cp50 loss of conciousness　95
Cp50 skin incision　95
CRH　181
cytomegalovirus　291

D
DBS　119
DISS　341
double burst stimulation　119
double-lumen tube　74

E
EN　276
enteral nutrition　276
EPRシステム　346
equipotential patient reference system
　346
explicit memory　104

F
fast in-fast out　207
fast in-slow out　207
femoral nerve block　201
FENa　279

follicle stimulating hormone　181
Friedrich Trendelenburg　67
FSH　181, 183

G
γアミノ酪酸　207
G-CSF　188
$GABA_A$受容体　147
Gibbs-Donnan平衡　267
GM-CSF　188
graft versus host disease　289
granulocyte macrophage-colony
　stimulating factor　188
granulocyte-colony stimulating factor
　188
Guedel　91
GVHD　289

H
HAV　268
HBV　267, 322
HCV　267, 327
HEPAフィルタ　351
high efficiency particulate airフィルタ
　351
HIV　267, 291, 325, 327
HLA　289
　——型　289
HPV　134, 174
HTLV-I　291
human immunodeficiency virus　291
human leukocyte antigen　289
human T cell leukemia virus-I　291
Hustead針　217

I
IABP　18
IL　188
IL-1β　189
IL-6　188, 189
IL-8　188, 189
IL-10　189
implicit memory　104

infiltration anesthesia　195
infraclavicular block　199
intercostal nerve block　202
interleukin　188
International Organization for Standardization　341
interpleural regional analgesia　203
interscalene block　199
intravenous hyperalimentation　275
intravenous regional anesthesia　196
ISO　341
isolated forearm technique　96
IVH　275

K
keO　129, 132
Keyes　229
Kissin　91
Kulenkampff法　205

L
lateral femoral cutaneous nerve block　202
LGC　338
LH　181, 183
LHサージ　181
LMA　61
local anesthesia　195
luteinizing hormone　181

M
MAC　92, 132, 184
MACawake　92, 93, 132
MACawake/MAC比　93
MAC-BAR　93, 94
MAC-BIS　93
MACextubation　92
MACintubation　92
MAC/MACawake比　132
Magill呼吸回路　128
major surgery　189
Mallampatiの分類　6
Mallampatiら　83
mannitol-adenine-phosphate　287
MAP　287
　――加赤血球濃厚液　287
　――血　270
Mapleson　49

Mapleson分類　49
maximum surgical blood order schedule　287
Mayfield headrest　310
McClelland　229
median frequency　99
MF　99
MICS　173
midlatency auditory evoked potential　101
minimum alveolar concentration　92, 184
MLAEP　101
MRSA　322
MSBOS　288

N
New York Heart Association分類　10
NF-κB　147
NIST方式　341
NMDA受容体　147
nuclear factor-kappa B　147
NYHA分類　10

O
obturator nerve block　202
open end針　236
optimal external laryngeal manipulation　72

P
P450　139
paradoxical activation　100
paradoxical arousal response　100
patient-controlled premedication　31
PCPS　18
PFK　152
pH stat　251
pHi　277
plasma concentration　95
plasma protein fraction　267
plumb-bob technique　199
posttetanic count　119
PPF　267
ProneView™ヘルメットシステム　310
Prys-Robert　91
psoas compartment block　201

Q
Quincke　229
　――針　236, 243

R
Raj法の変法　199
Robert R MacIntosh　67

S
S100βタンパク　253
SBOE　288
sciatic nerve block　202
Seddonの分類　313
SEF　99
SIRS　277
spectral edge frequency　99
Sprotte針　236, 243
ST-Tの変化　10
supraclavicular block　199
surgical blood order equation　288

T
T&S　288
T-piece　128
target controlled infusion　95
TCI　95, 153
TIVA　95, 145, 152, 173
TNF　188
TNF-α　189
TNS　244
topical anesthesia　195
total intravenous anesthesia　95
total parenteral nutrition　275
TPN　275
train of four　119
transient neurological symptom　244
TSH　183
tumor necrosis factor　188
Tuohy針　213, 217
type and screen　288

U
unitary hypothesis　92

V
VIMA　173
　――法　129

Volatile Induction Maintenance
　　Anesthesia　129

■ W
Whitacre針　236, 243
William MacEwen　67

window period　291, 326
Woodbridge　91
Wynter　229

麻酔科学スタンダード　Ⅰ臨床総論　＜検印省略＞

2003年3月3日　　第1版第1刷発行
2010年7月15日　　第1版第2刷発行
定価（本体9,500円＋税）

編集者	小川節郎
	新宮　興
	武田純三
	西野　卓

発行者　今井　良
発行所　克誠堂出版株式会社
　　　　〒113-0033　東京都文京区本郷3-23-5-202
　　　　電話（03）3811-0995　振替00180-0-196804
　　　　URL　http://www.kokuseido.co.jp
　　　　印　刷　倉敷印刷株式会社

ISBN 978-4-7719-0260-2 C3047 ¥9500E
Printed in Japan © Setsuro Ogawa, Koh Shingu, Junzo Takeda, Takashi Nishino, 2003

・本書の複製権，翻訳権，上映権，譲渡権，公衆送信権（送信可能化権を含む）
　は克誠堂出版株式会社が保有します．
・JCOPY＜（社）出版者著作権管理機構　委託出版物＞
　本書の無断複写は著作権法上での例外を除き禁じられています．複写される
　場合は，そのつど事前に（社）出版者著作権管理機構（電話03-3513-6969,
　Fax 03-3513-6979, e-mail：info@jcopy.or.jp）の許諾を得てください．

麻酔科学スタンダード I　臨床総論

—目　次—

- 第 1 章　術前管理
- 第 2 章　全身麻酔に使う装置と器具
- 第 3 章　気道確保と気管挿管
- 第 4 章　挿管困難時における対応
- 第 5 章　麻酔深度と徴候
- 第 6 章　麻酔中のモニタリング
- 第 7 章　吸入麻酔法
- 第 8 章　静脈麻酔法
- 第 9 章　麻酔による呼吸系の変化
- 第10章　麻酔による循環系の変化
- 第11章　麻酔による神経内分泌系の変化
- 第12章　局所麻酔法
- 第13章　硬膜外麻酔法
- 第14章　脊髄くも膜下麻酔法
- 第15章　低体温麻酔法と低血圧麻酔法
- 第16章　輸　液
- 第17章　輸　血
- 第18章　各種輸血法
- 第19章　麻酔と体位
- 第20章　滅菌・消毒と感染防止
- 第21章　手術室安全対策

麻酔科学スタンダード II　臨床各論

—目　次—

- 第 1 章　中枢神経と麻酔
- 第 2 章　循環器と麻酔
- 第 3 章　肺・縦隔と麻酔
- 第 4 章　腹部外科手術の麻酔
- 第 5 章　産科と麻酔
- 第 6 章　泌尿器と麻酔
- 第 7 章　眼科手術の麻酔
- 第 8 章　整形外科手術の麻酔
- 第 9 章　形成外科手術の麻酔
- 第10章　耳鼻咽喉科手術の麻酔
- 第11章　口腔外科手術の麻酔
- 第12章　レーザー手術の麻酔
- 第13章　合併症患者の麻酔
- 第14章　老人の麻酔
- 第15章　小児麻酔
- 第16章　検査室での麻酔
- 第17章　日帰り麻酔
- 第18章　救急手術の麻酔
- 第19章　臓器移植と麻酔

麻酔科学スタンダード III　基　礎

―目　次―

第1章　麻酔科学の歴史
第2章　麻酔の理論
第3章　解剖と生理
第4章　免　疫
第5章　薬　理

麻酔科学スタンダード IV　関連領域

―目　次―

第1章　リカバリールーム
第2章　ICU
第3章　呼吸管理
第4章　薬物による異常反応
第5章　救急蘇生法
第6章　疼痛管理
第7章　麻酔科医の役割，制度
第8章　医療過誤